U0267166

当代中医专科专病诊疗大系

糖尿病诊疗全书

主审　王琦　林兰

主编　庞国明　倪青　王凯锋　方朝晖

中国健康传媒集团

中国医药科技出版社

内 容 提 要

本书共分为基础篇、临床篇和附录三部分，基础篇主要介绍了糖尿病的相关理论知识，临床篇详细介绍了糖尿病及其并发症的中西医结合认识、诊治、预防调护、研究进展等内容，附录包括临床常用检查参考值和开设糖尿病专病专科应注意的问题。全书内容丰富，言简意赅，重点突出，具有较高的学术价值和实用价值，适合中医临床工作者学习阅读参考。

图书在版编目（CIP）数据

糖尿病诊疗全书 / 庞国明等主编 . — 北京：中国医药科技出版社，2024.1
（当代中医专科专病诊疗大系）
ISBN 978-7-5214-4131-4

Ⅰ . ①糖… Ⅱ . ①庞… Ⅲ . ①糖尿病—中医诊断学 ②糖尿病—中医治疗学 Ⅳ . ① R259.871

中国国家版本馆 CIP 数据核字（2023）第 171711 号

美术编辑 陈君杞
版式设计 也 在

出版　**中国健康传媒集团** | 中国医药科技出版社
地址　北京市海淀区文慧园北路甲 22 号
邮编　100082
电话　发行：010-62227427　邮购：010-62236938
网址　www.cmstp.com
规格　787×1092mm $\frac{1}{16}$
印张　27 $\frac{1}{4}$
字数　678 千字
版次　2024 年 1 月第 1 版
印次　2024 年 1 月第 1 次印刷
印刷　三河市万龙印装有限公司
经销　全国各地新华书店
书号　ISBN 978-7-5214-4131-4
定价　**246.00 元**

获取新书信息、投稿、为图书纠错，请扫码联系我们。

《当代中医专科专病诊疗大系》
编委会

朱恪材　朱章志　朱智德　乔树芳　任　文　刘　明
刘　洋　刘　辉　刘三权　刘仁毅　刘世恩　刘向哲
刘杏枝　刘佃温　刘建青　刘建航　刘树权　刘树林
刘洪宇　刘静生　刘静宇　闫金才　闫清海　闫惠霞
许凯霞　孙文正　孙文冰　孙永强　孙自学　孙英凯
纪春玲　严　振　苏广兴　李　军　李　扬　李　玲
李　洋　李　真　李　萍　李　超　李　婷　李　静
李　蔚　李　慧　李　鑫　李小荣　李少阶　李少源
李永平　李延萍　李华章　李全忠　李红哲　李红梅
李志强　李启荣　李昕蓉　李建平　李俊辰　李恒飞
李晓雷　李浩玮　李燕梅　杨　荣　杨　柳　杨　楠
杨克勤　连永红　肖　伟　吴　坚　吴人照　吴志德
吴启相　吴维炎　何庆勇　何春红　冷恩荣　沈　璐
宋剑涛　张　芳　张　侗　张　挺　张　健　张文富
张亚军　张国胜　张建伟　张春珍　张胜强　张闻东
张艳超　张振贤　张振鹏　张峻岭　张理涛　张琼瑶
张攀科　陆素琴　陈　白　陈　秋　陈太全　陈文一
陈世波　陈忠良　陈勇峰　邵丽黎　武　楠　范志刚
林　峰　林佳明　杭丹丹　卓　睿　卓进盛　易铁钢
罗　建　罗试计　和艳红　岳　林　周天寒　周冬梅
周海森　郑仁东　郑启仲　郑晓东　赵　琰　赵文霞
赵俊峰　赵海燕　胡天赤　胡汉楚　胡穗发　柳忠全
姜树民　姚　斐　秦蔚然　贾虎林　夏淑洁　党中勤
党毓起　徐　奎　徐　涛　徐林梧　徐雪芳　徐寅平
徐寒松　高　楠　高志卿　高言歌　高海兴　高铸烨
郭乃刚　郭子华　郭书文　郭世岳　郭光昕　郭欣璐
郭泉滢　唐红珍　谈太鹏　陶弘武　黄　菲　黄启勇
梅荣军　曹　奕　崔　云　崔　菲　梁　田　梁　超
寇绍杰　隆红艳　董昌武　韩文朝　韩建书　韩建涛
韩素萍　程　源　程艳彬　程常富　焦智民　储浩然
曾凡勇　曾庆云　温艳艳　谢卫平　谢宏赞　谢忠礼

靳胜利　雷　烨　雷　琳　鲍玉晓　蔡文绍　蔡圣朝
臧　鹏　翟玉民　翟纪功　滕明义　魏东华

编　委（按姓氏笔画排序）

丁　蕾　丁立钧　于　秀　弓意涵　马　贞　马玉宏
马秀萍　马青侠　马茂芝　马绍恒　马晓冉　王　开
王　冰　王　宇　王　芳　王　丽　王　辰　王　明
王　凯　王　波　王　珏　王　科　王　哲　王　莹
王　桐　王　夏　王　娟　王　萍　王　康　王　琳
王　晶　王　强　王　稳　王　鑫　王上增　王卫国
王天磊　王玉芳　王立春　王兰柱　王圣治　王亚莉
王成荣　王伟莉　王红梅　王秀兰　王国定　王国桥
王国辉　王忠志　王育良　王泽峰　王建菊　王秋华
王彦伟　王洪海　王艳梅　王素利　王莉敏　王晓彤
王银姗　王清龙　王鸿燕　王琳樊　王瑞琪　王鹏飞
王慧玲　韦　溪　韦中阳　韦华春　毛书歌　孔丽丽
双振伟　甘陈菲　艾春满　石国令　石雪枫　卢　昭
卢利娟　卢桂玲　叶　钊　叶　林　田丽颖　田静峰
史文强　史跃杰　史新明　冉　靖　丘　平　付　瑜
付永祥　付保恩　付智刚　代立媛　代会容　代珍珍
代莉娜　白建乐　务孔彦　冯　俊　冯　跃　冯　超
冯丽娜　宁小琴　宁雪峰　司徒小新　皮莉芳　刑益涛
邢卫斌　邢承中　邢彦伟　毕宏生　吕　雁　吕水林
吕光霞　朱　保　朱文胜　朱盼龙　朱俊琛　任青松
华　刚　伊丽娜　刘　羽　刘　佳　刘　敏　刘　嵘
刘　颖　刘　熠　刘卫华　刘子尧　刘红灵　刘红亮
刘志平　刘志勇　刘志群　刘杏枝　刘作印　刘顶成
刘宗敏　刘春光　刘素云　刘晓彦　刘海立　刘海杰
刘继权　刘鹤岭　齐　珂　齐小玲　齐志南　闫　丽
闫慧青　关运祥　关慧玲　米宜静　江利敏　江铭倩
汤建光　汤艳丽　许　亦　许　蒙　许文迪　许静云
农小宝　农永栋　阮志华　孙　扶　孙　畅　孙成铭

3

孙会秀　孙治安　孙艳淑　孙继建　孙绪敏　孙善斌
杜　鹃　杜云波　杜欣冉　杜梦冉　杜跃亮　杜璐瑶
李　伟　李　柱　李　勇　李　铁　李　萌　李　梦
李　霄　李　馨　李丁蕾　李又耕　李义松　李云霞
李太政　李方旭　李玉晓　李正斌　李帅垒　李亚楠
李传印　李军武　李志恒　李志毅　李杨林　李丽花
李国霞　李钍华　李佳修　李佩芳　李金辉　李学军
李春禄　李茜羽　李晓辉　李晓静　李家云　李梦阁
李彩玲　李维云　李雯雯　李鹏超　李鹏辉　李满意
李增变　杨　丹　杨　兰　杨　洋　杨文学　杨旭光
杨旭凯　杨如鹏　杨红晓　杨沙丽　杨国防　杨明俊
杨荣源　杨科朋　杨俊红　杨济森　杨海燕　杨蕊冰
肖育志　肖耀军　吴　伟　吴平荣　吴进府　吴佐联
员富圆　邱　彤　何　苗　何光明　何慧敏　佘晓静
辛瑶瑶　汪　青　汪　梅　汪明强　沈　洁　宋震宇
张　丹　张　平　张　阳　张　苍　张　芳　张　征
张　挺　张　科　张　琼　张　锐　张大铮　张小朵
张小林　张义龙　张少明　张仁俊　张欠欠　张世林
张亚乐　张先茂　张向东　张军帅　张观刚　张克清
张林超　张国妮　张咏梅　张建立　张建福　张俊杰
张晓云　张雪梅　张富兵　张腾云　张新玲　张燕平
陆　萍　陈　娟　陈　密　陈子扬　陈丹丹　陈文莉
陈央娣　陈立民　陈永娜　陈成华　陈芹梅　陈宏灿
陈金红　陈海云　陈朝晖　陈强松　陈群英　邵玲玲
武　改　苗灵娟　范　宇　林　森　林子程　林佩芸
林学英　林学凯　尚东方　呼兴华　罗永华　罗贤亮
罗继红　罗瑞娟　周　双　周　全　周　丽　周　剑
周　涛　周　菲　周延良　周红霞　周克飞　周丽霞
周解放　岳彩生　庞　鑫　庞国胜　庞勇杰　郑　娟
郑　程　郑文静　郑雅方　单培鑫　孟　彦　赵　阳
赵　磊　赵子云　赵自娇　赵庆华　赵金岭　赵学军

赵晨露　胡　斌　胡永昭　胡欢欢　胡英华　胡家容

胡雪丽　胡筱娟　南凤尾　南秋爽　南晓红　侯浩强

侯静云　俞红五　闻海军　娄　静　娄英歌　宫慧萍

费爱华　姚卫锋　姚沛雨　姚爱春　秦　虹　秦立伟

秦孟甲　袁　玲　袁　峰　袁帅旗　聂振华　栗　申

贾林梦　贾爱华　夏明明　顾婉莹　钱　莹　徐艳芬

徐继国　徐鲁洲　徐道志　徐耀京　凌文津　高　云

高美军　高险峰　高嘉良　高韶晖　郭士岳　郭存霞

郭伟杰　郭红霞　郭佳裕　郭晓霞　唐桂军　桑艳红

接传红　黄　姗　黄　洋　黄亚丽　黄丽群　黄河银

黄学勇　黄俊铭　黄雪青　曹正喜　曹亚芳　曹秋平

龚长志　龚永明　崔伟峰　崔凯恒　崔建华　崔春晶

崔莉芳　康进忠　阎　亮　梁　伟　梁　勇　梁大全

梁亚林　梁增坤　彭　华　彭丽霞　彭贵军　葛立业

葛晓东　董　洁　董　赟　董世旭　董俊霞　董德保

蒋　靖　蒋小红　韩圣宾　韩红卫　韩丽华　韩柳春

覃　婕　景晓婧　嵇　朋　程　妍　程爱俊　程常福

曾永蕾　谢圣芳　靳东亮　路永坤　詹　杰　鲍陶陶

解红霞　窦连仁　蔡国锋　蔡慧卿　裴　晗　裴琛璐

廖永安　廖琼颖　樊立鹏　滕　涛　潘文斌　薛川松

魏　佳　魏　巍　魏昌林　瞿朝旭

编撰办公室主任　高　泉　王凯锋

编撰办公室副主任　王亚煌　庞　鑫　张　侗　黄　洋

编撰办公室成员　高言歌　李方旭　李丽花　许　亦　李　馨

　　　　　　　　　李亚楠

5

《糖尿病诊疗全书》
编委会

主　审　王　琦　林　兰

主　编　庞国明　倪　青　王凯锋　方朝晖

副主编　张　芳　陈世波　苟文伊　孙文冰　刘　嵘　王玉芳　王秀芝　王志刚
　　　　　陈子扬　黄　菲　陈勇峰　徐云生　刘海立　陈　秋　鲍玉晓　姚沛雨

编　委（按姓氏笔画排序）

马茂技　王　刚　王　珏　王　鑫　王红梅　王志强　王海燕　王银姗

王瑞华　王瑞霞　孔丽丽　双振伟　甘洪桥　龙新胜　卢　昭　申　慧

田　海　付永祥　代会容　代珍珍　曲振君　朱　璞　刘　平　刘　羽

刘　梅　刘　斌　刘　静　刘　熠　刘文霞　刘宗敏　刘鹤岭　许　亦

阮志华　孙玉祥　孙芳洁　杜梦冉　李　娜　李　静　李　馨　李　鑫

李云霞　李方旭　李亚楠　李军武　李红梅　李丽花　李丽丽　李卓怡

李佳修　李宗敏　李建平　李鹏辉　杨　荣　杨　楠　杨明俊　杨清清

连书光　员富圆　佘晓静　沈薇薇　宋震宇　张　侗　张　勉　张观刚

陈　霞　陈丹丹　陈文莉　陈朝阳　武　红　武　楠　岳瑞文　金　凯

周克飞　庞　鑫　庞勇杰　郑　宏　郑仁东　郑文静　郑雅方　单培鑫

赵　伟　赵　碧　赵子云　胡　浩　胡雪丽　南秋爽　查礼君　侯浩强

娄　静　宫慧萍　姚爱春　贾林梦　顾娟娟　钱　莹　徐伶俐　徐艳芬

高言歌　郭乃刚　黄　洋　黄亚丽　黄伟毅　黄丽群　曹秋平　董世旭

蒋小红　韩建涛　程　研　谢卫平　雷　烨　裴琛璐　翟纪功　樊艳艳

魏立娟　魏光辉

坚持中医思维　彰显特色优势
提高临床疗效　服务人民健康

王　序

中医药学是中华民族的伟大创造，是中国古代科学的瑰宝，也是打开中华文明宝库的钥匙，为中华民族的繁衍生息作出了巨大贡献。党和政府历来高度重视中医药工作，特别是党的十八大以来，以习近平同志为核心的党中央把中医药工作摆在了更加突出的位置，中医药改革发展取得了显著成绩。2019 年 10 月 20 日发布的《中共中央 国务院关于促进中医药传承创新发展的意见》指出，传承创新发展中医药是新时代中国特色社会主义事业的重要内容，是中华民族伟大复兴的大事，对于坚持中西医并重，打造中医药和西医药相互补充协调发展的中国特色卫生健康发展模式，发挥中医药原创优势、推动我国生命科学实现创新突破，弘扬中华优秀传统文化、增强民族自信和文化自信，促进文明互鉴和民心相通、推动构建人类命运共同体具有重要意义。

传承创新发展中医药，必须发挥中医药在维护和促进人民健康中的重要作用，彰显中医药在疾病治疗中的独特优势。中医专科专病建设是坚持中医原创思维，突出中医药特色优势，提高临床疗效的重要途径和组成部分。长期以来，国家中医药管理局高度重视和大力推动中医专科专病的建设，从制定中长期发展规划到重大项目、资金安排，都将中医专科专病建设作为重要任务和重点工作进行安排部署，并不断完善和健全管理制度与诊疗规范。经过中医药界广大专家学者和中医医务工作者长期不懈的努力，全国中医专科专病建设取得了显著的成就。

实践表明：专科专病建设是突出中医药特色优势，遵循中医药自身发展规律和前进方向的重要途径；是打造中医医院核心竞争力，实现育名医、建名科、塑名院之"三名"战略的必由之路；是提升临床疗效和诊疗水平的重要手段；是培养优秀中医临床人才，打造学科专科优秀团队的重要平台；是推动学术传承创新、提升科研能力水平、促进科技成果转化的重要途径；是各级中医医院、中西医结合医院提升社会效益和经济效益的有效举措。

事实证明：中医专科专病建设的学术发展、传承创新、经验总结和推广应用，对建设综合服务功能强、中医特色突出、专科优势明显的现代中医医院和中医专科医院，建设国家中医临床研究基地，创建国家和区域中医（专科）诊疗中心及中西医结合旗舰医院，提升基层中医药特色诊疗水平和综合服务能力等方面都发挥着不可替代的基础保障和重要支撑作用。

《中共中央 国务院关于促进中医药传承创新发展的意见》对彰显中医药在疾病治疗中的优势，加强中医优势专科专病建设作出了规划和部署，强调要做优做强骨伤、肛肠、儿科、皮科、妇科、针灸、推拿以及心脑血管病、肾病、周围血管病、糖尿病等专科专病，要求及时总结形成诊疗方案，巩固扩大优势，带动特色发展，并明确提出用 3 年左右时间，筛选 50 个中医治疗优势病种和 100 项适宜技术等任务要求。2022 年 3 月国务院办公厅发布的《"十四五"中医药发展规划》也强调指出，要开展国家优势专科建设，以满足重大疑难疾病防治临床需求为导向，做优做强骨伤、肛肠、儿科、皮肤科、妇科、针灸、推拿及脾胃病、心脑血管病、肾病、肿瘤、周围血管病、糖尿病等中医优势专科专病。要制定完善并推广实施一批中医优势病种诊疗方案和临床路径，逐步提高重大疑难疾病诊疗能力和疗效水平。可以说《当代中医专科专病诊疗大系》（以下简称《大系》）的出版，是在促进中医药传承创新发展的新形势下应运而生，恰逢其时，也是贯彻落实党中央国务院决策部署的具体举措和生动实践。

《大系》是由享受国务院政府特殊津贴专家、全国第六批老中医药学术继承指导老师、全国名中医，第十三届和十四届全国人大代表庞国明教授发起，并组织全国中医药高等院校和相关的中医医疗、教学科研机构 1000 余名临床各科专家学者共同编著。全体编著者紧紧围绕国家中医药事业发展大局，根据国家和区域中医专科医疗中心建设、国家重点中医专科建设，以及省、市、县中医重点与特色专科建设的实际需要，坚持充分"彰显中医药在疾病治疗中的优势"，坚持"突出中医思维，彰显特色主线，立足临床实用，助提专科内涵，打造品牌专科集群"的编撰宗旨。《大系》共 30 个分册，由包括国医大师和院士在内的多位专家学者分别担任自己最擅长的专科专病诊疗全书的主审，为各分册指迷导津、把关定向。由包括全国名中医、岐黄学者在内的 100 多位各专科领域的学科专科带头人分别担任各分册主编。经过千余名专家学者异域同耕，历尽艰辛，寒暑不辍，五载春秋，终于成就了《大系》。《大系》的隆重出版不仅是中医特色专科专病建设的一大成果，也是中医药传承精华，守正创新进程中的一件大事，承前启后，继往开来，难能可贵，值得庆贺！

在2020年"全国两会"闭幕后，庞国明同志将《大系》的编写大纲、体例及《糖尿病诊疗全书》等书稿一并送我，并邀我写序。我不是这方面的专家，也未能尽览《大系》的全稿，但作为多年来推动中医专科专病建设的参与者和见证人，仅从大纲、体例、样稿及部分分册书稿内涵质量看，《大系》坚持了持续强化中医思维和中医专科专病特色优势的宗旨，突出了坚持提高临床疗效和诊疗水平及注重实践、实际、实用的原则。尽管我深知中医专科专病建设仍然不尽完善，做优做强专科专病依然任重道远。但我相信，《大系》的出版必将为推动我国的中医专科专病建设和进一步彰显中医药在疾病治疗中的独特优势，为充分发挥中医药在维护和促进人民健康中的重要作用，产生重大而深远的影响。

故乐以此为序。

国家中医药管理局原局长
第六届中华中医药学会会长 王国强

2023 年 3 月 18 日

陈 序

由我国优秀的中医学家、全国名中医庞国明教授等一批富有临床经验的中医药界专家们共同协力合作，以传承精华、守正创新为宗旨，以助力国家中医专科医学中心、专科医疗中心、专科区域诊疗中心、优势专科、重点专科、特色专科建设为目标，编撰并将出版的这套《当代中医专科专病诊疗大系》丛书（以下简称《大系》），是在 2000 年、2016 年由中国医药科技出版社出版《大系》第一版、第二版的基础上，以服务于当今中医专科专病建设、突出中医特色、强化中医思维、彰显中医专科优势为出发点和落脚点，对原书进行了修编补充、拾遗补阙、完善提升而成的，丛书名由第一版、第二版的《中国中西医专科专病临床大系》更名为《当代中医专科专病诊疗大系》。其内容涵盖了内科、外科、妇科、儿科、急诊、皮肤以及骨科、康复、针灸等 30 个学科门类，实属不易！

该丛书的特点，主要体现在学科门类较为齐全，紧密结合专科专病建设临床实际需求，融古贯今，承髓纳新，突出中医特色，既尊重传统，又与时俱进，吸收新进展、新理论和新经验，是一套理论联系实际、贴合临床需要，可供中医、中西医结合临床、教学、科研参考应用的一套很好的工具书，很是可贵，值得推荐。

今国明教授诚邀我在为《大系》第一版、第二版所写序言基础上，为新一版《大系》作序，我认为编著者诸君在中华中医药学会常务理事兼慢病分会主任委员、中国中医药研究促进会专科专病建设工作委员会会长庞国明教授的带领下，精诚团结、友好合作，艰苦努力多年，立足中医专科专病建设，服务于临床诊疗，很接地气，完成如此庞大巨著，实为不可多得，难能可贵，爱乐为之序。

中国科学院院士
国医大师 陈可冀

2023 年 9 月 1 日

王　序

传承创新发展中医药，是新时代中国特色社会主义事业的重要内容，《中共中央 国务院关于促进中医药传承创新发展的意见》明确指出"彰显中医药在疾病治疗中的优势，加强中医优势专科建设"。因此，对中医专科专病临床研究进行系统整理、加以提高，以窥全貌，就显得十分重要。

2000 年，以庞国明主任医师、林天东国医大师等共同担任总主编，组织全国 1000 余位临床专家编撰的《中国中西医专科专病临床大系》发行海内外，影响深远。二十年过去，国明主任医师再次牵头启动《大系》修编工程，以"传承精华，守正创新"为宗旨，以助力建设国家、省、市、县重点专科与特色专科为目标，丰富更新了大量内容和取得的成就，反映了中医专科研究与发展的进程，具有较强的时代性、实用性，并将书名易为《当代中医专科专病诊疗大系》，凡三十个分册，每册篇章结构，栏目设计令人耳目一新。

学无新，则无以远。这套书立意明确，就其为专科专病建设而言，无疑对全国中医、中西医结合之临床、教学、科研工作，具有重要的参考意义。编书难，编大型专著尤难，编著者们在繁忙的医疗、教学、科研工作之余，倾心打造的这部巨著必将功益杏林，更希望这部经过辛勤汗水浇灌的杏林之树（书）"融会新知绿荫蓬，今年总胜去年红"。中医之学路迢迢，莫负春光常追梦，当惜佳时再登高。

中国工程院院士

国医大师　王琦

北京中医药大学终身教授

2023 年 7 月 20 日于北京

打造中医品牌专科　带动医院跨越发展
——代前言

"工欲善其事，必先利其器。"同样，肩负着人民生命健康和健康中国建设重任的中医、中西医结合工作者，也必当首先要有善其事之利器，即过硬的诊疗技术和解除亿万民众病痛的真本领。《当代中医专科专病诊疗大系》丛书（以下简称《大系》），就是奉献给广大中医、中西医结合专科专病建设和临床诊疗工作者"利器"的载体。期望通过她的指迷导津、方向引领，把专科建设和临床诊疗效果推向一个更加崭新的阶段；期望通过向她的问道，把自己工作的专科专病科室，打造成享誉当地乃至国内外的品牌专科，实施品牌专科带动战略、促助医院跨越式发展，助力中医药事业振兴发展。

专科专病科室是相对于传统模式下的大内科、大外科等科室名称而言的。应当指出的是，专科专病科室亦不是当代人的发明，早在《周礼·天官冢宰》就有"凡邦之有疾病者……则使医分而治之"。"分而治之"就是让精于专科专病研究的医生去分别诊疗。因此，设有"食医""疾医""疡医"等专科医生，只不过是没把"专科专病"诊疗分得那么细和进行广泛宣传罢了。从历代医家著述和学术贡献看，亦可以说张仲景、华佗、叶天士等都是专科专病的诊疗大家。因仲景擅伤寒、叶天士擅温病、华佗擅"开颅术"等，后世与近代的医学家们更是以擅治某病而誉满华夏，如焦树德擅痹病、任继学擅脑病等。因此，诸多名医先贤大家们多是专科专病诊疗的行家里手。

那么，进入 21 世纪以来，为什么说加强中医专科专病建设的呼声一浪高过一浪呢？究其原因大致有四：

首先是振兴中医事业发展、突出中医特色优势的需要。20 世纪 80 年代以后的中医界提出振兴中医的口号，国家也制定了相应的政策，中医事业得到了快速发展。但需要做的事还有很多很多。通过专科专病建设，可以培育、造就一大批高水平的中医、中西医结合专业人才，突出中医特色，总结实用科学的临床经验，推动中医、中西医结合专科专病的深入研究，助力中医药事业振兴发展！

第二是促进中西医协同、开拓医疗新领域的需要。中医、西医、中西医结合是健康中国建设中的三支主要力量，尽管中西医结合在某些领域和某些课题的研究方面取得了一些重大成就和进展，但仍存在着较浅层次"人为"结合的现象，而深层次的基础医学、临床医学等有机结合方面还有大量工作要做。同时，由于现在一些医院因人、财、物等条件的限制，也很难全面开展中西医结合的研究和临床实践。而通过开展专科专病建设，从某些病的基础、临床、药物等系统研究着手，或许将成为开展中西医协同、中西医结合的突破口，逐步建立起基于实践、符合实际的中西医协同、中西医结合的诊疗新体系，以开拓中医、中西医结合临床、教学、科研工作的新领域，实现真正意义上的中西医协同、中西医结合。

第三是服务于健康中国建设和人民大众对中医优质医疗日益增长新要求的需要。随着经济社会的发展和现代科学技术的进步，传统的医疗模式已满足不了人民群众医疗保健的需要，广大民众更加渴望绿色的、自然的、科学的、高效的和经济便捷的传统中医药。因此，开展中医专科专病诊疗，可以引导病人的就医趋向，便于病人得到及时、精准、有效的诊治；专科专病科室的开设，易于积累临床经验、聚焦研究方向、多出研究成果，必将大大促进中医医疗、医药、器械研发的进程，加快满足人民群众对中医药日益增长的医疗保健需求的步伐。

第四是提高两个效益的需要。目前有不少中医、中西医结合医院，尤其是市、县（区）级中医院，在当代医疗市场的激烈竞争中显得"神疲乏力"、缺少建设与发展中的"精气神"，竞争不强的原因虽然是多方面的，但没有专科特色、没有品牌专科活力是其重要的原因之一。"办好一个专科，救活一家医院，带动跨越发展"，已被许许多多中医、中西医医院的实践所证实。可以说，没有品牌专科的医院，是不可能成为快速发展的医院，更不可能成为有特色医院的。加强专科专病建设的实践表明：通过办好专科专病科室，能够快速彰显医院的专业优势与特色优势；能够快速提高医院的知名度，形成品牌影响力；能够快速带动医院经济效益和社会效益的提升；能够快速带动和促进医院的跨越式发展。

有鉴于上述四点，《大系》丛书，应运而生、神采问世，冀以成为全国中医、中西医结合专科专病建设工作者的良师益友。

《大系》篇幅宏大，内容精博，内涵深邃，覆盖面广，共30个分册。每分册分

2

基础篇、临床篇和附录三大部分。基础篇主要对该专科专病国内外研究现状、诊疗进展以及提高临床疗效的思路方法等进行了全面阐述；临床篇是每分册的核心，以病为纲，分列条目，每个病下设病因病机、临床诊断、鉴别诊断、临床治疗、预后转归、预防调护、专方选要、研究进展等栏目，辨证论治、理法方药一线贯穿，使中医专科专病的诊疗系统化、规范化、特色化；附录介绍临床常用检查参考值和专科建设的注意事项（数字资源），对读者临床诊疗具有重要参考价值。

《大系》新全详精，实用性强。参考国内外书籍、杂志等达十万余册，涉及方药数万种，名医论点有出处，方药选择有依据，多有临床验证和研究报告，详略有序，条理清晰，充分反映了当代中医、中西医结合专科专病的临床实践和研究成果概况，其中不乏知名专家的精辟论述、新创方药和作者的独到见解。为了保持其原貌，《大系》各分册中所收集的古方、验方等凡涉及国家规定的稀有禁用中药没有做删改，特请读者在实际使用时注意调换药物，改换替代药品，执行国家有关法规。

本《大系》业已告竣，她是国内 1000 余位专家、学者、编者辛苦劳动的成果和智慧的结晶。她的出版，必将对弘扬祖国中医药学，开展中医、中西医结合专科专病建设，深入开展中医、中西医结合之医疗、教学、科研起到积极的推动作用，并为中医药事业的传承精华、守正创新和人类的医疗卫生保健事业做出积极贡献。

鉴于该《大系》编著带有较强的系统性、艰巨性、广泛性以及编者的认知差别，书中难免存在一些问题，真诚希望读者朋友不吝赐教，以便修订再版。

庞国明

2023 年 7 月 20 日于北京

编写说明

随着社会经济的快速发展、人民生活水平的不断提高、饮食结构的巨大改变和劳动强度的降低，糖尿病患病率呈逐年上升趋势，根据国际糖尿病联盟（IDF）统计，全球 80% 糖尿病患者在发展中国家，估计到 2030 年全球将有近 5.5 亿糖尿病患者，而我国是世界上最大的发展中国家，如何防治糖尿病已成为当今公共卫生面临的一个重要课题。

糖尿病相当于古代的"消渴病"，因其不同病理表现，也称为"风消""膈消""肺消""消瘅""消中""渴利""内消"等。早在《黄帝内经》中就有关于消渴的论述，后经汉、隋、唐，直至宋、元、明、清，历代重要医书著作中均有关于"消渴"的记载。《素问·奇病论》载："此人必数食甘美而多肥也。肥者令人内热，甘者令人中满，故其气上溢，转为消渴。"北宋《太平圣惠方·三消论》曰："夫三消者，一名消渴，二名消中，三名消肾。"《景岳全书》载："盖消者，消烁也，亦消耗也，凡阴阳血气之属日见消败者，皆谓之消，故不可尽以火证为言。"从历代文献中我们可以看出古人对"消渴病"的认识日渐加深。

为了进一步总结关于中医糖尿病的研究成果，加快中医糖尿病事业的健康发展，我们在中国中医药研究促进会内分泌学会和国家区域（华中）中医内分泌诊疗中心建设单位/开封市中医院内分泌科的组织下，与中国中医科学院广安门医院倪青教授团队一道，于 2018 年着手该书的编撰工作，历时五载，数易其稿，终于在癸卯年冬付梓印刷。

本书是在全国各地大力加强专科专病建设大潮中顺势而生的一本有关糖尿病专业的著作，汇集国内外从事糖尿病专科工作的医疗、教学、科研人员智慧于一体，从糖尿病的发病机制、临床治疗、专科建设等方面做了详细的阐述。全书共分为基础篇、临床篇和附录三部分。基础篇从糖尿病主要研究进展及展望、诊断思路与方法、治疗原则与用药规律、提高临床疗效的思路与方法等方面进行全面系统地阐述；临床篇重点介绍了糖尿病的急、慢性并发症及特殊类型糖尿病的治疗，每种疾病从疾病概述、病因病机、临床诊断、鉴别诊断、临床治疗、预后转归等方面进行阐述。附录包括临床常用检查参考值和开设糖尿病专病专科应注意的问题。

全书以突出中医特色、重在实用为基准，让读者看得懂、用得上、凡用必获、欲获必读。让本书真正成为广大读者的良师益友，这便是全体编写者的初衷。在此要说明的是，为保留方剂原貌，玳瑁、穿山甲等现已禁止使用的药物，未予改动，读者在临床应用时应使用相应替代品。

本书的编写得到了中国工程院院士王琦国医大师，中国中西医结合学会糖尿病内分泌专业委员会首任会长、全国名中医林兰教授的支持与厚爱，在百忙中予以审稿、指导，在此深表谢意！

鉴于编者水平有限，加之医学进展日新月异，书中不足之处，恳请广大同道和读者提出宝贵意见，以便再版时修订。

编委会

2023 年 6 月

目　录

基础篇

第一章　主要研究进展及展望 ……………………………………………………… 2

　第一节　中医学研究进展 ……………………………………………………… 2

　第二节　西医学研究进展 ……………………………………………………… 16

第二章　诊断思路与方法 …………………………………………………………… 24

　第一节　诊断思路 ……………………………………………………………… 24

　第二节　诊断方法 ……………………………………………………………… 28

第三章　治疗原则与用药规律 ……………………………………………………… 40

　第一节　治疗原则 ……………………………………………………………… 40

　第二节　用药规律 ……………………………………………………………… 41

第四章　提高临床疗效的思路与方法 ……………………………………………… 46

临床篇

第五章　糖尿病前期 ………………………………………………………………… 54

第六章　糖尿病 ……………………………………………………………………… 66

　第一节　1 型糖尿病 …………………………………………………………… 66

　第二节　2 型糖尿病 …………………………………………………………… 75

　第三节　继发性糖尿病 ………………………………………………………… 99

　　肝源性糖尿病 ………………………………………………………………… 99

　第四节　老年糖尿病 …………………………………………………………… 112

　第五节　儿童糖尿病 …………………………………………………………… 121

　第六节　妊娠期高血糖 ………………………………………………………… 133

第七章　糖尿病急性并发症 ⋯⋯⋯⋯⋯⋯⋯⋯⋯⋯⋯⋯⋯⋯⋯⋯⋯⋯⋯⋯⋯ 144

　　第一节　糖尿病酮症酸中毒 ⋯⋯⋯⋯⋯⋯⋯⋯⋯⋯⋯⋯⋯⋯⋯⋯⋯⋯⋯⋯ 144

　　第二节　糖尿病非酮症高渗性昏迷 ⋯⋯⋯⋯⋯⋯⋯⋯⋯⋯⋯⋯⋯⋯⋯⋯ 151

　　第三节　糖尿病乳酸性酸中毒 ⋯⋯⋯⋯⋯⋯⋯⋯⋯⋯⋯⋯⋯⋯⋯⋯⋯⋯ 158

　　第四节　低血糖症 ⋯⋯⋯⋯⋯⋯⋯⋯⋯⋯⋯⋯⋯⋯⋯⋯⋯⋯⋯⋯⋯⋯⋯ 171

第八章　糖尿病慢性并发症 ⋯⋯⋯⋯⋯⋯⋯⋯⋯⋯⋯⋯⋯⋯⋯⋯⋯⋯⋯⋯⋯ 182

　　第一节　糖尿病周围神经病变 ⋯⋯⋯⋯⋯⋯⋯⋯⋯⋯⋯⋯⋯⋯⋯⋯⋯⋯ 182

　　第二节　糖尿病泌汗异常 ⋯⋯⋯⋯⋯⋯⋯⋯⋯⋯⋯⋯⋯⋯⋯⋯⋯⋯⋯⋯ 196

　　第三节　糖尿病肾脏疾病 ⋯⋯⋯⋯⋯⋯⋯⋯⋯⋯⋯⋯⋯⋯⋯⋯⋯⋯⋯⋯ 202

　　第四节　糖尿病心脏病 ⋯⋯⋯⋯⋯⋯⋯⋯⋯⋯⋯⋯⋯⋯⋯⋯⋯⋯⋯⋯⋯ 216

　　第五节　糖尿病胃肠病变 ⋯⋯⋯⋯⋯⋯⋯⋯⋯⋯⋯⋯⋯⋯⋯⋯⋯⋯⋯⋯ 227

　　　　糖尿病性胃轻瘫 ⋯⋯⋯⋯⋯⋯⋯⋯⋯⋯⋯⋯⋯⋯⋯⋯⋯⋯⋯⋯⋯⋯ 227

　　　　糖尿病性便秘 ⋯⋯⋯⋯⋯⋯⋯⋯⋯⋯⋯⋯⋯⋯⋯⋯⋯⋯⋯⋯⋯⋯⋯ 237

　　　　糖尿病性腹泻 ⋯⋯⋯⋯⋯⋯⋯⋯⋯⋯⋯⋯⋯⋯⋯⋯⋯⋯⋯⋯⋯⋯⋯ 246

　　第六节　糖尿病神经源性膀胱 ⋯⋯⋯⋯⋯⋯⋯⋯⋯⋯⋯⋯⋯⋯⋯⋯⋯⋯ 255

　　第七节　糖尿病性高血压 ⋯⋯⋯⋯⋯⋯⋯⋯⋯⋯⋯⋯⋯⋯⋯⋯⋯⋯⋯⋯ 264

　　第八节　糖尿病性脑血管病变 ⋯⋯⋯⋯⋯⋯⋯⋯⋯⋯⋯⋯⋯⋯⋯⋯⋯⋯ 273

　　第九节　糖尿病合并脂代谢紊乱 ⋯⋯⋯⋯⋯⋯⋯⋯⋯⋯⋯⋯⋯⋯⋯⋯⋯ 282

　　第十节　糖尿病皮肤疾病 ⋯⋯⋯⋯⋯⋯⋯⋯⋯⋯⋯⋯⋯⋯⋯⋯⋯⋯⋯⋯ 291

　　　　糖尿病皮肤感染 ⋯⋯⋯⋯⋯⋯⋯⋯⋯⋯⋯⋯⋯⋯⋯⋯⋯⋯⋯⋯⋯⋯ 291

　　　　糖尿病瘙痒性皮肤病 ⋯⋯⋯⋯⋯⋯⋯⋯⋯⋯⋯⋯⋯⋯⋯⋯⋯⋯⋯⋯ 302

　　第十一节　糖尿病足 ⋯⋯⋯⋯⋯⋯⋯⋯⋯⋯⋯⋯⋯⋯⋯⋯⋯⋯⋯⋯⋯⋯ 319

　　第十二节　糖尿病性视网膜病变 ⋯⋯⋯⋯⋯⋯⋯⋯⋯⋯⋯⋯⋯⋯⋯⋯⋯ 328

　　第十三节　糖尿病并发肺结核 ⋯⋯⋯⋯⋯⋯⋯⋯⋯⋯⋯⋯⋯⋯⋯⋯⋯⋯ 338

　　第十四节　糖尿病认知功能障碍 ⋯⋯⋯⋯⋯⋯⋯⋯⋯⋯⋯⋯⋯⋯⋯⋯⋯ 347

　　第十五节　糖尿病与性功能障碍 ⋯⋯⋯⋯⋯⋯⋯⋯⋯⋯⋯⋯⋯⋯⋯⋯⋯ 357

　　第十六节　糖尿病合并口腔病 ⋯⋯⋯⋯⋯⋯⋯⋯⋯⋯⋯⋯⋯⋯⋯⋯⋯⋯ 368

　　第十七节　糖尿病夏科足 ⋯⋯⋯⋯⋯⋯⋯⋯⋯⋯⋯⋯⋯⋯⋯⋯⋯⋯⋯⋯ 378

　　第十八节　糖尿病性骨代谢紊乱 ⋯⋯⋯⋯⋯⋯⋯⋯⋯⋯⋯⋯⋯⋯⋯⋯⋯ 386

附录

　　临床常用检查参考值 ⋯⋯⋯⋯⋯⋯⋯⋯⋯⋯⋯⋯⋯⋯⋯⋯⋯⋯⋯⋯⋯⋯ 394

　　开设糖尿病专病专科应注意的问题（数字资源）

数字资源

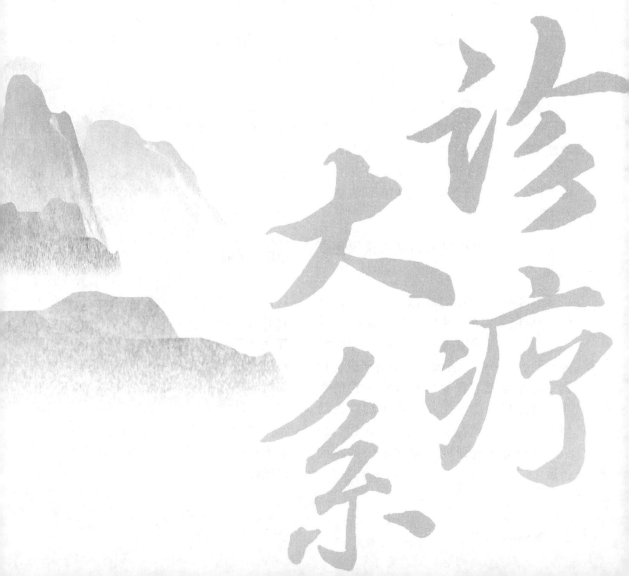

基础篇

第一章　主要研究进展及展望

糖尿病作为全球十大慢性非传染性疾病的主要病种之一，严重危害着人类的身心健康，已成为全球重大的公共卫生问题，其防治任务艰巨，因此，各国政府和医疗卫生部门均高度重视对其防治的研究。近年来，中医药在糖尿病防治中的突出作用日益受到国内外的重视和学术推广。中医、西医、中西医结合在防治糖尿病方面取得快速进展和诸多成果，值得在今后的医疗、教学中加以应用。

第一节　中医学研究进展

中医学是我国劳动人民数千年智慧的结晶，中医理论的奠基之作——《黄帝内经》中首次记载了糖尿病的中医病名"消渴"，经过历代医家的不断发挥，对糖尿病的病名、病因、病机、治疗等各个方面的认识不断深化，中医药在治疗糖尿病及其并发症方面发挥着重要的、独特的、不可替代的作用。现就中医治疗糖尿病的研究进展及主要成就总结如下。

一、中医对糖尿病的基本认识逐步深化

中医对糖尿病的认识历史悠久，自《黄帝内经》提出了中医病名"消渴"，其后历代医家对糖尿病的中医病名、病因、病机、治疗方法多有发挥、多有研究，特别是近年来随着国家对慢性病防治的重视，糖尿病的防治工作得到更加深入的研究，中医对糖尿病的病名、病因、病机、治疗方法的研究也取得了一些新的进展。

（一）病名研究更加贴近当今临床实际

"糖尿病"自古便有之，中医学中虽无此病名，但在中医学相关文献中有诸类似记载，如"消渴、消瘅、消中、脾瘅、鬲消、膏消、肺消、消肾、三消……"，近年的教科书及指南标准等多将其归属于"消渴"范畴。

1. 在守正中传承，病名内涵代有发挥

先秦时期，《灵枢·五变》指出："五脏皆柔弱者，善病消瘅。"唐代张介宾在《类经·十六卷》中亦有关于"消瘅"的记载："消瘅者，三消之总称，谓内热消中而肌肤消瘦也。"《灵枢·五邪》记载："邪在脾胃，……阳气有余，阴气不足，则热中善饥。"《素问·脉要精微论》云："瘅成为消中。"宋代王怀隐在《太平圣惠方》中则认为："吃食多而饮水少，小便少而赤黄者，消中也。"明代戴思恭在《证治要诀》中首次提出"上消""中消""下消"的概念，《证治准绳》在总结前人基础上，认为"渴而多饮为上消，消谷善饥为中消，渴而便数有膏为下消"。消渴及脾瘅之名，均首见于《素问·奇病论》，"病有口甘者，名曰脾瘅，此肥美之所发也，……故其气上溢，转为消渴"。其中由于"五气之溢"引起的"病口甘者"称为"脾瘅"，糖尿病早期从无明显症状到有口渴或善饥等化火化热的症状之间，归属于"脾瘅"；而"消渴"则有两层含义：一是以多饮、多食、多尿、消瘦，或尿有甜味为主要表现的一类疾病；一是后世所述"三消"之统称。

2.在临床中守正创新,以凸显中医病名的精准导向作用

近年来,高校的教材、相关机构发布的指南中多将糖尿病归属于"消渴",而编者在临床中发现,"消渴"与2型糖尿病虽然相关、相似,但绝不是全等。为此,提出应将2型糖尿病病名重新进行审定的观点,庞国明教授及其团队将2型糖尿病临床实际表现与中医传统"三消"病名内涵有机渗透、密切融合,将2型糖尿病的中医病名一分为五,旨在发挥其在诊疗中的正确导向作用。将其有典型"三多一少"症状者命名为"消渴病";将以口干多饮为主症者命名为"上消病";将以消谷善饥、消瘦为主症者命名为"中消病";将以多尿、饮一溲一为主症者命名为"下消病";而对于体检发现血糖增高、符合2型糖尿病诊断标准却没有糖尿病典型"三多一少"症状,甚至无任何自我感知症状者,或部分患者仅口中有甜味,则命名为"脾瘅病"。

(二)基于临床探寻到的病因病机更有利于指导当今临床实践

2型糖尿病的病因比较复杂,研究日渐深入,源于临床实践的新观点不断出现。中医认为先天禀赋不足、饮食失节、情志失调、劳欲过度等均可引发本病,病变脏腑主要在肺、胃、肾,传统观点认为其主要病机在阴津亏虚、燥热偏胜,而以阴虚为本、燥热为标,两者互为因果。早期被诊断者增加和"无症状型"2型糖尿病的出现,使现代中医学者对本病的病机认识也在不断创新,也更符合现代人发病的实际。

1.病因认识不断深化

(1)禀赋不足是发病的根本 早在春秋战国时期已认识到先天禀赋不足是引起本病的重要内在因素,《灵枢·五变》记载:"五脏皆柔弱者,善病消瘅。"其中尤以阴虚体质为最。先天禀赋不足,五脏虚弱,脾胃运化失司,积热内蕴,化燥伤津,消谷耗液,是2型糖尿病发生的内在病理基础,这与西医学认为糖尿病与遗传因素有关具有相似之处。

(2)饮食不节是发病的基础 长期肥甘厚腻、嗜食辛辣,或暴饮暴食、谷精蓄积、壅滞化热发为本病。正如《素问·奇病论》中所说:"此肥美之所发也,此人必数食甘美而多肥也,肥者令人内热,甘者令人中满,故其气上溢,转为消渴。"特别是随着物质生活水平的提高、饮食结构的改变,过食肥甘厚味,损伤脾胃,脾胃运化失司,导致积热内生,化燥伤阴,发为本病。

(3)情志失调是发病的诱因 长期过度的精神紧张,或郁怒伤肝,或忧思竭虑,肝气郁结,以致郁久化火,灼伤肺胃津液而诱发或加重病情。正如《临证指南医案·三消》中曰:"心境愁郁,内火自燃,乃消证大病。"

(4)劳欲过度多下消 房事不节,劳欲过度,肾精亏损,虚火内生,则火因水竭益烈,水因火烈而肾虚、肺燥、胃热俱现,多以尿频为著而呈现下消之病。如《外台秘要·消渴消中》中说:"房室过度,致令肾气虚耗故也,下焦生热,热则肾燥,肾燥则渴。"

2.探究病机源于临床悟道,指导临床实践的新观点不断出现

传统观点认为:消渴病的病机主要在于阴津亏损、燥热偏胜,以阴虚为本、燥热为标,两者互为因果。后期阴损及阳、阳损及阴,产生一系列变证。现代临床当中,又有诸多医家在临证实践中精究学术、悟道创新,提出了痰浊中阻、疏泄失常、脾壅络滞、脾肾阳虚、阴阳两虚等病机的新认识、新观点,对指导诊疗、提升疗效具有积极意义。

（1）新病机九论 庞国明教授及其团队认为2型糖尿病的中医病机主要有以下9条：①肥胖是2型糖尿病主要的萌发土壤；②痰湿中阻、湿热内蕴是2型糖尿病的始动因素；③土壅木郁是2型糖尿病的重要发病环节；④痰热耗损气阴是造成2型糖尿病"三多一少"的内在因素；⑤气虚是2型糖尿病迁延不愈的关键症结；⑥气阴两虚是2型糖尿病病程中的枢机阶段；⑦阴阳两亏是2型糖尿病发展的必然趋势；⑧血瘀是造成2型糖尿病多种合并症的主要原因；⑨浊毒内生是2型糖尿病病程中的变证。

（2）脾壅络滞与伏邪三焦论 韩笑认为肥胖型2型糖尿病的核心病机为胰岛素抵抗，与中医"脾壅络滞"的病理环节密切相关。脾壅乃脾气壅塞，是中焦食气不化，脾气受困，呆滞不行的病机变化；络滞是络脉郁滞，邪气留滞于络脉，依附难去，络脉不畅的病机变化。提出了"疏壅通络"法治疗2型糖尿病。

（3）脾肾阳虚论 刘志龙认为由于脾肾阳虚，温煦功能下降，使脾胃运化失职，水饮难化，不能润泽五脏六腑、四肢百骸，造成了2型糖尿病的发生、发展及演变。治宜甘温益气、温补肾阳、升清醒脾、导滞降浊。

（4）阴阳两虚论 陈亚琳等研究提出肥胖型2型糖尿病分为早、中、末三期，早期多为胃火炽盛、脾失健运，中期多为痰瘀互结、气阴两虚，而末期则多为阴损及阳、阴阳失调，治宜调补阴阳。庞国明教授则明确指出阴阳两虚是2型糖尿病发展的必然趋势，治当滋阴补阳为法，尤当注重阴中求阳与阳中求阴的互根互用、互补互求的组方原理。

二、基于临床辨证施治研究更有利于推广应用

辨证施治是中医的重要特点，只有辨证准确，才能为施治提供依据，才能取得好的临床疗效，近年来中医糖尿病界基于中医思维及临床观察，对辨证施治的研究逐步深入，主要临床研究的成就表现在以下几个方面。

（一）基于临床的辨证分型研究宽阔而实用

1. 依据临床实践分型施治

庞国明教授及其团队总结病机演变规律，基于临床实践将2型糖尿病辨证分为热盛伤津证、气阴两虚证、肝郁脾虚证、痰浊中阻证、湿热内蕴证、脾肾气虚证、阴阳两虚证七个证型，分别应用清热养阴调糖饮、益气养阴调糖饮、疏肝健脾调糖饮、和中降浊调糖饮、清热化湿调糖饮、补肾健脾调糖饮、阴阳双补调糖饮进行加减治疗，取得了较好的临床疗效。

2. 依据病程转归探究辨证施治

左舒颖等将2型糖尿病分为早期、中期、晚期三个病程阶段：早期肺热津伤者，宜清宣肺热、养阴生津，方选消渴方加减；胃热炽盛者，则清泻胃火、养阴增液，方选玉女煎加减。中期脾气亏虚者，宜益气健脾，方选七味白术散加减；肾阴亏虚者，宜滋阴固肾，方选六味地黄丸加减。晚期阴阳两虚者，则滋阴补阳、补肾固本，方选金匮肾气丸加减。

3. 依据脏腑辨证探究施治方法

彭贻燕根据中医脏腑辨证进行分型论治。其中，肾阴亏虚型采用滋阴补肾方，胃燥伤津型采用清热补虚方，燥热伤肺型采用清热润肺方，阴阳两虚型采用温阳补肾方，阴虚阳浮型采用滋阴降火方，取得满意临床疗效。

4. 依据患病类型探究辨证施治

庹明玉等针对初发2型糖尿病患者，应用中医辨证治疗：气阴两虚、脾肾亏损型，治以滋肾补阴、益气健脾为主，方用黄芪、

熟地黄、山药、玄参、丹参等；阴虚火旺、肾虚精亏型，治以补肾固精、养阴清热为主，方用生地、山药、黄芪、石膏、花粉等。通过患病类型进行辨证施治，取得满意临床疗效。

5. 依据指导原则辨证施治

邓权参照《中药新药治疗糖尿病临床研究指导原则》将入选病例分为以下证型，并予以辨证治疗：①阴虚热盛型：予以增液汤加减；②气阴两虚型：予以白虎汤联合人参汤加减；③阴阳两虚型：予以肾气丸加减；④湿热困脾型：予以葛根芩连汤加减。不仅能有效改善患者中医证候，而且可以改善空腹血糖、餐后血糖、糖化血红蛋白等理化指标水平，疗效显著。

（二）临床论治多从探究治法治法入手

1. 以"和"立法

庞国明及其团队认为2型糖尿病的发生发展主要是由于肥脂、痰浊、湿热、土壅、木郁等造成机体脏腑、气血、津液、阴阳的失和。因此，中医治疗2型糖尿病的关键在于"调和"，并融入消降、宣通，升清降浊之法是"和法"治疗2型糖尿病的主要机制：①燥湿健脾，降浊和胃，清升浊降谓之"和"；②清热化湿，畅达中州，健脾和胃谓之"和"；③疏肝健脾，木达土运，肝脾调和谓之"和"；④清热生津，热清津复，和合阴津谓之"和"；⑤益气养阴，气复阴平，气阴和合谓之"和"；⑥健脾益肾，脾肾互资，和合互助谓之"和"。通过"和法"治疗2型糖尿病可使升降相因、气机平和、阴平阳秘、精神乃治、血糖得平、疾病乃控。

2. 养阴润燥法

沈小璇基于消渴病阴虚燥热理论，应用自拟黄连降糖汤（黄连、生地黄、太子参等）治疗2型糖尿病，观察其临床疗效及对血管内皮生长因子的影响，结果表明该方安全有效，除了调节患者血糖水平外，还能在一定程度上起到预防糖尿病血管并发症的作用。

3. 益气养阴法

南征基于久病耗气伤阴、气阴双亏的病机认识，治疗以益气养阴为主，辅以健脾补肾。认为中药治疗该病须使患者达到"阴平阳秘"，研究运用自拟方"知参消渴安汤"（知母、人参、黄芪、玉竹、黄连等）治疗消渴气阴两虚夹瘀证，与服用二甲双胍患者对照研究，结果中药组总有效率达90.6%，对照组总有效率为86.7%，且中药组血糖指标的下降幅度均高于对照组。

4. 健脾益气法

张愿等针对初诊脾虚型2型糖尿病患者，选用健脾益气为主的加味参芪复方（人参、黄芪、山药、制大黄等），可明显改善患者的中医证候、提高生活质量，同时有助于调节和改善糖脂代谢紊乱。

5. 补益脾肾法

杨李祺将60例脾肾两虚型2型糖尿病患者随机分为治疗组和对照组，对照组予以胰岛素强化治疗，治疗组在对照组基础上给予口服补肾健脾方（黄芪、黄精、淫羊藿、沙苑子等），结果显示治疗组总有效率、总体疗效以及对空腹血糖、餐后2小时血糖、胰岛素抵抗指数、胰岛素敏感指数的改善作用均明显优于对照组。

6. 益气化痰祛瘀法

气虚阳虚日久，导致肺脾功能失调，精津运行输布障碍，痰湿内停，瘀血留滞，虚实夹杂。临床中脾虚兼有痰湿瘀血互结病例较多。基于上述理论，李家丽等自拟化痰降浊逐瘀方（桑叶、山楂、丹参、荷叶、荔枝核等）以改善患者的症状，降低其血糖水平，辅助调节血脂。

三、从临床与实验研究结合入手探究经方时方调控血糖作用机制

经方是经过千锤百炼，临证反复验证，具有确切临床疗效，倍受人们追崇的方剂，以《伤寒论》《金匮要略》为代表，临证应用准确，收效良好，特别是近年来在糖尿病中的应用研究也得到不断深入。经典时方治疗糖尿病的研究也不断受到重视。

1. 葛根芩连汤

表里双解剂之葛根芩连汤来源于张仲景的《伤寒论》，由葛根、黄芩、黄连组成，具有清热坚阴止利、解表清里、生津柔润之功。研究表明，从湿热困脾这一病因病机施治，应用葛根芩连汤，可有效地改善肠道菌群，降低血糖，同时调理脂质代谢、辅助控制体重，且应用安全。

2. 玉液汤

玉液汤是治疗消渴病的经典名方，出自张锡纯的《医学衷中参西录》，由黄芪、葛根、鸡内金、知母、五味子、山药、天花粉组成，具有补脾固肾、益气养阴、生津止渴之功效。张明德认为消渴病出现的基本病机是阴虚燥热，治宜清热润燥、滋阴补液，选用玉液汤治疗消渴病之气阴两虚者，结果显示，玉液汤联合西药治疗，其疗效、空腹血糖及餐后血糖下降超过20%的时间、糖化血红蛋白下降超过10%的时间、不同时间下血糖状态、糖化血红蛋白测定水平等各项指标，均优于单纯西药者。

3. 小柴胡汤

小柴胡汤是东汉张仲景所著《伤寒杂病论》中的名方，是和法的代表方剂。其药用七味：柴胡、黄芩、半夏、生姜、人参、大枣、炙甘草。全方寒温并用，升降协调，开郁活气，和解枢机而疏利三焦。宋锦华等基于和法思想提出气血津液不和为糖尿病患者病理状态之总括，枢机不和为病机关键，临证予小柴胡汤和解枢机，再据症、证不同灵活加减，以畅气血津液，恢复机体正常气化，而趋向"和"的状态，从而改善患者诸不适并辅助控糖。

4. 乌梅丸

乌梅丸首见于《伤寒论》，由乌梅、细辛、干姜、黄连、当归、附子、蜀椒、桂枝、人参、黄柏组成。原书主治脏寒蛔厥、厥阴头痛等证。因其组方精妙、寒温并用、攻补兼施，被后世医家广泛应用于临床。实验证明乌梅丸可以通过调节2型糖尿病模型大鼠空腹血糖，降低核转录因子 κB 表达而抑制炎症反应，上调胰高血糖素样肽 -1 表达增强肠黏膜屏障保护作用，从而达到防治2型糖尿病的作用，为进一步防治2型糖尿病提供新的思路和实验基础。

5. 干姜黄芩黄连人参汤

干姜黄芩黄连人参汤是《伤寒论》治疗"食入口即吐"病症的经典方剂，由干姜、黄芩、黄连、人参四味药组成。周玉刚采用干姜黄芩黄连人参汤治疗2型糖尿病取得很好效果，能降低患者血糖水平、改善临床症状、提高生活质量。

6. 半夏泻心汤

半夏泻心汤系《伤寒论》针对寒热错杂、脾胃升降失调病机而设，具有辛开苦降、和中散痞之效。由半夏、干姜、黄芩、黄连、党参、大枣、甘草组成。文献报道，采用半夏泻心汤治疗2型糖尿病（脾虚胃热证）疗效显著，且能改善血糖水平。

7. 其他

王松松提出早期2型糖尿病治法以清热养阴为本，兼夹湿邪，见气滞胸闷、呕逆胀满者，可予柴胡达原饮化裁以升降气机、通三焦之气。黄志辉针对痰湿型2型糖尿病患者选用柴胡温胆汤治疗，效果显著。王英英发现加减抵当汤对于痰瘀型2型糖尿病患者血糖控制、胰岛素使用量的降低以及中医证候积分的改善效果显著。

四、中成药开发与应用受到普遍重视

中成药服用方便，疗效确切，临床中单用中成药或者中成药联合西药应用，在2型糖尿病治疗中发挥着重要作用并取得了显著的疗效。

1. 六味地黄软胶囊

郑文彬通过对六味地黄软胶囊临床与实验研究分析，初步揭示了六味地黄软胶囊在消渴病肾阴虚证治疗中的临床价值。纳入病例98例，对照组予阿卡波糖，观察组在对照组基础上加用六味地黄软胶囊，结果观察组治疗的显效率、总有效率均明显提升，脂联素水平明显提高，而超敏C-反应蛋白则明显降低，提示该药能够通过调节脂联素和超敏C-反应蛋白水平而提高消渴病肾阴虚证患者的临床疗效。

2. 金匮肾气丸

何建敏认为消渴病的发生、发展与气阴两伤、阴阳两虚密不可分，治疗从滋阴养气、温肾补阳着手，采用金匮肾气丸治疗，能有效提高临床疗效，显著降低血糖水平，还能减少药物不良反应。

3. 津力达颗粒

赵进东纳入总计156名新诊断2型糖尿病患者参与研究。研究表明津力达颗粒能够调节糖脂代谢紊乱，在治疗2型糖尿病、改善糖耐量异常、调节血脂、减重以及减少尿微量白蛋白、提高神经传递速度、改善麻木疼痛等方面均显示出良好疗效和安全性。

4. 芪蛭降糖胶囊

闫峰设对照组50例给予西医治疗，实验组50例在对照组基础上给予芪蛭降糖胶囊治疗，结果表明，与单纯应用西药者相比，芪蛭降糖胶囊在改善患者的临床症状方面效果更明显，且更有助于血糖控制。

5. 天麦消渴片

许成群将92例中医辨证为气阴两虚证初发2型糖尿病患者随机分为2组，对照组服用二甲双胍，治疗组服用二甲双胍片和天麦消渴片各46例，结果：治疗组总有效率显著优于对照组，提示天麦消渴片联合二甲双胍治疗初发2型糖尿病可明显降低血糖。

6. 参芪地黄降糖颗粒

徐月丽选取气阴两虚型2型糖尿病患者110例，对照组常规降糖治疗，观察组在对照组基础上加用参芪地黄降糖颗粒，结果观察组血糖、血脂等指标显著低于对照组，倦怠乏力、口干咽燥、盗汗等症状消失率均显著高于对照组，提示该药能有效调节血糖、血脂水平，改善临床症状。

7. 院内制剂

庞国明教授及其团队应用院内制剂黄连降糖片治疗2型糖尿病患者，疗效显著，动物实验也验证了该药对2型糖尿病的治疗作用，并对其作用机制、量效关系进行探究。

沈艳应用院内制剂泄浊降脂片干预2型糖尿病患者，该药以《伤寒论》中抵当汤为基础方化裁而来，具有活血化瘀、化痰泄浊的功效，适用于痰瘀证患者，能显著改善患者糖脂代谢，改善胰岛素抵抗，降低超敏C-反应蛋白水平，并能改善中医证候。

五、单味中药研究为临床应用与方药研发提供借鉴

单味中药的降糖机制研究日趋受到重视，多年来的药理、药效学研究也筛选出了得到广泛认可的部分中药，这些基础研究也为临床应用和方药研发提供可参考的理论依据。

1. 黄连

黄连味苦性寒，归心、脾、胃、胆、大肠经。具有清热燥湿、泻火解毒之功。《本草正义》曰："黄连大苦大寒，苦燥湿，寒胜热，能泻降一切有余之实火。"而心、

脾、肝、肾之热，胆、胃、大小肠之火，无不治之。在消渴病的治疗中，黄连以其独特的优势为历代中医家所喜爱，再加之现代药理研究显示其显著的降糖作用，更使黄连备受关注。闫镛教授及其团队临床应用以黄连为主药的黄连降糖片治疗消渴病，取得确切疗效。基于网络药理学方法的研究，对黄连治疗糖尿病的作用机制有了进一步的探索，从微观角度证明了黄连能发挥多靶点、多通路的协同作用。不仅能直接调控血糖、降低胰岛素抵抗，还能降低血脂、保护心脏血管，改善糖尿病眼部以及足部损伤等并发症，在糖尿病发生发展的多个环节中发挥保护作用。

2. 桑叶

桑叶味苦、甘，性寒，归肺、肝经，具有清肝明目、清肺润燥、疏散风热等功效。《本草经疏》中记载："桑叶，甘所以益血，寒所以凉血，甘寒相合，故下气而益阴，是以能主阴虚内热及因内热出汗。经霜则兼清肃，故又能明目而止渴。"仝小林教授以桑叶为主药，配伍桑枝、桑白皮合成三味小方，用于2型糖尿病早期中满内热阶段，既能针对"热态"，又具有明确的降糖疗效。

3. 葛根

《本草纲目》中记载："葛根，性甘、辛、平、无毒。主治：消渴、身大热、呕吐、诸弊，起阴气，解诸毒。"李冰涛基于网络药理学分析药物与疾病相互网络关系，有效地揭示葛根治疗2型糖尿病的作用机制，认为葛根改善胰岛素抵抗、治疗2型糖尿病可能是通过多靶点、多通路协同作用的结果，主要机制可能与葛根对调控脂质的影响有关。

4. 其他

何卫波等则通过网络药理学和生物信息学方法探索黄精治疗糖尿病潜在的分子机制，获得10个关键靶点，这些靶点发挥

干预糖尿病发展，以及治疗糖尿病及其并发症的作用。另有文献报道，黄芪、苦瓜、人参、山药等大量的中药均能有效调控血糖，被应用于2型糖尿病的治疗中。

六、中医外治法临床应用与机制研究受青睐

2型糖尿病常见口干渴、多饮、多尿、消瘦、乏力等症状，或随着病程进展会出现一系列并发症前期症状，如手足凉、麻、痛及便秘，或腹泻，或肢体浮肿等。因此，在其治疗过程中，不仅要治疗原发的糖尿病，还要治疗伴发的并发症，不仅要重视内治疗法的应用，还应重视外治法的应用，以充分发挥中医特色优势，达到内外合治、异曲同工、殊途同归、增强疾病疗效的目标。正如吴师机所云："内治之理即外治之理，内治之药即外治之药，所异者，法耳。"外治法即是运用中药外用，或者通过单纯器械、手法等对相应腧穴部位的刺激来起到调整脏腑功能、调整气血、调和阴阳的作用，对治疗2型糖尿病及其并发症具有独特优势。中医外治法主要分为药物外治法和非药物外治法两大类。

（一）药物外治法

1. 穴位贴敷法

庞岩等将100例患者分为两组：Ⅰ组为常规治疗，Ⅱ组在常规治疗基础上加用中药穴位贴敷，将黄芪、赤芍、丹参等药研成粉末，姜汁调匀，贴敷于主穴神阙穴及配穴肾俞、气海、阳陵泉等穴。结果显示，Ⅱ组治疗后血糖改善更明显，中医证候评分优于Ⅰ组，整体治疗优势较Ⅰ组明显。

2. 耳穴压豆疗法

宋小梅等设对照组予以常规西医降糖治疗，干预组在此基础上加用耳穴压豆（以王不留行籽贴于阿是穴、屏间、胰胆

穴），结果显示干预组总有效率达 72.62%，远高于对照组的 48.72%，疗效明确。

3. 中药熏蒸疗法

王桂平采用中药熏蒸疗法治疗 2 型糖尿病患者 60 例，结果血糖指标控制良好者 57 例（95%），停用胰岛素改口服药者 29 例（97%），胰岛素减量血糖控制不稳定者 1 例（3%），停用口服药者 25 例（83%），口服药减量者 5 例（17%），伴有并发症者 22 例改善良好。

4. 针灸疗法

严毓江将 58 例患者随机分组，分别采用中医针灸疗法、单纯针刺疗法，两组所选取穴位相同；结果显示针灸治疗的总有效率为 96.5%，针刺治疗的总有效率为 69.0%，其疗效机制可能与通过对"脂肪 - 胰岛内分泌轴"的良性调整，促进和改善机体内分泌功能、糖脂代谢功能有关。

（二）非药物外治法

1. 低频电脉冲治疗

宋丽燕设对照组 80 例常规使用药物降糖治疗，治疗组 80 例在应用降糖药基础上加用低频电脉冲治疗，结果治疗组总有效率达 95%，优于对照组的 87.5%。通过脉冲电对患者穴位进行机械刺激，并通过穴位所属的经络气血循环等发挥迅速到达病灶部位的作用。此外，低频电脉冲治疗仪所产生的治疗波，有助于恢复胰岛 β 细胞功能，同时激活休眠受体，增加胰岛素受体数目，降低胰岛素抵抗，增加细胞与葡萄糖的生理反应，辅助血糖回落至合理水平。

2. 腹针疗法

腹针疗法属于针刺疗法的一种，通过对各脏腑所属腧穴进行针刺，起到调理五脏六腑之功效，从而有利于机体内精微物质的生成、排泄以及运输趋于正常，达到治疗 2 型糖尿病的目的。刘敏针对肥胖型 2 型糖尿病（脾虚痰湿证）患者，给予腹针疗法（取穴：引气归元、腹四关、天枢、气穴、大横等），观察表明，该疗法可以有效改善患者的体重指数、腰围、空腹血糖、糖化血红蛋白等指标，同时在改善患者的生存质量评分及中医证候积分方面明显优于常规治疗者。

3. 推拿疗法

该疗法主要是通过调整人体督脉、膀胱经气而达到调整人体脏腑功能，调整周身气血的作用。陆雪松等设对照组给予口服降糖药物，治疗组在对照组基础上加脊柱推拿手法。结果显示治疗组在改善患者血糖水平、中医证候积分、疼痛积分方面明显优于对照组，且能有效改善患者的背部症状和降低疼痛，显著改善患者的中医临床症状，提高生命质量。

4. 针刺疗法

蔡舒航选取新发肥胖 2 型糖尿病患者，对照组应用单纯西药，观察组采用针药联合治疗（选择脾俞、中脘、三阴交等以达到调理脾胃的目的，使气血生化之源受助，进而发挥生津止渴的效果），观察组总有效率为 93.55%，高于对照组的 77.42%，且观察组患者体重指数、血糖、空腹胰岛素水平改善均优于对照组。

（三）内外治结合疗法

1. 中药联合针灸

王春芳选取门诊 210 例患者，分为常规西药治疗组和辨证论治针药联合组（中药汤剂＋针刺疗法），经过 3 个月的治疗，针药联合组治疗总有效率为 95.24%，优于常规西药组的总有效率 89.52%，疗效确切。

2. 中药联合耳针埋穴

梁利鹏设观察组，应用自拟中药汤剂健脾降浊汤加耳针埋穴（选交感、神门、内分泌、脾、肺、三焦等），与单纯运用二甲双胍片的对照组对比，治疗 2 个月后，观察两组胰岛素抵抗指数、空腹胰岛素水平，治疗组总有效率为90.48%，对照组为69.05%。且观察组的血糖水平、胰岛素抵抗指数、空腹胰岛素水平低于对照组，提示中药和耳针埋穴联合不仅能降低血糖，还有助于减轻胰岛素抵抗程度。

七、名医经验

1. 施今墨

施今墨先生治疗消渴病以养阴清热、益气健脾为基本法则。所创治消渴对药为临床医者广泛习用。施先生认为"三消"之表现，仅为消渴病的一个证候，而多数患者均伴有不同程度的少气懒言、倦怠劳累、喜卧自汗、虚胖无力或日渐消瘦、舌质胖大或有齿痕、脉沉缓或沉弱无力等正气虚弱的征象。说明消渴病患者尽管多饮多食，但大量饮食进入人体后，未被人体所用。血糖系饮食所化之精微，若脾失健运，则血中之糖不能输布于脏腑、营养四肢，使血糖蓄积而增高，蓄积过多的血糖，随小便漏泄而排出体外，致使尿有甜味、尿糖阳性。故消渴病患者气虚证的出现，多因脾失健运、清气不升、生化乏源所导致。治疗消渴病，除滋阴清热外，健脾补气法也不可忽视。基本方为：党参、麦冬、生地黄、五味子、黄芪、山药、苍术、玄参。此乃增液汤合生脉散，再加黄芪配山药、苍术配玄参两个对药而成。施先生创立的降尿糖、血糖对药治疗消渴病十分有效，为临床医者所推崇，如：黄芪配山药、苍术配玄参，生石膏、肥知母配人参，天花粉配生地，乌梅伍五倍子，丹参配葛根等。

2. 祝谌予

祝谌予先生师承施今墨先生。诊治糖尿病运用望、闻、问、切的中医诊断方法，结合西医血糖、尿糖、酮体、血液流变学测定等指标，综合分析，侧重于辨病治疗。治疗消渴病着重于养阴益气和活血化瘀。

认为糖尿病血瘀证是由气阴两虚导致的。气虚无力推动血行则血行缓涩，导致"气虚血留"；阴虚火盛，津少血行亦艰涩而致"阴虚血滞"，所谓"无水行舟"。气阴两虚导致血瘀，血瘀又加重气阴两虚。祝先生根据中医理论并结合施今墨老先生的经验，认为消渴病虽有虚、实之分，然三消虚证居多，病本在于肾虚，故治疗消渴病以增液汤合生脉散、玉锁丹，再加苍术配玄参（降血糖）。具体药用苍术、玄参、生黄芪、山药、生地、熟地、党参、麦冬、五味子、五倍子、生龙骨或生牡蛎、茯苓。从肺、脾、肾三脏入手，尤以脾、肾为重点，着重先后天两方面滋养培本，屡见显效。

祝先生治疗消渴病又一特点是倡导活血化瘀。消渴病之病理机制为阴虚燥热，最后导致气血阴阳俱衰。血瘀为本病之标，治疗时应在辨证的基础上，以治本为主，活血化瘀治标为辅，或标本并治。但活血化瘀法要贯穿于治疗的始终，即使瘀血症状不明显，也应防患于未然，"疏其气血，令其条达"。用药多选用丹参、葛根、鸡血藤、赤芍、当归等养血活血之品，以防温燥伤阴，而达水增舟行之目的。

3. 关幼波

关幼波先生认为消渴病大多由于过食肥甘，七情郁火，或素体阴亏，内热由生，肾精被耗所致。失治误治，日久气阴两伤，肾气不固，收摄无权，以致多饮而烦渴不解，多食反而消瘦，多尿而味甘，阴精随之外泄。所以在治疗时应当注意调补阴精气血，从肾论治为本，生津解热、除烦止渴为标，并根据上、中、下三消的不同特点而有所侧重。关先生在多年实践中摸索出一个基本方：生黄芪30g、淫羊藿15g、杭白芍30g、乌梅10g、葛根10g、生甘草10g，以补肾益气、生津敛阴为本方的特点。肺热甚而阴伤重者，可选加生石膏、川黄连、石斛、天花粉、玉竹、麦冬、沙参；夜尿频数者，选加川续断、补骨脂、五味子、菟丝子、芡实、鹿角霜等；气血虚者，选加党参、黄精、当归、生地、熟地、白术、山药、何首乌、阿胶等。

4. 周仲瑛

周仲瑛教授治疗消渴病的治学特点是补肾益气、滋阴助阳、活血润燥、治虚顾实。治本须补肾，滋阴兼助阳。三消本源于肾，故治消渴病总应以补肾为主。由于本病以阴虚为本、燥热为标，故常以六味地黄丸为基础方，配加玄参、天冬、龟甲、牡蛎等品，壮水以制火。肺肾两虚者合生脉散；肾火旺者加黄柏、知母。若见阴阳两虚，或以阳虚为主，可取肾气丸加鹿茸片、淫羊藿、肉苁蓉等。组方配药应注意阳中求阴、阴中求阳的原则。补气可生津，润燥须活血，瘀化津自生。血行津布则燥热可解，瘀化气畅则阴液自生。此外，饮食调护对消渴病亦有特殊意义，除一般控制外，还应重视食疗，如山药蒸熟去皮，每日适量食之，或蚕蛹炒香随意食用。并可用猪胰、牛胰做菜食之，亦可焙干研细，日食 10~15g，取其以脏补脏之意。

5. 任继学

任继学教授治疗消渴病有刚柔相济、勿忘温阳活血，通补并行、更求血肉有情的特点。认为动静相济，益阴精先求阳气充旺；久病入络，瘀化方可推陈致新；通补并行，擅用血肉有情之品。消渴病乃积年沉疴，缠绵难愈，至慢性期则整体阴阳虚竭失衡，每见虚劳之证。按任老的经验，当以调理阴阳、填培脏腑、固护本元为要，寻常药力每恐不效，而应用血肉有情之品，同类相求，直补脏腑气血，作用迅捷而功效持久。实乃"俾真阳旺而邪自退，所谓正治之良图"。临床喜用蚕茧、淡菜、鳝鱼、海螺、蚕蛹、海参、鹿茸粉等，或入药，或食疗，或收良效。其中尤擅用蚕茧一味，每为治消渴方中之主药，盖

《本草纲目》言蚕茧"煮汤治消渴，古方堪用之"。

6. 吕仁和

吕仁和教授基于《内经》有关"消渴""消瘅""脾瘅"的论述，临证将糖尿病分为三期，即糖尿病前期（脾瘅期）、临床糖尿病期（消渴期）、糖尿病并发症期（消瘅期）。①脾瘅期：阴虚肝旺证者予以养肝柔肝、行气清热，方用养阴柔肝汤加减；气阴两伤者治拟益气养阴、活血清热，方选益气养阴汤加减。②消渴期：阴虚燥热者，治宜养阴润燥、清热生津，方选滋阴润燥汤加味；肝经郁热者予以疏肝清热，方选疏肝清热汤；胃肠热结者给予清泻胃肠兼顾气阴，方选清疏二阳汤加味；湿热困脾者拟清化湿热、理气健脾，方选清化湿热汤或四妙清利汤加减。③消瘅期：并发症阶段，病症百出，临证宜进一步分期分型治疗。

7. 林兰

林兰教授是我国中西医结合糖尿病事业的主要奠基者，她就糖尿病的中医研究思路与方法指出：对于糖尿病的研究，必须明确中医概念范畴，统一中医病名；应系统认识糖尿病的多因性，整体把握病机；必须注意证型的动态演变规律，标本兼顾；治疗必须发挥中西医结合优势，合理选择中西药；应加强对糖尿病患者的教育，防治结合。并从多层次、多方面揭示糖尿病的发病机制及中医药防治原理。对糖尿病肾病的治疗，林兰教授主张益气养阴、活血化瘀。认为气阴两虚是糖尿病肾病早期最常见的证型，也是病情转机的枢纽，针对气阴两虚夹瘀血的病机本质，采用益气养阴、活血化瘀法治疗糖尿病肾病，可标本同治，扭转病势。并创糖微康胶囊治疗糖尿病肾病，由黄芪、女贞子、大黄等组成，方中黄芪等药益气为君，女贞子等养阴滋肾益精为臣，大黄等活血化瘀、通腑

泄热共为佐使。诸药合用，既注重整体宏观调治，又重视局部微观治疗，具有辨证与辨病相结合、局部与整体相结合的特点，值得深入探讨。

8. 熊曼琪

熊曼琪教授研究中医药治疗消渴病颇有建树，开创了泻热逐瘀法治疗消渴病之新途。基本经验是以活血化瘀、通腑泻热，兼以益气养阴为基本大法。熊教授推崇汉代张仲景之《伤寒论》中的桃核承气汤，并在此基础上，结合消渴病的基本病因病机特点拟定加味桃核承气汤。加味桃核承气汤是在桃核承气汤活血化瘀的基础上，再加益气养阴的药物，由桂枝、桃仁、大黄、黄芪、麦冬、甘草组成，用于治疗消渴病收到较为满意的效果。

补脾治消是熊教授治疗消渴病的又一治学特点。他认为消渴病虽与肺燥、胃热、肾虚有关，但其病机关键在于脾气不足、脾失健运、中气虚陷。从消渴病发病来看，脾气虚弱与消渴病发病、病机密切相关。认为在应用中医方药治疗消渴病时，滋阴清热法固然不失为重要治法之一，但健脾益气法的应用必须加以足够重视，脾气健旺，后天之本巩固，气血津液的运化输布恢复正常，才是治本之法。要点有三：①应用健脾益气法仍当以辨证论治为前提，对于本证为脾气虚弱的消渴病，自当以健脾益气为主法，临床常以大量北黄芪（45~60g）、太子参（30g）、白术、怀山药、鸡内金、干地黄、麦冬等组方治疗；②辨证以其他证候为主，兼有脾气虚弱者，则在其他治法（滋阴、清热、活血等）基础上兼以健脾益气，如北黄芪、怀山药、鸡内金等可酌用；③纵然辨证纯属其他证而并无脾虚见证者，亦可酌加适量健脾益气药，一则使后天之本健旺，气血津液化源充足，促其奏效；二则因滋阴、清热、活血等药物或滋腻，或苦寒，或峻猛，久服

易损脾伤气，加用健脾益气之品可起到顾护脾气、制约药性偏弊之用。

9. 仝小林

仝小林院士在对糖尿病的认识上，第一重视膏人、肉人、脂人这三种关于体质的分法，来对应糖尿病患者的体型；第二重视患者舌底脉络形色的观察，以此来辨别糖尿病患者的病程和虚实，并与糖尿病的眼底病变互参。在临床上用"郁、热、虚、损"这四个阶段分阶段论治，"郁"与"热"为早期，治疗以开郁清热、苦酸制甜；"虚"和"损"为晚期，治疗以清热活血兼以益气养阴。总结治疗的五大法则：治标以苦酸制甜；治本以消膏降油；郁则用畅治以辛开苦降；热则清热治以开郁清胃；重视全程治络以辛香通滞，选方上善用经方。"郁"期善用厚朴三物汤、四逆汤、小陷胸汤；"热"期善用大柴胡汤；"虚""损"等后期多用麦门冬汤、百合地黄汤、八物汤、大黄附子汤；通络则参以抵当丸或大黄䗪虫丸加减。

10. 庞国明

庞国明教授及其团队在长期临床实践的基础上，逐步创立了"辨病 – 辨证 – 辨体"有机结合的"三辨诊疗模式"，研制出辨病施治的专病专药、辨证施治的专证专方、辨体调治的专体专方之"三专"系列方药，据血糖调控实况增减形成纯中药治疗 2 型糖尿病"序贯三法"。临证中，"三辨诊疗模式"和"序贯三法"有机结合，为纯中药治疗 2 型糖尿病的相对精准辨治提供参考。

"三辨诊疗模式"具体内涵如下。

（1）先行辨病诊断，确定中医病名。在临床上对具有多饮、多食、多尿、消瘦或伴尿中甜味者诊为"消渴病"；对以口干渴多饮为主者诊为"上消病"；对以多食易饥或伴消瘦为主者诊为"中消病"；对以小便频数、以饮一斗小便一斗者诊为"下消

病”；对仅有口中甜味或伴形体肥胖，或体检发现血糖数值高符合 2 型糖尿病诊断者诊为“脾瘅病”。以充分发挥中医病名在指导辨证论治中的正确导向作用。

（2）次行辨证诊断，确立精准证型。庞国明教授及其团队将 2 型糖尿病的病机特点概括为：肥胖是 2 型糖尿病萌发的基础土壤；痰浊中阻、湿热内蕴是其始动因素；湿浊、湿热困阻中焦，土壅木郁，脾失健运，肝失疏布，水谷精微壅滞血中是血糖升高与发病的重要环节；精津布运失常、痰热耗津损阴是形成“三多一少、尿有甜味”的内在原因；病程渐进，邪伤正气，肺、脾、肾三脏气虚是其迁延不愈的关键症结；气损及阴、阴损及气、气阴两虚是其枢机阶段；气虚渐之、阴损及阳、阴阳两虚是其发展的必然趋势；血瘀是造成多种合并症的主要原因；痰湿化浊、瘀热化毒、浊毒内生是病程中的变证。基于上述病机，结合临床实践，总结出符合临床实际、能够着实落地的七种证型，分别为热盛伤津证、气阴两虚证、肝郁脾虚证、痰浊中阻证、湿热内蕴证、脾肾气虚证、阴阳两虚证。

（3）临床无证可辨，再施精准辨体。对于无证可辨的 2 型糖尿病患者，在运用纯中药治疗时，遵“三辨诊疗模式”之“辨体调治”的学术思想，参考中国工程院院士、国医大师王琦教授体质学说相关内容，理出较为常见的六种体质类型，分别采用补气、护正、温阳、养阴、祛湿、清热调糖法则，多能收到满意疗效。

11. 倪青

倪青教授采用层次辨证法辨证治疗糖尿病，提出新的糖尿病辨证论治模式：病证结合、层次辨证，即：①四诊合参辨病名；②分清主次抓主证；③据证立法选主方；④对症加减提疗效。认为中医辨证论治应从病机的动态演变角度，抓住整体病

机、病证结合、分层论治，以期为临床医师辨证论治糖尿病提供新思路。倪青教授临证时擅长采用“三型辨证”，即阴虚热盛证、气阴两虚证、阴阳两虚证。糖尿病患病日久易发生诸多并发症，临床常见心脑病症、眼病、皮肤病等，临证时根据舌下络脉青紫辨瘀血兼证，根据舌胖大苔白腻辨痰湿兼证，在治疗主证基础上兼以活血化瘀，加入桃仁、红花、川芎、赤芍、水蛭等；或兼以化痰祛湿，加入茯苓、白术、陈皮、半夏、薏苡仁等。无证可辨时，借助西医学检查所发现的异常指标，加减选用单味药，倪教授指出这就是所谓的“微观辨证”，认为糖、蛋白质乃人体精微物质，与脾肾运化固摄功能关系密切，临证时常选用山药、酒萸肉、桑螵蛸、芡实、金樱子等补肾固精减少尿蛋白，选用黄芪、白术、鸡内金益气健脾升清，一方面可以降低血糖，另一方面还可减少尿糖的排泄。糖尿病患者多伴有肥胖、高脂血症，在辨证论治基础上选用大黄、泽泻、山楂、决明子、绞股蓝、红曲等消积化滞降脂。“宏观辨证”与“微观辨证”二者有机结合，取长补短，发挥其能够微观地认识机体结构、代谢和功能的优势，完整、准确地阐明疾病的内在病理变化，为辨证论治提供正确的方案。

12. 朱章志

朱章志教授就中医药防治胰岛素抵抗提出了思路与方法，认为胰岛素抵抗是因虚而发生，因实而发展，虚实夹杂，恶性循环所致，而正气虚损是主要原因之一；脾胃功能失常是发生胰岛素抵抗的重要基础；肝失疏泄是加重胰岛素抵抗的重要因素；痰浊、瘀血是导致胰岛素抵抗的关键环节。将胰岛素抵抗的临床证型分为肝气郁结、肺胃热盛、肝肾阴虚、痰湿壅盛、瘀血阻络、气阴两虚、脾肾阳虚、阴阳两虚等，对指导临床病证结合治疗具有一定

的参考意义。

13. 冯建华

冯建华教授就糖尿病并发症的病机进行了研究，认为毒损络脉是主要病机。研究认为：糖尿病慢性并发症的发病特点与毒邪致病特点非常契合，一是广泛性：糖尿病慢性并发症病变影响广泛，涉及多组织器官；二是酷烈性：致病力强，危害严重，变证多见，毒邪常伏气血，耗伤阴液，败坏脏腑，其病情多呈急、危、疑难之象；三是火热性：毒邪致病，证多属火属热，邪变为毒，多从火化；四是从化性：毒具有随个体体质差异而表现各异的特性，糖尿病慢性并发症亦有此特性；五是善变性：症状多端，病变无常；六是顽固性：病多深重难愈，后遗症、变症峰起，治疗难度极大。认为糖尿病慢性并发症的病位在络脉，久病入络是糖尿病的重要病理转机。毒损络脉主要有两种形式：络脉阻滞和络虚不荣。其中络脉阻滞虽然有瘀血表现，但却并不等同于血瘀证，诸毒如痰浊、伏邪及络体自身损伤均可使络脉阻滞，非瘀血一端。

14. 赵进喜

赵进喜教授治疗糖尿病提出独特的"三位一体"辨证方法，是基于《伤寒论》中"三阴三阳"辨证理论而提出的，临床参考患者的不同体质类型进行方剂辨证，即集辨体质、辨病和辨证这三者为一体的模式。赵教授认为糖尿病的病情发生发展结合"三阴三阳"体质分类，糖尿病可分为阳明、少阳、少阴、厥阴、太阴这五大体质类型。如糖尿病辨证阳明体质之人，多表现糖尿病性胃肠病变，多表现为增液承气汤证、大黄黄连泻心汤和升降散证等。而属少阴体质之人则更易表现六味地黄汤证、真武汤证等属少阴系统的病变。强调体质，注重求本，注重辨病加辨证相结合，巧用方剂辨证，方便个体化治疗。

八、存在的主要问题

中医药对2型糖尿病病因、病机、辨证分型及治法方药的研究不断深入，综述大量文献后总结认为，中医治疗2型糖尿病历史悠久、优势突出、成果丰硕，但同时也存在缺陷与不足。大致归纳如下。

（1）人为机械地将糖尿病套用"消渴"病名，有失当今临床实际，甚至将临床医生引入诊疗误区。

（2）中医治疗2型糖尿病大多遵循辨证施治原则，因人、因时、因地制宜，病症结合、专人专药，治疗过程中依据病情变化随时加减，灵活性强。大量文献证实遵循该原则应用经方、时方、自拟方均能有效改善患者症状，调控血糖。但临床实际中，辨证施治医者的水平不等、经验不同，影响对症下药的效果；而且，中医界对于2型糖尿病病因病机认识、治法方药各有千秋，但也正因为其辨证分型不统一、药方因人而异，因此治疗方法的可复制性差，不利于有效方药的推广应用。

（3）多项研究发现，很多单味中药或复方制剂，有类似胰岛素的作用，可以改善胰岛素抵抗，改善胰岛功能，从而达到降血糖的作用。中药成分多样，产生的机制也多种多样，通过多途径、多方式、多位点作用而降低血糖，但中药产生降血糖的具体机制及途径亟需研究，以能量化和细化，从而提取更多有效成分应用临床。

（4）中医治疗2型糖尿病在调控血糖及胰岛功能的同时，还有补气养肾、健脾化痰、活血、化瘀等作用，损其有余，补其不足，兼具整体调理、治本调理特点，可辅助减轻体重、降血脂等，调节机体的整个分泌系统，恢复机体气血阴阳平衡，从根本上治疗糖尿病，维持血糖水平的长期稳定。但其降糖作用比胰岛素等西药缓慢，治疗时间长，治疗可操作性有限，虽然成药研发成效显著,但新药开发周期长,且临床应用疗效有待后期大样本、多中心临床观察证实。

九、展望

基于上述分析,在糖尿病的中医防治方面,未来有以下研究方向。

(1)基于中医学"未病先防、既病防变、瘥后防复、择时防发"的治未病思想,应将该思想贯穿于本病防治的始终,充分发挥中医优势,将本病的防治工作关口前移,同时加大研究中医学"五禽戏、八段锦、太极拳"等传统保健操用于本病的防治力度。同时要加强健康宣教工作,普及相关知识。

(2)在今后临床、科研中,需要建立完善的辨证分型标准,开展基于临床、多中心、大样本的研究,确保成果为有源之水、有本之木,紧贴临床实际,便于推广应用。同时充分发挥中医整体、综合治疗的优势,深入挖掘中医综合疗法,开展针灸、熏洗、茶饮、食疗、刮痧、埋线等特色治疗,丰富2型糖尿病的治疗手段,提高临床疗效。

(3)加大中药研发力度,发挥中药优势,积极开发更多中药复方制剂。

(4)糖尿病是一个终身性的慢性病,目前尚无根治的特效药物,现阶段治疗目的只是控制血糖,预防或减缓并发症的发生发展,但中医药具有多靶点、多功效的特点,在控制血糖的同时,能够使患者综合受益,因此寻求中医药综合疗法仍是今后工作的重点、难点,也是中医人肩负的责任。

参考文献

[1]庞国明,王凯锋,贾林梦,等.纯中药治疗2型糖尿病"三辨诊疗模式"探悉[J].世界中西医结合杂志,2019(5):712-717.

[2]张平,孙扶,王凯锋,等.庞国明从痰论治2型糖尿病经验[J].中医杂志,2019(18):1546-1549.

[3]韩笑.从"脾壅络滞"探讨肥胖2型糖尿病胰岛素抵抗的中医病机及治疗[J].环球中医药,2019(4):535-536.

[4]娄东亮,季聚良,张好好.刘志龙教授2型糖尿病六重法在初诊2型糖尿病患者治疗中的应用经验[J].陕西中医,2018(2):250-252.

[5]庞国明,王凯锋,朱璞,等.中药序贯三法治疗2型糖尿病[J].中医杂志,2019(14):1243-1246.

[6]左舒颖,倪青.2型糖尿病病证结合治疗体会[J].北京中医药,2017(6):537-540.

[7]沈小璇,李亚娟.黄连降糖汤治疗2型糖尿病的临床疗效及对血管VEGF的影响分析[J].世界中医药,2017(10):2318-2321.

[8]张琦,赵芸芸,南征.南征教授运用中药治疗消渴气阴两虚挟瘀证的研究[J].吉林中医,2019,39(3):338-350.

[9]张华其.葛根芩连汤辅助治疗2型糖尿病伴肥胖47例[J].现代中医药,2019(6):76-79.

[10]宋锦华,刘秀萍.小柴胡汤和枢机治疗糖尿病刍议[J].环球中医药,2019(6):946-949.

[11]庞国明,倪青,谢春光,等.内分泌疾病中医临床诊疗专家共识[M].北京:科学出版社,2022.

[12]王英英.痰瘀型2型糖尿病给予加减抵当汤治疗的效果研究[J].实用糖尿病杂志,2019(1):31-32.

[13]庞国明,闫镛,朱璞,等.纯中药治疗2型糖尿病(消渴病)的临床研究[J].世界中西医结合杂志,2017(1):74-77.

[14]王涵,顾成娟,仝小林.桑叶、桑枝、桑白皮治疗糖尿病经验——仝小林三味小方撷萃[J].吉林中医药,2019(11):

1463-1465.

[15] 蔡舒航. 针灸治疗新发肥胖 2 型糖尿病疗效观察 [J]. 糖尿病新世界, 2018（18）: 9-11.

第二节 西医学研究进展

糖尿病（diabetes mellitus, DM）是由于遗传因素和环境因素长期相互作用所引起的胰岛素分泌不足或作用缺陷，同时伴有胰高血糖素增高的双激素病，以血中葡萄糖水平升高为生化特征及以多饮、多食、多尿、消瘦、乏力等为临床特征的代谢紊乱综合征。随着社会的发展、人们物质生活水平的提高、生活方式的改变，加上我国正逐步迈入老龄化社会，老年人数量剧增，我国的糖尿病患病率逐年升高，已经成为除肿瘤和心脑血管疾病之外对人们健康产生严重威胁的一大慢性非传染疾病。

一、流行病学研究内涵日益深入

（一）糖尿病已成为重大公共卫生问题

据中华医学会糖尿病分会（CDS）统计，2013~2018 年我国糖尿病患病率从 10.9% 增加到 12.4%，糖尿病和糖尿病前期（IGR）总患病率已经达到 50.5%。2011~2021 年的 10 年间，我国糖尿病患者人数由 9 千万增加至 1.4 亿，增幅达 56%。目前认为，导致糖尿病疾病负担快速增长的重要原因之一是生活方式快速改变，超重和肥胖的患病率快速增长，我国成人肥胖的患病率从 3.1% 上升到 8.1%，2018 年成人肥胖的患病率已达到 16.5%。长期慢性高血糖可导致全身组织、器官进行性病变、功能减退及衰竭。目前我国糖尿病患者人数居全球首位，糖尿病已成为严重影响人们身心健康的主要公共卫生问题。

（二）糖尿病前期的研究日益受到重视

根据国际糖尿病联盟（IDF）的最新报告，2017 年全球 20~79 岁年龄段，约 7.3% 出现糖耐量异常，并于 30 年后达到 8.3%。据统计，我国 18 岁以上人群中，约有 1.139 亿糖尿病患者及 4.934 亿糖调节受损人群，而糖调节受损进展为糖尿病的概率是普通人的 3~10 倍，同时也增加了心血管疾病的发病风险。

（三）我国糖尿病负担越来越重

糖尿病的流行带来了严重的社会及经济负担，2017 年全球约 400 万人死于糖尿病，糖尿病占全球死因的 10.7%，糖尿病相关健康支出高达 7270 亿美元；2017 年我国有超过 84 万患者死于糖尿病，其中 33.8% 的年龄小于 60 岁，以上数据表明，我国糖尿病防治工作仍面临巨大挑战。

（四）我国糖尿病流行特点日益突出

《中国 2 型糖尿病防治指南（2020 年版）》数据显示，我国各民族 DM 患病率存在较大差异，经济发达地区糖尿病患病率高于中等发达和不发达地区，肥胖和超重人群 DM 患病率显著增加。

二、发病机制纷繁复杂

胰岛素促进葡萄糖在外周组织的利用，增加糖酵解作用，同时通过促进糖异生和脂肪生成来储存葡萄糖和脂肪，并促进蛋白质合成，但胰岛素通过抑制糖异生和脂肪分解也减少了碳水化合物和脂类的降解和再循环。胰岛素在外周组织的敏感性降低称为胰岛素抵抗，其会导致空腹血糖升高、肝脏合成脂肪增加、血脂异常、高血压和脂肪在脂肪组织的累积。因此，胰岛素抵抗是代谢综合征一个重要的始动因素。

长期的胰岛素抵抗会导致血糖不断升高，最终引起2型糖尿病，随着2型糖尿病的病情进展，常常伴随出现胰岛素释放量不足。多种风险因素会导致2型糖尿病，包括基因易感性、年龄、超重或肥胖、不健康的生活方式等。

（一）遗传是重要发病背景

糖尿病具有较明显的遗传背景。文献显示，糖尿病患者亲属的糖尿病发病率有着较明显的提升。若父母其中一人患有糖尿病，其子女患有糖尿病的概率约为40%；若父母两人均患有糖尿病，则其子女的糖尿病发生概率高达70%。还有研究显示，37%糖尿病患者的父母患有糖尿病，同时在患者的家系中都至少存在一个亲属患有糖尿病。表明糖尿病有着明显的家族遗传特性。糖尿病的发病具有家族史的特点，超过一半的患者有糖尿病家族史，并且同卵双胞胎的发病一致性达到90%以上，有糖尿病家族史的人群的患病率是普通人群的3倍。

（二）肥胖是重要发病土壤

肥胖者体内的脂肪酸含量、极低密度脂蛋白与甘油三酯水平增加，从而产生胰岛素抵抗和β细胞代偿失调，使机体不能进行充分降解葡萄糖，打破机体内葡萄糖代谢平衡。肥胖者腹腔内脂肪面积与胰岛素介导的葡萄糖利用率呈显著的负相关性，中心型肥胖者腹腔脂肪增多，胰岛素对肝糖原生成的抑制作用减弱。血液中游离的脂肪酸通过两个方面来影响血糖。一方面游离的脂肪酸过多，导致脂肪酸异位沉积，β细胞分泌胰岛素的功能受损。另一方面血液中游离的脂肪酸过多，过多的游离脂肪酸底物竞争机制，增加肝糖原的输出，同时妨碍葡萄糖的清除。肥胖时脂肪细胞分泌功能紊乱，进一步促进了胰岛素抵抗的

发生，当细胞膜不饱和脂肪酸被饱和脂肪酸替代后，其空间构型的变化会严重干扰胰岛素刺激的葡萄糖转运功能，胰岛素的功能下降，进而导致DM产生。

（三）胰岛素抵抗是重要发病环节

胰岛素抵抗是糖尿病发病的一个主要原因。各种原因使胰岛素促进葡萄糖摄取和利用的效率下降，机体代偿性的分泌过多胰岛素产生高胰岛素血症，以维持血糖的稳定。大量的胰岛素受体突变与糖尿病的发病有关，糖尿病患者不但有胰岛素分泌的不足，同时伴有明显的胰岛素抵抗。机体的胰岛素受体越少或者其亲和性减弱，那么组织对胰岛素的敏感性就越弱。

（四）胰岛功能受损是重要发病原因

胰岛素细胞功能受损是指胰岛β细胞分泌减少或者胰岛细胞遭到破坏。研究表明，胰岛特别是胰岛β细胞的异常是糖尿病发病的中心环节。胰岛素抵抗是2型糖尿病发生的始动因素，而胰岛β细胞功能正常与否则是2型糖尿病是否发生的决定因素；胰岛素抵抗的发生启动了2型糖尿病的发病历程，但如果胰岛β细胞能保持其代偿能力，2型糖尿病并不会发生，一旦其代偿能力下降，则2型糖尿病逐渐发生。胰岛β细胞受损主要是指脂毒性和糖毒性。脂毒性是指过多的游离脂肪酸在胰岛β细胞内堆积而对胰岛细胞游离脂肪酸非氧化代谢途径形成的神经酰胺，可引起胰岛细胞凋亡。

（五）氧化应激是重要发病机制

胰岛素抵抗导致体内糖脂代谢紊乱，高游离脂肪酸刺激的后果是高活性反应分子性氧簇（ROS）和活性氮簇（RNS）生成增多，从而启动了氧化应激机制，促进β细胞凋亡，还可通过影响胰岛素信号转导通路间接抑制β细胞功能。β细胞受损，胰岛

素分泌水平降低、分泌高峰延迟，血糖波动加剧，因而难以控制餐后血糖的迅速上升，对细胞造成更为显著的损害。同时氧化应激反应产生的炎症因子对胰岛β细胞会造成进一步损害。多种炎症因子参与了胰岛β细胞功能损伤及胰岛素抵抗。

（六）不良生活方式是重要诱因

1. 睡眠质量下降

人体睡眠时间和睡眠质量与机体糖化血红蛋白的含量有着明确的联系。短时间以及质量较差的睡眠会对人体的大脑产生影响，从而造成人体生物钟紊乱，进而增加 DM 的发生风险。

2. 吸烟

吸烟增加升糖激素分泌，从而造成血糖的短暂性升高，而长时间大量吸烟会使得机体产生急剧性和反复性的血糖升高以及胰岛素抵抗，进而产生 DM。

3. 过量饮酒

过量的酒精摄入会影响肝糖原的分解从而提高 DM 的发生率。

（七）脱氧核糖核酸甲基化是重要发病机制

2 型糖尿病的发生是一个多步骤、多因素参与的复杂过程，环境、年龄、并发症等因素均可能引起与胰岛素敏感和胰岛素耐受相关基因甲基化状态和程度的改变，导致其表达异常，进而促进 2 型糖尿病的发生。线粒体产生 ATP 是胰岛β细胞分泌胰岛素的重要因素，而 PPARGC1A 是调节线粒体功能的基因，其表达水平的降低将导致 ATP 产生量减少，进而损伤胰岛β细胞，使葡萄糖刺激的胰岛素分泌减少。研究发现，2 型糖尿病患者胰岛β细胞中胰岛素启动呈去甲基化状态可能影响胰岛β细胞的发育成熟，从而影响胰岛素的分泌。

三、诊断标准化研究更加切合临床

（一）葡萄糖耐量试验（OGTT）地位不可动摇

DM 的临床诊断应依据静脉血浆血糖而不是毛细血管血糖检测结果。目前国际通用的诊断标准是 WHO（1999 年）标准：①典型糖尿病症状（烦渴多饮、多尿、多食、不明原因的体重下降）加上随机血糖 ≥ 11.1 mmol/L；②空腹血糖 ≥ 7.0 mmol/L；③葡萄糖负荷后 2 小时血糖无典型糖尿病症状者，需改日复查确认或加上糖负荷后 2h 血糖 ≥ 11.1 mmol/L，并结合胰岛功能及胰岛素抗体诊断 DM。空腹血浆葡萄糖或 75g OGTT 后的 2 小时血浆葡萄糖值可单独用于流行病学调查或人群筛查。已达到糖调节受损的人群，应行 OGTT 检查，以提高糖尿病的诊断率。

（二）糖化血红蛋白（HbA_{1c}）日益受到重视

急性感染、创伤或其他应激情况下可出现暂时性血糖增高，若没有明确的糖尿病病史，就临床诊断而言不能以此时的血糖值诊断糖尿病，须在应激消除后复查，再确定糖代谢状态，检测 HbA_{1c} 有助于诊断。WHO 建议在条件具备的国家和地区采用 HbA_{1c} 诊断糖尿病，诊断切点为 $HbA_{1c} \geq 6.5\%$。

四、治疗方法更加丰富有效

医学营养治疗和运动治疗是控制 2 型糖尿病的基本措施。在饮食和运动不能使血糖控制达标时应及时采用药物治疗。目前，高血糖的药物治疗多基于纠正导致人类血糖升高的两个主要病理生理改变，即胰岛素抵抗和胰岛素分泌受损。根据作用效果的不同，口服降糖药可分为以促进胰岛素分泌为主要作用的药物和通过其他机制降低血糖的药物，前者主要包括磺脲类、格列奈类、二肽基肽酶Ⅳ抑制剂（DPP-4i），后者主要包括双胍类、噻唑烷二酮类（TZD）、α-葡萄糖苷酶抑制剂和钠-葡萄糖共转运蛋白2抑制剂（SGLT2i）。在DM的自然病程中，对外源性的血糖控制手段的依赖会逐渐增大。临床上常需要口服药物间及口服药与注射降糖药间的联合治疗。

（一）常规降糖药物历久弥新

1. 双胍类降糖药成为临床一线药物

目前临床上使用的双胍类药物主要是盐酸二甲双胍。双胍类药物的主要药理作用是通过减少肝脏葡萄糖的输出和改善外周胰岛素抵抗而降低血糖。研究显示，二甲双胍可显著降低血浆总胆固醇和甘油三酯水平，降低极低密度脂蛋白、增加高密度脂蛋白水平。二甲双胍可改善肾功能，减轻白蛋白造成的肾小管上皮细胞损伤，并且降低糖尿病大鼠的尿白蛋白排泄率。此外，二甲双胍还具有积极抑制肿瘤的作用。研究显示，二甲双胍可通过不依赖或依赖AMPK路径独立发挥抗癌作用，可显著降低小鼠模型胰腺肿瘤体积。对临床试验的系统评价显示，二甲双胍的降糖疗效（去除安慰剂效应后）为HbA_{1c}下降1.0%~1.5%，并可减轻体重。二甲双胍作为双胍类降糖药中的代表性药物，被各国权威DM治疗指南推荐为治疗2型糖尿病的首选药物。此药具有改善机体对胰岛素的敏感性、提高外周组织对葡萄糖的利用率和抑制肝糖原的分解等作用。

2. 促胰岛素分泌剂促进分泌控制血糖

促胰岛素分泌剂可分为磺脲类促胰岛素分泌剂和非磺脲类促胰岛素分泌剂两大类。

（1）磺脲类药物强效促泌　磺脲类药物主要药理作用是通过刺激胰岛β细胞分泌胰岛素，增加体内的胰岛素水平而降低血糖。磺脲类药物可使HbA_{1c}降低1.0%~1.5%（去除安慰剂效应后）。《中国2型糖尿病防治指南（2020年版）》推荐磺脲类药物为一线备选和二线降糖药物，适用于新诊断的非肥胖2型糖尿病患者。第一代磺脲类药如甲苯磺丁脲，因不良反应较大已经被淘汰。目前我国临床使用的磺脲类药物主要为第二代磺脲类药如格列喹酮、格列吡嗪、格列本脲、格列齐特，第三代磺脲类药如格列美脲。餐后血糖升高明显的患者可选择短效制剂，如格列喹酮、格列吡嗪普通剂型；基础血糖升高明显或基础、餐后血糖均高的患者可选格列吡嗪控释剂、格列齐特、格列齐特缓释片、格列本脲等中长效制剂。

（2）格列奈类药物恢复第一时相　格列奈类药物为非磺脲类胰岛素促泌剂，我国上市的有瑞格列奈、那格列奈和米格列奈。此类药物主要通过刺激胰岛素的早时相分泌而降低餐后血糖，可将HbA_{1c}降低0.5%~1.5%。因不良反应较少，其可单独使用或联合双胍类药物口服，也可用于胰岛素储备功能较好的患者，如使用长效胰岛素类似物控制基础血糖，每天三餐时加服格列奈类促泌药控制餐后血糖。格列奈类药物可以在肾功能不全的患者中使用。

3. α-葡萄糖苷酶抑制剂削峰填谷

α-葡萄糖苷酶抑制剂通过抑制碳水化合物在小肠上部的吸收而降低餐后血糖。国内上市的α-葡萄糖苷酶抑制剂有阿卡波糖、伏格列波糖和米格列醇。此药可抑制小肠绒毛上端α-葡萄糖苷酶的活性，进而可抑制机体对单糖的吸收。临床研究发现，应用阿卡波糖治疗糖耐量减低和餐后高血糖的临床疗效较好，且患者的不良反应较少。α-葡萄糖苷酶抑制剂的常见不良反应为胃肠道反应如腹胀、排气等，应从小剂量开始，逐渐加量可减少不良反应。

4. 噻唑烷二酮类（TZDs）快速增敏

TZDs 可通过增强脂肪组织、骨骼肌和肝脏对胰岛素的敏感性、提高细胞对葡萄糖的利用率等方式来降低血糖。此药具有降糖作用强等优点，但容易引发肝功能受损和肥胖。目前在我国上市的 TZDs 主要有罗格列酮和吡格列酮。在我国 2 型糖尿病患者中开展的临床研究结果显示 TZDs 可使 HbA_{1c} 下降 0.7%~1.0%。TZDs 单独使用时不导致低血糖，但与胰岛素或胰岛素促泌剂联合使用时可增加低血糖发生的风险。体重增加和水肿是 TZDs 的常见不良反应，这些不良反应在与胰岛素联合使用时表现更加明显。

5. 胰岛素研发不断创新

胰岛素及胰岛素类似物是应用 DNA 重组技术研制而成的一种生物制剂，胰岛素治疗是控制高血糖的重要手段。胰岛素适用于 1 型糖尿病，以及 2 型糖尿病口服药物疗效不佳或需强化治疗者。目前胰岛素是降糖效果最佳、不良反应最少的药物。根据来源和化学结构的不同，胰岛素可分为动物胰岛素、人胰岛素和胰岛素类似物。根据作用特点的差异，胰岛素又可分为超短效胰岛素类似物、常规（短效）胰岛素、中效胰岛素（NPH）、长效胰岛素、长效胰岛素类似物、预混胰岛素和预混胰岛素类似物等。在速效、短效、中效、长效胰岛素基础上，超长效胰岛素已逐步应用于临床。

（二）糖尿病治疗新药物不断推出

1. 口服胰岛素制剂创新吸收途径

胰岛素属于蛋白质多肽类药物，易发生失活，且患者口服胰岛素易出现首过效应，因此，口服胰岛素的生物利用率非常低。为了提高口服胰岛素的生物利用率，国内外学者进行了大量的临床研究。近年来，通过添加蛋白酶抑制剂（抑肽酶）、甲磺酸卡莫司他等方法来提高口服胰岛素生物利用率的方法逐渐得到了临床上的认可。

2. 新靶点药物不断上市

近年来，国内外学者根据新发现的治疗 DM 的药物靶点研发了许多新靶点药物，其中，二肽基肽酶 -4（DPP-4）、葡萄糖激酶（GK）、蛋白酪氨酸磷酸酶 -1B（PTP-1B）和钠 - 葡萄糖共转运蛋白 2（SGLT2）均为临床上新发现的治疗糖尿病的新靶点药物，近年来已逐渐被投入临床使用。

（1）GLP-1 受体激动药智慧控糖　该类药物可促进肠促胰素释放，依赖血清葡萄糖浓度刺激胰岛素释放，同时减少胰高血糖素分泌，作用于进食中枢，延缓胃排空、减轻饥饿感。GLP-1 受体激动药降糖效果明确，可将 HbA_{1c} 降低 0.8%~1.5%。目前，国内上市的 GLP-1 类似物有艾塞那肽和利拉鲁肽，二者给药途径均为皮下注射，不可静脉或肌内注射。GLP-1 受体激动药常见不良反应为恶心、腹泻等胃肠道症状，可随治疗时间延长逐渐减轻。

（2）DPP-4 抑制药降低胰高糖素　通过选择性抑制 DPP-4 酶对体内 GLP-1 的降解，提高活性 GLP-1 水平，具有血清葡萄糖浓度依赖性，根据血糖水平刺激胰岛素分泌。既可改善 β 细胞敏感性并促进胰岛素分泌，同时还可抑制胰岛 A 细胞分泌胰高糖素，降低空腹血糖和餐后血糖。目前，我国市场上使用的 DPP-4 抑制药包括西格列汀、沙格列汀、维格列汀、阿格列汀和利格列汀等，可将 HbA_{1c} 降低 0.5%~1.0%，单独使用不会增加低血糖发生风险。

（3）钠-葡萄糖协同转运蛋白 2（SGLT-2）抑制药促糖排泄　SGLT-2 抑制药为促糖排出类降糖药，通过选择性抑制 SGLT-2 功能，降低糖尿病患者肾糖阈，使肾小管重吸收葡萄糖减少，从而通过尿液排出多余的葡萄糖，发挥降血糖作用。目前用于临床的有达格列净、恩格列净和卡格列净。

SGLT-2 抑制药可使 HbA_{1c} 降低 0.5%~1.0%。SGLT-2 抑制药的主要不良反应为泌尿生殖系统感染，老年或体质衰弱患者应用时，需要高度关注感染风险。

（4）胰淀粉样多肽类似物延缓吸收　普兰林肽是人工合成的胰淀粉样多肽类似物，也是在胰岛素之后第二个获准用于治疗 1 型糖尿病的药物。其机制是通过延缓葡萄糖吸收，从而延缓胃排空，增加饱腹感，使热量摄入减少和体质量下降；同时抑制胰岛 α 细胞胰高血糖素分泌，减少肝糖原生成和释放，临床可联合胰岛素治疗 1 型糖尿病。使用基础胰岛素或口服药物联合给药血糖控制仍不佳的 2 型糖尿病患者，可选择普兰林肽与餐时胰岛素、二甲双胍或格列奈类、α- 葡萄糖苷酶抑制药联合使用。

（5）三嗪类衍生物减少肝糖原异生　作用于葡萄糖体内平衡相关的有 3 个主要靶器官：肝、肌肉和胰腺，研究发现三嗪类衍生物可使糖尿病患者葡萄糖耐受和胰岛素敏感性正常化，促进胰岛素分泌，减少肝糖原异生，可作为 2 型糖尿病患者的新选择。但该药仍处于临床前研究阶段。糖原合成酶激酶 -3β 是一种多功能丝氨酸 / 苏氨酸激酶，参与多条细胞信号传导通路，其作用主要包括调节糖原的合成代谢、细胞的分化与增殖，与 2 型糖尿病的发生发展有密切关系，其抑制药已成为备受关注的新靶点降糖药物研究方向。

五、多方面问题制约临床疗效

关于糖尿病存在的主要问题及难点有以下几点。

（1）发病机制尚不完全明确　针对性的治疗方案不能满足临床需求。

（2）胰岛素抵抗问题难以完全解决　胰岛素抵抗导致用药效果下降，血糖难以控制。

（3）药物副作用较大　过敏反应、胃肠道反应、肝肾功能损伤等不良反应严重影响药物的临床使用。

（4）治疗稳定性有待提高　药物导致的低血糖和血糖波动较大，停药后血糖反弹较大，使患者病情难以稳定。

（5）胰岛素长期注射导致吸收困难　吸收困难会引起疗效下降，使用不方便，导致治疗依从性下降。

六、糖尿病研究任重道远

糖尿病是一种以高血糖为特征的代谢性疾病，目前我国糖尿病患者人数众多，发病率呈逐渐上升的趋势。可通过合理的措施降低糖尿病的发病率，如保持合理的饮食结构、促进运动量的增加、对体重进行有效控制、将健康的生活方式建立起来、有效避免肥胖，尤其应该给予空腹血糖损害、糖耐量异常人群以充分重视，同时开展糖尿病知识的宣传教育。

1. 肠道微生物重要性日益凸显

肠道微生物在糖尿病、肥胖、炎症性代谢疾病的致病中起到关键的作用。大量研究已经从内分泌和代谢途径到细胞和基因水平揭示了其中的可能机制。但是仍需要更多地对干预肠道菌群的方法进行研究，包括对饮食、益生菌和益生元的补充及对抗生素的使用等。

2. 胰岛移植直接有效

胰岛移植对糖尿病患者胰岛功能衰竭时来说是一种更直接的治疗方法，但由于面临的供体缺乏、胰腺 / 胰岛分离费用高、移植产生的瞬时血液介导的炎性反应、需要多次移植和长期服用免疫排斥药物等问题而不能在临床上广泛应用。

3. 干细胞技术受到重视

糖尿病患者胰岛功能的改善对延缓并发症的发生尤为重要，借助干细胞技术，在糖尿病患者体内重建内源性胰岛素分泌系统，成为再生医学领域中备受关注的研究方向。采用干细胞治疗糖尿病，希望解决的问题包括：获得更多的胰岛β细胞，激活、再生体内自身胰岛细胞，调节紊乱的免疫系统，降低胰岛素的抵抗作用。干细胞理论和技术的迅速崛起，给糖尿病治疗提供了新的思路，打破了以往治疗中存在的局限性，为糖尿病彻底治愈提供了可能。

4. 胰岛素注射途径日益更新

无针注射器是一种通过压力注射的设备，通过弹簧机械动力、CO_2 气体动力或电动力释放产生强大的动力，快速推动注射器前端安瓿内的药液，药液通过安瓿前端直径 0.17mm 的微孔，以"液体针"的形式瞬间穿过表皮细胞，可以兼容市场上所有的正规胰岛素。另外，经皮给药系统（TDDS）称经皮治疗系统（TTS）也正在研制中，如微针经皮给药技术，是运用微米级尺寸的微针阵列作用于皮肤表面，利用在皮肤角质层产生的微小孔道增加药物的经皮吸收，是介于皮下注射与透皮贴剂之间的一种微侵袭经皮给药方式，可减少对皮肤的损伤，且不会引起疼痛。胰岛素植入泵、固体载药制剂、注射载药制剂等研制也取得了新的进展，使得植入式长效给药代替注射给药成为可能。

5. 多学科合作显著提效

综合血糖管理能有效控制糖尿病病情发展并预防并发症的发生，对提高患者的生活质量具有非常重要的意义。糖尿病患者应提高自我管理意识，家属、医护人员、社区工作人员等多方面人员应共同努力，帮助患者进行科学的血糖管理，达到控制血糖的目的。糖尿病的诊断和治疗尚需要与营养、影像学、外科、心理学等其他学科进行广泛交流合作，制定精准的个性化血糖管理方案，减少患者因疾病带来的痛苦和负担。

参考文献

［1］牟严艳，叶中慧，林梅珍，等. 糖尿病流行病学研究进展［J］. 糖尿病新世界，2019（2）：196-198.

［2］杨文英. 中国糖尿病的流行特点及变化趋势［J］. 中国科学：生命科学，2018，48（8）：812-819.

［3］中华医学会糖尿病学分会. 中国2型糖尿病防治指南（2020年版）［J］. 中华糖尿病杂志，2021，13（4）：316-384.

［4］Limin Wang, Wen Peng, Zhenping Zhao, et al. Prevalence and Treatment of Diabetes in China, 2013-2018［J］. JAMA. 2021, 326（24）：2498-2506.

［5］孙志，马丽，邱玉芹，等. 2型糖尿病发病机制及胰岛β细胞功能障碍的研究进展［J］. 医学综述，2018，14（9）：1371-1373.

［6］Kuroda A, Rauch T A, Todorov I, et al. Insulingene expression is regulated by DNA methylation［J］. PLo S One, 2019, 4（9）：e6953.

［7］Wu RR, Zhang FY, Gao KM, et al. Metformin treatment of antipsy chotic Induced dyslipidemia：An analysis of two randomized, placebocontrolled trials［J］. Mol Psychiatry, 2016, 21（11）：1537-1544.

［8］Allouch S, Munusamy S. Metformin attenuates albumin induced alterations in renal tubular cells in vitro［J］. J Cell Physiol, 2017, 232（12）：652-663.

［9］Zhai L, Gu J, Yang D, et al. Metformin ameliorates podocyte damage by restoring Renal tissue nephrin in type 2 diabetic rats［J］. J Diabetes, 2017, 9（5）：510-517.

［10］Tan XL, Bhattacharyya KK, Dutta SK, et al. Metformin suppresses pancreatic tumorgrowth with inhibition of NFκB/STAT 3 inflammatory signaling［J］. Pancreas,

2015，44（4）：636-647．

［11］母义明，杨文英，朱大龙，等．磺脲类药物临床应用专家共识（2016 年版）［J］．药品评价，2017，14（1）：5-12．

［12］Godbout A，Chiasson JL．Who should benefit from theuse of alphaglucosidase inhibitors［J］．Curr Diab Rep，2017，7（5）：333．

［13］刘树成．口服降糖药物的分类和特点［J］．北方药学，2015，12（12）：127．

［14］Kesavadev J，Pillai PBS，Shankar A，et al．Sitagliptin 100mg vsgl imepiride 1-3mg as an addon to insulin and metformin in type 2 diabetes［J］．Endocr Connect，2017，6（8）：748-757．

［15］刘岩，杜郁茜，孙进．口服胰岛素制剂的研究进展［J］．中南药学，2015，13（10）：1063．

第二章　诊断思路与方法

第一节　诊断思路

思路，决定临床诊疗的成败。因此，理清糖尿病临床上的诊断和治疗思路，对于指导临床正确诊治和疗效的提高具有重要意义。

一、活用"三辨"诊疗模式，明确病症体三重诊断

临床医学，首先诊断。正确的诊断与辨证是正确治疗的前提，是正确判定预后和保障医疗安全的前提，就糖尿病诊断而言，结合其临床实际与当今医学模式的转变，中西医结合诊疗手段的应用与体检的普及，"无症状" 2型糖尿病发现的增多，糖尿病的诊断思路也应不断创新，尤其是要围绕临床诊疗与防治的实际开展诊断思路引导与培养。

（一）辨识中西，病证诊断

据开封市中医院内分泌科随机统计的300份2型糖尿病门诊病历，结果显示：95.36%的2型糖尿病患者无典型的"三多一少"症状，甚至无任何临床症状，只是在体检时发现血糖升高。如果简单地将2型糖尿病与"消渴病"划等号，生搬硬套，就会僵化辨证思维，甚至将中医的诊疗引入歧途。因此，必须据其不同的病理阶段和临床表现，根据临床实际情况命名中医病名。我们在临床上据其表现的不同，可有不同命名，如以多饮、多食、多尿、消瘦或伴尿中甜味者为主要症状者谓之消渴病；以口干渴多饮为主要症状者谓之上消；以多食易饥，或伴消瘦为主要症状者谓之

中消；以小便频数，以饮一斗小便一斗为主要症状者谓之下消；仅有口中甜味或伴形体肥胖，或体检发现血糖数值高符合糖尿病诊断者谓之脾瘅。从而确保中医病名在辨证求因、审因论治时正确的导向作用。

（二）辨别证候，确定证型

庞国明教授及其团队通过对多年糖尿病临证经验分析悟道的基础上，将2型糖尿病的病机特点概括为：肥膲是2型糖尿病萌发的基础土壤；痰浊中阻、湿热内蕴是其始动因素；湿浊、湿热困阻中焦，土壅木郁，脾失健运，肝失疏布，水谷精微壅滞血中，是血糖升高与发病的重要环节；精津布运失常、痰热耗津损阴是形成"三多一少、尿有甜味"的内在原因；病程渐进，邪伤正气，肺脾肾三脏气虚是其迁延不愈的关键症结；气损及阴、阴损及气、气阴两虚是其枢机阶段；气虚渐之、阴损及阳、阴阳两虚是其发展的必然趋势；血瘀是造成多种合并症的主要原因；痰湿化浊、瘀热化毒、浊毒内生是病程中的变证。要识理明证，审证求因，尤其要"观其脉证，知犯何逆，随证治之"，认识到糖尿病不尽是"阴虚热盛""气阴两虚"等证，而是动态发展的。我们通过近十年逾万例2型糖尿病中医诊疗的临床实践，总结出来源于临床实践的七种证型，分别为热盛伤津证、气阴两虚证、肝郁脾虚证、痰浊中阻证、湿热内蕴证、脾肾气虚、阴阳两虚证，具体诊疗方案详见"2型糖尿病"章节。

（三）临床无症可辨再施精准辨体

通过对大量临床症状分析发现，约

95%的2型糖尿病患者无"三多一少"的典型症状。大约有60%的人群只在体检时才发现血糖升高，临床症状并不明显，甚至无任何症状。开封市中医院内分泌科对471例2型糖尿病患者进行问卷调查分析，显示数量排名前5位的体质类型是：气虚质166例（35.2%）、平和质125例（26.5%）、阳虚质82例（17.4%）、阴虚质54例（11.5%）、痰湿质44例（9.4%）。而据流行病学调查和科研观察，痰湿体质是代谢性疾病（包括2型糖尿病）的"共同土壤"。因此对于无证可辨的2型糖尿病患者，我们在运用纯中药治疗时，可以遵循"三辨诊疗模式"之"辨体调治"的学术思想，分别采用补气、护正、温阳、养阴、祛湿、清热等调糖法则，多能收到满意的疗效。具体辨体实施方案详见"2型糖尿病"章节。

二、牢抓疑点，谨防漏诊

糖尿病是以糖代谢紊乱为主要表现的代谢综合征，其病因及发展机制非常复杂，发病后涉及多个脏器的并发症，所以其诊断必须统一、规范，内容范围要齐全，应包含病因诊断、功能诊断、并发症及合并症诊断，所以重视临床细节，牢抓可疑点，进行准确诊断是关键。目前临床常见的糖尿病漏诊原因如下。

（一）单纯依靠"三多一少"症状来诊断糖尿病

有些患者甚至包括少数基层医生错误地认为，凡是糖尿病患者都有"三多一少"（即"多饮、多食、多尿及消瘦"）的症状，导致许多症状很轻或没有症状的糖尿病患者就被轻易地漏诊。通常情况下，只有当空腹血糖明显升高（超过10.0mmol/L），患者才有可能出现明显的"三多一少"症状，故对于空腹血糖介于7.0~10.0mmol/L的糖尿病患者，如果单纯依赖症状来诊断，极易被漏诊。

（二）对糖尿病临床表现多样化认识不足

有些糖尿病患者无明显糖尿病症状，而仅出现合并症的表现，如突然视物模糊，无原因的周身皮肤瘙痒或反复起疖肿，女性患者外阴瘙痒，频繁的尿路感染，双足发凉，四肢麻木或疼痛，以及突然出现脑血栓、意识障碍及昏迷等，故临床诊断时需要高度警惕上述临床表现，以防漏诊。

（三）对餐后血糖检测重视程度不够

在2型糖尿病早期，尽管患者胰岛β细胞受损，但尚部分保留分泌胰岛素的功能。因此，患者往往表现为空腹血糖正常，餐后血糖升高。据国内外流行病学调查统计，只查空腹血糖会导致至少60%的糖尿病患者被漏诊。因此，诊断糖尿病不能只查空腹血糖，还应重视对餐后2小时的血糖检查。对于空腹血糖大于5.6mmol/L且肥胖者应常规做葡萄糖耐量试验，以避免漏诊。

（四）使用尿糖检测结果诊断糖尿病

在肾功能正常的情况下，血糖与尿糖具有一致性，即血糖增高，尿糖也随之增高。医学上，将能够出现尿糖的最低血糖值称为"肾糖阈"。正常成人的肾糖阈大约在10.0mmol/L，空腹血糖在7.0~10.0mmol/L的糖尿病患者，尿糖检测常为阴性。此外，尿糖阳性并不能作为诊断糖尿病的标准，例如，某些肾小管疾病，由于肾小管对葡萄糖的重吸收障碍，尽管患者血糖正常，尿糖却呈阳性，即"肾性糖尿"；还有，妇女在妊娠期间，肾糖阈往往降低，也可出现血糖正常、尿糖阳性的情况。因此，不能靠尿糖阳性诊断糖尿病。

（五）对糖尿病发病日渐年轻化认识不足

目前对儿童及年轻人糖尿病前期的症状和体征重视不足，结果导致糖尿病漏诊。随着生活水平的提高和生活方式的转变，糖尿病发病的年轻化趋势愈发明显。许多肥胖儿童，小小年龄就患上了2型糖尿病。对有糖尿病家族史、黑棘皮病的肥胖儿童要格外警惕，一旦出现不明原因的食量大增、体重锐减、口渴多尿、疲乏无力、皮肤爱长疖肿或伤口不易愈合，应及时检查血糖，排除糖尿病。

三、注重鉴别，严防误诊

糖尿病是一种全身性的内分泌疾病，可累及全身所有组织和器官，临床症状表现多样化，如果缺乏对糖尿病的临床特点及其发生发展规律的认识，尤其是特殊类型糖尿病及由一些特殊症状为首发的糖尿病鉴别诊断不全面，极易出现误诊。

（一）注重对于特殊糖尿病类型的鉴别

1.儿童糖尿病

部分儿童糖尿病病史不典型，约25%的糖尿病患儿以酮症酸中毒为首发表现，轻症患儿可仅有恶心、呕吐、口渴、多尿；重者则有嗜睡、昏迷、呼吸深长，呼气带酮味，也可有腹痛表现，甚至易被误诊为外科急腹症。误诊原因分析如下。

（1）对糖尿病认识不足 儿童糖尿病发病率低，接诊时未详细询问病史，思维局限于常见病、多发病，加之患儿缺乏典型"三多一少"症状，易出现误诊。

（2）儿童糖尿病早期症状不典型 往往以并发症为主要表现，常以呼吸、消化道症状及神经系统症状出现，如以发热、烦躁不安、恶心、呕吐、腹泻、气促等为

首发症状，易被误诊为中枢神经系统感染、婴幼儿腹泻、急性胃肠炎。

（3）询问病史不详细 未详细询问发病前的病史，对病例缺乏全面综合分析，也是误诊的重要原因。

2.胰腺纤维钙化性糖尿病

胰腺纤维钙化性糖尿病（FCDP）是一种以胰腺内外分泌同时受累、胰管结石、胰腺钙化及糖尿病为特征的罕见疾病。其发病机制尚不清楚，但有家族聚集现象，存在遗传易感性，环境因素也是发病因素之一，可能与蛋白质—能量营养不良和木薯类主食有关。误诊原因分析如下。

（1）对FCDP认识不足 FCDP一般仅发生于热带的发展中国家，但并非仅是热带地区常见的糖尿病类型。

（2）对鉴别诊断认识不足 1型糖尿病有明显的酮症倾向，而FCDP尽管血糖明显升高，但大部分无酮症；FCDP患者胰岛自身抗体多为阴性，而1型糖尿病尤其是成人隐匿性自身免疫性糖尿病患者的胰岛自身抗体阳性率则较高；胰腺结石是FCDP的标志，见于90%的患者，而1型糖尿病则无此特征性改变。临床医生应逐步提高对FCDP的认识，对分型不明确的糖尿病患者应及时行C肽释放试验、胰岛自身抗体及胰腺CT检查，以减少误诊的发生。

3.垂体性糖尿病

垂体性糖尿病是指由垂体疾病而引起的糖尿病。垂体生长激素分泌过多，其对糖代谢的作用与胰岛素有拮抗作用。生长激素主要能抑制糖进入细胞及其分解利用，因而使血糖升高。垂体瘤为其中常见病因。垂体瘤占颅内肿瘤的6%~18%，发生于腺垂体、垂体后叶及颅咽管上皮残余细胞，临床表现多种多样，起病多数缓慢而隐匿，易造成误诊。误诊原因分析如下。

（1）垂体瘤发病率低且临床表现复杂，

往往涉及多个专科，缺乏早期特异性症状和体征，如医生对其认识不足，只依据主要症状考虑本专业疾病，缺乏鉴别诊断能力，易造成误诊。

（2）询问病史不全面，体格检查不仔细，遗漏了手足增厚变大、音调变低、双颞侧偏盲等提示生长激素分泌增多及视交叉受压的症状和体征。

（二）注重对于由特殊症状引发的糖尿病的鉴别

1. 以急腹症为首发表现的糖尿病易被误诊

急腹症是腹腔、盆腔和腹膜后组织脏器发生急剧病理性变化而引发的以腹部症状和体征为主，并伴随全身反应的一系列临床综合征。误诊原因分析如下。

（1）临床表现不典型　因其临床表现不典型，伴有血白细胞升高及急腹症基本特点，致掩盖病情，误导急诊医生做出错误判断。

（2）对糖尿病特别是糖尿病酮症酸中毒（DKA）认识不足　DKA临床表现多种多样，可表现为腹痛、食欲不振、发热、恶心、呕吐，甚至昏迷，若临床医生对其认识不足，易造成误诊。

（3）病史询问不详细　部分接诊医生病史询问不详细，未能了解或重视患者糖尿病家族史及多饮、多尿、口干等症状，将脱水状态归结为呕吐或食欲不振所致，将腹痛症状指向急腹症的诊断范畴。

（4）未能及时完善相关实验室检查　患者入院时症状和体征与引起急腹症的常见疾病鉴别困难，但行血气分析、血糖、血酮及尿酮等检测后，并不难做出诊断。患者在就诊初期未能及时完善上述检查，是导致误诊的重要原因。提示加强对糖尿病及其并发症的认识，接诊以急腹症为首发表现的患者时仔细病史询问，及时

完善相关实验室检查，可减少糖尿病误诊误治。

2. 以癫痫为首发的糖尿病易被误诊

糖尿病合并局限性癫痫，高血糖是造成局限性发作的主要因素，由于糖代谢紊乱致酶功能衰竭，代谢产物积聚，电解质紊乱，微小血管变性，引起偏侧组织缺血、缺氧，皮质软化，神志细胞功能失调，成为癫痫细胞，这种细胞膜不稳定，形成癫痫灶。误诊原因分析如下。

（1）病史采集不全面、不准确，未将病情与治疗效果综合分析。

（2）鉴别诊断存在着片面性，被表面假象所迷惑，牵强附会。

（3）对病因缺乏深入探讨，这是造成误诊的主要原因。

四、审度病变趋势，把握演变规律

目前从病机特点来说，传统的认识与当今的临床实际已不能完全相应答，故传统上、中、下"三消""肺燥、胃热、肾虚""三消论"的病机特点也应当随着时代变迁与临床实践的深入探究与学术的发展而不断赋予新的内涵。我们将"阴亏是糖尿病发生的根本，气虚是其迁延不愈的症结，气阴两虚是其枢机阶段，阴阳两亏是发展的必然趋势，血瘀是造成合并证的主要原因，湿热阻滞是病程中的变证"概括为糖尿病的病机特点。近年来，通过对近20年临床治疗的大量病例进行分析与探索，进一步完善其发病的演变规律：肥壅是2型糖尿病萌发的基础土壤；痰浊中阻、湿热内蕴是其始动因素；湿浊、湿热困阻中焦，土壅木郁，脾失健运，肝失疏布，水谷精微壅滞血中是血糖升高与发病的重要环节；精津布运失常、痰热耗津损阴是形成"三多一少，尿有甜味"的内在原因；病程渐进，邪伤正气，肺脾肾三脏气虚是其迁延不愈的关键症结；气损及阴、阴损

及气、气阴两虚是其枢机阶段；气虚渐之、阴损及阳、阴阳两虚是其发展的必然趋势；血瘀是造成多种合并症的主要原因；痰湿化浊、瘀热化毒、浊毒内生是病程中的变证。

五、掌握新动态，使用新方法

1.糖尿病疫苗

已处于临床试验阶段，如果成功，1型糖尿病患者将摆脱每天注射胰岛素的麻烦。

2.干细胞移植

以色列研究人员已成功地将人类胚胎干细胞转化为能制造胰岛素的细胞，并以此治疗糖尿病。

3.超长效胰岛素的开发

超长效胰岛素的推广使用将是胰岛素发展历史中新的革命。

4.胰高糖素样多肽

此项科研成果已在欧洲一些国家进行临床试验，该成果若能推广，有望成为治疗2型糖尿病的新办法。

5.基因疗法

这是迄今为止糖尿病最新的治疗方法之一。目前，这种疗法尚处于临床试验阶段。相信这种技术一旦成熟推广，必将为无数糖尿病患者带来新的希望。

六、把握病情轻重，判定预后转归

综观消渴病的自然发病过程，常以阴虚燥热为始，病程日久，可导致阴损及阳，而形成阴阳两虚，或以阳虚为主，兼夹痰浊、瘀热、浊毒等虚实夹杂的重证。消渴病常病及多个脏腑，病变影响广泛，未及时医治以及病情严重的患者，常可并发多种病证，如肺失滋润，日久可并发肺痨；肾阴亏损，肝失濡养，肝肾精血不能上承于耳目，则可并发雀目、耳聋；燥热内结，营阴被灼，脉络瘀阻，蕴毒成脓，则发为疮疖痈疽；阴虚燥热，炼液成痰，以及血

脉瘀滞，痰瘀阻络，蒙蔽心窍，发为中风偏瘫；阴损及阳，脾肾衰败，水湿潴留，泛滥肌肤，则发为水肿，重者出现关格。

第二节 诊断方法

正确的诊断方法是获取正确诊断的基本举措，而正确的诊断是正确治疗的保证。因此，掌握正确的诊断方法是提高临床疗效的基本保证。

一、辨病诊断

（一）西医学辨病诊断

1.根据症状体征，做出印象诊断

糖尿病是一组以长期高血糖为主要特征的代谢综合征，是由遗传因素和环境因素长期相互作用所引起的胰岛素分泌不足或作用缺陷，同时伴有胰高血糖素不适宜增高的双激素病，以血中葡萄糖水平升高为特征，并见多饮、多食、多尿、消瘦、乏力等。同时可伴有脂肪、蛋白质、水和电解质等代谢障碍，并可出现多脏器的慢性损害，包括心、脑、肺、肾、骨骼、血管、神经、皮肤、眼、耳、口腔、足等组织器官。临床诊断具体步骤如下。

第一步：早期识别糖尿病高危人群。

成年人中糖尿病高危人群包括：①有糖尿病前期史；②年龄≥40岁；③身体质量指数（BMI）≥24kg/m² 和（或）中心型肥胖（男性腰围≥90cm，女性腰围≥85cm）；④一级亲属有糖尿病病史；⑤缺乏体力活动者；⑥有巨大儿分娩史或有妊娠期糖尿病史的女性；⑦多囊卵巢综合征病史的女性；⑧有黑棘皮病者；⑨有高血压史，或正在接受降压治疗者；⑩高密度脂蛋白胆固醇＜0.90mmol/L 和（或）三酰甘油＞2.22mmol/L，或正在接受调脂药治疗者；⑪有动脉粥样硬化性心血管疾

病（ASCVD）史；⑫有类固醇类药物使用史；⑬长期接受抗精神病药物或抗抑郁症药物治疗；⑭中国糖尿病风险评分（表2-1）总分≥25分。

儿童和青少年中糖尿病高危人群包括：BMI≥相应年龄、性别的第85百分位数，且合并以下3项危险因素中至少1项：①母亲妊娠时有糖尿病（包括妊娠期糖尿病）；②一级亲属或二级亲属有糖尿病史；③存在与胰岛素抵抗相关的临床状态（如黑棘皮病、多囊卵巢综合征、高血压、血脂异常）。

筛查方法为两点法，即空腹血糖+75g口服葡萄糖耐量试验（OGTT）2小时血糖。筛查结果正常者建议每3年筛查一次；筛查结果为糖尿病前期者，建议每年筛查一次。

第二步：辨识代谢紊乱症候群。

大多数糖尿病患者，尤其是早期2型糖尿病患者，并无明显症状。在临床工作中要及时发现糖尿病，尽可能早期诊断和治疗。糖尿病诊断以血糖异常升高为依据，应注意单纯空腹血糖正常不能排除糖尿病的可能性，应注重监测餐后血糖，必要时进行OGTT。以下症候群需要引起警惕。

具备多饮、多尿、多食、消瘦等典型"三多一少"症状者；以糖尿病的并发症或伴发病首诊的患者；原因不明的酸中毒、失水、昏迷、休克患者；反复发作的皮肤疖或痈、真菌性阴道炎、结核病等患者；血脂异常、高血压、冠心病、脑卒中、肾病、视网膜病、周围神经炎、下肢坏疽以及代谢综合征等患者。

（1）糖尿病酮症及糖尿病酮症酸中毒

①糖尿病症状加重：糖尿病原有的多饮、多尿、多食、乏力、消瘦加重，体重在短时间内明显减少。

②消化道症状：酮症可有食欲减退、恶心、呕吐，有的患者伴有剧烈腹痛，腹肌紧张，无反跳痛，酷似急腹症，也可无

表2-1　中国糖尿病风险评分表

评分指标	分值	评分指标	分值
年龄（岁）		**体重指数（kg/m²）**	
20~24	0	< 22.0	0
25~34	4	22.0~23.9	1
35~39	8	24.0~29.9	3
40~44	11	≥ 30.0	5
45~49	12		
50~54	13	**腰围（cm）**	
55~59	15	男< 75.0，女< 70.0	0
60~64	16	男75.0~79.9，女70.0~74.9	3
65~74	18	男80.0~84.9，女75.0~79.9	5
		男85.0~89.9，女80.0~84.9	7
收缩压		男90.0~94.9，女85.0~89.9	8
< 110	0	男≥ 95.0，女≥ 90.0	10
110~119	1		
120~129	3	**糖尿病家族史（父母、同胞、子女）**	
130~139	6	无	0
140~149	7	有	6
150~159	8	**性别**	
≥ 160	10	女	0
		男	2

症状。酮症酸中毒则上述症状明显加重，可闻到烂苹果气味，面色潮红。

③精神症状：早期表现为头晕、头痛、精神萎靡，继之出现嗜睡、烦躁；后期出现生理反射迟钝，最后可陷入昏迷。

④呼吸：呼吸加深加快，呼气可闻及烂苹果味。

⑤脱水：皮肤干燥，缺乏弹性，舌红而干，眼球下陷，眼压降低。

⑥循环衰竭：四肢发凉，血压下降，体温低于正常；有感染者，可伴有发热、休克等。

（2）非酮症糖尿病高血糖高渗状态

①有进行性意识障碍和严重脱水而无明显深大呼吸表现者。

②有中枢神经系统症状和体征，如癫痫样抽搐和病理反射征阳性者。

③在合并感染、心脏梗死、手术等应激情况下出现多尿。

④在大量摄糖、静脉输糖或应用激素、苯妥英钠、普萘洛尔等可致血糖增高的药物时，出现多尿和意识改变者。

⑤有水摄入量不足，失水和用利尿药，脱水治疗与透析治疗者。

（3）感染性并发症

①皮肤感染：主要表现为疖、痈等皮肤化脓性感染及足癣、体癣等皮肤真菌感染。

②真菌性阴道炎：多为念珠菌感染所致。

③肺结核：病灶多呈渗出干酪性，易扩展播散，形成空洞。

④肾盂肾炎和膀胱炎。

（4）大血管病变 大血管病变主要表现为动脉粥样硬化，动脉硬化以侵犯主动脉、冠状动脉、脑动脉、肾动脉和肢体外周动脉等为主，可引起冠心病、缺血性或出血性脑血管病、肾动脉硬化、肢体动脉硬化等。肢体外周动脉硬化常以下肢动脉病变为主，表现为下肢疼痛、感觉异常和间歇性跛行，严重者可导致肢体坏疽。

（5）微血管病变 微血管病变是糖尿病的特异性并发症，其典型病理改变是微循环障碍、微血管瘤和微血管基底膜增厚。主要表现在视网膜、肾、神经和心肌组织，其中尤以肾病和视网膜病为重要。

①糖尿病肾病：为糖尿病主要的慢性微血管并发症之一。糖尿病肾病早期表现为微量白蛋白尿，随后可出现持续性蛋白尿、高血压和进行性肾功能下降，最终发展为终末期肾衰竭。

②糖尿病视网膜病：分为增殖型和非增殖型两类。增值型可引起视网膜脱离，造成失明；而非增殖型表现为视网膜微血管瘤、视网膜出血斑、软性和硬性渗出物、视网膜动脉和静脉病变，并可能发展成增殖型。

③糖尿病性心肌病：因心脏微血管病变和心肌代谢紊乱所致，可诱发心力衰竭、心律失常、心源性休克或猝死。

（6）神经系统并发症

①中枢神经系统：伴随严重糖尿病酮症酸中毒、高血糖高渗状态或低血糖症出现的神志改变；缺血性脑卒中；脑老化加速及老年性痴呆危险性增高等。

②周围神经病变：通常为对称性，下肢较上肢严重，病情进展缓慢。先出现肢端感觉异常，可伴痛觉过敏、疼痛；后期可有运动神经受累，出现肌力减弱甚至肌萎缩和瘫痪。腱反射早期亢进、后期减弱或消失，音叉震动感减弱或消失。

③自主神经病变：主要影响胃肠、心血管、泌尿生殖系统功能。临床表现为瞳孔表现（缩小且不规则、光反射消失、调节反射存在），排汗异常（无汗、少汗或多汗），胃排空延迟（胃轻瘫）、腹泻（饭后或午夜）、便秘等，直立性低血压、持续心

动过速、心搏间距延长等，以及残尿量增加、尿失禁、尿潴留、阳痿等。

（7）糖尿病足　与下肢远端神经异常和不同程度周围血管病变相关的足部溃疡、感染和（或）深层组织破坏。轻者表现为足部畸形、皮肤干燥和发凉、胼胝（高危足）；重者可出现足部溃疡、坏疽。

（8）其他　糖尿病还可引起视网膜黄斑病（水肿）、白内障、青光眼、屈光改变、虹膜睫状体病变等其他眼部病变。

2. 进行理化检查，做出明确诊断

我国资料显示仅查空腹血糖则 DM 的漏诊率较高，理想的调查是同时检测空腹血糖、OGTT 后的 2 小时血糖及 HbA_{1c}。OGTT 其他时间点血糖不作为诊断标准。建议血糖水平已达到糖调节受损的人群，应行 OGTT 检查，以提高 DM 的诊断率。

3. 综合分析，判断临床分型

（1）病因学分型　临床上各类糖尿病各有其特点，具体病因学分型见表 2-2。

1）1 型糖尿病：分免疫介导型及特发性两种，具有以下特点：年龄通常小于 30 岁；"三多一少"症状明显；常以酮症或酮症酸中毒起病；非肥胖体型；空腹或餐后的血清 C 肽浓度明显降低；出现胰岛自身免疫标记物，如谷氨酸脱羧酶抗体（GADA）、胰岛细胞抗体（ICA）、胰岛细胞抗原 2 抗体（IA-2A）、锌转运体 8 抗体（ZnT8A）等。

①免疫介导型亚型及极其特点见表 2-3。

②特发性 1 型糖尿病：A. 美国黑人及印第安人。B. 发病初期无任何自身免疫机制参与，胰岛相关抗体通常为阴性。C. 临

表 2-2　糖尿病病因学分型［WHO（1999）的病因学分型体系］

（1）1 型糖尿病
　　①免疫介导型
　　②特发性 TIDM
（2）2 型糖尿病
（3）特殊类型糖尿病
　　①胰岛 β 细胞功能单基因缺陷：葡萄糖激酶（GCK）基因突变［青少年的成人起病型糖尿病（MODY）2］；肝细胞核因子 -1α（HNF-1α）基因突变（MODY3）；肝细胞核因子 -4α（HNF-4α）基因突变（MODY1）；肝细胞核因子 -1β（HNF-1β）基因突变（MODY5）；线粒体 DNA 3243 突变［母系遗传的糖尿病和耳聋（MIDD）］；钾离子通道 KCNJ11 基因突变［永久性新生儿糖尿病（PNDM）］；钾离子通道 KCNJ11 基因突变［发育迟缓癫痫和新生儿糖尿病（DEND）］；染色体 6q24 印迹异常［暂时性新生儿糖尿病（TNDM）］；ATP 结合盒亚家族 C 成员 8（ABCC8）基因突变（MODY12）；胰岛素（INS）基因突变（PNDM）；WFS1 基因突变（Wolfram 综合征）；FOXP3 基因突变（IPEX 综合征）；EIF2AK3 基因突变（Wolcott-Rallison 综合征）。
　　②胰岛素作用单基因缺陷：胰岛素受体基因突变（A 型胰岛素抵抗、矮妖精貌综合征（leprechaunism）、Rabson-Mendenhall 综合征）；PPARG 基因突变或 LMNA 基因突变（家族性部分脂肪营养不良）；AGPAT2 基因突变或 BSCL2 基因突变（先天性全身脂肪营养不良）。
　　③胰源性糖尿病：纤维钙化性胰腺病、胰腺炎、创伤/胰腺切除术、胰腺肿瘤、囊性纤维化、血色病等。
　　④内分泌疾病：库欣综合征、肢端肥大症、嗜铬细胞瘤、胰高糖素瘤、甲状腺功能亢进症、生长抑素瘤、原发性醛固酮增多症等。
　　⑤药物或化学品所致的糖尿病：糖皮质激素、某些抗肿瘤药、免疫检查点抑制剂、α 干扰素等。
　　⑥感染：先天性风疹、巨细胞病毒、腺病毒、流行性腮腺炎病毒等。
　　⑦不常见的免疫介导性糖尿病：僵人综合征、胰岛素自身免疫综合征、胰岛素受体抗体等。
　　⑧其他与糖尿病相关的遗传综合征：Down 综合征、Friedreich 共济失调、Huntington 舞蹈病、Klinefelter 综合征、Laurence-Moon-Biedl 综合征、强直性肌营养不良、卟啉病、Prader-Willi 综合征、Turner 综合征等。
（4）妊娠期糖尿病

表 2-3　免疫介导性 1 型糖尿病的两个亚型极其特点

识别点	急性发病型	缓慢发病型（LADA）
患病率	约 80%	约 20%
性别	男女相近	男＞女
年龄	儿童、青少年	一般＞30 岁
起病方式	急	较慢，男性进展快
临床表现	"三多一少"症状明显，DKA	酷似非肥胖 2 型 DM，多在起病后 3 年内 DKA
糖耐量减退	显著	（平均 36 个月）或数年后显著
伴其他自身免疫疾病	常无	可有（甲亢、阿狄森病、重症肌无力、恶性贫血）
依赖胰岛素	依赖，难控制	初期口服降糖药有效，随后依赖胰岛素
胰岛 β 细胞功能检查	发病后即严重损害	发病初期尚存有功能，数年后同急性发病型
遗传免疫标志（IAA、ICA、GAD）及动态检查	起病时急剧上升，发病后下降，数年后阴转	低水平持续阳性，长达 10 年以上

床表现为有家族史，起病早；初期既有酮症，需要使用胰岛素，但胰岛 β 细胞不进行性衰减，几个月或几年后不需用胰岛素治疗，即使用，量也不及免疫介导性多。

2）2 型糖尿病：2 型糖尿病的病因和发病机制目前亦不明确，其显著的病理生理学特征为胰岛素调控葡萄糖代谢能力的下降（胰岛素抵抗）伴随胰岛 β 细胞功能缺陷所导致的胰岛素分泌减少（或相对减少）。与 1 型糖尿病的鉴别点见表 2-4。

3）特殊类型糖尿病

①胰岛 β 细胞功能遗传性缺陷

A. 线粒体 DNA 突变糖尿病：线粒体基因突变糖尿病是最为多见的单基因突变糖尿病，占中国成人糖尿病中的 0.6%。绝大多数线粒体基因突变糖尿病是由线粒体亮氨酸转运 RNA 基因［tRNALeu（UUR）］3243 位上的 A→G（A3243G）突变所致。最为常见的临床表现为母系遗传、糖尿病和耳聋。对具有下列一种尤其是多种情况者应疑及线粒体基因突变糖尿病：a. 在家系内糖尿病的传递符合母系遗传；b. 起病早伴

病程中胰岛 β 细胞分泌功能明显进行性减退或伴体重指数低且胰岛自身抗体检测阴性的糖尿病患者；c. 伴神经性耳聋的糖尿病患者；d. 伴中枢神经系统表现、骨骼肌表现、心肌病、视网膜色素变性、眼外肌麻痹或乳酸性酸中毒的糖尿病患者或家族中有上述表现者。对疑似本症者首先应进行 tRNALeu（UUR）A3243G 突变检测。

B. 青少年的成人起病型糖尿病（MODY）：MODY 是一种以常染色体显性遗传方式在家系内传递的早发但临床表现类似 2 型糖尿病的疾病。MODY 是临床诊断。目前通用的 MODY 诊断标准是三点：a. 家系内至少三代直系亲属内均有糖尿病患者，且其传递符合常染色体显性遗传规律。b. 家系内至少有一个糖尿病患者的诊断年龄在 25 岁或以前。c. 糖尿病确诊后至少在两年内不需使用胰岛素以控制血糖。目前，国际上已发现了 14 种 MODY 类型，中国最常见的类型及特征见表 2-5。

②胰岛素作用遗传性缺陷

本型的临床特点：显著高胰岛素血症；

表 2-4　1 型糖尿病和 2 型糖尿病主要鉴别点

识别点		1 型糖尿病	2 型糖尿病
患病率（占 DM 患者百分比）		约 0.5%（＜ 10%）	2%~4%（＞ 90%）
起病年龄及峰龄		多＜ 30 岁，12~14 岁	多＞ 40 岁；60~65 岁
起病方式		多急骤，少数缓	一般缓慢而隐匿
起病体重		正常或消瘦	65%~80% 超重或肥胖
"三多一少"		常典型，也可轻	多数轻或无症状
病情稳定性		不稳定	相对稳定
缓解期		可有蜜月期，血糖可正常，但为保护胰岛细胞功能，仍为小剂量胰岛素，而不停用	减肥后可能缓解
急性代谢紊乱并发症		酮症倾向大，易发生酮症酸中毒	酮症倾向小，50 岁以上轻患易发生非酮高渗综合征
慢性并发症	肾病	35%~40%（主要死因）	5%~10%
	心血管病	少	多（＞ 70% 主要死因）
	神经病变	早期少	多（高达 72%，各家报道不一致）
伴其他自身免疫疾病		可能性较大	罕见
β 细胞功能检查	静脉葡萄糖耐量试验	早期出现第一次相胰岛素释放减少	早期可正常，严重者减低，从胰岛素抵抗为主到胰岛素分泌不足为主的状态
	胰岛素和 C 肽释放	低下和（或）缺乏	相对不足和（或）抵抗，释放高峰延迟
综合治疗方法		胰岛素治疗（一步到位，强化治疗）	饮食 + 运动 +OHD+ 胰岛素或联合或单用胰岛素治疗（阶梯式个体化实施，逐步到位，或强化治疗）
胰岛素治疗及反应		依赖胰岛素生存，对胰岛素敏感	30%~40% 应用，胰岛素抵抗
早期预防		早期干预疗法保护残存 β 细胞功能，终止或延缓自身免疫性破坏	改变环境因素（如生活方式、肥胖等）

糖尿病一般不重，以胰岛素抵抗为主（胰岛素耐药性糖尿病）；常伴有黑棘皮病（与胰岛素作用于皮肤受体有关）。主要是指胰岛素受体基因突变（A 型胰岛素抵抗、矮妖精貌综合征、Rabson-Mendenhall 综合征），具体特点如下。

A. A 型胰岛素抵抗：除具有以上特点外，还表现为女性患者的卵巢高雄激素状态如多毛、闭经、不育、多囊卵巢等不同程度的女性男性化。

B. 矮妖精貌综合征：由于宫内发育不良而致瘦小、皮下脂肪少、鼻梁塌陷、面貌怪异；可有阴茎或阴蒂肥大；多数早夭。

C. Rabson-Mendenhall 综合征：主要临床表现为松果体增生或肿瘤；出牙早且伴有齿列不齐、牙床和牙龈萎缩；指甲增厚，

表 2-5　中国人常见的青少年的成人起病型糖尿病（MODY）

MODY 分型	基因	临床特征
1	肝细胞核因子 -4α（HNF-4α）	青春期或成年早期进行性胰岛素分泌受损；高出生体重及新生儿暂时性低血糖；对磺脲类敏感
2	葡萄糖激酶（GCK）	病情稳定，非进行性空腹血糖升高；通常无需药物治疗；微血管并发症罕见；OGTT 后 2 小时血糖较空腹血糖轻度升高（＜3mmol/L）
3	肝细胞核因子 -1α（HNF-1α）	青春期或成年早期进行性胰岛素分泌受损；肾糖阈下降；OGTT 后 2 小时血糖较空腹血糖显著升高（＞5mmol/L）；对磺脲类敏感
5	肝细胞核因子 -1β（HNF-1β）	血糖升高伴肾发育性疾病（肾囊肿）；泌尿生殖道畸形；胰腺萎缩；高尿酸血症；痛风
10	胰岛素（INS）	胰岛素分泌缺陷，通常需要胰岛素治疗
13	钾离子通道 Kir6.2（KCNJ11）	胰岛素分泌缺陷，对磺脲类敏感

腹部膨隆，早老面貌；阴茎、阴蒂肥大。

本型还包括 PPARG 基因突变或 LMNA 基因突变（家族性部分脂肪营养不良）、AGPAT2 基因突变或 BSCL2 基因突变（先天性全身脂肪营养不良），可以统称为脂肪性萎缩性糖尿病。脂肪萎缩性糖尿病以皮下脂肪萎缩、高甘油三酯血症和胰岛素抵抗性糖尿病为特点。根据遗传方式和脂肪萎缩的范围不同等可分为：先天性脂肪萎缩和获得性脂肪萎缩，前者可显性遗传或隐性遗传，后者可分全身性类型和局部性脂肪萎缩。

③胰腺外分泌疾病

A. 胰腺纤维钙化性糖尿病：临床特点为发作性腹痛并向背部放散；胰腺管内明显钙化；13% 有糖耐量低减。

B. 胰腺纤维囊性病：常染色体隐性遗传，临床特点为囊性病同时累及胰、肺、鼻窦，40%~70% 有糖尿病；多见于儿童及青少年。

C. 遗传性血色病：常染色体隐性遗传病，临床特点为男性多见；由于铁在肠道内吸收过多以致体内过度沉积，表现为皮肤色素沉着、肝硬化、性功能减退；约

60% 有糖尿病；可伴有心肌病。

④内分泌疾病：甲亢、生长素瘤、库欣病、嗜铬细胞瘤、胰升糖素瘤、生长抑素瘤、肢端肥大症、原发性醛固酮增多症等由于分泌相应内分泌激素，常可伴有糖尿病。

⑤药物或化学因素诱发糖尿病：β 受体拮抗剂、α 肾上腺能拮抗剂、噻嗪类利尿剂、烟酸、抗结核药、甲状腺素、口服避孕药、戊双脒、Vacor 灭鼠剂、α 干扰素等日渐增多的药物可诱发糖尿病或糖耐量损害；先天性风疹、柯萨奇 B 病毒、腮腺炎病毒、巨细胞病毒、腺病毒等病毒感染发生于有遗传易感基因的个体，致胰岛 β 细胞破坏，可能参与 1 型免疫介导性糖尿病的发生。

⑥少见类型免疫介导性糖尿病

A. B 型胰岛素抵抗：临床特点为发病年龄 40~60 岁，男：女 =1：2；胰岛素耐药性糖尿病；高胰岛素血症及严重的胰岛素抵抗（血中 INSR-Ab 升高）；黑棘皮症（约 80%，且较严重）；高雄激素血症等似 A 型综合征；常伴其他自身免疫病。

B. 僵人综合征：临床特点为成年起病；

无家族史；初起时在惊恐、声音刺激或运动后呈一过性躯干、颈肩肌发作性痉挛，腹背可呈板样僵硬伴肌痛；肌电图动作电位持续；无感染障碍或锥体束症。

⑦可伴糖尿病遗传综合征：迄今为止，已有 50 余种可伴有糖尿病的综合征。主要有染色体畸变病（Down 综合征、Klinefelter 综合征、Turner 综合征）；运动元神经病（Friedreich 共济失调、强直性肌营养不良、Huntington 舞蹈病）；间歇性卟啉病；Wolfram 综合征；Prader-Willi 综合征；Laurence-Moon-Biedl 综合征等。

4）妊娠期糖尿病

①妊娠糖尿病（GDM）：GDM 是指妊娠期间发生的糖代谢异常，但血糖未达到显性糖尿病的水平，占妊娠期高血糖的 83.6%。诊断标准为：孕期任何时间行 75g 口服葡萄糖耐量试验（OGTT），5.1mmol/L ≤空腹血糖＜ 7.0mmol/L，OGTT 1 小时血糖≥ 10.0mmol/L，8.5mmol/L ≤ OGTT 2 小时血糖＜ 11.1mmol/L，任 1 个点血糖达到上述标准即诊断 GDM。由于空腹血糖随孕期进展逐渐下降，孕早期单纯空腹血糖＞ 5.1mmol/L 不能诊断 GDM，需要随访。

②妊娠期显性糖尿病：也称妊娠期间的糖尿病，指孕期任何时间被发现且达到非孕人群糖尿病诊断标准，约占孕期高血糖的 8.5%。

③孕前糖尿病（PGDM）：指孕前确诊的 1 型糖尿病（T1DM）、T2DM 或特殊类型糖尿病，约占孕期高血糖的 7.9%。

（2）病理生理分型　现行的糖尿病分类系统中包括 1 型糖尿病、2 型糖尿病、妊娠糖尿病以及其他特殊类型的糖尿病。这些分类虽然在一定程度上考虑到了患者的病因和病理生理特征，但对于患者的临床诊治和预后评估意义有限。为此，来自瑞典隆德大学糖尿病中心和芬兰分子医学研究所的 Leifgroop 教授团队前些年就通过聚类分析的手段提出了糖尿病的五种新亚型，以期能更好地指导临床诊治。研究人员考虑了谷氨酸脱羧酶抗体（GADA）、诊断年龄、体重指数（BMI）、糖化血红蛋白（HbA_{1c}）以及 HOMA2 模型评估的 β 细胞功能（HOMA2-β）和胰岛素抵抗（HOMA2-IR）6 种因素。

五类不同亚型糖尿病的特点如下。

①严重自身免疫性糖尿病（SAID）：较早发病、BMI 相对较低、代谢控制差、胰岛素缺乏和存在 GADA。

②严重胰岛素缺乏型糖尿病（SIDD）：较早发病、BMI 相对较低、代谢控制差、胰岛素分泌较少（HOMA2-β 指数低），但 GADA 阴性。

③严重胰岛素抵抗性糖尿病（SIRD）：胰岛素抵抗（HOMA2-IR 指数高）、高 BMI。

④轻度肥胖相关糖尿病（MOD）　肥胖，但没有胰岛素抵抗。

⑤轻度年龄相关性糖尿病（MARD）：诊断年龄与第 4 亚型相似，但比其他组大，仅有一定程度的代谢紊乱。

4. 注重鉴别诊断，明确疾病诊断

（1）症状鉴别　多饮、多食、多尿为糖尿病的主要证候表现。而神经官能症和尿崩症也具有多饮、多尿的类似症状，但神经官能症和尿崩症的多饮、多尿并不伴有多食，一般健康状况良好，而且尿量虽多，比重却低，无尿糖出现。糖尿病患者则尿比重高，尿糖常呈阳性，故临床不难鉴别。

（2）尿糖鉴别　尿糖阳性不一定是葡萄糖尿，更不一定是糖尿病。非葡萄糖尿：除葡萄糖外，戊糖、果糖、乳糖、半乳糖都可在尿中出现。如乳糖尿见于哺乳或妊娠期妇女及幼婴，并往往伴发半乳糖尿；戊糖尿及果糖尿偶见于进食大量水果后，为非常罕见的先天性疾患。这就要求我们利用各种化学和生化方法对尿糖的化学性质进行鉴定，如发酵法、葡萄糖氧化酶法、纸层析法及戊糖特殊反应法和果糖特殊反应法等，以确诊尿糖性质。

非糖尿病性葡萄糖尿：同样是葡萄糖尿，也并非均为糖尿病。

①生理性糖尿

A. 食后糖尿：糖尿发生在饭后 0.5~1 小时内，大量葡萄糖的吸收使血糖升高，超过肾糖阈而出现尿糖，而空腹血糖及糖耐量试验正常。

B. 饥饿性糖尿：发生于长期饱食或久病食少时，忽进大量糖类食物，胰岛的分泌不能适应，血糖过高而出现糖尿及葡萄糖耐量减低。但经继续进食几日后可恢复正常。

②肾性糖尿

A. 先天性肾性糖尿：是一种先天性肾小管回吸收糖障碍的遗传性疾病，其肾小管的最大葡萄糖回吸收率低，肾糖阈低，在血糖正常时即可出现糖尿，一般不伴临床症状，无须治疗。

B. 继发性肾性糖尿：可发生于肾病综合征、重金属中毒以及少数妊娠期妇女，其空腹血糖及糖耐量试验完全正常。

③神经性糖尿　发生于颅脑创伤、脑出血、脑震荡、脑膜炎、全身麻醉及窒息时，可有暂时性血糖过高及糖尿。可能与应激状态下肾上腺皮质激素分泌活动有关。

④胰源性糖尿病　指继发于急、慢性胰腺炎，胰腺癌瘤及胰腺切除后的糖尿病，其病史、症状、体征都比较明确，尿糖一般不严重。

（3）与其他疾病鉴别

①内分泌疾病

A. 尿崩症：由于脑垂体后叶病变，使抗利尿激素分泌和释放减少，引起中枢性尿崩症和肾小管对抗利尿激素反应降低而引起肾性尿崩症。临床表现为：多饮、多尿、消瘦、烦渴、失水等症状，与糖尿病

症状相似，但尿崩症患者血糖、尿糖正常，尿比重 < 0.004，尿渗透压 < 280mmol/L，可与糖尿病相鉴别。

B. 甲状腺功能亢进症（简称"甲亢"）：甲状腺合成和分泌甲状腺素增高，促使机体新陈代谢增强。临床表现为多食、多饮、消瘦等症状；甲状腺素促进肝糖原的分解，提高儿茶酚胺的敏感性，抑制胰岛素的分泌而使血糖升高，与糖尿病相似。但甲亢主要为甲状腺功能各项指标如 T_3、T_4 等高于正常，并表现为甲亢特有的症状和体征，可与糖尿病相鉴别。

C. 垂体瘤：由于垂体分泌和释放生长激素过多，拮抗胰岛素，促进糖异生，继发垂体性糖尿病或葡萄糖耐量异常。但垂体瘤具有典型的肢端肥大症和巨人症，血浆中生长激素水平高于正常，以及垂体瘤特有的症状等，可与糖尿病相鉴别。

D. 库欣综合征：由于肾上腺皮质分泌肾上腺皮质激素过多，抑制胰岛素的分泌，与胰岛素相拮抗，促进糖异生，抑制己糖磷酸激酶，导致葡萄糖耐量降低，诱发糖尿病，引起血糖中等度升高，糖尿病症状较轻。但库欣综合征具有向心性肥胖，毳毛增多，并可出现脂肪垫、紫纹等特有的症状与体征，可与糖尿病相鉴别。

E. 胰岛细胞瘤：由于胰岛细胞分泌胰高血糖素过多，拮抗胰岛素，促进糖异生和肝糖原分解，抑制胰岛 β 细胞分泌胰岛素，降低组织对葡萄糖的利用等，而引起血糖升高。而血浆中胰高血糖素水平异常升高，结合 X 线透视、B 超、CT 等检查结果可与糖尿病相鉴别。

②肝脏病变：因肝脏病变使肝糖原贮备减少，糖原异生降低，胰岛素在肝内灭活能力减弱，肝炎病毒可累及胰岛 β 细胞而引起继发性糖尿病。但大多数是可逆的，随着肝功能的恢复，糖尿病综合征的症状也可得到缓解以至消失。同时本病具有肝

病的特有体征且多伴有肝炎病史，均可与糖尿病相鉴别。

③胰腺疾病：因急、慢性胰腺炎，胰腺肿瘤等损伤胰岛β细胞，分泌胰岛素减少，而出现继发性糖尿病。本病有其特殊的胰腺病变史，同时通过X线、CT以及B超等检查结果可与糖尿病相鉴别。

④慢性肾病：慢性肾功能不全或尿毒症时，常伴有肾小管浓缩功能失常，可出现多饮、多尿；肾功不全引起电解质紊乱，细胞内缺钾影响胰岛素释放，而致血糖升高或葡萄糖耐量异常。肾小管重吸收功能障碍，可出现肾性尿糖。本病有肾病史及肾功能不全的各项指标，可与糖尿病相鉴别。

⑤肥胖症：体重超过标准体重的10%~20%为肥胖症。肥胖者基础胰岛素水平高，胰岛素对碳水化合物或含氨基酸食品需求增加，表现以餐后胰岛素浓度增高为特征。肥胖可引起胰岛素受体数目减少，对胰岛素敏感度降低，产生胰岛素抵抗，从而增加胰岛的负担，胰岛长期超负荷，可引起胰岛功能减弱，导致糖尿病。当经过严格控制饮食，加强运动，减轻体重，纠正高胰岛素血症，提高胰岛素敏感性，可得到恢复，以此与糖尿病相鉴别。

⑥急性应激状态：在感染、发热、外伤、手术、急性心肌梗死、急性脑血管病等应激情况下，体内肾上腺皮质激素等与胰岛素相拮抗的激素分泌增高，而引起一过性血糖升高或葡萄糖耐量异常。待病情稳定，应激因素消除，血糖可以恢复。如高血糖持续时间较久者，应考虑有无糖尿病。

⑦药物因素：长期大剂量服用肾上腺皮质激素、水杨酸类药、噻嗪类利尿剂等药物可引起血糖升高或葡萄糖耐量降低，停药后，血糖可逐渐下降，恢复正常，可

与糖尿病相鉴别。

（二）中医学辨病诊断

1. 消渴病

消渴病指以多饮、多食、多尿、消瘦或伴尿中甜味为主要症状者。

2. 上消

上消指以口干渴多饮为主要症状者。

3. 中消

中消指以多食易饥，或伴消瘦为主要症状者。

4. 下消

下消指以小便频数，饮一斗小便一斗为主要症状者。

5. 脾瘅

脾瘅指仅有口中甜味或伴形体肥胖，或体检发现血糖数值高，符合糖尿病诊断者。

二、辨证诊断

（一）掌握望闻问切要点，全面收集四诊资料

中医最根本的特点是整体观念和辨证论治，辨证论治的依据是通过四诊手段获得的疾病表现。这些显现在人体各方面的疾病信息中，最关键的是症状、舌象、脉象。在临床运用时，必须将四诊信息有机结合，"四诊合参"，才能全面而系统地了解病情，做出正确的判断。对糖尿病患者，中医在临床辨证论治过程中，关注的不仅仅是与疾病诊断相关的症状，而且一直非常重视这些症状的中医特征性描述、全身症状和舌脉象这三类症状，它们的组合是辨证过程中应该考虑的重要因素，是辨证分型和证候分类的重要依据。

（二）综合审症分析，做出证候诊断

唐容川曾指出："业医不明脏腑，则

病源莫辨，用药无方。"充分强调了临床首重诊断的意义。作为中医糖尿病专科医生，只有明辨了中医的证，认准了中、西医的病，辨准了中医的体，识病明证，病证结合，病体结合，融会贯通，治疗方案方能有理有据，丝丝入扣，取得高效，进退自如。否则将会成无源之水、无本之木，治疗用药无从下手，甚至延误病机，必当慎之又慎！

当糖尿病出现明显的"三多一少"症状时，属于中医"消渴病"的范畴，古人将其分为上、中、下"三消"，其基本病机是肺燥、胃热、肾亏，阴亏为本，燥热为标。随着中医对糖尿病认识的逐步深入，传统"消渴"所论之病因、病机、证型、治法、方药等，已不能完全解读当今糖尿病的全过程，"消渴病"和糖尿病之间既有联系又有区别，切不可完全等同。古之"消渴"作为中医的一个"证"，高度概括了现代糖尿病、甲亢、尿崩症等多种疾病的某一个阶段的证候、病因、病位及发展变化等。现代亦称之为"消渴证"，是广义的"消渴病"；狭义的"消渴"专指尿有甜味的消渴，即"消渴病"，见于西医学糖尿病"三多一少"的症状期。而在糖尿病群体中，虽然部分患者体检、化验血糖等相关检测的指标已达到西医学诊断糖尿病的标准，但却没有多饮、多食、多尿、消瘦的"三多一少"症状，就不能诊断为中医的"消渴病"，所以，"消渴病"不能和糖尿病完全划等号。

（三）综合归纳分类，做出证型诊断

通过对中医病因病机的创新性认识，应该识理明证、审证求因，尤其要"观其脉证，知犯何逆，随证治之"，认为本病不尽是"阴虚热盛""气阴两虚"等证，而是动态发展的。因此我们总结出来源于临床实践的七种证型，分别为热盛伤津证、气阴两虚证、肝郁脾虚证、痰浊中阻证、湿热内蕴证、脾肾气虚证、阴阳两虚证。

三、辨体诊断

在中国工程院院士、国医大师王琦教授中医体质学思想指引下结合临床实践，根据"体病相关""体质可调"的理论，初步构建了"辨病-辨证-辨体"三辨诊疗模式，将辨病、辨证、辨体密切结合，贴合临床应用，更是对辨病、辨证之既往"两辨"诊疗模式不足的补充和完善，有助于精准施治和疗效的提高。临床上，对"无证可辨者"按照王琦教授的中医体质诊断标准，结合中华中医药学会批准的《中医体质分类判定标准》进行体质辨识，参考我们对471例2型糖尿病患者问卷调查的分析结果，分为以下六种体质类型进行辨体调治。

1. 气虚质

肌肉松软不实，平素语音低弱，气短懒言，容易疲乏，精神不振，易出汗，舌淡红，舌边有齿痕，脉弱。

2. 平和质

体形匀称健壮，面色、肤色润泽，头发稠密有光泽，目光有神，鼻色明润，嗅觉通利，唇色红润，不易疲劳，精力充沛，耐受寒热，睡眠良好，胃纳佳，二便正常，舌色淡红，苔薄白，脉和缓有力。

3. 阳虚质

肌肉松软不实，平素畏冷，手足不温，喜热饮食，精神不振，舌淡胖嫩，脉沉迟。

4. 阴虚质

体形偏瘦，手足心热，口燥咽干，鼻微干，喜冷饮，大便干燥，舌红少津，脉细数。

5. 痰湿质

体形肥胖，腹部肥满松软，面部皮肤油脂较多，多汗且黏，胸闷，痰多，口黏

腻或甜，喜食肥甘，苔腻，脉滑。

6. 湿热质

形体中等或偏瘦，面垢油光，易生痤疮，口苦口干，身重困倦，大便黏滞不畅或燥结，小便短黄，男性易阴囊潮湿，女性易带下增多，舌质偏红，苔黄腻，脉滑数。

参考文献

[1] 迟家敏. 实用糖尿病学. 4版. 北京：人民卫生出版社，2015.

[2] 中华医学会糖尿病学分会. 中国2型糖尿病防治指南（2020年版）. 中华糖尿病杂志，2021，13（4）：315-409.

[3] Fan J, May SJ, Zhou Y, et a1. Bimodality of 2-h plasma glucose distributions in whites. The Rancho Bereardo Study. Diabetes Care, 2005, 28: 1451-1456.

[4] 赵艳艳，秦贵军. 特殊类型糖尿病的诊疗思路 [J]. 中华糖尿病杂志，2019，27（11）：705-707.

[5] 中华医学会儿科学分会内分泌遗传代谢学组、中华儿科杂志编辑委员会. 中国儿童1型糖尿病标准化诊断与治疗专家共识（2020版）[J]. 中华儿科杂志，2020，1（6）：447-454.

[6] 查小云，魏长顺，赖鹏斌. 胰腺纤维钙化性糖尿病16例临床特点分析并文献复习 [J]，福建医药杂志，2020，42（4）：14-17.

[7] Anne B, Ghosh S, Ghosh I, et al. Prevalence of End-Organ Damage, Beta Cell Reserve, and Exocrine Pancreas Defect infibrocalculous pancreatic Diabetes：An Eastern India Perspective [J]. Indian J endocrinol Metab, 2019, 23（4）：438-445.

[8] Shivaprasad C, Anish K, Aiswarya Y, et al. A comparative study of the clinicalp rofile of fibrocalculous pancreatic diabetes and type 2 diabetes mellitus [J]. Diabetes Metab Syndr, 2019, 13（2）：1511-1516.

[9] 王琴，田明鹤，吴润红，等. 非典型症状糖尿病误诊七例临床分析 [J]. 临床误诊误治，2017，30（8）：18-21.

[10] 杨晓瑞，向茜. 胰腺纤维钙化性糖尿病的诊治现状 [J]. 中华肥胖与代谢病电子杂志，2019，5（3）：165-168.

[11] 邹丹，胡陶，谢坚. 儿童青少年1型糖尿病研究进展 [J]. 中国糖尿病杂志，2019，27（9）：715-718.

[12] 田彩云，胡晗，张国远，等. 肝源性糖尿病的诊断研究进展 [J]. 中国全科医学，2021，24（9）：1158-1160.

[13] 中国医师协会中西医结合医师分会内分泌与代谢病专业委员会. 2型糖尿病病证结合诊疗指南 [J]. 中医杂志，2021，62（4）：361-364.

[14] 庞国明，王凯锋，朱璞. 中药序贯三法治疗2型糖尿病 [J]. 2019，60（14）：1243-1246.

第三章 治疗原则与用药规律

第一节 治疗原则

治疗原则的确立是正确施治的前提，是疗效的基本保证。因此，认真学习和研究专病的治疗原则，以有效地指导临床实践。

一、坚持以人为本为原则，把提高生命质量放在首位

以人为本的生命价值观强调以人的生命为根本，尊重人、肯定人、强调人的全面发展。作为发病率高、危害大、经济负担重的糖尿病来说，它的治疗原则绝不仅是就治法论治法，我们应坚持以糖友为中心、全面获益的原则，建立"以人为本的优质一体化服务"的新模式，以引导每位"糖友"改变行为习惯为策略，持续改善糖尿病心血管结局。我们应该考虑怎么才能从传统单纯的药物治疗，转变成从考虑其整体的衣食住行、情绪、品质，再到他的健康长寿这个角度去把握。糖尿病的治疗原则是坚持以人为本，把提高生命质量放在首位，所以作为一个糖尿病科医生，一定要考虑"糖友们"的衣食住行用药，包括糖尿病的发生、发展，到以后如何预防、治疗并发症，要全方位、全周期、多角度去考虑这个病的治法，因此应坚持以人为本的原则，把提高生命质量放在首位。

二、坚持中医为主原则，把提高临床疗效放在首位

无论是2型糖尿病、1型糖尿病，还是妊娠糖尿病或是继发糖尿病的治疗，我们都倡导坚持以中医为主、中西医结合的治疗原则，把提高临床疗效放在首位，比如说在以纯中药治疗为主的病例中，我们对那些中医治疗效果欠佳的病例，并发症比较重的2型糖尿病可以加用西药，疗效放在首位；对于1型糖尿病、妊娠糖尿病或2型糖尿病并发酮症酸中毒或高渗性昏迷，我们就是以胰岛素治疗为主，加上中药以增强胰岛素敏感性、减轻胰岛素抵抗，改善症状，以进而提高"糖友们"的生活质量。

三、坚持防治结合原则，把"治未病"理念贯穿于始终

糖尿病发病率逐年升高，关键原因在于广大民众预防意识淡薄。《素问·四气调神大论》曰："是故圣人不治已病治未病，不治已乱治未乱，此之谓也。夫病已成而后药之，乱已成而后治之，譬犹渴而穿井，斗而铸锥，不亦晚乎！"孙思邈在《备急千金要方·论诊候》中亦提出："上医医未病之病，中医医欲病之病，下医医已病之病。""治未病"是指采取预防或治疗手段，防止疾病发生、发展与变化的方法。"治未病"理论包括以下三个方面。

1. 未病先防

这一阶段属于"无病状态"或"糖尿病前期状态"（糖耐量受损或空腹血糖受损）或"病而未发状态"。对于易患糖尿病的高危人群，我们要用"治未病"的理念与方法提前干预，使之不发生糖尿病、晚发生糖尿病、少发生糖尿病。可通过辨体、调体的方法，通过口服一些中药药茶，或者改变不良的生活习惯，调节饮食，适当运动以防止健康人群、高危人群、糖尿病前期发展为糖尿病。

2. 既病防变

若患者已发生糖尿病，务必早治恒治，保持血糖恒稳达标，延缓急慢性并发症的发生与发展。此时可根据病情选择专病专药、专证专方、专体专方、专病专茶以及体针、耳针、穴位贴敷、穴位注射、中药泡洗、中药外敷等以预防糖尿病并发症的发生与发展。

3. 控后防复

对于经住院或门诊控制，血糖达标的糖尿病患者，应嘱患者养成健康的生活习惯，戒烟限酒，适当控制饮食，加强运动，保持体重，防治超重或肥胖，坚持用药、定期监测血糖、定期复诊，防止病情反复；对于已存在糖尿病急性或慢性并发症的患者，经治疗并发症好转后，平素应定期复查相关指标，避免并发症的反复或加重。

4. 寻因防波

糖尿病的预后及慢性并发症的发生率及发展速度，与整体血糖水平及血糖波动均有密切关系。血糖波动与糖尿病慢性并发症的相关性受到了越来越多的关注。而血糖波动的影响因素中主要有饮食、运动、情绪等。因此，找出造成患者血糖波动因素，对因治疗，防止血糖波动，对预防糖尿病慢性并发症的发生发展大有裨益。

四、活用"标本缓急"理论，指导2型糖尿病精准临床实践

标与本是相对而言的，在中医学中常用来概括病变过程中矛盾的主次先后关系。就患者与医生而言，患者是本，医生是标；就疾病先后而言，旧病、原发病为本，新病、继发病为标。在辨证治疗时，必须通过标本的分析归纳，分清矛盾的主次关系，从而确定治疗的步骤，以指导临床实践。正如《素问·标本病传论》曰："知标本者，万举万当，不知标本，是为妄行。"

2型糖尿病不同于其他内科系统疾病，血糖的高低不但与服用降糖药物有关，还与饮食、运动、睡眠、情绪等多种因素密切相关，非药物基础性治疗贯穿治疗始终。在以往糖尿病的治疗过程中常常本末倒置，患者以医生为本，把所有的希望都寄托于医生身上；医生以患者为标，患者不知基础治疗的重要性，以为只要吃了降糖药就万事大吉。有些医生也常常根据患者血糖水平不断调控降糖药物，却没有让患者注意到饮食运动等的重要性。要想血糖平稳达标，长久稳定，更多的是需要患者的重视和配合，只有患者控制饮食，适量运动、起居有时、精神调畅，同时配合按时按要求服药，血糖才能保持长久稳定。此外，就病机和症状而言，病机为本，症状为标，如糖尿病患者血糖升高是由气虚、阴虚、痰浊等病机所造成的结果，治疗时若只是一味"累药组方"降糖则如扬汤止沸，无法从根本上解决问题，应致力于补气、养阴、化痰以治本，选加有降糖作用的中药以治标，标本同治，改变其致病之因、发病之基、解开症结，则犹如釜底抽薪，不但疗效显著，而且作用稳定持久。

糖尿病的治疗应遵循"急则治其标，缓则治其本"的原则，还体现在治疗本病与并发症方面，糖尿病是一种终身性慢性疾病，在某些情况下也会发生糖尿病酮症酸中毒、高渗性昏迷、低血糖等急性并发症，甚则可危及生命，此时中西医结合应先治疗其急性并发症，待病情平稳后方可辨证论治调控其血糖。

第二节　用药规律

药物是治病的重要手段，充分学习和把握专病用药规律，做到用药全过程的心中有数，精准用药，是取得临床疗效和用药安全的基本前提。

一、辨病用药

（一）依据临床诊断，制定有效方案

任何病名都具有其自身内涵与较强的导向作用，不同的疾病有着不同的病理基础，不同的病理决定了其治疗方案不同。因此，不论中医学还是西医学，在糖尿病临床诊治过程中，都要先明确诊断，即首要辨"病"。应根据各型糖尿病的特点，制定出具体有效的治疗方案。1型糖尿病患者选择胰岛素治疗；2型糖尿病首先要选用改善胰岛素抵抗药物，再根据患者胰岛功能的损伤程度及血糖情况选择合适的口服降糖药物；2型糖尿病患者在饮食、运动及口服抗糖尿病药物效果不好、出现急性合并视网膜病变、尿毒症等应激状态（严重感染、急性心肌梗死、脑卒中等）、大中型手术围手术期及围孕产期也要选择胰岛素治疗。

（二）依据体型特点，选择最高效药物

成年人标准体重（千克）：〔身高（厘米）-105〕×0.9，如果实际体重超过标准体重的10%，则认为体形偏胖，首选双胍类、糖苷酶抑制剂、GLP-1受体激动剂或DPP-4抑制剂，该类药物有胃肠道反应和体重下降的作用，对于超重或肥胖患者来说，既可以控制血糖，又可以减轻体重；如果实际体重低于标准体重的10%，则认为体形偏瘦，应该优先使用胰岛素促分泌剂（包括磺脲类和格列奈类）或胰岛素，因为该类药物有增加体重的作用，适合于消瘦患者。

（三）依据合并病症，选择高效低毒药物

合并有高血脂、高血压、冠心病等疾病患者，首先考虑使用双胍类、噻唑烷二酮类、糖苷酶抑制剂、GLP-1受体激动剂或DPP-4抑制剂；有胃肠道疾病患者，最好不要使用双胍类、糖苷酶抑制剂、GLP-1受体激动剂及DPP-4抑制剂；有慢性支气管炎、肺气肿等肺通气不良的疾病患者，慎用双胍类；如有肝病患者，慎用噻唑烷二酮类；有较严重的心、肝、肾、肺等全身疾病患者，最好使用胰岛素。

（四）依据高血糖类型，选择最适宜药物

患者单纯的餐后血糖高，而空腹和餐前血糖不高，则首选糖苷酶抑制剂；以餐后血糖升高为主，伴有空腹血糖轻度升高，应首先考虑格列奈类药物；如果空腹血糖、餐后2小时血糖均明显升高，应考虑用磺脲类、双胍类或噻唑烷二酮类。

（五）依据年龄大小，选择安全方便药物

对于老年患者，因为对低血糖的耐受能力差，不宜选用长效、强力降糖药物，而应选择服用方便、降糖效果温和的降糖药物，如瑞格列奈、格列喹酮等。对于儿童来讲，1型糖尿病用胰岛素治疗，2型糖尿病使用二甲双胍或中药治疗。

另外，还要充分考虑到患者服药的依从性，对于经常出差、进餐不规律的患者，选择每天1次或者每周1次的长效制剂更为方便、合适，顺应性更好。

二、辨证用药

（一）谨守病机，辨证遣方

近代中医认为消渴病病因多为五脏柔弱、五志过极、饮食失节、过食药石、劳逸失度；消渴病基本病机主要在于阴津亏损，燥热偏胜，而以阴虚为本，燥热为标，二者互为因果，阴愈虚则燥热愈盛，燥热

愈盛则阴愈虚,最终阴损及阳,阴阳俱虚。病变脏腑主要在于肺、胃、肾,尤以肾为关键,且常常相互影响。

目前,各医家对消渴病病机方面,由于各医家切入点不同,观点各异,其中气阴两虚学说目前最具代表性,该学说指出消渴病发病机制为燥热伤阴,阴损气耗,致气阴两虚,实为脾气虚和肾阴虚之综合;另有,瘀血论者认为血气瘀阻,瘀久化热,使阴血燥热,耗伤气阴,且血瘀气滞可影响津液的输布和吸收,致使机体气阴两虚、津液不足发为消渴;肝郁肝火论者认为肝主疏泄,调畅情志,肝失调畅,气机紊乱,致使气血津液等精微物质不能随气机正常代谢,化火伤阴,发为消渴;痰湿论者认为消渴病容易产生痰湿,而痰湿黏腻浊滞,缠绵难解,极易阻遏气机,影响脏腑功能,可进一步阻碍津液输布,加重津亏气虚、燥热、瘀血,形成恶性循环,以致并发症迭出不穷;湿热致消论者认为肥甘、醇酒厚味、食滞生湿生热,致使湿热内蕴,交互积结不化,脾胃受困,中焦之气戕伐,运化失职,水谷不化,水谷之气具温养之性,有余必生热生火,灼伤脾胃之阴津,而发为消渴。此外,还有阳虚致消、气虚致消、毒邪致消等论述。

庞国明教授通过对多年糖尿病临证经验与分析悟道的基础上,将2型糖尿病的病机特点概括为:肥胖是2型糖尿病萌发的基础土壤;痰浊中阻、湿热内蕴是其始动因素;湿浊、湿热困阻中焦,土壅木郁,脾失健运,肝失疏布,水谷精微壅滞血中是血糖升高与发病的重要环节;精津布运失常、痰热耗津损阴是形成"三多一少、尿有甜味"的内在原因;病程渐进,邪伤正气,肺脾肾三脏气虚是其迁延不愈的关键症结;气损及阴、阴损及气、气阴两虚是其枢机阶段;气虚渐之、阴损及阳、阴阳两虚是其发展的必然趋势;血瘀是造成多种合并症的主要原因;痰湿化浊、瘀热化毒、浊毒内生是病程中的变证。

虽各医家对病机的认识不同,但万变不离病机。然病机虽同,但其证有别,从而具体运用时,除谨守病机外,还必明察其证。消渴病的病机需以整体观念动态把握,即早期多见阴虚燥热,中期燥热伤阴同时可进一步耗伤阳气,出现气阴两伤,或兼痰浊瘀血内阻之机转;至晚期并发症凸现且失代偿而出现阴阳两虚,同时由于脏腑代谢紊乱,气血津液输布运化失常,由此而生的痰湿、瘀血、湿热等病理产物常相为患,胶结留滞,变症百出。故此,医者临证遣方,必审阴阳,谨守病机,方能无误。

(二)初病宜清降为主兼以滋润

中医认为糖尿病是一种全身性疾病,而不是只属于胰脏本身的疾病。因此,在治疗上宜采取辨证论治,从整体观念出发,针对不同病情,而采用不同的治疗方法,或滋阴补肾,或健脾益气,或清肺胃之热,或益气生津,或疏肝解郁,或活血化瘀等不同的治疗方法,从而补其不足、抑其有余,使受损的脏腑功能逐渐自主恢复正常,使偏颇的阴阳保持相对平衡,达到"阴平阳秘,精神乃治"的目的。《临证指南医案·消渴》邹按:"三消一证,虽有上中下之分,其实不越阴亏阳亢、津涸热淫而已。"在施治过程中,糖尿病的初期多以阴虚燥热为特点,实为阴虚为本,燥热为标。故清热润燥、养阴生津为初期本病的治疗大法。《医学心悟·三消》说:"治上消者,宜润其肺,兼清胃热;治中消者,宜清胃,兼滋其肾;治下消者,宜滋其肾,兼补其肺。"可谓初期治疗消渴之要旨。

(三)养阴生津药物贯穿于治疗始终

刘河间之《三消论》曰:"消渴,本湿寒之阴气极衰,燥热之阳气太甚。"《备急千金要方》中也说："此病皆由内虚所致。"扼要地点明了本证病机中的阴虚为本，燥热为标概况。《医方考·消渴门》指出：故消渴责之无水。然证有三焦之别，病有虚实之分，常变不同，治疗亦异。故"无水"是消渴发生的根本原因。《扁鹊心书》明确述为：消渴虽有上中下之分，总由于损耗津液所致，盖肾为津液之原，脾为津液之本，本原亏而消渴之证从此致矣。消渴之为患，其病机的发生发展常始于微而成于著，始于胃而极于肺肾，最终责于肾。喻昌有论述曰："始如以水沃焦，水入犹能消之，既而以水投石，水去而石自若，至于饮一溲一，饮一溲二，则燥火劫其真阴，操立尽之术而势成熇熇矣。"故消渴病津液耗伤，日久，阴损及阳致使阴阳俱虚，久之入络，血脉瘀滞，变生他病。故治疗之中，养阴生津之法必贯穿于治疗始终。

（四）津伤则气耗，用药勿忘补气

津液的生成、输布和排泄，有赖于气的推动、固摄作用和气的升降出入，而气在体内的存在及运动变化也离不开津液的滋润和运载。消渴的基本病机主要在于阴津亏损，燥热偏盛。津伤则气耗，如肺燥津伤，津液失于输布，则脾胃不得濡养，后天之本不足，则气血生化无源；津液在输布过程中受到各脏腑阳气蒸腾温化，可化生为气，津液亏耗不足，也会引起气的衰少；脾胃燥热偏盛，上可灼肺津，下可耗伤肾阴；肾阴不足则阴虚火旺，亦可伤灼肺胃，终至肺燥胃热肾虚。壮火食气，阴伤及气，可致肺肾气阴两伤、肝肾阴亏、肺脾不足、心脾两虚及脾胃气虚等改变。气耗则又影响及津液生成、输布和排泄。故用药勿忘补气，补气亦能生津。

（五）病久阴损及阳，尤当阴中求阳

消渴日久，阴损及阳，阴阳两虚，消渴日久虽以阴虚为本，燥热为标，但由于阴阳互根，阳生阴长，病程日久，阴伤气耗，阴损及阳，则至阴阳俱虚，多表现为脾肾阳虚。脾虚则运化失司，生化无源，不能散精，肾虚则肾之统摄失司，水谷精微流失而不藏于肾。肾不藏精，无以养阳，则肾阳亦虚，肾阳虚衰又可导致脾阳虚衰。明代张介宾提出阴中求阳的治法，《景岳全书·新方八阵》曰："善补阳者，必于阴中求阳，则阳得阴助而生化无穷；善补阴者，必阳中求阴，则阴得阳升而源泉不竭。"故治疗阳虚时在补阳药中适当加入补阴之品，可谓阴中求阳。

（六）糖尿病致瘀因素多端，并发症化瘀尤为必选

消渴日久，燥热伤阴进一步耗伤阳气，出现气阴两伤、肝肾阴亏、肺脾不足、心脾两虚及脾胃气虚等改变。气虚无力率血运行，肝郁气滞，血行不畅，均可致瘀血内停；气虚、气郁，津液运化敷布失常，酿湿生痰，燥热炼液烁津成痰，或甚者阴损及阳，阴阳俱虚，肝脾肾皆损，久病入络，血脉瘀滞。气阴两虚，痰瘀内阻，阴阳俱虚，痰瘀阻痹经脉，可致肢体麻木、疼痛等经脉失养病症；气滞血瘀，瘀阻于目窍，则导致圆翳内障、雀目等；痰瘀痹阻心脉可致胸痹心痛；气阴两虚，痰浊瘀阻，清阳不升亦可致眩晕；阴亏阳亢，内风旋动，风夹痰瘀痹阻经脉脑络，或气阴两虚，痰瘀痹阻脉络，均可导致中风等诸多并发症。西医讲血管损害是糖尿病多种并发症的病理基础，如糖尿病眼底病变、糖尿病脑血管病变、糖尿病心血管病变等。其中病机以血脉涩滞、瘀血痹阻为核心，活血化瘀是治疗消渴病并发症的关键。对于消渴的并发症，可以辨证施治为主，适当配伍活血化瘀药，以提高疗效。

（七）肥人多脾虚痰湿，勿忘燥湿运脾

《素问·奇病论》言："此肥美之所发也，津液在脾，故令人口甘也……此人必数食甘美而多肥也，肥者，令人内热；甘者，令人中满，故其气上溢，转为消渴。"久食肥甘醇酒厚味，劳伤中土，脾运不及，食积内停，脾不能为胃行其津液，脾不散精，物不归正化则为痰、为湿、为浊、为瘀，从而形成以食郁为先导的气、血、痰、湿、火等六郁。过食肥甘厚腻，损伤后天之本，水谷精微不得正化而为痰湿，痰湿化热，灼阴耗气是导致消渴病的直接病机。西医学研究发现，具有"三多一少"典型特征的糖尿病患者已极其少见，大多形体肥胖，临床除血糖增高外，尚有脂肪、蛋白质等的代谢异常，表现为血脂增高和脂蛋白异常，另外还损害血管造成动脉粥样硬化。高出正常水平的血脂成分、血液高黏滞状态以及动脉粥样硬化所形成的斑块等都属于中医学之痰湿范畴。因此，治疗时按痰湿进行辨治，加入燥湿运脾之药，可更好地改善血糖、血脂、血黏度等指标，改善胰岛素抵抗，从而更好地治疗糖尿病及并发症。

（八）内外同治，多途给药

在糖尿病临证治疗中，内外合治是提高疗效的重要途径之一。清代医家吴师机在《理瀹骈文》中指出："外治之理即内治之理，外治之药亦即内治之药，所异者法耳。"对 2 型糖尿病患者，在注重内服药物治疗的同时，还应注重外治疗法（包括非药物疗法），临证处方汤药既可以内服，也可外用，均可采用内服与外洗并用，内治、外治相结合具有殊途同归、异曲同工之妙。中医历来倡导内外同治理念，医者配合针灸按摩等法来治疗糖尿病，古时便有记载，如《备急千金要方》又指出："初得患者，可如方灸刺之，佳。"《备急千金要方·卷二十一》中就已记载："消渴咽喉干，灸胃管下俞三穴百壮，穴在背第八椎下，横三间寸灸之。""胃脘下俞"与"胰俞"位置相当。《扁鹊心书·卷上》载："上消病，日饮水三五升，乃心肺壅热，又吃冷物，伤肺肾之气，灸关元一百壮，可以免死。或春灸气海，秋灸关元三百壮，口生津液""中消病，多食而四支羸瘦困倦无力，乃脾胃肾虚也，当灸关元五百壮"。认为消渴以肾虚为多，不但下消证，即使上消、中消也要考虑补肾，灸取关元穴。《医宗金鉴·卷八十五》云"太溪主治消渴病"等，多数医家把内治法与外治法二者有机地结合起来，内外兼施，双管齐下，疗效显著。

第四章　提高临床疗效的思路与方法

中医治病，疗效好才是硬道理。如何才能提高临床疗效呢？通过庞国明教授40年的临床实践，认识到：一个能真正治好疾病，为患者真正解除病痛的医生，或者说是患者心目中的好医生，不仅需要有聪敏的天资、渊博的医学知识，更需有大医精诚的情怀和济世惠民的使命感。因此，庞国明教授认为，提高糖尿病临床疗效的思路与方法应从以下两方面谈起。

一、持续强化三种动力，践行大医精诚理念

庞国明教授总结40年来从医的成长经历，之所以能从一个基层乡医成长为40年后的全国老中医学术继承工作指导老师和二级主任医师，是因为"使命至上、糖友至上、学术至上"已成为根植其脑海的座右铭，是其成长路上的动力源泉和精神食粮。

使命至上，把探索纯中药治疗糖尿病的研究当成毕生的追求，做中医糖尿病防治事业的成功者以"立功"；患者至上，把恢复糖友的健康当成毕生的追求，做实现糖友"健康、长寿、生活高品质"之三大目标的实践者以"立德"；学术至上，把推动纯中药治疗糖尿病临床研究的不断深入当成毕生的追求，争做全国乃至全球纯中药防治糖尿病的话语权主导者以"立言"，誓做苍生大医。这些是做糖友的良医和调控好糖尿病的根本和前提。要实现这些目标，就必须具备精通中医药理论、善于临床、师古不泥、辨证智取、牢抓本质、识证明病、病证结合、匠心用药、悟道创新、独辟蹊径等大医诊疗特质，并经过长期的艰苦努力、悉心探索、潜心研究才可能实

现。因此，在探究提升糖尿病临床疗效的道路上必须有"三种动力"的支撑，才能达到成功的彼岸，才可能得心应手，做糖友的良师益友。

（一）使命至上，做中医糖尿病防治事业的成功者以"立功"

作为中医糖尿病专科的一名医生，应该始终把发展糖尿病事业，尤其是要把中医、中西医结合糖尿病事业，当成至高无尚的追求和终生的奋斗目标，一定要持续不断地在医疗、教学、科研方面有精深的建树，有所创造、有所发明、有所进步，努力取得让同行专家赞许、让同道学用、让业内推广的标志性成果。始终不懈地坚持"以糖友为中心""以解决糖友痛苦为己任"的宗旨和从医信念，能准确地运用中医理论、辨治技法、临证心得及科研支撑解决糖友身心之痛，能科学地为糖友提供最优化的临床治疗路径，能精准地为糖友提供安全而有效的治疗手段与方法，能系统地提供有效调控血糖或治疗糖尿病急、慢性并发症且无毒副作用的中医药特色疗法。能够使国内、国外更多的糖友走上康复之路，为糖友实现"健康、长寿、生活高品质"的三大目标，做出我们每位糖尿病治疗工作者自己的努力和贡献，做中医糖尿病防治事业的成功者以"立功"。

（二）"糖友"至上，做"糖友"康寿的呵护者以"立德"

作为中医糖尿病专科的一名医生，首先要对糖友怀有一颗感恩之心。因为是糖友为我们提供了临床实践、科研教学、学

习提升等成长与进步的机会。为此，我们必须真正树立"糖友至上、真诚关爱、亲情服务、创造感动"的诊疗服务理念，把糖友的痛楚、冷暖放在心上，放在诊疗工作的第一位。在"治未病"理念的指引下，把做好糖尿病的三级预防当成自己终身的使命，对于糖尿病前期的人群要采取措施，及早发现，及早干预，尽可能使之逆转、康复或延缓糖尿病的进程。尽可能使更多的糖尿病前期人群不得糖尿病，晚得糖尿病，少得糖尿病，做"未病先防"的"上工"。对已经患上糖尿病的糖友，要通过对糖友进行健康宣教，教会糖友保健方法，让糖友尽早治疗，规范治疗，使血糖、糖化血红蛋白、血糖波动指数等相关指标得到良好的控制，使胰岛功能尽可能地、最大限度地改善与恢复，使糖友不出现并发症、少出现并发症，或晚出现并发症，努力提高综合治疗效果，改善糖友的生活品质，力求达到"既病防变"的最佳效果，实现糖友"健康、长寿、生活高品质"的三大目标，造福于广大糖友以"立德"。

（三）学术至上，做业内话语权的主导者以"立言"

作为中医糖尿病专科的一名医生，要在探究糖尿病学术、继承先贤学术思想、临证经验的基础上，把发前人之未发、阐前人之未阐、创前人之未创当成自己终身的追求，发皇古义、融会新识、继承创新、创立新论。要在医疗、教学、科研的有机结合上做好规划，要勤于临床、善于临床、总结经验、有得辄著、发表文章，尤其是在探索纯中药治疗糖尿病和并发症方面，要在诊疗方案、临床路径、辨证施治、学术观点、中药配伍、量效关系、慢性并发症辨治等方面不断总结临床经验，倾智凝练出自己的学术观点和学术思想，力求得到业内及学术界的广泛认可，形成新论。

通过发表文章，或出版专著，广泛推广成果，从而指导临床，启迪后学，流芳于世以"立言"。

二、持续强化中医思维，活用十种法则

《史记·扁鹊仓公列传》曰："医之所病，病道少。"学习改变中医糖尿病专科医生的命运，智慧创造提升糖尿病专科临床疗效的未来！

医圣张仲景在《伤寒杂病论·自序》中指出："勤求古训，博采众方。"中医典籍、经书时书，可谓汗牛充栋，宝库极丰。我们当择需读之、择优读之。要围绕提升中医糖尿病专科理论水平、提升中医糖尿病专科临床疗效，实现糖友"健康、长寿、生活高品质"的三大目标而勤奋钻研，广征博采，汇通中西，学贯古今。我们更要有严谨的治学态度和良好的治学方法，要多读书、读原著、读经典等，从先贤著作的字里行间中，寻找病因、病机、治法、方剂、用药等能"有所突破"的理论依据，正如屠呦呦在研发青蒿素的过程中求解于《肘后备急方》。厚积薄发，意思是经过长时间有准备的积累而有所作为。苏轼在《稼说送张琥》中曰："博观而约取，厚积而薄发，吾告子至于此矣。"但愿从事中医糖尿病诊疗的诸君，人人皆当如此。

临床疗效是中医糖尿病科生存和发展的基石，是打造品牌专科的生命力之所在，高疗效才是硬道理。因此，中医糖尿病医、教、研工作者所做的一切都必须围绕提高临床疗效开展工作，否则就没有必要浪费大量的时间和金钱去进行糖尿病的研究，也没有必要对糖尿病前沿的现代化及高科技进行探索。那么，如何提高纯中药治疗糖尿病的临床疗效，应该成为中医糖尿病防治工作者共同关注和思考的首要问题。

（一）创新中医思维，活用"三辨诊疗模式"

唐容川曾指出："业医不明脏腑，则病源莫辨，用药无方。"充分强调了临床首重诊断的意义。作为中医糖尿病专科医生，只有认准了中、西医的病，明辨了中医的证，辨准了中医的体，识病明证，病证结合，病体结合，融会贯通，治疗方案方能有理有据，丝丝入扣，取得高效，进退自如。否则就会成无源之水、无本之木，治疗用药无从下手，甚至延误病机，必当慎之又慎！

正确的辨病诊断和精准的辨证、辨体，是拟定正确治疗方案的前提，是合理用药、施针、施护等的科学依据，是提升临床疗效的根本保证。因此，我们必须熟练掌握中医学的基本理论、中医诊法及西医学糖尿病理论、诊疗方法等，用心进行临床诊疗活动。同时还要注意学习和应用自然辩证法、医学辩证法、逻辑学、思维学等有关科学知识。真正做到识病明证，识病明体，中西医双重诊断与三辨（辨病、辨证、辨体）结合，为精准治疗提供基础性保障。

当糖尿病出现明显的"三多一少"症状时，属于中医"消渴病"的范畴，古人将其分为上、中、下"三消"，其基本病机是肺燥、胃热、肾亏，阴亏为本，燥热为标。随着中医对糖尿病认识的逐步深入，传统"消渴"所论之病因、病机、证型、治法、方药等，已不能完全解释当今糖尿病的全过程，"消渴病"和糖尿病之间既有联系又有区别，切不可完全等同。古之"消渴"作为中医的一个"证"，高度概括了现代糖尿病、甲亢、尿崩症等多种疾病的某一个阶段的证候、病因、病位及发展变化等。现代亦称之为"消渴证"，是为广义的"消渴病"；狭义的"消渴"专指尿有甜味的消渴，即"消渴病"，见于西医学糖尿病"三多一少"的症状期。而在糖尿病群体中，虽然部分患者体检、化验血糖等相关检测的指标已达到西医学诊断糖尿病的标准，但却没有多饮、多食、多尿、消瘦的"三多一少"症状，就不能诊断为中医的"消渴病"，所以，"消渴病"不能和糖尿病完全划等号。

糖尿病的中医诊疗应遵循"辨病－辨证－辨体"的"三辨诊疗模式"，结合西医学的检测指标和临床表现，审证求因，洞察原委。庞国明教授认为先天不足、五脏柔弱、过食肥甘、情志失调、劳逸失度是其发病的主要病因；肥膪是糖尿病的主要萌发土壤；痰浊中阻、湿热内蕴是糖尿病的始动因素；土壅木郁是糖尿病的重要发病环节；痰热耗损气阴是造成糖尿病"三多一少"的内在因素；气虚是糖尿病迁延不愈的关键症结；气阴两虚是糖尿病病程中的枢机阶段；阴阳两亏是糖尿病发展的必然趋势；血瘀是造成糖尿病合并证的主要原因；浊毒内生是糖尿病病程中变证的病机特点。故庞国明教授将糖尿病分为热盛伤津证、气阴两虚证、肝郁脾虚证、痰浊中阻证、湿热内蕴证、脾肾气虚证、阴阳两虚证七个证型。

在中国工程院院士、国医大师王琦教授中医体质学思想指引下结合临床实践，根据"体病相关""体质可调"的理论，初步构建了"辨病－辨证－辨体"三辨诊疗模式，将辨病、辨证、辨体密切结合，贴合临床应用，更是对辨病、辨证之既往"两辨"诊疗模式的不足的补充和完善，有助于精准施治和疗效的提高。

（二）遣方择药，精究配伍

望闻问切务达神圣工巧，遣方用药必明君臣佐使，方可成为精诚大医。临证中不仅要明确现代的病，即糖尿病，更要明确中医的病,即消渴病、上消病、中消病、下消病和脾瘅五种中医病名。审病求因、据因定证、依证立法、依法选方。以方剂配伍的君臣佐使为指针来选配药物,确定剂量。在处方择药时一定要根据辨证和辨体选药,精究主药、辅药之间的配伍,一定要充分把握和体现君臣佐使的配伍原则,努力杜绝有药无方或有方无药,尤其是要杜绝以现代单味中药"药理研究"有降糖作用为依据,进行药物堆积的累方行为。要以中医方剂配伍理论为指导,处方用药方面使君臣佐使的配伍规律有道可寻,依序排列,对疾病的认识主次分明,用药精当,了然于胸。

知常达变,善用"反治"。常与变,反映了矛盾的普遍性与特殊性、共性与个性的关系。临床上,各种疾病的发病过程,其表现和机制极其错综复杂,时常又掺杂诸多特殊变因,正如李中梓所言:"病无常形,医无常方,药无常品。"因而当疾病的症状与本质不一时,就要精究医理,把握本质,准确辨证,求本而治,即逆疾病表象而治。诸如《伤寒论》第317条曰:"少阴病,下利清谷,里寒外热,手足厥逆,脉微欲绝,身反不恶寒,其人面色赤,或腹痛……通脉四逆汤主之。"此条即是用回阳救逆的姜附剂治疗身热而赤的阴盛格阳证。就高血糖的治疗而言,血糖升高起因有多端,终归如一,即谷精不布,壅滞血中是其公理,在脏责之于脾,脾不升清,谷精难布则"糖浊"内生。因此我们在辨证的基础上,加用"升清法"调控已升高的血糖,临床常在辨证基础上,将升麻用至30g,姜半夏用至20g,方大见功效。寓降"糖浊"于"升谷清"之中,"升谷清"于"降糖浊"之内,多升麻与半夏同用,或升麻与牛膝同用,以助升清降浊之功,此"升清"治"升糖"之法,实乃反治法的巧妙运用。

(三)三因制宜,把握法度

由于糖尿病发病存在地域、环境、季节、年龄、性别之异。因此在处方用药治疗的过程中就不能孤立地就病证而说病证、就病证而处方药,还必须注重"天人合一"和把握整体与个体的特点,时时强化因时、因地、因人制宜的"三因制宜"理念,充分体现中医治病的整体观念和辨证论治在实际应用上的原则性和灵活性。因时、因地制宜,强调了自然环境对人体的影响,因人制宜,则强调个体化辨证、辨体与生理病理特性。只有胸怀有全人类、胸怀大自然、胸怀人与自然的有机统一,才能全面地认识病证、病体,抓牢病机、把握态势、心中全了、治法全明。善于因时、因地、因人制宜,才能取得较好的治疗效果。如在临床中发现糖尿病患者在冬季血糖偏高,在夏季出汗、能量散发,血糖易于控制,从而猜测血糖控制与自然天气温度相关。因此,在运用降糖药时就应根据时令季节来调整用药剂量:南方气温偏高,用药宜远温近凉;北方寒冷,用药宜近温远寒;小儿为稚阴稚阳之体,用药宜轻灵微剂;中青年体壮多实,用药宜重剂祛邪;老人多体虚气弱或阴精亏少,用药宜补益固肾;女子多阴血不足或血脉瘀滞,治当养血活血,尤其是妊娠期用药,当遵守法度,轻剂补养,注重安胎。

(四)内外同治,多途给药

就糖尿病的临证治疗而言,庞国明教授多年的临证验证表明,内外合治,确属提高疗效的重要途径,所以40余年来,庞国明教授力倡之,习用之。清代医家吴师机在《理瀹骈文》中指出:"外治之理即内治之理,外治之药即内治之药,所异者法耳。"临证处方汤剂既可以内服,也可以外用,对所有的糖友均内服与外洗并用,内治、外治相结合，具有殊途同归、异曲同工之妙。尤其是在治疗消渴病痹证、消渴病水肿、消渴病瘙痒时，常规地将内服药煎煮，药渣再煎煮后熏洗患部，每天两次，较单内服者疗效更佳，甚至糖友自己都说："大夫，我觉得熏洗比喝药的效果还好！"足见外治的功效。再如糖尿病患者的耳穴贴压法，主穴以内分泌、肾上腺为主；配穴偏上消者加肺、渴点；偏中消者加脾、胃；偏下消者加膀胱；运用整体观念指导临床以调控血糖，减轻症状，助提疗效。

（五）既善于启用"药物新秀"，又要重视"老药"新用

糖尿病的研究受到了临床药学界不断地关注，中西医药界不断推出降糖新药，临床选用既要参考现代药理研究，同时又要避免盲目"追新求洋"，更要依据中医同病异治、异病同治、辨证施治原则，悉心用好"老药"，使更多的"老药"返老还童。比如用于治疗肠道感染的植物抗生素黄连素，经现代药理研究，它在治疗糖尿病的时候，既可以有效地治疗糖尿病性腹泻，又能够有效地调控血糖，改善胰岛素抵抗，降低胰高血糖素。又如收敛止血药仙鹤草既可以常规地用于各种血证，又对糖尿病性泌汗异常之自汗、盗汗有良好的疗效；止血药云南白药既可常规地用于跌打损伤，又可用于治疗糖尿病性周围神经病变等。要多读文献，了解"老药""古方"的新用，对拓展临床思路，增强治疗手段，提升疗效，节约药源具有积极的意义。

（六）集医护技药和合，聚君臣佐使效能

在糖尿病临床中，西医学治疗提出"五驾马车"。庞国明教授提出"388诊疗方案"，倡导中医治疗整体施治，医药护技四种力量精诚合作，犹如君臣佐使，失之则缺法度、少合力、低效能。只有君臣佐使各司其属、和合作战，才能更好地发挥团队的作用，协同增效。医者主诊疗、主医事、立规则、处方药，是为主帅，如同治国理政的"君主"，处方主帅之"君药"；护理团队乃医生之使也，主执医嘱，施针药用灸术。常言道："三分治疗七分护理。"护者首辅医生，如朝中同宰相，处方中之"臣药"；医技团队，掌检测仪器，主司探病源之职，为医生诊断治疗与疗效判定提供佐证，如同处方中之"佐药"；药师团队，主调剂，保证药物供应，直达病所，如同引经信使，是谓方中的"使药"。运用中医药治疗糖尿病时，诊疗方案的实施要通过医、药、护、技团队协作，定期联合查房，用团队的力量促进中医药最大效用发挥，共同推动医疗质量的提升和临床疗效的提高。

中医调控血糖路漫漫兮而修远，苍生大医肩负着平稳调糖、安脏和腑的重任，需要吾辈潜心探究，既要继承先辈们呕心沥血积累下来的丰厚经验，又要有自己的创新与发挥，在"诊"和"疗"上另辟蹊径。如近30年来，开封市中医院糖尿病科科研团队，在继承传统理论、借鉴专家经验的基础上，总结出我们的证治心得后，初步形成了纯中药治疗糖尿病的证治体系，辨证、辨体、治法、方药一线相贯，推出专病专药（院内制剂）、专证专方、专病专茶之"三专"，并形成纯中药治疗糖尿病的"序贯三法"，即依血糖高低、胰功实况、病程长短、体型胖瘦、并发症有无等，选择专药单用，或专药、专方（汤剂）并用，或专药、专方、专茶三联用之。此证治体系已成团队共识、共享、共用的成果，并在全国纯中药治疗糖尿病专科联盟16省26家二甲以上医院推广应用。

（七）常法罔效，另辟蹊径

糖尿病及其常见并发症，临床有时按常证常法治疗却往往小效或罔效，需要经过反复思悟，达变求本，另辟蹊径，才能柳暗花明，病症痊愈。如学生在治疗糖尿病并发自主神经病变时，见患者出现自汗、盗汗，用当归六黄汤加浮小麦等以敛汗，效果欠佳，引发纠纷，邀庞国明教授诊治解围。庞国明教授根据经验结合辨证，处以太子参30g、麦冬10g、仙鹤草180g，1剂汗出减半，2剂汗止出院。又如在运用胰岛素后，血糖控制仍不达标时，查胰岛功能显示：患者的胰岛素分泌量尚可，高峰延迟或胰岛素抵抗伴胰高血糖素不适宜升高，就停注射胰岛素，改为口服药物，或单用中医综合疗法，或中西合璧，每每收效。

血糖难控时，当另辟蹊径，临床少部分糖友虽用遍中西医药治疗，但血糖仍居高不下，甚至有个别病例虽经全国著名的大医院的内分泌权威专家调治，血糖仍不达标。此时，首先应该分析其无效原因，若已用大量口服西药或大量胰岛素，应在参考各种化验指标，在确保医疗安全情况下，停服口服降糖药或停胰岛素，或两者均停，彻底抛开西医理论，完全用中医理论进行辨证施治，直接采用前人或自己的经验，汤剂、成药结合，内治外治并举，殊途同归，异曲同工，如开封市中医院糖尿病科治疗的来自内蒙古、安徽、河北、四川及美国、澳大利亚等国内外符合上述类型的糖友，确收好效。基于此，开封市中医院糖尿病科正在积极探究，力争再有进展。

（八）切忌以单味"现代药研"为据累药组方

现代药理对中药降糖作用的研究结果，多数是源自动物实验，然而仅对单味药进行药理研究，与中医整体观念和辨证论治的理论难以契合，违背了中药君臣佐使精当配伍，共同作用以防治疾病的初衷。因此，我们无论在治疗糖尿病还是糖尿病并发症时，处方用药唯一正确的途径是辨证施治、辨体调治，按方剂配伍原则遣方用药。我们在实践中体会到，开中药时必须坚定纯中医诊疗理念，审证求因，辨证论治，辨体调治，精究配伍，不掺"西化"杂念，才能达到良好的治疗效果。这并不是排斥现代药理研究，而是要在中医理论的指导下，辨证施治的基础上，选择既符合证候性质，又经过药物临床研究试验筛选的有降糖作用的中药，中西共理，衷中参西。坚决杜绝不讲辨证、不究组方原则，将单药研究中有降糖作用的中药进行堆积，累药组方，失去配伍法度的做法。

（九）善用经方，活用时方，巧用单方

《伤寒杂病论》无疑是在大量临床实践经验基础上总结集合而成的，诸多经方如真武汤、五苓散、葛根芩连汤、金匮肾气汤、小柴胡汤等，在辨证准确的基础上，遵法用之，常获良效。此外，还有诸多时方，如逍遥散、归脾汤、补阳还五汤在治疗专病方面，功效卓著。如治疗消渴病痹证的六种证型：气虚血瘀证，方选补阳还五汤加减以补气活血、化瘀通痹；寒凝血瘀证，方选当归四逆汤加减以温经散寒、通络止痛；阴虚血瘀证，方选芍药甘草汤合桃红四物汤加减以滋阴活血、柔筋缓急；痰瘀阻络证，方选指迷茯苓丸合活络效灵丹加减以化痰活血、宣痹通络；肝肾亏虚证，方选壮骨丸加减以滋补肝肾、填髓充肉。以上都是经方、时方的灵活运用，且收效显著。另外单方仙鹤草汤在治疗消渴病汗证的运用中也屡投屡验。

（十）食疗辅助，寓药于食，适当忌口

血糖高低与饮食、运动、情绪、睡眠、服药等多种因素密切相关。因而在治疗过程中，不仅要重视检测、诊断与治疗用药，还应注重调糖的基础治疗，如饮食疗法、运动疗法、心理调摄、睡眠状态、服药时间及服药方法等细节。中医治病自古以来重视整体观念，在施药治病之时，要权衡矛盾主次，要做到重视药疗，勿轻细节，如诸多注意事项、药物煎煮、服法、忌口、调护等，都要全面兼顾，不遗疏漏。

早在《淮南子·修务训》中称："神农……尝百草之滋味，水泉之甘苦，令民知所避就。当此之时，一日而遇七十毒。"可见神农时代药与食不分，无毒者可就，有毒者当避。因而在防治疾病方面，中医食疗也有诸多讲究，要做到益则食、损则忌。《黄帝内经》曾指出，凡饮食应以"五谷为养，五菜为充，五果为助，五畜为益"。强调了以谷物为主体，以蔬菜为补充，以水果为辅助，以肉类来补益，"谷、肉、果、菜，食养尽之"的平衡膳食观，这一观念至今仍有很强的指导意义。因此糖尿病患者要坚持做到控制总量，调优结构，吃（食）序正确。如进餐时先喝汤、吃青菜，快饱时再吃些主食、肉类。素食为主，其他为辅，营养均衡。在平衡膳食的基础上，还应根据患者体质的寒热虚实选择相应的食物：火热者选用清凉类食物，如苦瓜、蒲公英、苦菜、苦杏仁等；虚寒者选用温补类食物，如干姜、肉桂、花椒做调味品炖羊肉、牛肉等。针对糖尿病不同的并发症，需要不同的饮食调摄，如合并脂代谢紊乱者可用菊花、决明子、枸杞、山楂等药物泡水代茶饮。而这些食物也属于药物，药食同源，寓调养于生活中，简便有效，糖友可根据自身情况选用相应饮食疗法进行自我保健。当出现并发症时，按并发症饮食原则进行饮食管理。

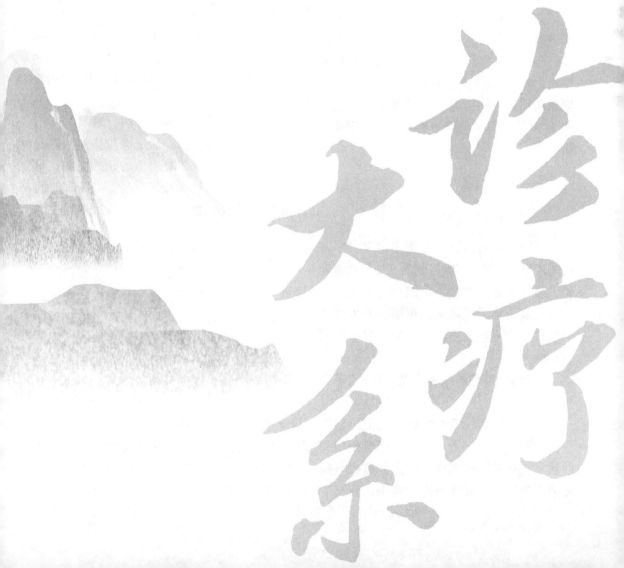

临床篇

诊疗大系

第五章　糖尿病前期

糖尿病前期（impaired glucose regulation, IGR）是处于糖代谢正常与糖尿病之间的状态，包括糖耐量异常（IGT）、空腹血糖受损（IFG）以及二者兼并三种血糖的异常状态，是 2 型糖尿病发生发展过程中必经的一个阶段，也是防止向 2 型糖尿病转归的最后一道防线。根据国际糖尿病联盟（IDF）发布的第 8 版全球糖尿病地图最新报告，2017 年全球约 4.25 亿成年人患糖尿病，预计 30 年后将达到 6.29 亿。在全球，2017 年 20~79 岁年龄段，约 8.8% 患糖尿病，其患病率将于 30 年后升高至 9.9%；2017 年全球 20~79 岁年龄段，约 7.3% 的成年人出现糖耐量异常并于 30 年后达到 8.3%。据统计，我国 18 岁以上人群中约有 1.139 亿糖尿病患者以及 4.934 亿糖调节受损人群，而糖尿病前期进展为糖尿病的概率是普通人的 3~10 倍，同时也增加了心血管疾病的发病风险。

一、病因病机

（一）西医学认识

糖尿病前期的形成有很多因素：多基因遗传与环境因素影响，胰岛 β 细胞功能障碍，胰岛素分泌数量不足或相对不足；亦或胰岛素受体功能缺陷，靶细胞产生胰岛素抵抗，均可导致糖调节受损，进入糖调节受损。

1. 遗传因素与糖尿病前期发病具有明显相关性

临床上，糖尿病的发病呈现出典型家族史特点。糖尿病是一种多基因遗传相关性疾病，有糖尿病家族史的人群患病率是普通人的数倍。而在不同种族中，糖调节

受损和糖尿病的危险因素具有明显差异，而且在不同性别之间也具有明显的差异性，男性的糖尿病和糖调节受损的检出率明显高于女性。通过对 46 对糖尿病双生子 16 年的跟踪调查，张国钦等发现两者发病几率具有较高的一致性。

2. 不良生活方式是糖尿病前期发病的主要原因

目前生活方式改变被认为是糖尿病发病率升高的一个重要因素。不良的生活方式所引起的胰岛功能不足或者相对不足，是 2 型糖尿病临床发病的直接原因。有研究表明，饮用含糖饮料或者无糖的碳酸饮料均能在一定程度上增加糖尿病的发病风险。

3. 睡眠不足或障碍对胰岛素分泌有明显影响

赵燕、周彬等研究表明，睡眠时间不足以及睡眠质量差，能造成机体内分泌失调，进而影响机体对血糖的调控能力，增加糖尿病的发病风险，而足够的睡眠时间和良好的睡眠质量能有效降低机体糖化血红蛋白含量。

4. 缺乏运动可导致胰岛素敏感性降低

持续合理运动在提高机体胰岛素敏感性的同时，改善糖耐量，保证机体内分泌功能平衡。有结果表明，长期坚持运动的人群中，糖尿病发病几率明显低于正常人群。随着交通工具的普及，人们日常运动大幅度减少，或许是糖尿病的一个很关键因素。运动的减少造成体重失控，肌肉含量减少，代谢降低，而通过运动可明显提高基础代谢率，提高机体对胰岛素的敏感性。大量研究表明，适度增加运动，可明显改善糖尿病的发病几率。大庆地区对 577

例糖耐量受损人群，进行 6 年及 20 年随访，发现有效的运动可持续降低糖尿病的发病率。

5. 体重失控是糖尿病前期的危险标志

目前认为，体重指数递增与糖调节受损的患病率成正比。体重失控，特别是脂肪含量过多是导致糖调节受损和 2 型糖尿病的重要因素，而通过控制体重可明显降低两者的发病率。何巍等研究表明糖调节受损的超重和肥胖比率高达 61.41%，而且性别之间无明显差异性。肥胖对血糖的影响主要包括脂肪含量和脂肪的分布情况，后者关系更为密切。

6. 血压与糖尿病前期发生发展有关

何连祥等人在研究中发现糖调节受损的发病率在高血压患者与非高血压患者之间存在差异性。研究表明：糖尿病发病的危险程度随着收缩压的增加而上升，考虑二者有共同的遗传基础。

7. 年龄是糖尿病前期发生发展的重要因素

作为糖尿病发病风险的一个相对独立的因素，年龄对糖尿病的影响可能是由于随着年龄增长，出现各脏器功能衰退、调节机制障碍、血容量减少、代谢基础率低等。特别是 50~60 岁以后的离退休人员，他们存在体力活动缺乏以及精神心理因素的变化等情况，从而导致胰岛素的分泌不足、调控能力下降以及敏感度降低等，从而引发糖尿病。糖尿病及糖调节受损的发病在男女性别中，均呈现随着年龄的增加而提高的现象。

8. 妊娠是糖尿病前期发展的一个重要诱因

妊娠期糖尿病是指女性妊娠期出现的糖代谢异常，胰岛敏感性随着妊娠期的延长持续降低。该病具有较高的发病率，分为孕前期糖尿病和妊娠期糖尿病。我国妊娠期糖尿病发病率明显高于孕前期糖尿病。

9. 高血压患者更容易引起胰岛素抵抗

高血压患者常伴随糖、脂代谢的异常。作为代谢综合征疾病，高血压疾病和糖调节受损有共同的病理基础：氧化应激引起的胰岛素抵抗，随着高血压病程的逐渐延长，胰岛素的抵抗现象越来越重，最终导致糖尿病前期的发生。

（二）中医学认识

1. 病因

《素问·奇病论》曰："有病口甘者，病名为何，何以得之？岐伯曰：此五气之溢也，名曰脾瘅。夫五味入口，藏于胃，脾为之行其精气，津液在脾，故令人口甘也。此人必多食甘美而多肥也，肥者令人内热，甘者令人中满，故其气上溢，转为消渴"。说明古代医家认为脾瘅与饮食有关，饮食不节，脾胃受损，弗久而为消渴。《灵枢·五变》曰："五脏柔弱者，善病消瘅""其必刚，刚则易怒，怒则气上逆，胸中蓄积……转而为热，热则消肌肤，故为消瘅。"提示脏腑虚弱，进食过多肥甘，喜怒无常等因素，是本病发生的主要病理原因。

2. 病机

（1）五脏柔弱论　仝小林教授根据《素问》中对脾瘅的论述，归纳总结为脾虚中满内热是糖尿病前期发生的主要病机。谢春光教授等认为脾主肌肉，肥胖膏浊责之脾虚水湿停聚，脾虚则生理功能下降，四肢与脏腑器官组织的吸收运化功能下降，吸收的营养物质减少，精微物质不断流失，表现为糖脂代谢紊乱，血糖升高。吴长汶提出 IGR 的病机主要是脾之玄府郁闭不得出，出现津液在脾而不得散精，致"甘邪"内生，壅滞于脾，脾失运化，发为此病。张氏等认为，脾肾两虚是 IGR 基础中医病机，先后天原因，均可致患者脾气不足，久则发为 IGR。

（2）肝郁情志失调为主论 赵昱等认为肝气郁滞致气机不和，升降紊乱，阴津输布失衡，不能上输体盖、中以传输，使精微部分郁于血中，或随清气下达，导致血糖的轻度升高。石氏研究团队亦认为情志不畅，进而瘀血内停，气血津液停聚，日久可致肝郁。气血津液停聚是 IGR 发生的机制之一。2007 年版的《糖尿病中医防治指南》中指出：情志不畅是 IGR 发病的重要诱发因素，正常人长期过度的精神刺激，情志不畅，气机失之升降，阴液凝聚，日久则肝郁。阴液凝聚，日久则形成血瘀；郁滞留日久则化火，灼伤肺胃津液，最终可致血糖轻度升高。

（3）痰瘀为主论 庞国明教授研究团队等通过对确诊为 IGR 的 322 例患者进行中医体质调查分析发现：IGR 人群的发病主要体质类型致病率排名依次是痰湿、气虚、阳虚体质。庞国明教授认为痰湿体质在 IGR 发病当中起着极其重要的作用，脾为后天之本，脾主运化水谷精微，喜燥恶湿，脾虚日久则导致湿浊内阻，困遏脾土，两者互为因果，使脾气更虚，脾虚不散精、聚湿生痰、津液输布紊乱致湿浊更盛，发为本病。刘爱华教授认为 IGR 病位在胆，与肺脾肾三脏密切相关，胆郁为本，痰热瘀阻为标。刘香春等认为脾胃受损，湿热瘀结是 IGR 的基本病机。

（4）阴虚为主论 魏东等对大样本量的 IGR 患者进行体质分析，得知 48.14% 的 IGR 患者是阴虚体质。

二、临床诊断

（一）辨病诊断

1. 诊断要点

糖尿病前期是 2 型糖尿病的一个必然阶段，因此对于预防糖尿病、降低糖尿病的发病率，糖尿病前期的诊断起到了至关重要的作用。通过临床观察发现，糖尿病早期诊断是否及时，与我国居民健康水平密切相关，空腹血糖、随机血糖、餐后血糖检测以其操作简单、时效快的优点已广泛应用于临床，但其局限性也很明显，容易漏诊、误诊等，因此糖化血红蛋白和 OGTT 逐渐成为糖尿病及糖尿病前期初步诊断的主流手段。

2. 相关检查

采用世界卫生组织制定的糖尿病前期诊断标准。

iIFG：空腹血糖 6.1~7.0mmol/L，餐后 2 小时血糖 < 7.8mmol/L。

iIGT：空腹血糖 < 7.0mmol/L，餐后 2 小时血糖 7.8~11.1mmol/L。

iIFG ＋ iIGT：空腹血糖 6.1~7.0mmol/L，餐后 2 小时血糖 7.8~11.1mmol/L。

（二）辨证诊断

参照中华中医药学会糖尿病专业委员会制定的糖尿病前期辨证标准拟定为肥胖型和非肥胖型 2 个类型。

1. 肥胖型

（1）脾胃壅滞证

临床证候：脘腹胀满，嗳气、矢气频频，得嗳气、矢气后腹胀缓解，大便量多，腹型肥胖，舌质淡红，舌体胖大，苔白厚，脉滑。

辨证要点：脘腹胀满，舌质淡红，舌体胖大，苔白厚，脉滑。

（2）湿热蕴结证

临床证候：口中黏腻，口干不欲多饮，心烦口苦，脘腹胀满，身重困倦，便溏不爽或秘结，小便短黄，或身热不扬，汗出热不解，或皮肤发痒，形体肥胖，舌质红，苔黄腻或微黄欠润，脉滑数。

辨证要点：口中黏腻，口干不欲多饮，舌质红，苔黄腻或微黄欠润，脉滑数。

（3）脾虚痰湿证

临床证候：倦怠乏力，纳差便溏，口淡无味或黏腻，脘腹胀满，四肢沉重，头重胸闷，动则喘促，形体肥胖，腹部增大，舌质淡有齿痕，舌胖大，苔薄白或腻，脉沉或濡缓。

辨证要点：倦怠乏力，四肢沉重，舌质淡有齿痕，脉沉或濡缓。

2. 非肥胖型

（1）气阴两虚证

临床证候：倦怠乏力，口干口渴，夜间为甚，头晕，腰膝酸软，自汗，潮热盗汗，五心烦热，心悸失眠，形体偏瘦，舌淡或红，苔白，脉细或无力。

辨证要点：乏力，口干口渴，舌淡或红，脉细或无力。

（2）肝郁气滞证

临床证候：情绪抑郁，喜太息，遇事易紧张，胁肋胀满，口干口渴，多食易饥，大便干结，形体中等或偏瘦，舌淡红，苔薄白，脉弦。

辨证要点：情绪抑郁，大便干结，舌淡红，脉弦。

三、鉴别诊断

（一）西医学鉴别诊断

1. 与肾性糖尿相鉴别

由于肾小管再吸收糖的能力减低，肾糖阈低下，故血糖虽正常而有糖尿。见于少数妊娠妇女有暂时性肾糖阈降低时，必须进行产后随访，以资鉴别。肾炎、肾病等也可因肾小管再吸收功能损伤而发生肾性糖尿，应与糖尿病性肾小球硬化症鉴别。

2. 与应激性糖尿相鉴别

应激性糖尿见于脑出血、大量消化道出血、脑瘤、颅骨骨折、窒息、麻醉时，有时血糖呈暂时性过高伴糖尿，应于病情随访中加以鉴别。

3. 与药物对糖耐量的影响相鉴别

噻嗪类利尿药、呋塞米、糖皮质激素、口服避孕药、阿司匹林、吲哚美辛、三环类抗抑郁药等可抑制胰岛素释放或拮抗胰岛素作用，引起糖耐量减低，血糖升高，尿糖阳性。

（二）中医学鉴别诊断

1. 与口渴症相鉴别

口渴症是指口渴饮水的一个临床症状，可出现于多种疾病过程中，尤以外感热病为多见。但这类口渴各随其所患病证的不同而出现相应的临床症状，不伴多食、多尿、尿甜、消瘦等消渴病的特点。

2. 与瘿病相鉴别

瘿病中气郁化火、阴虚火旺的类型，以情绪激动、多食易饥、形体日渐消瘦、心悸、眼突、颈部一侧或两侧肿大为特征。其中的多食易饥、消瘦，类似消渴病的中消，但眼球突出，颈前生长瘿肿有形、则与消渴病有别，且无消渴病的多饮、多尿、尿甜等症。

四、临床治疗

（一）提高临床疗效的要素

1. 健康教育，自我血糖控制

目前证明科学、系统地管理生活方式是逆转糖尿病前期的有效措施。而进行管理的基础是普及糖尿病的知识，通过各网络平台，如微信、各大医疗平台等不仅可有效扩大患者的知识面，而且能及时为患者解答一些自我管理上面的疑惑，定期、持久随访能明显提高患者的自我管控能力，医患沙龙被证明能有效地提高患者积极性，提高自我管理的效率。

2. 糖尿病前期的随访

（1）建档 收集糖尿病前期患者基本信息、体检表、随访记录表以及其他卫生服务记录表等，以社区卫生服务中心为依托建立个人档案。

（2）随访　每半年面对面或电话随访了解患者饮食运动执行情况、有无并发症、血糖控制情况、症状改善情况等；登记体检的情况，进行动态比较，制订诊疗方案。

（3）监测　每年至少进行1次OGTT检验；已进行药物干预者，每次随访时需检测FPG及餐后2hPG血糖；定期监测体重及其他心脑血管疾病危险因素。

（二）辨病治疗

1. 医学营养干预

（1）目标　通过营养治疗达到并维持理想的血糖水平，包括控制血脂异常和高血压等，提供均衡营养的膳食。具体目标为：使超重或肥胖者BMI达到或接近$24kg/m^2$，或体重至少下降7%，并使体重长期维持在健康水平；每日饮食总热量至少减少$400\sim500kcal$（$1kcal=4.184kJ$）；饱和脂肪酸摄入占总脂肪酸摄入的30%以下。

（2）制订饮食计划　本共识建议合理平衡膳食，能量摄入应符合体重管理目标。每日所需热量中的45%～60%来自碳水化合物，25%～35%来自脂肪，15%～20%来自蛋白质。根据简单可执行的膳食估算法控制热量摄入，平衡营养，均匀分配每日饮食。①体重正常者：按照饮食估算食谱一日至少三餐，使主食及蛋白质等较均匀地分布在三餐中，并定时定量，一般按1/5、2/5、2/5分配或1/3、1/3、1/3分配。②肥胖者：主食、副食摄入量减少10%以上，同时加强体育锻炼。

（3）饮食注意事项　烹饪时尽量采用植物油，保证不饱和脂肪酸的摄入；适当进食粗粮等富含膳食纤维的食物，同时应计入每日摄入总热量。限盐限酒：建议糖尿病前期患者控制血压，每日限盐6g；不

建议饮酒，或必须饮酒时计入总热量，每克酒精可提供7kcal的热量。

（4）有经济条件或健康需求者可选择健康管理机构、俱乐部、小组管理，或家庭互助等多种形式提高生活方式干预效果。

2. 运动干预

（1）目标　使超重或肥胖者BMI达到或接近$24kg/m^2$，或体重至少下降7%，并使体重长期维持在健康水平；中等强度至剧烈强度的体力运动至少保持在150分/周。

（2）干预措施　有氧训练通过增强胰岛素敏感性增加葡萄糖摄取，而不依赖于肌肉质量或者有氧代谢能力的改变。抗阻运动训练可引起的肌肉质量增加有利于血糖摄取，并且不依赖于改变肌肉固有的胰岛素应答能力。本共识推荐有氧和抗阻运动的联合运动干预，多样的运动形式也避免了运动的单一性，有利于增强患者的运动依从性。

3. 西药干预原则

根据糖尿病前期进展为糖尿病的风险高低、个体的健康需求/经济和医疗条件进行分层管理。糖尿病前期人群分层。较低风险者先实施生活方式干预，6个月后未达到控制目标（超重或肥胖者BMI达到或接近$24kg/m^2$，或体重至少下降7%；IFG者空腹血糖＞6.1mmol/L，IGT者OGTT 2h血糖＞7.8mmol/L），或高血糖进展和（或）无法严格遵守生活方式者启动药物干预；较高风险或具有健康需求（例如年龄＜60岁）、有经济和医疗条件者，可考虑在生活方式干预的同时启动药物干预。在糖尿病前期人群中进行药物干预的临床试验显示，二甲双胍、α-葡萄糖苷酶抑制剂、噻唑烷二酮类（TZDs）、GLP-1受体激动剂以及减肥药奥利司他等药物治疗可以降低糖尿病前期人群发生糖尿病的风险。其中，二甲双胍和阿卡波糖在糖尿病前期人群中长期应用的安全性证据较为充分。

（三）辨证治疗

1.辨证论治

（1）肥胖型

①脾胃壅滞证

［治法］行气导滞。

［方药］厚朴三物汤（《金匮要略》）加减：厚朴、大黄、枳实等。

［加减］脘腹胀满，嗳气、矢气频频较重者加砂仁、木香。

②湿热蕴结证

［治法］清热化湿。

［方药］半夏泻心汤（《伤寒论》）加减：半夏、黄连、黄芩、干姜、人参等。

［加减］大便黏滞不爽者加广木香，口苦或口中异味明显者加藿香、佩兰。

③脾虚痰湿证

［治法］健脾祛湿化痰。

［方药］六君子汤（《医学正传》）加减：人参、白术、茯苓、陈皮、半夏、甘草等。

［加减］舌苔白厚腻、口中黏腻者加佩兰。

（2）非肥胖型

①气阴两虚证

［治法］益气养阴。

［方药］玉液汤（《医学衷中参西录》）加减：黄芪、山药、知母、五味子、葛根、天花粉等。

［加减］乏力明显者重用黄芪。

②肝郁气滞证

［治法］疏肝解郁。

［方药］四逆散（《伤寒论》）加减：柴胡、枳实、白芍、甘草等。

［加减］心烦易怒者加淡豆豉，失眠多梦者加夜交藤。

2.外治法

（1）药物外治法

①中药电离子导入法

［处方］川乌、草乌各6g，透骨草30g，白芥子10g，鸡血藤30g。

［操作方法］将上述药物等水煎浓缩，取药液行中频离子导入治疗，1日1次，10次为1个疗程。

［适应证］糖尿病前期属气阴两虚证。

［注意事项］关于治疗剂量的大小应因人而异，不能一味地追求大电流。应以感觉舒适为宜。对皮肤感觉灵敏度差的患者更应注意防止烫伤。选择治疗剂量大小的原则是：小剂量对人体起兴奋作用，大剂量对人体起抑制作用，应根据病情需要选择适当剂量。治疗时，必须用浸湿浸透的大厚棉垫，且大棉垫厚面下边是涂有药液的小药垫，小药垫下边是皮肤患部，否则易引起烧、烫伤皮肤。注：棉垫均应抻平，并与皮肤接实。在治疗过程中，医护人员及时观察患者局部及全身的情况，若出现红疹、瘙痒、水疱等情况，暂停使用并立即予以处理。

②耳穴压豆法

［处方］王不留行籽，莱菔籽。

［操作方法］上述药物等丸状物贴压于耳廓上的穴位或反应点，每日贴敷10小时，15日为1个疗程。

［适应证］糖尿病前期属脾虚痰湿证。

［注意事项］耳部皮肤情况，有炎症、破溃、冻伤的部位禁用。

③穴位敷贴法

［处方］黄连、山楂、泽泻、大黄、苍术、车前子、丹参等药。

［操作方法］上述药物共为细末，蜂蜜调和后，团如梧桐子大小，置于神阙穴，脐贴固定。每日贴敷10小时，15日为1个疗程。

［适应证］糖尿病前期属脾虚痰湿证。

［注意事项］过敏体质或对药物、辅料成分过敏者慎用，贴敷部位有创伤、溃疡者禁用，注意贴敷时间不宜过长，观察局部情况。

（2）非药物外治法

①针刺法

［处方］主穴：脾俞、胃俞、肝俞、章门、中脘、期门、至阳；配穴：太冲、合谷、足三里、阴陵泉、三阴交、丰隆、上巨虚、下巨虚等。

［操作方法］患者取仰卧位，各穴皮肤常规消毒，进针得气后行中等强度刺激的平补平泻手法，患者有酸麻胀痛感觉，留针 30 分钟。均针双侧，留针 30 分钟，每10 分钟行针 1 次。每次选 3~4 穴，每日或隔日 1 次，10 次为 1 个疗程。

［适应证］糖尿病前期脾胃壅滞、肝郁气滞证。

［注意事项］晕针者禁用；有凝血机制障碍者禁用；皮肤有感染、溃疡、瘢痕或肿瘤部位慎用；饥饿、饱食、醉酒、大怒、大惊、过度疲劳、精神紧张者，不宜立即进行针刺；体质虚弱，气血亏损者，其针感不宜过重；合并严重心肝肾功能障碍者慎用；妊娠、哺乳期妇女慎用。

②穴位埋线法

［处方］常用穴位：胃管下俞（胰俞）、三阴交、气海、关元、建里、中脘、足三里、肺俞、脾俞、肾俞、三焦俞。

［操作方法］使用羊肠线或其他可吸收线体对穴位进行植入，是在针灸经络理论的指导下，将医用羊肠线埋入相应穴位区域，经过多种因素持久、柔和地刺激穴位，达到疏通经络气血以治疗疾病的一种方法。

［适应证］糖尿病前期属脾虚痰湿证。

［注意事项］埋线后 6~8 小时内局部禁沾水，不影响正常的活动，局部出现微肿、胀痛或青紫现象是个体差异的正常反应，是由于局部血液循环较慢，对线体的吸收过程相对延长所致，一般 7~10 天即能缓解，不影响任何疗效。

③艾灸疗法

［处方］脾俞、章门、肾俞、足三里、三阴交、关元为主穴。肺热甚者加鱼际；胃热者加中脘；肾亏者加太溪。

［操作方法］采用艾条灸法以患者感觉局部温热能忍受为度，每次每穴灸 10~15 分钟，每日 2 次，10 天为 1 个疗程。

［适应证］糖尿病前期体弱乏力，属气阴两虚证。

［注意事项］避免烫伤皮肤。

④耳迷路刺激

［处方］取穴：迷走穴。

［操作方法］用乙醇棉球擦拭消毒皮肤。用耳迷走神经刺激仪电针耳甲部迷走穴。输出电流 1mA，脉冲频率 20Hz，脉冲宽度 ≤ 1ms，强度以忍受而不产生疼痛为度。刺激时间为每次 20 分钟，每日 2 次。12 周为 1 个疗程。

［适应证］糖尿病前期肝郁气滞证。

［注意事项］晕针者禁用；有凝血机制障碍者禁用；皮肤有感染、溃疡、瘢痕或肿瘤部位慎用；饥饿、饱食、醉酒、大怒、大惊、过度疲劳、精神紧张者，不宜立即进行针刺；体质虚弱，气血亏损者，其针感不宜过重；合并严重心肝肾功能障碍者慎用；妊娠、哺乳期妇女慎用。

⑤推拿

［处方］脾俞、胃俞、肝俞、肺俞、肾俞、胰俞、风市、阳陵泉、委中、承山、血海、足三里、三阴交等。

［操作方法］①操作者以按揉法依次施术于脾俞、胃俞、肝俞、肺俞、肾俞、胰俞穴，约 10 分钟。②拿揉双上肢肌肉，每侧约 5 分钟，配以手三阳手三阴经循经点按，以极泉、肩髃、曲池、手三里、内关、外关、合谷为主。③拿揉双下肢肌肉，每侧约 5 分钟，配以循经点按法，以风市、阳陵泉、委中、承山、血海、足三里、三阴交为主。④掌颤关元：采用掌振法操作于关元穴和小腹部 20 分钟。每周 3~5 次，6 周为 1 个疗程。

随证加减：①脾胃壅滞证者，加摩中脘、气海。②湿热蕴结证者，加按揉阴陵泉，掌擦法施于督脉和膀胱经。③脾虚痰湿证者，重按揉丰隆，拿按风池。④肝郁脾虚证者，点按太冲，搓胁肋。⑤气阴两虚证者，直推膻中，按揉太溪穴。

［适应证］糖尿病前期各证。

［注意事项］有凝血机制障碍者禁用；皮肤有感染、溃疡、瘢痕或肿瘤部位慎用；饥饿、饱食、醉酒、大怒、大惊、过度疲劳、精神紧张者，不宜立即进行推拿；体质虚弱，气血亏损者，其推拿手法不宜过重；合并严重心肝肾功能障碍者慎用；妊娠、哺乳期妇女慎用。

3. 成药应用

（1）金芪降糖片

［组成］黄连、黄芪、金银花。

［功能］清热化湿。

［适应证］糖尿病前期湿热蕴结证。

［用法］饭前半小时口服。一次 2~3 片，一日 3 次，12 周为 1 个疗程。

［注意事项］忌辛辣、生冷、油腻食物。

［出处］Trials，2010，11：27.

（2）参芪降糖颗粒

［组成］人参、黄芪、麦冬、覆盆子、天花粉、地黄、茯苓、枸杞、泽泻、五味子、山药等。

［功能］益气养阴，滋脾补肾。

［适应证］糖尿病前期气阴两虚证。

［用法］每次 1g，每日 3 次，4 周为 1 个疗程。疗效不显著或者治疗前症状较重者，每次可达 3g，每日 3 次。

［注意事项］有实热证禁用，待实热证退后可服用。

［出处］中西医结合杂志，2017，27（15）：92-93.

（3）津力达颗粒

［组成］人参、黄精、苍术、苦参、麦冬、地黄、何首乌、山茱萸、茯苓、佩兰、黄连、知母、淫羊藿、丹参、葛根、荔枝核、地骨皮。

［功能］益气养阴，健脾运津。

［适应证］糖尿病前期气阴两虚证。

［用法］每次 1 袋，每日 3 次，8 周为 1 个疗程。

［注意事项］暂无。

［出处］Front Endocrinol（Lausanne），2020，11（649）：1-9.

（4）天芪降糖胶囊

［组成］黄芪、天花粉、女贞子、石斛、人参、地骨皮、黄连（酒蒸）、山茱萸、墨旱莲、五倍子。

［功能］益气养阴，清热生津。

［适应证］糖尿病前期气阴两虚证。

［用法］每次 5 粒，每日 3 次，8 周为 1 个疗程。

［注意事项］暂无。

［出处］Diabetes Ther，2017，8（6）：1227-1242.

（5）参芪降糖胶囊

［组成］人参茎叶皂苷、五味子、黄芪、山药、地黄、覆盆子、麦冬、茯苓、天花粉、泽泻、枸杞子。

［功能］益气养阴。

［适应证］糖尿病前期气阴两虚证。

［用法］每次 3 粒，每日 3 次，4 周为 1 个疗程。疗效不显著或者治疗前症状较重者，每次可达 8 粒，每日 3 次。

［注意事项］暂无。

［出处］泸州医学院学报，2014，37（6）：569-573.

（6）糖脉康颗粒

［组成］黄芪、地黄、赤芍、丹参、牛膝、麦冬、黄精等。

［功能］养阴清热、益气固肾。

［适应证］糖尿病前期气阴两虚证。

［用法］每次 1 袋，每日 3 次。

［注意事项］暂无。

［出处］中国中医药信息杂志，2010，17（2）：8-9.

（7）天麦消渴片

［组成］五味子、麦冬、天花粉、吡考啉酸铬等。

［功能］滋阴，清热，生津。

［适应证］糖尿病前期气阴两虚证。

［用法］第1周每次2片，每日2次，之后每次1~2片，每日2次。

［注意事项］暂无。

［出处］Trials，2017，18（1）：297.

（四）医家诊疗经验

1. 仝小林

仝小林教授认为IGR阶段，以"中满内热"为主，治法用大量苦寒之药清热，同时当重用消导之药，对症治之。仝小林教授治疗此病，灵活变通，遣方用药。他将本病分为以下几个证型：①肝胃郁热证治用开郁清热法，方用大柴胡汤为主方加减。②肝阳上亢证：治用平抑肝阳法，方用天麻钩藤饮为主加减。③痰浊内阻证：治用消膏降浊法，方用小陷胸汤加减。④胃肠实热证：治疗以泄腑通浊法，方用大黄黄连泻心汤为基础方加减。⑤脾虚胃热证：治用辛开苦降法，方用泻心汤类方加减。⑥腑实瘀滞证：治用通腑活血法，方用桃核承气汤加减。⑦湿热阻络证：治用清热利湿法，方用三仁汤加减。

2. 庞国明

庞国明教授等将66例IFG患者按照随机、对照、单盲的方法分组进行干预治疗，治疗组和对照组各30例，对照组给予合理饮食、运动、心理疗法，治疗组给予自拟茶方"六仙饮"（葛根、丹参、麦冬、西洋参等），每日1袋，代茶饮，频服，3个月为1个疗程，共观察1个疗程。结果：六仙饮能显著改善IGR患者的临床症状，

"六仙饮"具有促进胰岛素分泌的功能，可减轻胰岛素抵抗，降低血糖、血脂，对IGR有较好的干预作用，能延缓或阻止2型糖尿病的发生、发展；安全有效，可行性强，值得临床推广应用。

五、预后转归

糖尿病前期标志着发生糖尿病的风险增高，每年有5%~10%的糖尿病前期患者转变进展为糖尿病。糖尿病将大大增加心脑血管疾病风险，以及糖尿病肾病、视网膜病变、神经病变等慢性并发症发生风险。研究显示，高血糖的损害在糖尿病诊断之前就已经发生，并与肿瘤、痴呆、抑郁等疾病风险增高相关。

六、预防调护

（一）预防

糖尿病前期是在糖尿病筛查中发现的。因此，易于发现糖尿病高危人群的医疗机构和医务工作者应承担起糖尿病筛查的责任。主要途径有以下三种。

1. 基层医疗机构

落实健康中国的国家战略，基层医疗机构已成为糖尿病防治的第一道关口。《国家基本公共卫生服务规范（第三版）》指出，乡镇卫生院、村卫生室、社区卫生服务中心（站）要通过本地区社区卫生诊断和门诊服务等途径筛查和发现2型糖尿病患者，掌握辖区内居民2型糖尿病的患病情况。在此过程中发现存在糖尿病高危因素的人群，主动对其开展糖尿病筛查。其中对糖尿病患者的一级亲属开展糖尿病筛查是基层医疗机构的独特优势。

2. 体检机构

将糖尿病风险评估纳入常规体检项目；对健康体检中发现的血糖异常患者进一步行血糖检测。

3.糖尿病高危人群可能就诊的相关科室

内分泌科、心内科、老年科、精神科、妇产科等。应针对存在肥胖、高血压、血脂异常、多囊卵巢综合征、长期服用抗精神病/抗抑郁药物、老龄等糖尿病高危因素的患者开展糖尿病筛查。对糖尿病前期患者需进行积极有效的干预和管理。

（二）调护

1.健康教育

教育内容非常广泛，贯穿于整个防治过程。通过教育使患者了解治疗不达标的危害性，掌握饮食和运动的方法与实施，血糖的监测、自我保健的重要性和必要性等。

2.心理护理

人的心理状态、精神情绪对保持健康、预防疾病发生、疾病预后等发挥着重要作用。情志过激，超越生理调节限度，使脏腑、阴阳、气血功能失调，气机升降失司，可诱发疾病，或使疾病加重或恶化。"喜则气和志达，营卫通利"，保持精神愉悦，正气旺盛以利战胜疾病。

3.茶疗

（1）健脾消瘅茶

［功能］健脾祛湿。

［适应证］糖尿病前期脾虚痰湿证。

［常用药］党参、山药各15g，山楂、决明子、荷叶、佩兰、玫瑰花各10g。

［制作方法］以上中药磨粉。

［服用方法］每天泡茶饮服，每次20g，2~3次/天，12周为1个疗程。

［出处］山西中医，2018，34（5）：40-41.

（2）益气生津袋泡茶

［功能］益气生津。

［适应证］糖尿病前期气阴两虚证。

［常用药］西洋参、麦冬、玉竹、石斛、枸杞子各10g，玄参6g，砂仁3g。

［制作方法］以上中药磨粉制成袋泡茶，每袋5g。

［服用方法］每天泡茶饮服，每袋以150ml开水浸泡20分钟，每次1袋，每天2~3次，16周为1个疗程。

［出处］北京中医药，2020，39（7）：750-751.

4.茶疗+食疗

（1）处方一

［处方］山楂、绞股蓝各30g，茯苓30g，泽泻、佩兰各10g，猪胰1具。

［治法］健脾利湿。

［适应证］糖尿病前期脾虚痰湿证。

［制作方法］山楂、绞股蓝泡开水；茯苓、泽泻、佩兰、猪胰煲汤。

［食用方法］每天泡开水代茶饮；煲汤分2餐吃，按量食用，24周为1个疗程。

（2）处方二

［处方］荷叶、玉米须、桑叶各10g，绿豆10g，赤小豆、薏苡仁各50g，猪胰1具。

［治法］清热利湿。

［适应证］糖尿病前期湿热蕴结证。

［制作方法］荷叶、玉米须、桑叶泡开水；绿豆、赤小豆、薏苡仁、猪胰煲汤。

［食用方法］每天泡开水代茶饮；煲汤分2餐吃，按量食用，24周为1个疗程。

［出处］成都中医药大学学报，2012，35（1）：26-27，30.

七、专方选要

1.清身降糖颗粒

［组成］半夏、荷叶、大黄、黄连、鬼箭羽、桃仁、罗布麻、钩藤、三七粉。

［功能］行气导滞。

［适应证］糖尿病前期脾胃壅滞证。

［用法］每次1袋，每日3次，开水冲服。

［出处］中医临床研究，2013，5（1）：20-21.

2.糖脂平胶囊

［组成］黄连、葛根、桑白皮、大黄、丹参。

［功能］清热化湿。

［适应证］糖尿病前期湿热蕴结证。

［用法］每次 1~2 粒，每日 3 次，口服。

［出处］Am JChin Med，2013，41（1）：21–32.

3. 参术调脾颗粒

［组成］党参、山药、白术、茯苓、陈皮等。

［功能］健脾祛湿化痰。

［适应证］糖尿病前期脾虚痰湿证。

［用法］每次 1~2 粒，每日 3 次，口服。

［出处］Am JChin Med，2013，41（1）：21–32.

4. 消糖七味饮

［组成］人参、生地黄、枸杞子、白术、陈皮、三七、丹参。

［功能］益气养阴。

［适应证］糖尿病前期气阴两虚证。

［用法］每日 1 剂，水煎服。

［出处］河南中医，2017，37（11）：1956–1960.

5. 健脾清化方

［组成］黄芪、黄精、太子参、黄连、黄芩、葛根。

［功能］益气养阴清热。

［适应证］糖尿病前期气阴两虚证。

［用法］每日 1 剂，水煎服。

［出处］时珍国医国药，2010，21（7）：1674–1675.

八、研究进展

（一）中医研究进展

在古代医集的记载中并没有 IGR 这个病名，古代医家将其归属于"脾瘅"范畴。最早在《内经》中，就有"脾瘅""消瘅"等的记载。此后众多医者对脾瘅众说纷纭，森立之在《素问考注》中说："脾喜燥恶湿，肥甘伤脾，而内热熏灼，所以名曰脾瘅。"《圣济总录》中亦认为"嗜食肥甘，令人内热而中满，久之转为消渴"。由此可见古代医家皆认为 IGR 即脾瘅。近代医家吕仁和教授等经过长期的临床实践认为"脾瘅"可以等同于西医学 IGR 的观点；高彦彬教授认为 IGR 应归属于中医学"脾瘅"范畴；糖尿病前期中医药循证临床实践指南中也将 IGR 归属于"脾瘅"范畴。

（二）西医研究进展

西医学认为，本病的发生主要与遗传因素、环境因素、年龄因素、种族因素、生活方式等因素密切相关。其主要诱因包括肥胖、体力活动过少和应激。应激包括紧张、劳累、精神刺激、外伤、手术、分娩、其他重大疾病，以及使用升高血糖的激素，等等。由于上述诱因，患者的胰岛素分泌能力及身体对胰岛素的敏感性逐渐降低，血糖升高，导致糖尿病的发生。近年来随着科技进步，研究方向越来越多，关于糖脂毒性、炎性反应、氧化应激等作用于糖调节受损机制愈发被关注，有大量的文献报道从分子流行病学方面阐明糖尿病的发病与糖尿病的候选基因以及相关蛋白表达有关。

主要参考文献

［1］刘妍，常丽萍，高怀林，等. 糖调节受损的中西医药物治疗研究进展［J］. 天津中医药，2019，36（11）：1141–1144.

［2］车奎，赵世华，谭晓俊，等. 山东沿海居民糖尿病及糖调节受损患病率 10 年变迁研究［J］. 中华内分泌代谢杂志，2017，33（6）：473–478.

［3］何连祥，胡永华. 不同人种/种群糖调节受损与危险因素的关系——基于 NHANES 2013–2014 的分析［J］. 糖尿病新世界，2018（21）：18–20.

［4］罗光成，易婷婷，柴震，等. 川东北地

区体检人群糖尿病和糖调节受损的流行率分析［J］. 国际检验医学杂志，2015，36（4）：480-484.

［5］庞国明，闫镛，朱璞，等. 纯中药治疗2型糖尿病（消渴病）的临床研究［J］. 世界中西医结合杂志，2017，12（1）：74-77.

［6］中华医学会内分泌学分会，中华医学会糖尿病学分会，中国医师协会内分泌代谢科医师分会，等. 中国成人糖尿病前期干预的专家共识［J］. 中华内分泌代谢杂志，2020，36（5）：371-380.

［7］Li Y，Teng D，Shi X，et al. Prevalence of diabetes recorded in mainland China using 2018 diagnostic criteria from the American Diabetes Association：national cross sectional study［J］. BMJ，2020，369（997）：1-11.

［8］方朝晖，赵进东，石国斌，等. 脾瘅（糖尿病前期）中医综合防治方案及其临床研究［J］. 天津中医药，2014，31（10）：583-587.

［9］尤良震，于东东，方朝晖，等. 基于循证中医药学的糖尿病前期临床研究探析［J］. 中华中医药杂志，2020，35（3）：1343-1346.

［10］陈耀龙，李幼平，杜亮，等. 医学研究中证据分级和推荐强度的演进［J］. 中国循证医学杂志，2008，8（2）：127-133.

［11］左舒颖，倪青. 2型糖尿病病证结合治疗体会［J］. 北京中医药，2017，36（6）：537-540.

［12］宋丽燕，王怀颖. 低频电脉冲治疗仪治疗消渴病的临床观察［J］. 临床医药文献电子杂志，2019，76：47，52.

［13］Huang F，Dong J，Kong J，et al. Effect of transcutaneous auricular vagus nerve stimulation on impaired glucose tolerance：a pilot randomized study［J］. BMC Complement Altern Med，2014，203（14）：1-8.

［14］刘焰刚，李爱儒，康敏. 推拿对糖耐量降低的临床干预报告［J］. 中国中医药信息杂志，2004，11（8）：725.

［15］嵇加佳，杨圣楠，楼青青，等. 中医经络按摩对糖尿病前期患者的作用效果［J］. 湖南中医药大学学报，2018，38（2）：160-164.

［16］李娜，美娜，贺红梅. 健脾消瘅茶干预对糖尿病前期脾虚痰湿型患者胰岛功能的影响［J］. 山西中医，2018，34（5）：40-41.

［17］佟丽，仇盛蕾. 益气生津袋泡茶在气阴两虚型糖尿病前期患者中的应用效果［J］. 北京中医药，2020，39（7）：750-75.

［18］张利民，谭毅，黄伟，等. 中医辨体施膳对糖尿病前期糖脂代谢的影响［J］. 成都中医药大学学报，2012，35（1）：26-27，30.

［19］庞国明，陈丹丹. 六仙饮干预糖调节受损的临床观察［D］. 河南中医药大学，2016.

第六章　糖尿病

第一节　1型糖尿病

1型糖尿病（T1DM）是由易感基因与环境因素共同作用，导致胰岛 β 细胞破坏，终身依赖胰岛素治疗的内分泌代谢性疾病。T1DM 多发于儿童和青少年，可分为自身免疫性 T1DM 及特发性 T1DM。前者的胰岛自身抗体多为阳性，提示病因可能是自身免疫反应破坏胰岛 β 细胞所致，多以酮症或酮症酸中毒起病。此外，尚有一类缓慢起病的成人隐匿性自身免疫糖尿病（latent autoimmune diabetes in adults，LADA），在病因上亦属于自身免疫性 T1DM，但由于患者起病年龄及临床表现均与 2 型糖尿病相似，因此易被误诊。特发性 T1DM 的病因尚不明确。虽然我国 T1DM 发病率较低，但由于人口基数大及发病率逐年增加，加之其临床结局不良及疾病负担严重，我国 T1DM 已成为重大公共卫生问题之一。

T1DM 根据其临床表现，可归属于中医学"消渴病"范畴。

一、病因病机

（一）西医学认识

糖尿病的病因和发病机制极为复杂，至今未完全阐明。T1DM 绝大多数是自身免疫性疾病，遗传因素和环境因素共同参与其发病。某些外界因素（如病毒感染、化学毒物和饮食等）作用于有遗传易感性的个体，激活 T 淋巴细胞介导的一系列自身免疫反应，引起选择性胰岛 β 细胞破坏和功能衰竭，体内胰岛素分泌不足进行性加重，最终导致糖尿病。近年来证实，随着

儿童青少年超重和肥胖发病率的升高，部分 T1DM 也存在胰岛素抵抗，后者在 T1DM 的发病和（或）加速病情恶化中也起一定作用。T1DM 的发病环节和临床表现具有高度异质性。

（二）中医学认识

1. 病因

先天禀赋不足、饮食不节、情志失调、外感六淫、劳欲过度等为 T1DM 发生的主要原因。对于 T1DM 而言，先天禀赋不足为内因，饮食不节、情志失调、外感六淫、劳欲过度为外因，内外因相合而致本病。

（1）先天禀赋不足　《灵枢·五变》云："五脏皆柔弱者，善病消瘅。"《灵枢·邪气脏腑病形》云："心脉……微小为消瘅，滑甚为善渴""肺脉……微小为消瘅""肝脉……小甚为多饮，微小为消瘅"。《外台秘要》谓"三消者，本起于肾虚"。小儿肺脾肾脏本不足，加之后天失养，易致消瘅。《灵枢·本脏》中有"心脆则善病消瘅热中""肺脆则苦病消瘅易伤""肝脆则善病消瘅易伤""脾脆则善病消瘅易伤""肾脆则善病消瘅易伤"的提法，进一步指明了五脏因先天禀赋不足，后天失养而衰弱时，可导致消渴病的产生。

（2）饮食不节　《素问·奇病论》曰："脾瘅……此人必数食甘美而多肥也，肥者令人内热，甘者令人中满，故其气上溢，转为消渴。"《素问·通评虚实论》曰："消瘅仆击……肥贵人，则高粱之疾也。"《素问·腹中论》曰："夫热中消中者，皆富贵人也，今禁高粱，是不合其心……"说明肥甘厚味可致脾胃积热内蕴、气机壅滞不通、谷消液耗而发消渴病。《素问·阴阳别

论》曰："二阳结，谓之消。"二阳结指胃及大肠俱热结也。胃肠热结多因饮食所伤，气结化热，烁耗阴液，遂发消渴。小儿脾常不足，饮食不节，易伤脾胃，多易发消渴。可见饮食失节与消渴发病关系之密切。

（3）情志失调 《灵枢·五变》曰："夫柔弱者，必有刚强，刚强多怒，柔者易伤也……怒则气上逆，胸中畜积，血气逆留，宽皮充肤，血脉不行，转而为热，热则消肌肤，故为消瘅。"说明情志失调，气血上逆，胸中蓄瘀，内热结滞，伤津耗液，可形成消渴病。郁和怒均可伤肝，肝气郁结，疏泄失常，运化不利，精微不布，故发为消渴；肝郁化火，下汲肾水，肾虚失固则尿多而甜；肝郁气滞血瘀，还与消渴病多种并发症有关。小儿心肝有余，青少年青春期情绪多变，均易情绪失调而至消渴。情志失调，不仅是诱发消渴病的重要因素，也是加重消渴病的重要条件。

（4）外感六淫 1型糖尿病发病前往往有上呼吸道的感染史，小儿脏腑娇嫩，且肺脾肾常不足，肺气虚，卫外不固，易受六淫邪气侵袭而发病。

（5）劳欲过度 房室不节，劳欲过度，肾精亏损，虚火内生，则火因水竭益烈，水因火烈而益干，终致肾虚肺燥胃热俱现，发为消渴。如《外台秘要·消渴消中》中说："房劳过度，致令肾气虚耗，下焦生热，热则肾燥，肾燥则渴。"

2. 病机

T1DM的病理性质为本虚标实，病理因素包括虚实两方面。属虚的病理因素主要有肾虚、阴虚；属实的病理因素主要有燥热、瘀血、痰浊。瘀血在糖尿病的病因病机中具有一定的相关性，肾气阴两虚系其发病之本，此后燥热内生，阴虚火旺；燥热化火津成痰，痰浊阻络、久患者络致瘀，痰瘀互结致变证丛生；消渴日久，渐伤正气，精气被夺，终至阴损及阳，阴阳两虚。

二、临床诊断

（一）辨病诊断

1. 诊断要点

符合西医学DM诊断标准。

（1）年轻起病（<20岁）、发病时"三多一少"症状明显或以酮症/酸中毒起病、起病时C肽水平低下并需要胰岛素治疗等临床表现是诊断T1DM的主要依据。

（2）所有疑诊患者均应给予胰岛素治疗，同时检测胰岛自身抗体和C肽水平，并进行随访；根据患者对胰岛素的依赖与否以及C肽的下降速度进行分型诊断。

（3）胰岛自身抗体是β细胞遭受免疫破坏的标志物，是诊断自身免疫性T1DM的关键指标。

（4）应对年龄<6月龄的患儿、有家族史或伴有如神经性耳聋、视神经萎缩等特殊症状的患者进行基因检测，以排除单基因突变所致的糖尿病。

（5）LADA在病因上属于免疫介导性T1DM的缓慢进展亚型；其临床表现、诊断和治疗均具特殊性。

2. 相关检查

（1）起病初期患者的胰岛功能 若起病1年内刺激后C肽<600pmol/L，应疑诊为T1DM，然后随访观察C肽的变化，进行最终分型。

（2）胰岛自身抗体 胰岛自身抗体是胰岛β细胞遭受免疫破坏的标志物，是诊断自身免疫性T1DM的关键指标，包括谷氨酸脱羧酶自身抗体（GADA）、蛋白酪氨酸磷酸酶自身抗体（IA-2A）、胰岛素自身抗体（IAA）、锌转运蛋白8抗体（ZnT8A）等。胰岛素治疗常致患者产生胰岛素抗体（IA），而目前常用的检测方法不能区分IA与IAA，因此IAA应用于糖尿病分型仅限于未用过胰岛素或胰岛素治疗2周以内的患者。目前已知的胰岛自身抗体中，以GADA的敏感性和特异性最高。推荐使用国际标准化的放射配体法进行检测，以确保较高的敏感性和特异性。我国新诊断经典T1DM人群GADA阳性率约为70%，联合检测IA-2A和ZnT8A可将阳性率进一步提高10%~15%；在检测GADA的基础上，再联合IA-2A和ZnT8A检测可将成人隐匿性自身免疫糖尿病（LADA）阳性率由6.4%提高至8.6%，可见胰岛自身抗体联合检测有助于提高T1DM的检出率。

（3）基因检测 T1DM为多基因遗传糖尿病，研究发现，T1DM的遗传度（遗传因素在疾病发生中所起作用的程度）为74%。迄今已鉴定出60余个T1DM易感基因位点，其中人类白细胞抗原（HLA）-Ⅱ类基因是主效基因，尤其是HLA-DR和HLA-DQ基因贡献T1DM遗传易感性的40%~50%。T1DM的HLA易感基因型存在种族差异。高加索人群T1DM患者易感基因型为DR3/DR4、DR3/DR3和DR4/DR4，而我国T1DM患者常见的HLA-Ⅱ类易感基因型为DR3/DR3、DR3/DR9和DR9/DR9。虽然HLA易感基因型并非T1DM的诊断标准，但它可以反映患者自身免疫发病风险，具有辅助诊断价值。因此，对疑诊T1DM且胰岛自身抗体阴性患者，有条件的医疗机构可进行HLA易感基因分型以帮助诊断。

（4）其他 上述用以协助分型诊断的胰岛自身抗体是胰岛β细胞遭受免疫破坏的体液免疫标志物，而抗原特异性T细胞才是破坏β细胞的效应细胞和真正"元凶"。研究发现，部分抗体阴性患者呈谷氨酸脱羧酶（GAD）65反应性T细胞阳性，提示细胞免疫和体液免疫联合检测可提高自身免疫性T1DM的诊断敏感度。因此，检测胰岛抗原特异性T细胞对T1DM具有诊断意义。可在有条件的医院（科研院所）使用固相酶联免疫斑点试验（ELISPOT）检测T细胞反应。

（二）辨证诊断

1型糖尿病辨证分型以病因病机为依据，强调望闻问切，收集四诊资料，辨证论治。根据目前对1型糖尿病相关证型的研究，结合临床实际，发现1型糖尿病患者常多种证候相兼出现，其中两种证候和三种证候相兼者所占比例较大，而以单纯虚证或单纯实证出现较少，虚实夹杂者多，证候复杂。

1. 肺热津伤证（上消）

临床证候：烦渴多饮，随饮随渴，口干舌燥，尿频量多，舌红少津，苔薄黄，脉洪数。

辨证要点：烦渴，口干，尿频，舌红少津，苔薄黄，脉洪数。

2. 胃热炽盛证（中消）

临床证候：多食易饥，形体消瘦，溲赤便秘。舌苔黄干，脉滑数。

辨证要点：多食，消瘦，舌苔黄干，脉滑数。

3. 肝肾亏虚证（下消）

临床证候：咽干口燥，尿频量多，浊如脂膏，目涩耳鸣，腰膝酸软，眼目昏花，手足麻木，胸脘胁痛，心烦失眠，舌红少津，苔少或薄白，舌体瘦，脉细或细数。

辨证要点：咽干，耳鸣，腰酸，心烦失眠，舌红少津，苔少或薄白，舌体瘦，脉细或细数。

4. 气阴两虚证

临床证候：尿频量多，疲乏无力，口干多饮，腰腿酸痛，舌质淡，苔薄白或少苔，脉细。

辨证要点：尿频，疲乏，口干，舌质淡，苔薄白或少苔，脉细。

5. 阴阳两虚证

临床证候：多饮多尿，浑浊如膏，乏力自汗，形寒肢冷，腰膝酸软，耳轮焦干，或浮肿少尿，或五更泻，阳痿或月经不调，舌淡苔白而干，脉沉细无力。

辨证要点：多尿，乏力，肢冷，五更泻，舌淡苔白而干，脉沉细无力。

三、鉴别诊断

（一）西医学鉴别诊断

1. 与T2DM相鉴别

对于部分糖尿病患者，其表型可能介于T1DM及T2DM之间，如起病年龄较大但BMI偏低，或者起病年龄较小但体型较肥胖的糖尿病患者，单用临床症状和血糖水平不能准确区分T1DM还是T2DM。尤其对于成年起病的T1DM患者，有超过40%的30岁后确诊为T1DM的患者最初被误诊为T2DM。过去观点认为酮症多发于T1DM，但现在也有部分T2DM患者易出现酮症，称为"酮症倾向的T2DM"，需要与T1DM相鉴别。这一类型的糖尿病患者在酮症纠正后胰岛功能可以恢复，不需要依赖胰岛素治疗。LADA被认为是一种缓慢进展的T1DM，临床表型介于T1DM和T2DM之间，早期容易误诊为T2DM，但由于具有自身免疫的特征，且胰岛功能进行性衰竭，在病因学上属于自身免疫T1DM的亚型。对于任何年龄阶段起病的患者，如快速（一般<3年）进展到需要依赖胰岛素治疗，则强烈提示T1DM的可能。因此，需综合起病年龄、起病方式、胰岛功能、有无肥胖、自身免疫因素和治疗方式等多方面来进行鉴别诊断。

2. 与单基因糖尿病相鉴别

单基因糖尿病是由于单个基因中一个或多个变异影响胰岛β细胞功能或胰岛素作用而导致血糖异常的一类糖尿病，占所有类型糖尿病的1%~5%，包括新生儿糖尿病、青少年发病的成人型糖尿病、线粒体糖尿病、自身免疫单基因糖尿病、遗传综合征单基因糖尿病、严重胰岛素抵抗单基因糖尿病及脂肪萎缩单基因糖尿病。由于单基因糖尿病发病年龄较早，故经常容易与T1DM混淆。我国最近一项调查研究提示，大约6%临床诊断的T1DM患者存在单基因糖尿病。基因检测是诊断单基因糖尿病的"金标准"，也有遗传风险评分（GRS）工具进行T1DM和单基因糖尿病鉴别的尝试。

3. 与未定型糖尿病相鉴别

未定型糖尿病是指完善了胰岛功能、胰岛自身抗体和基因检测等结果仍不能明确分型者，应注意与特发T1DM相鉴别。需要随访观察C肽变化及基因变异的意义进行综合判断。如诊断3年以上仍未确诊分型，可检测随机血清C肽水平（推荐在餐后5小时内）。C肽持续>600pmol/L强烈提示T2DM可能，可用其他降糖药物替代胰岛素治疗；C肽<200pmol/L或检测不到可确诊为T1DM。C肽水平为200~600pmol/L的患者，可继续随访，在病程达5年时再次进行C肽水平检测及分型评估。

（二）中医学鉴别诊断

与口渴症、瘿病的鉴别诊断见前。

四、临床治疗

（一）提高临床疗效的要素

1. 辨病位

消渴病的三多症状，往往同时存在，但根据其表现程度的轻重不同，而有上、中、下三消之分，及肺燥、胃热、肾虚之别。通常把以肺燥为主，多饮症状较突出者，称为上消；以胃热为主，多食症状较为突出者，称为中消；以肾虚为主，多尿症状较为突出者，称为下消。

2. 辨标本

本病以阴虚为主，燥热为标，两者互

为因果，常因病程长短及病情轻重的不同，而阴虚和燥热之表现各有侧重。一般初病多以燥热为主，病程较长者则阴虚与燥热互见，日久则以阴虚为主。进而由于阴损及阳，可见气阴两虚，并可导致阴阳俱虚之证。

3. 辨本证与并发症

多饮、多食、多尿和乏力、消瘦为消渴病本证的基本临床表现，而易发生诸多并发症为本病的另一特点。本证与并发症的关系，一般以本证为主，并发症为次。T1DM 患者，一般先见本证，随病情的发展而出现并发症。

（二）辨病治疗

1. 饮食治疗

糖尿病饮食治疗中的"总量控制"原则是指需针对患者每日所摄入的食物总能量进行控制，通过对食物能量摄入的控制可调控患者的体重，改善胰岛素敏感性，对饮食治疗效果起到决定性的作用。成年T1DM 患者基本能量的摄入水平按每千克理想体重 25~30kcal/d 计算，再根据患者的体型、体力活动量及应激状况等调整为个体化的能量推荐值。其中体力活动量和应激状况为影响实际能量消耗的两个主要因素。儿童T1DM 患者全日能量摄入的计算可采用下面公式，总热量（kcal）=1000 ＋年龄 ×（100~70）（括号中的系数 100~70 即 1~3 岁儿童按 100。3~6 岁按 90。7~10 岁按 80。大于 10 岁者按 70 分别计算）。

无论是成人 T1DM 还是儿童 T1DM 患者，当实际能量摄入与推荐能量摄入之间的数值存在较大差距时，均应采取逐步调整的方式使实际摄入量达到推荐摄入量；其中患者体重变化可作为其阶段性（3 个月）能量出入平衡判断的实用参考指标。

成年 T1DM 患者三大生热营养素占总能量的推荐比例与健康成年人基本相同；但减体重的糖尿病饮食因其总热量受到了更为严格的控制，其蛋白质所占总热量的比例可适当提高；糖尿病肾病患者的蛋白质提供比例宜相对偏低；学龄前儿童患者三大生热营养素的比例可参照同龄健康儿童膳食营养素参考摄入量执行；不推荐 T1DM 患者长期接受极低能量（＜ 800kcal/d ）的营养治疗，既不利于长期的体重控制，也很难达到均衡营养的要求。

2. 运动治疗

运动的原则为循序渐进、量力而行、持之以恒，在保证安全的前提下进行，要预防低血糖的发生。糖尿病患者可选择轻 - 中等或稍强度的有氧运动方式，轻度有氧运动包括购物、散步、做操及练太极拳、气功等；中度运动包括快走、慢跑、骑车、爬楼梯及练健身操等；稍强度运动包括跳绳、爬山、游泳、打球、跳舞等。糖尿病患者的运动强度以最大运动强度的 60%~70% 为宜，通常用心率或自身感觉来衡量运动强度。糖尿病患者运动强度应保持心率（次 /分 ）＝（220- 年龄 ）× 60%~70% 或运动时感觉全身发热、出汗，但非大汗淋漓。开始运动的时间一般在餐后 1.5 小时，每天至少 1 次；每次运动的时间为 30~60 分钟，包括正式运动开始前 5~10 分钟的热身运动及结束前的 10 分钟的整理运动，达到中等运动量的时间持续约 30 分钟；对尚无运动习惯的患者，缓慢逐步达到每天至少 30 分钟中度运动强度，若不能 1 次运动 30 分钟，可分次进行，每次 10~15 分钟。

3. 心理调节

定期评估患者及家属的社会心理问题，必要时采取心理行为干预。

4. 胰岛素治疗

由于胰岛素分泌绝对不足，T1DM 患者需终生胰岛素替代治疗以维持生命。推荐所有的 T1DM 患者采用强化胰岛素治疗方案。研究证实：通过强化胰岛素治疗，控制体重和自我管理教育等方式，可以降低患者多种慢性并发症的发生。常见的强化方案包括以下2种。

（1）基础加餐时胰岛素治疗　也称每天多次胰岛素注射方案（multiple dose insulin injections，MDI），是目前T1DM患者最常用的强化方案。根据正常人的胰岛素分泌模式，一般3餐前用短效胰岛素或胰岛素类似物，睡前用中效（有些患者需要早餐前也注射1次）或长效胰岛素或其类似物。

（2）持续皮下胰岛素输注（continuous subcutaneous insulin infusion，CSⅡ）　也称胰岛素泵治疗，是采用人工智能控制的胰岛素输入装置，通过持续皮下输注胰岛素的方式，模拟胰岛素的生理性分泌模式从而控制高血糖的一种胰岛素治疗方法。CSⅡ更有利于HbA_{1c}控制和生活质量的提高，减少严重低血糖的发生风险。CSⅡ治疗模式适合MDI控制不佳的T1DM，尤其是血糖波动大，反复发生酮症酸中毒，频繁的严重低血糖和（或）低血糖昏迷及"黎明现象"明显的患者。胰岛素泵治疗时可选用的胰岛素为短效胰岛素或速效人胰岛素类似物，NPH、长效以及预混胰岛素不能用于CSⅡ治疗。与MDI相比，CSⅡ的治疗相关花费明显增高。CSⅡ只有在有很好的糖尿病自我管理能力和有很强的良好控制糖尿病意愿的患者中使用才能发挥出其独特的优势。

（三）辨证治疗

1. 辨证论治

（1）肺热津伤证（上消）

［治法］清热润肺，生津止渴。

［方药］玉泉丸加减：天花粉、葛根、麦冬、太子参、茯苓、乌梅、甘草、黄芪。

［加减］烦渴不止，小便频数，脉虚数者，乃肺肾气阴亏虚，可用二冬汤加减；

鼻燥出血者，加丹皮、白茅根、墨旱莲、侧柏叶凉血止血；兼痈疽、疮疖者，可合五味消毒饮清热解毒；不寐者加珍珠母、磁石重镇安神。

（2）胃热炽盛证（中消）

［治法］清胃泻火，养阴生津。

［方药］玉女煎加减：生石膏、熟地黄、麦冬、知母、牛膝。

［加减］口舌生疮者，加淡竹叶、莲子心清心泻火；消谷善饥者，加玉竹；肝胃郁热，心烦易怒者，加龙胆草、栀子清肝泻火；大便秘结者，可合增液承气汤润燥通腑。

（3）肝肾亏虚证（下消）

［治法］滋补肝肾。

［方药］一贯煎合六味地黄丸：熟地黄、生地黄、当归、枸杞子、沙参、麦冬、川楝子、山茱萸、山药、泽泻、牡丹皮、茯苓。

［加减］两足痿软者，加牛膝、杜仲、续断补肝肾，强筋骨；足跟痛者，加青黛、木瓜；腰腿疼者，加鸡血藤、桑寄生；手足麻木者，加水蛭、地龙、全蝎搜风剔络；眼目昏花者，加密蒙花、谷精草、女贞子、决明子养肝明目；五心烦热、颧红者，加黄柏、知母滋阴降火；自汗盗汗明显者，加麻黄根、浮小麦、煅牡蛎、五味子止汗敛阴；大便秘结者，加火麻仁、郁李仁、瓜蒌仁润肠通便。

（4）气阴两虚证

［治法］益气养阴。

［方药］益气养阴调糖饮：太子参、黄芪、生地、山茱肉、炒山药、苍术、白术、泽泻、丹参、茯苓、炒枳壳、麦门冬、升麻。

［加减］乏力明显者，加大生黄芪用量；盗汗者加仙鹤草。

（5）阴阳两虚证

［治法］温阳育阴。

［方药］金匮肾气丸：熟地黄、山茱萸、山药、肉桂、炮附子、茯苓、丹皮、泽泻。

［加减］夜尿多者，加五味子、益智仁、桑螵蛸、覆盆子益肾收摄；小便频数、色白体羸者，为真阳亏虚，宜加补骨脂、鹿茸温助元阳；浮肿、小便不利者，合五苓散利水渗湿、温阳化气；体倦乏力者，加党参、黄芪、黄精补益正气；阳痿者，加仙茅、淫羊藿、阳起石助壮阳起痿；冲任虚寒、寒凝血滞所致的闭经、痛经，加当归、川芎、小茴香活血温经散寒。

2.外治疗法

（1）药物外治法

中药足浴

［处方］凤仙透骨草、桂枝、艾叶、木瓜、苏木、红花、乳香、没药。

［操作方法］上药加水3000ml，煎水去渣，倒入套有一次性袋子的熏洗木桶或足浴器内，放上熏药支架并检查其稳固性，将熏洗部位置于支架上，用治疗巾或治疗单覆盖，测量水温38~40℃时，将双足浸入药液中20~30分钟，每日1次。

［适应证］1型糖尿病证属肝肾亏虚者。

［注意事项］水温要适宜，在足浴之前，应由他人为患者测试水温。足浴时间一般以20分钟左右为宜，不宜超过30分钟。若患者足部有感染、皮肤破溃、外伤则不宜采用中药足浴。在治疗过程中，若患者出现水疱、呼吸困难等不适，应立即停止足浴，由医护人员评估并及时处理。

（2）非药物外治法

1）针刺

［处方］主穴多取肺俞、脾俞、胰俞、肾俞、足三里、太溪；配穴按中医"消渴"病辨证，上消配少商、膈俞、心俞；中消配中脘、内关、三阴交、胃俞；下消配关元、复溜、水泉、命门等。

［操作方法］采用中强度刺激，以得气为度。均针双侧，留针30分钟，每10分钟

行针1次。每次选3~4穴，每日或隔日1次，10次为1个疗程。

［适应证］1型糖尿病证属肺热津伤、胃热炽盛、肝肾亏虚者均可应用。

［注意事项］患者应避免过饥或过饱时行针刺治疗，以防出现晕针情况。

2）中频脉冲电治疗

［处方］脾俞、期门、足三里、三阴交、关元。

［操作方法］患者平躺于治疗床上，暴露相关穴位，操作者将磁疗贴置于相应穴位，接通电源，调节治疗强度，治疗时间为32分钟，每日1次，14天为1个疗程。

［适应证］1型糖尿病证属气阴两虚者。

［注意事项］注意根据患者适应性调整电流大小，避免产生不适。皮肤破损、有心脏疾患者禁用。

3）耳穴埋豆法

［处方］主穴：胰胆、糖尿病点、内分泌、皮质下、缘中；配穴：脾、胃、肝、肺、神门、肾上腺、交感、渴点、饥点、三焦。

［操作方法］主穴每次选取3~4穴，配穴选择1~2穴，操作者对患者进行耳穴探查，然后找出阳性反应点，然后以酒精棉球轻擦消毒，左手手指托持耳廓，右手用镊子夹取割好的方块胶布，胶布中心粘上准备好的药豆，对准穴位紧贴压其上，并轻轻揉按1~2分钟。每次以贴压5~7穴为宜，每日按压3~5次，隔1~3天换1次，两组穴位交替贴压。两耳交替或同时贴用。10次为1个疗程，疗程间隔3~5天。

［适应证］1型糖尿病证属阴阳两虚、2型糖尿病及其并发症者。

［注意事项］①严重心脏病患者不宜用，更不宜采用强刺激。②严重器质性疾病及伴有高度贫血者禁用。③外耳患有显著炎症，如湿疹、溃疡、冻疮破溃等情况禁用。

3. 成药应用

（1）天芪降糖胶囊

［组成］黄芪、天花粉、女贞子、石斛、人参、地骨皮、黄连（酒蒸）、山茱萸、墨旱莲、五倍子。

［功能］益气养阴，清热生津。

［适应证］消渴之气阴两虚证。症见倦怠乏力，口渴喜饮，五心烦热，自汗，盗汗，气短懒言，心悸失眠。

［用法］每次1.6g，口服，每日3次。

［出处］中华医学会糖尿病学分会.中国2型糖尿病防治指南（2020年版）［J］.中华内分泌代谢杂志，2021，04：311-398.

（2）参芪降糖颗粒

［组成］人参茎叶皂苷、五味子、黄芪、山药、地黄、覆盆子、麦冬、茯苓、天花粉、泽泻、枸杞子。

［功能］益气养阴，滋脾补肾。

［适应证］消渴之气阴两虚证。

［用法］1次3片，口服，1日3次。1个月为1个疗程，效果不显著或治疗前症状较重者，每次用量可达8片，每日3次。

［出处］中华医学会糖尿病学分会.中国2型糖尿病防治指南（2020年版）［J］.中华内分泌代谢杂志，2021，04：311-398.

（四）医家诊疗经验

岳仁宋教授立足小儿"脾常不足，肾常虚"的理论，认为青少年及儿童糖尿病由脾肾不足，脏腑虚弱，浊邪内蕴而致，以补肾健脾为治法，予参芪地黄汤加减治疗，不仅能有效控制血糖，而且能减少降糖药物用量，效果颇佳。

五、预后转归

我国是世界上1型糖尿病发病率最低的国家之一，但由于我国的人口基数大，因此我国T1DM的绝对人数仍是一个庞大的人群。T1DM多见于青少年，他们自我管理能力差，各种急、慢性并发症发生率高。尤其在胰岛素问世之前，患者从发病到死亡的时间常不足1年。胰岛素问世后，患者生命得以大大延长。如在著名的美国Joslin糖尿病中心50年患病研究中，招募的351例T1DM患者的平均年龄为67.5岁，平均病程达到了56.5年。但同时我们也应看到，T1DM的治疗在取得巨大进步的同时也面临着巨大挑战：从全球范围来看，多数患者血糖控制不达标，血糖波动大，低血糖风险高，发生糖尿病并发症的风险依旧存在，糖尿病并发症仍是严重危害1型糖尿病患者身体健康的主要问题。我国由于缺乏规范的治疗管理方案，患者血糖控制差，并发症发生率高，与发达国家的控制情况相比存在较大差距，对患者、家庭和社会都造成沉重负担。

翁建平教授牵头的中国1型糖尿病研究组耗时5年，对我国1型糖尿病全人群发病率进行了研究。该研究确认了5018例新发1型糖尿病患者，其中1239名患者为0~14岁，1799名患者在15~29岁，1980名患者≥30岁；≥20岁的患者约占65.3%；2755名患者（54.9%）为男性。研究显示：全年龄段发病率为每年0.93/10万人年，15岁以下儿童发病率为1.90/10万人，15~29岁人群发病率为每年1.02/10万人，30岁及以上人群发病率为每年0.51/10万人。1型糖尿病的发病高峰在10~14岁，但是成年人比重大，因此成年发病的患者占比大，估计全国每年新增超过13000例1型糖尿病患者，其中超过9000例为15岁以上的成年人。儿童1型糖尿病发病率与纬度相关。纬度越高的地区15岁以下儿童1型糖尿病发病率越高，15岁以上的人群中未观察到该现象。调查人群诊断时急性并发症比例高，调查人群诊断后半年内糖尿病酮症酸中毒发病率高达40.1%。

我国1型糖尿病的治疗水平在不断提高，但患者诊疗状况不容乐观，突出表现为：对疾病缺乏认知，血糖控制差、并发症多；长期存活者少；接受糖尿病教育机会少；经济负担重，在升学、就业中遭遇阻力等。因此，1型糖尿病的防治工作仍然任重道远。

六、预防调护

（一）预防

1. 一级预防

对T1DM的一级预防研究目前主要包括饮食因素方面的研究，集中在牛乳蛋白、谷物蛋白、omega-3脂肪酸及维生素D_3等方面。尽管研究者期望在一级预防方面取得进展，但一级预防相关研究尚处于探索阶段，无明确定论。

2. 二级预防

T1DM二级预防的主要目标人群是T1DM患者的亲属，较一级预防目标更明确，其主要目的是阻滞患者自身免疫进程，防止临床发病。目前主要包括以下大型研究 DPT-1（diabetes prevention trial-type 1 diabetes）、ENDIT（the euopean nicotinamide diabetes intervention trial）以及 DENIS（the deutsche nicotinamide intervention study）研究等，这些研究分别从胰岛素、烟酰胺等角度观察这几类因素对患者自身免疫反应进程的影响，进而探索对T1DM进程起阻滞作用的因素。尽管这些大型研究未能预防T1DM的发病，但证实了T1DM二级预防的可实施性。我们需要发现新的治疗方法以预防或延缓T1DM的发生。

3. 三级预防

T1DM的三级预防就是强调糖尿病的规范治疗和管理、加强血糖控制、保护残存的β细胞功能，减少T1DM患者并发症的发生、降低致残率和死亡率。三级预防的主要对象是T1DM患者，尤其是新发病的患者。

（二）调护

1. 饮食护理指导

T1DM患者的饮食要合理安排，每日热量只需满足身体必须需要即可，无需过多摄入，体重过重患者则应限制热量的摄入。糖类食物的摄取应个体的摄取量，不可过多，应限制精制糖的摄入。糖尿病患者可以多食含有纤维素的食物，因为增加纤维素的摄入量能降低餐后血糖，但过多高纤维素饮食易致腹胀不适，影响矿物质的吸收，对不适患者要控制粗纤维的摄入量。患者对蛋白质要求要注意，推荐糖尿病患者每日摄入蛋白质占总热量的10%~20%为宜。糖尿病患者每日摄入脂肪量可占食物总量的30%左右。

2. 药物的护理指导

T1DM患者对胰岛素依赖，护理工作者一定要教会患者胰岛素注射方法、部位等，嘱咐患者根据血糖情况及时与医师沟通。

3. 运动护理指导

糖尿病患者要有选择性地运动，但应避免爬高和潜水。每次和每天的运动量不可过大，时间不可过长，1小时为宜，也不可参加一些剧烈运动，一定要根据自身体质选择适当的运动方式，确定运动强度，确保运动安全。

4. 心理护理指导

T1DM为一种终身性慢性病，患者需求长期接受治疗来对病情的进展进行控制。因此，在长期的治疗过程中，患者极易产生焦虑、抑郁等不良心理。因此必须加强对该类患者的心理特点进行全面分析，并积极对患者实施针对性心理护理。只有这样才能有效缓解患者不良心理，促使其治疗依从性得到有效提高。

七、研究进展

目前T1DM的发病机制并未完全阐明。

最为人熟知的机制是自身免疫的破坏，即胰岛细胞受到自身免疫系统的攻击而减少或损伤，从而导致一系列不可逆的破坏。随着研究的深入发现，T1DM 与 T2DM 患者的发病特点越发相似，甚至部分 T1DM 患者表现为"双重糖尿病"。T1DM 发病机制的新理论包括：胰岛素抵抗、肥胖、PD-1/PD-Ls 途径。随着技术的革新和对 T1DM 研究的深入发现，减重手术和干细胞疗法也为 T1DM 的治疗提供了新的研究方向和思路。

主要参考文献

[1] 葛均波，徐永健，王辰，等. 内科学［M］. 北京：人民卫生出版社，2018：726.

[2] 中国 1 型糖尿病诊治指南［J］. 中华糖尿病杂志，2022，14（11）：1143-1250.

[3] 中华中医药学会. 糖尿病中医防治指南［M］. 北京：中国中医药出版社，2007：1.

[4] 周智广. 中国 1 型糖尿病诊治指南［M］. 北京：人民卫生出版社，2012：28-32.

[5] 苏艳文. 穴位注射甲钴胺治疗糖尿病周围神经病变 30 例疗效观察［J］. 天津药学，2009（3）：51-52.

[6] 中华医学会糖尿病学分会. 中国 2 型糖尿病防治指南（2020 年版）［J］. 中华内分泌代谢杂志，2021（4）：311-398.

[7] 刘天一，冯皓月，岳仁宋. 岳仁宋治疗青少年及儿童糖尿病经验［J］. 湖南中医杂志，2020，36（6）：25-26.

[8] 乔月，刘煜. 1 型糖尿病三级预防研究进展［J］. 中国医学前沿杂志（电子版），2013（11）：16-19.

[9] 艾虹. 浅谈 1 型糖尿病早期预防与护理指导［J］. 糖尿病新世界，2015（3）：189.

[10] 刘鲁豫，刘爱霞. 1 型糖尿病的发病机制与治疗的新进展［J］. 医学综述，2019，25（22）：4504-4508.

第二节　2 型糖尿病

糖尿病（diabetes mellitus，DM）是由于遗传因素和环境因素长期相互作用所引起的胰岛素分泌不足或作用缺陷，同时伴有胰高血糖素不适宜增高的双激素病，以血液中葡萄糖水平升高为生化特征，以多饮、多食、多尿、消瘦、乏力等为临床特征的代谢紊乱综合症候群。其可分为原发性糖尿病和继发性糖尿病。原发性 DM 又分为 1 型糖尿病（T1DM）和 2 型糖尿病（T2DM））。其中 T2DM 为胰岛素不足伴抵抗，在 DM 患者中 90% 以上为 T2DM，按其自然过程分为 DM 前期、DM 期与慢性并发症期。在世界医学史中，中医学对本病认识最早，且论述甚多，据近三年的中医药治疗糖尿病临床研究及其不同阶段、不同临床表现，分别归属于中医学的"脾瘅病""消渴病""上消病""中消病""下消病"等范畴。

一、病因病机

（一）西医学认识

西医学目前对本病的病因和发病机制认识仍然不足，认为本病主要是由遗传因素和环境因素共同作用所引起的多基因遗传性复杂病。

1. 遗传因素

同卵双生子中 T2DM 的同病率接近 100%，但起病和病情进程则受环境因素的影响而变异甚大。其遗传特点为：①参与发病的基因很多，分别影响糖代谢有关过程中的某个中间环节，而对血糖值无直接影响。②每个基因参与发病的程度不等，大多数为次效基因，可能有个别为主效基因。③每个基因只是赋予个体某种程度的易感性，并不足以致病，也不一定是致病所必需。④多基因异常的总效应形成遗传易感性。现有资料显示：遗传因素主要影响β细胞功能。

2. 环境因素

环境因素主要包括年龄增长、现代生活方式、营养过剩、体力活动不足、子宫内环境以及应激、化学毒物等。特别是肥胖，尤其是中心性肥胖，与胰岛素抵抗和T2DM的发生密切相关。

3. 胰岛素抵抗和β细胞功能缺陷

β细胞功能缺陷导致不同程度的胰岛素缺乏和组织（特别是骨骼肌和肝脏）的胰岛素抵抗是T2DM发病的两个主要环节。不同患者其胰岛素抵抗和胰岛素分泌缺陷在发病中的重要性不同，同一患者在疾病进程中两者的相对重要性也可能发生变化。在存在胰岛素抵抗的情况下，如果β细胞能代偿性增加胰岛素分泌，则可维持血糖正常；当β细胞功能无法代偿胰岛素抵抗时，就会发生T2DM。

4. 胰岛α细胞功能异常和胰高血糖素样肽–1（GLP–1）分泌缺陷

胰岛中α细胞分泌胰高血糖素，在保持血糖稳态中起到重要作用。而T2DM患者由于胰岛β细胞数量明显减少，α、β细胞比例显著增加，另外α细胞对葡萄糖敏感性下降，从而导致胰高血糖素水平升高，肝糖输出增加。T2DM患者负荷后GLP–1的释放曲线低于正常个体；提高T2DM患者GLP–1水平后，可观察到葡萄糖依赖性的促胰岛素分泌和抑制胰高血糖素分泌，并可恢复α细胞对葡萄糖的敏感性。

（二）中医学认识

1. 病因

五脏柔弱、五志过极、饮食失节、过食药石、劳逸失度等为T2DM发生的主要病因。相对而言，五脏柔弱为内因，五志过极、饮食失节、过食药石、劳逸失度为外因，内外因相合而致本病。

（1）五脏柔弱 《灵枢·五变》云："五脏皆柔弱者，善病消瘅。"说明五脏虚弱是引起T2DM的基本前提。古人认为此病多为先天禀赋不足，加之后天失养所致，与西医学认为T2DM与遗传因素相关的理论具有相通之处。

五脏脆弱是引起该病的主要原因之一，正如晋代皇甫谧在《针灸甲乙经》中所云："心脆则善病消瘅热中……肺脆则善病消瘅易伤……肝脆则善病消瘅易伤……脾脆则善病消瘅易伤……肾脆则善病消瘅易伤。"五脏为病均可致消，但总以脾肾为本。消渴病主要是以水津、谷精代谢失常所致，或不布不化壅滞血中，或失摄失固，下泻由尿而出。肾为先天之本，对水津的运行、代谢起着主导作用；脾为气血津液生化之源，对谷精津液的生化、输布起主导作用。脾居中央，灌注四旁，为后天之本，脾肾两脏，先后两天互资互助。若脾肾失和、失充、失盛，可穷极五脏。脾虚失运，则土壅木郁，脾病及肝，致脾肝同病；脾虚土弱，生金无源，则母病及子，脾病及肺，致脾肺同病；脾病日久，子盗母气，则脾病及心，致心脾同病；肾为先天之本，为诸气、诸阴、诸阳之本，肾亏水乏，则木失涵养，肾病及肝，肾肝同病；肾阴不足，水不济火，心肾不交，则肾病及心，心肾同病；肾亏火衰，命火不足，火不生土，则肾病及脾，肾脾同病，终致五脏失调。反之，心肝肺三脏功能失调，亦可致脾肾两脏功能紊乱，从而引起水谷精微代谢异常的不同表现，或发为消渴病，或发为上消病，或发为中消病，或发为下消病，或发为脾瘅病。

（2）五志过极 《素问·举痛论》云："百病生于气也。"T2DM的病因也与情志密切相关。

①过怒伤肝：《灵枢·五变》云："怒

气上逆，胸中蓄积，血气逆留，髋皮充肌，血脉不行，转而为热，热则消肌肤，故为消瘅。"《临证指南医案·三消》云："心境愁郁，内火自燃，乃消证大病。"素性刚暴、忧愁多虑或长期过度的精神刺激，久郁化火，上灼肺津，中伤胃液，下耗肾阴而发为消渴病。情志郁结，肝失疏泄，不能助脾运布水谷精微，谷精壅滞血中导致消渴病。该因致消者，多数显性起病，"三多一少"症状较为多见，隐匿起病者，多为体检知病，病后愁郁，由病及肝，思虑伤脾，"土壅木郁"，则加速疾病进程。

②过思伤脾：脾在志为思，思则气结，脾气郁滞，运化失职，水谷精微壅滞血中，则血糖超常而为病。这类患者多数起病隐匿，无明显"三多一少"症状或偶有口甘，常在体检时被发现，临床上首次中医诊断，多数属于"脾瘅病"。

③过喜伤心：宋代医家认为消渴病的发生与心脾积热相关，过喜则心神泛散，耗伤心之阴血，阴亏生热，热邪灼津，互为因果，终致津液亏损，津不能上承于口、脏腑失于濡养而发消渴病。如《圣济总录》曰："脾主口，心主舌，消渴口舌干燥者，邪热积于心脾，津液枯耗，不能上凑故也，其证饮食无味，善渴而口苦。"

④悲忧伤肺：悲则气消，过度悲忧伤肺，不能输布津液于脏腑肌腠，以致三焦结滞，腠理郁闭，肌肉失养，水津不濡，直趋而下，出现口渴、多饮、多尿、消瘦等，从临床上看多数属中医的"上消病"。正如《内经》云："肺脆则善病消瘅易伤。"清代张志聪在《黄帝内经灵枢集注》中云："肝脉贯肺，故手太阴之气逆，则肝肺相搏。肺主气而肝主血。气逆于中，则血亦留聚而上溢矣。肺乃水之上源。搏则津液不生而暴瘅矣。"

⑤惊恐伤肾：肾为诸阴诸阳之本，惊恐伤肾，恐则气下，惊则气乱，肾失固摄，水津下泻，则饮一溲一而发"下消病"。正如《医门法律·消渴论》云："肾者，胃之关也。关门不开，则水无输泄而为肿满；关门不闭，则水无底止而为消渴。"

（3）饮食失节

①过食肥甘：暴饮暴食、嗜酒贪杯是T2DM发生与发展的重要因素。孙思邈在《备急千金要方》中谓："凡积久饮酒，未有不成消渴者……脯炙盐咸，此味酒客耽嗜，不离其口，三觞之后，制不由己，饮啖无度，咀嚼炸酱，不择酸咸，积年长夜，酣兴不解，遂使三焦猛热，五脏干燥。木石尤且焦枯，在人何能不渴。"指出消渴病是因为饮酒嗜咸，过食肥甘厚味，滞脾戕胃，脾胃失其运化之职，食积不得消化，积久化热，热伤津液而致。脾不能为胃行其津液，津液不得上承于口，导致喉道、口舌失于濡养，咽口舌干涸而现口渴多饮，逐渐形成"上消病"或发为多饮、多食、多尿、消瘦的"消渴病"。此外，过食肥甘厚味，可致形体肥胖，酿生痰湿，积久化热，气机升降失调，"其气上溢"，口干口甜，则发为"脾瘅病"，精微不布或痰热耗津损阴，尽现"三多一少"则发为"消渴病"。

②饥饱无度：饮食不节，饥饱无度，在伤脾败胃的同时，也会加重胰脏的负担，造成"脾胰同病"。脾胰功能紊乱、机体调糖功能失调，久之则出现血糖升高或血糖波动不稳，可先发为"脾瘅病"，进而发展为表现不同的"消渴病""上消病""中消病""下消病"。

（4）过食药石　当今，有不少患者特别是部分中、老年人过度迷信保健品，希望通过保健品来延年益寿，或过服补药、壮阳回春药等，刘完素之《三消论》曾谓："亦有年少服金石丸散，积久石热结于豚中，下焦虚热血气不制石热，燥甚于胃，故渴而引饮。"《女科百问·问妇人渴病与三消之病同异》曰："服五石汤丸，猛烈燥药，积之在脏，遂至精血枯涸……渴乃生焉。妇人之渴，多因损血，血虚则热，热则能消饮，所以多渴。"由此可以看出消渴病的发生与误服、过服温补之品，猛烈燥药，复加纵淫无度，损其肾精，造成肾燥液涸有关。

（5）劳逸失度

①劳倦过度，耗损正气：思虑过度则伤脾败胃；房劳过度则伤耗肾精，过度劳累、过度思虑、过度房劳，则伤人之三宝"精气神"，败损脾肾两脏。脾虚不能运化，水谷精微失于正常布散，肾亏则不能气化蒸腾，谷精壅滞、精津下泻而发为不同表现的"渴病"，或为"消渴病"，或为"上消病"等。《扁鹊心书·消渴》亦指出："消渴……此病由色欲过度重伤于肾，致津不得上荣而成消渴。"房事不节，劳欲过度，精亏气虚，肾元不固，出现饮一溲一、夜尿频数、腰酸等，则为"下消病"。

②安逸过度，气血壅滞：久卧伤气，久坐伤肉，过静则暗淡伤阳，久之，体内阳气则失去"精则养神，柔则养筋"的功能，进而影响全身气血、谷精、津液的输布。气血精津不能正常输布，谷精壅滞不能为机体所用，可先致肥胖臃肿，渐致体检血糖异常，进而从无"三多一少"症状的"脾瘅病"，逐渐"转"为以"三多一少"为特征的"消渴病"。

2. 病机

传统的认识与当今的临床实际已不能完全相应答，故传统上、中、下"三消"，"肺燥、胃热、肾虚"之"三消论"的病机特点，也应随着临床实践的深入探究与学术的发展而不断赋予新的内涵，其病机可概括为以下九个方面。

（1）肥臃是 T2DM 主要的萌发土壤 肥臃是指肥胖与臃肿、壅滞并见的一种表现，其一旦形成，无论其程度轻重，可以说一定程度上具备了 T2DM 萌发的环境和条件，这种环境与条件也即 T2DM "生根""发芽""成长"的"土壤"。有研究显示，肥胖和超重人群 DM 患病率显著增加，肥胖人群 DM 患病率升高了 2 倍。

（2）痰湿中阻、湿热内蕴是 T2DM 始动因素 肥臃一旦形成，就具备了 T2DM 发病的土壤与温床。胖人多湿，肥臃聚痰。肥胖、脂壅"土壤"的存在，易致倦怠、乏力、少动，阻碍气机则气不行津（液）、气不化谷（精），精津不能正常敷布，则停滞化生痰浊，或阻滞中焦，或化热内蕴。痰浊、湿热一旦形成，必先困阻脾土，侵扰中焦，致脾不能正常布运谷精，胃不能正常纳化水谷，成为 T2DM 的始动因素与萌发的主要发病机制。

（3）土壅木郁是 T2DM 的重要发病环节 痰浊中阻或湿热内蕴，则脾胃首当其冲，中土被困，土壅则木郁，由脾及肝，脾肝失和，肝脾同病。脾病失其升运，肝病则失其疏布，肝脾疏运功能处在被痰浊或湿热的"围困"之中。此阶段，脾不健运水谷以化生水谷之清，肝不助脾疏布谷精以助脾升清，谷精壅滞血中，成为"其气上溢"之先决条件，进而成为血糖升高与引发 T2DM 的重要环节。

（4）痰热耗损气阴是造成 T2DM "三多一少"的内在因素 痰饮、痰浊乃体内阴津停聚而成。在它们形成过程中以水津为"原料"，必然耗损体内阴液；痰郁化热，"壮火食气"，痰热耗损气阴，则多饮、多食、多尿、消瘦以及乏力之"三多一少"诸症蜂起。津伤阴亏，饮水自救则口渴多饮；气虚则谷食难化，进食自补而易饥多食；气虚不固，膀胱不约则多尿；痰热耗津困脾，谷精失布，肌肉失充则消瘦。气阴两伤通常还会伴有乏力、自汗、盗汗、男子阳痿、女子月经错后、量少等症状，多见于 T2DM 中后期重度高血糖者。

（5）气虚是 T2DM 迁延不愈的关键症结　T2DM 病程长，邪实伤正，耗伤正气，气虚阳弱，机体功能减退，调糖不力，是其病程迁延的重要病理机制。气虚则调控血糖的功能减退，消化、吸收利用及耐受血糖能力下降。随着病程延长，气虚渐之则病情渐进，致迁延不愈。气虚在脏，重在肺、脾、肾三者，肺主气，脾生气，肾纳气为诸气之本。肺气虚则升清之力不足，造成谷精津液输布代谢能力减弱，精津失于正常输布；脾气虚则不能正常运化与布散水谷之精；肾气虚，一则子盗母气造成肺肾两虚，二则土失肾阳命火之温煦，即火不生土，造成脾肾气虚。肺、脾、肾三脏共主水谷精微与津液的代谢输布，三脏功能旺盛，则水津、谷精代谢有常，血糖正常；三脏气虚，代谢减弱，谷精津液不能正常布散，谷精壅滞血中则血糖升高，发为 T2DM。

（6）气阴两虚是 T2DM 病程中的枢机阶段　T2DM 病程迁延，久病必虚，阴损及气，气损及阴，阴气互损，必致气阴两虚。此阶段，如同门枢，可关可开，可进可退。若能及时正确施治，补气养阴，滋阴益气，使气阴互生，气阴回复，则疾病向愈。否则，气虚渐之，阳损及阴，阴损及阳则必致阴阳两虚，病进益甚。此时若能逆转气阴两虚之病机，气阴和合，阴平气固，则血糖可逐渐达标。因此，必须抓住这"枢机"之"枢"，积极调控，拦回截断病势，促使疾病向愈。

（7）阴阳两亏是 T2DM 发展的必然趋势　"气虚为阳虚之渐，阳虚为气虚之甚。"T2DM 阴损及阳，若气虚、阴虚、气阴两虚者治疗不及时最终均会发展为阴阳两虚的"消渴病"。《素问·气厥论》指出："心移寒于肺，为肺消，饮一溲二，死不治。"阳虚不能蒸精化液，精枯液涸，故生口渴喜热饮，出现饮一溲一之患。

（8）血瘀是造成 T2DM 多种并发症的主要原因　T2DM 一旦发生，其无论是阴虚、气虚、气阴两虚、阴阳两虚，还是肝郁脾虚、痰浊中阻、湿热内蕴等，均可形成"因虚致瘀""因实致瘀"的病理机制，从而加重病情，诱发或形成各种并发症。唐容川在其《血证论》中说："瘀血在里则渴，所以然者，血与气本不相离，内有瘀血，故气不得通，不能载水津上升，是以为渴，名曰血渴，瘀血去则不渴也。"若气虚则运血乏力，阴虚则无水行舟，血行艰涩，而成因虚致瘀、久虚入络之瘀血证候。因此说瘀血贯穿于 DM 的全过程。瘀阻脑窍则发为中风偏枯，瘀阻肌肤脉络则麻木不仁发为"消渴病痹证"，瘀阻胸阳则发为"消渴病胸痹"等。

（9）浊毒内生是 T2DM 病程中的变证　阴虚则内热自生，炼液成痰；气虚推动无力，津血运行受阻，停滞体内变生湿瘀之邪；热盛伤津，邪热亢盛致阴津亏耗而血行瘀滞，"瘀血既久也能变为痰水"，形成痰瘀互结；肝郁脾虚，肝失疏泄，经气郁滞，肝气横逆犯脾，脾气虚弱，不能运化水谷精微壅滞血中则变生"糖浊"之邪留滞体内；脾肾气虚则先后天之本受损，运化功能失调，可致湿浊内生。综上所述，在 T2DM 的发生发展过程中，无论是因虚，还是因实，最终皆可导致痰、湿、瘀、浊之邪内生，它们相互交融，日久化腐生变，变则化生"浊毒"。浊毒内生，化腐肌肉则发为痈疽；浊毒犯胃，胃气上逆则呕恶吐逆不得入；浊毒下扰肾元，气化不利则小便黄而短少，甚则尿闭不出，形成关格等。

二、临床诊断

（一）辨病诊断

1.诊断要点

（1）西医辨病诊断

①病史：有 DM 家族史；或有口干、

口渴多饮、多食易饥、多尿、体重下降等表现。

②临床特点：以血中葡萄糖水平升高为特征及多饮、多食、多尿、体重下降、乏力等的代谢紊乱症候群。同时可伴有脂肪、蛋白质、水和电解质等代谢障碍，并可出现多脏器的慢性损害，包括心、脑、肺、肾、骨骼、血管、神经、皮肤、眼、耳、口腔、足等各组织器官。

③体征：早期病情较轻，大多无明显体征。病情严重时出现急性并发症有失水等表现，病久则出现与大血管、微血管、周围或内脏神经、肌肉、骨关节等各种并发症相应的体征。不少患者因慢性并发症、伴发病或仅于健康体检时发现。

（2）中医辨病诊断　依据中医病名内涵与临床表现首先确定中医病名：参照《纯中药治疗2型糖尿病实践录》和《中药序贯三法治疗2型糖尿病临证心得》，T2DM中医病名有五：①具有多饮、多食、多尿、消瘦或伴尿中甜味者诊为"消渴病"。②以口干渴多饮为主者诊为"上消病"。③以多食易饥，或伴消瘦为主者诊为"中消病"。④以小便频数，以饮一斗小便一斗者诊为"下消病"。⑤仅有口中甜味或伴形体肥胖，或体检发现血糖数值高符合T2DM诊断者诊为"脾瘅病"。

2. 相关检查

（1）检查静脉血浆血糖、葡萄糖耐量试验（OGTT）、胰岛功能。依据静脉血浆血糖而不是毛细血管血糖检测结果进行诊断。2011年世界卫生组织（WHO）建议在条件具备的国家和地区采用糖化血红蛋白（HbA_{1c}）诊断糖尿病，诊断切点为$HbA_{1c} \geqslant 6.5\%$。为了与WHO诊断标准接轨，我国推荐在采用标准化检测方法且有严格质量控制（美国国家糖化血红蛋白标准化计划、中国糖化血红蛋白一致性研究计划）的医疗机构，可以将$HbA_{1c} \geqslant 6.5\%$作为糖

尿病的补充诊断标准。但是，在以下情况下只能根据静脉血浆葡萄糖水平诊断糖尿病：镰状细胞病、妊娠（中、晚期）、葡萄糖-6-磷酸脱氢酶缺乏症、艾滋病、血液透析、近期失血或输血、促红细胞生成素治疗等。此外，不推荐采用HbA_{1c}筛查囊性纤维化相关糖尿病。

诊断标准以中华医学会糖尿病分会（CDS）发布的《中国2型糖尿病防治指南》（2020版）为准（表6-1）。

表6-1　糖尿病的诊断标准

诊断标准	静脉血浆葡萄糖或HbA_{1c}水平
典型糖尿病症状	
加上随机血糖	$\geqslant 11.1mmol/L$
或加上空腹血糖	$\geqslant 7.0mmol/L$
或加上OGTT 2h血糖	$\geqslant 11.1mmol/L$
或加上HbA_{1c}	$\geqslant 6.5\%$
无糖尿病典型症状者，需改日复查确认	

注：OGTT为口服葡萄糖耐量试验；HbA_{1c}为糖化血红蛋白。典型糖尿病症状包括烦渴多饮、多尿、多食、不明原因体重下降；随机血糖指不考虑上次用餐时间，一天中任意时间的血糖，不能用来诊断空腹血糖受损或糖耐量减低；空腹状态指至少8小时没有进食热量

（2）其他　我国资料显示仅查空腹血糖则DM的漏诊率较高，理想的调查是同时检查空腹血糖及OGTT后2小时血糖值（见表6-2）。OGTT其他时间点血糖不作为诊断标准。建议已达到糖调节受损的人群，应行OGTT检查，以提高DM的诊断率。

（二）辨证诊断

本病可分为"脾瘅期""消渴期""并发症期"三个阶段：①脾瘅期：本期患者无典型症状，仅有口中甜味或伴形体肥胖，或体检发现血糖数值高符合T2DM诊断。此阶段治疗采取辨体论治为主。②消渴期：本期患者有明显的多饮、多食、多尿、消

表 6-2　糖代谢状态分类（世界卫生组织
1999 年）

糖代谢分类	静脉血浆葡萄糖（mmol/L）	
	空腹血糖	糖负荷后 2h 血糖
正常血糖	< 6.1	< 7.8
空腹血糖受损	≥ 6.1,< 7.0	< 7.8
糖耐量减低	< 7.0	≥ 7.8,< 11.1
糖尿病	≥ 7.0	≥ 11.1

注：空腹血糖受损和糖耐量减低统称为糖调节受损，也称糖尿病前期；空腹血糖正常参考范围下限通常为 3.9mmol/L

瘦或伴尿中甜味的"三多一少"症状，或单独出现，或合并出现。根据其不同临床表现，分别进行病名诊断。治疗上以辨证论治为主，采用专证专方、专病专药、特色制剂等进行综合治疗。③并发症期：本期因消渴日久，血糖严重升高可发生 DKA 或非酮症性高渗综合征等急性并发症；长期血糖升高可导致视网膜、肾脏、周围神经或血管等全身大血管、微血管及神经病变，分别归属于"消渴病目病""消渴病肾病""水肿""消渴病痹证"等范畴，是 DM 致死、致残的主要原因。

1. 热盛伤津证

临床证候：口渴，多饮，多食易饥，形体消瘦，小便频数量多，心烦易怒，口苦，大便干结，舌质红，苔薄黄干，脉弦或数。

辨证要点：汗出，多食易饥，大便干结，舌质红，苔薄黄干，脉弦或数。

2. 气阴两虚证

临床证候：倦怠乏力，精神不振，口干咽干，口渴多饮，形体消瘦，腰膝酸软，自汗盗汗，舌质淡红或舌红，苔薄白干或少苔，脉沉细。

辨证要点：周身乏力，少气懒言，自汗盗汗，舌质淡红或舌红，苔薄白干或少苔，脉沉细。

3. 肝郁脾虚证

临床证候：情志抑郁或因精神刺激而诱发血糖升高，烦躁易怒，脘腹胀满，大便或干或溏，女性常伴有月经不调、乳房胀痛，舌质淡红，苔薄白，脉弦。

辨证要点：情志抑郁，心烦易怒，脘腹胀满，舌质淡红，苔薄白，脉弦。

4. 痰浊中阻证

临床证候：形体肥胖，身重困倦，纳呆便溏，口黏或口干渴但饮水量不多。舌质淡，苔腻，脉濡缓。

辨证要点：身体困重，面泛油光，口中黏腻不爽，舌质淡，苔腻，脉濡缓。

5. 湿热内蕴证

临床证候：口干口渴，饮水不多，口苦、口中异味，形体肥胖，身重困倦，大便黏腻不爽，舌质淡，苔黄腻，脉濡数。

辨证要点：口苦口黏，体型肥胖，大便黏腻不爽，舌质淡，苔黄腻，脉濡数。

6. 脾肾气虚证

临床证候：腰酸腰痛，眼睑或下肢水肿，自汗，小便清长或短少，夜尿频数，性功能减退，或五更泄泻，舌淡体胖有齿痕，苔薄白而滑，脉沉迟无力。

辨证要点：腰膝酸软，夜间小便清长，男性性功能减退，舌淡体胖有齿痕，苔薄白而滑，脉沉迟无力。

7. 阴阳两虚证

临床证候：口渴多饮，小便频数，夜间尤甚，夜尿常达 3~5 次，甚则十数次，浑浊多泡沫，伴腰膝酸软，四肢欠温，畏寒肢冷，或颜面肢体浮肿，阳痿或月经不调，舌质淡嫩或嫩红，苔薄少而干，脉沉细无力。

辨证要点：小便频数，夜尿频多，四肢欠温，阳痿或月经不调，舌质淡嫩或嫩红，苔薄少而干，脉沉细无力。

（三）辨体诊断

对临床"无证可辨"者，再施精准辨体。结合临床实际及前期研究成果，2 型糖尿病临床常见体质类型有八种：痰湿质、湿热质、气虚质、阴虚质、气郁质、血瘀质、阳虚质、平和质。

1. 痰湿质

痰湿凝聚，以形体肥胖、腹部肥满、口黏苔腻等痰湿表现为主要特征。常见表现：体形肥胖，腹部肥满松软，面部皮肤油脂较多，多汗且黏，胸闷，痰多，口黏腻或甜，喜食肥甘甜黏，性格偏温和、稳重，多善于忍耐，对梅雨季节及湿重环境适应能力差，苔腻，脉滑。

2. 湿热质

湿热内蕴，以面垢油光、口苦、苔黄腻等湿热表现为主要特征。常见表现：形体中等或偏瘦，面垢油光，易生痤疮，口苦口干，身重困倦，大便黏滞不畅或燥结，小便短黄，男性易阴囊潮湿，女性易带下增多，容易心烦急躁，对夏末秋初湿热气候，湿重或气温偏高环境较难适应，舌质偏红，苔黄腻，脉滑数。

3. 气虚质

元气不足，以疲乏、气短、自汗等气虚表现为主要特征。常见表现：肌肉松软不实，平素语音低弱，气短懒言，容易疲乏，精神不振，易出汗，性格内向，不喜冒险，不耐受风、寒、暑、湿邪，舌淡红，舌边有齿痕，脉弱。

4. 阴虚质

阴液亏少，以口燥咽干、手足心热等虚热表现为主要特征。常见表现：体形偏瘦，手足心热，口燥咽干，鼻微干，喜冷饮，大便干燥，性情急躁，外向好动，活泼，耐冬不耐夏，不耐受暑、热、燥邪，舌红少津，脉细数。

5. 气郁质

气机郁滞，以神情抑郁、忧虑脆弱等气郁表现为主要特征。常见表现：形体瘦者为多，神情抑郁，情感脆弱，烦闷不乐，性格内向不稳定、敏感多虑，对精神刺激适应能力较差，不适应阴雨天气，舌淡红，苔薄白，脉弦。

6. 血瘀质

血行不畅，以肤色晦暗、舌质紫暗等血瘀表现为主要特征。常见表现：胖瘦均见，肤色晦暗，色素沉着，容易出现瘀斑，口唇暗淡，易烦，健忘，不耐受寒邪，舌暗或有瘀点，舌下络脉紫暗或增粗，脉涩。

7. 阳虚质

阳气不足，以畏寒怕冷、手足不温等虚寒表现为主要特征。常见表现：肌肉松软不实，平素畏冷，手足不温，喜热饮食，精神不振，性格多沉静、内向，耐夏不耐冬，易感风、寒、湿邪，舌淡胖嫩，脉沉迟。

8. 平和质

阴阳气血调和，以体态适中、面色红润、精力充沛等为主要特征。常见表现：体形匀称健壮，面色、肤色润泽，头发稠密有光泽，目光有神，鼻色明润，嗅觉通利，唇色红润，不易疲劳，精力充沛，耐受寒热，睡眠良好，胃纳佳，二便正常，性格随和开朗，对自然环境和社会环境适应能力较强，舌色淡红，苔薄白，脉和缓有力。

三、鉴别诊断

（一）西医学鉴别诊断

与继发性糖尿病相鉴别

肢端肥大症（或巨人症）、Cushing 综合征、嗜铬细胞瘤可分别因生长激素、皮质醇、儿茶酚胺分泌过多，拮抗胰岛素而引起继发性糖尿病或糖耐量减低。需要详细询问病史，注意起病经过，全面、细致的体格检查，配合必要的实验室检查，一般不难鉴别。

此外，本病与肾性糖尿、应激性糖尿、继发性糖尿病的鉴别诊断见前。

（二）中医学鉴别诊断

本病与口渴病、瘿病的鉴别诊断见前。

四、临床治疗

（一）提高临床疗效的要素

1. 精究临床悟病机，切中原委立法则

我们在总结前人及现代学者的经验基础上，结合临床实际提出T2DM的病机特点为：肥臃是T2DM发病的基础土壤；痰浊中阻、湿热内蕴是其始动因素；湿浊、湿热困阻中焦，土壅木郁，脾失健运，肝失疏布，水谷精微壅滞血中是血糖升高及其发病的重要环节；精津布运失常、痰热耗津损阴是形成"三多一少，尿有甜味"的内在原因；病程渐进，邪伤正气，肺脾肾三脏气虚是其迁延不愈的关键症结；气损及阴、阴损及气、气阴两虚是其枢机阶段；气虚渐之、阴损及阳、阴阳两虚是其发展的必然趋势；血瘀是造成多种合并症的主要原因；痰湿化浊、瘀热化毒、浊毒内生是病程中的变证。在治疗中提倡以"和"立法，辨证施治、辨体施治、因治遣方，分别以清热生津，益气养阴，疏肝健脾，燥湿健脾、和中降浊，清热化湿、分消实邪，健脾益肾、脾肾互资，滋阴温阳、固肾涩精为治疗大法。

2. 持续强化中医思维、谨遵"三辨诊疗模式"

在参照中国工程院院士、国医大师王琦教授"三辨诊疗模式"的基础上，我们结合临床实际，提出并构建了T2DM"三辨诊疗模式"，从T2DM应用消渴病进行辨治，到中医辨病与辨证、辨体三者的有机结合。

体现了基于临床思维、基于临床实践的以人为本、因人制宜、治病求本、辨体调治的特点，弥补了当前T2DM诊疗体系中"无症可辨"的缺陷，也凸显个体化诊疗要素，拓展临床思维、丰富诊疗体系，更好地诠释"同病异治""异病同治"，体现治病求本，病、证与体质本质的有机结合。其要义有三。

（1）先行辨病诊断，确定中医病名　中医病名诊断当据其不同临床表现分别进行命名为消渴病、上消病、中消病、下消病、脾瘅病。以发挥中医病名在指导辨证论治中的正确导向作用。

（2）次行辨证诊断，确立精准证型　通过上述对T2DM病因病机的创新性认识，应该识理明证、审证求因，尤其要"观其脉证，知犯何逆，随证治之"，认为DM不尽是"阴虚热盛""气阴两虚"等证，而是动态发展的。我们总结出来源于临床实践的七种证型，分别为热盛伤津证、气阴两虚证、肝郁脾虚证、痰浊中阻证、湿热中阻证、脾肾气虚证、阴阳两虚证。

（3）临床无症可辨，再施精准辨体　对于无证可辨的T2DM患者，我们应遵"三辨诊疗模式"之"辨体调治"的学术思想，分别采用补气、护正、温阳、养阴、祛湿、清热调糖法则。

3. 笃定守正中医信念，活用纯中药"序贯三法"

在常年临床经验基础上，我们探索出了纯中药治疗T2DM"序贯三法"，即正确运用辨证施治的专证专方汤剂、专病专药、专病专茶三法。依据辨证证型选择不同的中药汤剂；依据血糖情况选择专病专药；依据体质情况选择专病专茶，根据不同血糖水平采用单行、二联、三联之"序贯三法"治疗方案。

4. 缓图其效，务求久功

在既往的临床工作中无论是临床医

生还是患者对中医药降糖没有信心，我们临床中首先与患者进行沟通，经患者同意后选用中医综合治疗，通过调整内脏功能，以达到远期疗效，告知其不能急功近利。临证中我们在中医理论的指导下运用中医药综合治疗消渴病，以"整体观念"为指导原则，结合患者的症、舌、脉、纳眠及二便等情况，综合考虑分析，审证求因，辨病与辨证相结合，标本兼治。主要优势有因人施治，个体化治疗；改善症状快；方法多样，剂型多样，采用中成药、中药汤剂及药茶等，有利于提高患者依从性。

（二）辨病治疗

二甲双胍是目前最常用的降糖药，推荐生活方式管理和二甲双胍作为 T2DM 患者高血糖的一线治疗。若无禁忌证，二甲双胍应一直保留在糖尿病的治疗方案中，有二甲双胍禁忌证或不耐受二甲双胍的患者可根据情况选择胰岛素促泌剂、α- 葡萄糖苷酶抑制剂、噻唑烷二酮类（TZD）、二肽基肽酶Ⅳ抑制剂（DPP-4i）、钠 - 葡萄糖共转运蛋白 2 抑制剂（SGLT2i）或胰高糖素样肽 -1 受体激动剂（GLP-1RA）。

单独使用二甲双胍治疗而血糖未达标，则应进行二联治疗，如果患者低血糖风险较高或发生低血糖的危害大（如独居老人、驾驶者等）则尽量选择不增加低血糖风险的药物，如 α- 葡萄糖苷酶抑制剂、TZD、DPP-4i、SGLT2i 或 GLP-1RA。如患者需要降低体重则选择有体重降低作用的药物，如 SGLT2i 或 GLP-1RA。如患者 HbA_{1c} 距离目标值较大则选择降糖作用较强的药物，如胰岛素促泌剂或胰岛素。

二联治疗 3 个月不达标的患者，应启动三联治疗，即在二联治疗的基础上加用一种不同机制的降糖药物。如三联治疗血糖仍不达标，则应将治疗方案调整为多次胰岛素治疗（基础胰岛素加餐时胰岛素或每日多次预混胰岛素）。采用多次胰岛素治疗时应停用胰岛素促分泌剂。一些患者在单药或二联治疗时甚至在诊断时即存在显著的高血糖症状乃至酮症，可直接给予短期强化胰岛素治疗，包括基础胰岛素加餐时胰岛素、每日多次预混胰岛素或胰岛素泵治疗。

（三）辨证治疗

1. 辨证论治

（1）热盛伤津证

[治法] 清热生津止渴。

[方药] 清热养阴调糖饮：生石膏、肥知母、干生地、麦门冬、川牛膝、太子参、粉葛根、天花粉、炒苍术、炒枳壳、升麻片、生甘草。

[加减] 大便干结者，加生大黄（后下）。

（2）气阴两虚证

[治法] 益气养阴。

[方药] 益气养阴调糖饮：太子参、黄芪、生地、山萸肉、炒山药、苍术、白术、泽泻、丹参、茯苓、炒枳壳、麦门冬、升麻。

[加减] 乏力明显者，加大生黄芪用量；盗汗者加仙鹤草。

（3）肝郁脾虚证

[治法] 疏肝健脾。

[方药] 疏肝健脾调糖饮：北柴胡、全当归、云茯苓、生白芍、苍术、白术、粉丹皮、炒栀子、淡豆豉、川牛膝、苏薄荷、生甘草、升麻片、鲜生姜。

[加减] 心烦易怒者加淡豆豉；失眠多梦者加夜交藤。

（4）痰浊中阻证

[治法] 燥湿健脾，化痰降浊。

[方药] 和中降浊调糖饮：苍术、白术、广陈皮、川厚朴、建泽泻、猪苓、茯苓、川桂枝、生苡仁、姜半夏、牙皂角、

川牛膝、升麻、生甘草。

[加减]舌苔白厚腻、口中黏腻者加佩兰；下肢浮肿者加玉米须。

（5）湿热内蕴证

[治法]清热祛湿，理气和中，升清降浊。

[方药]清热化湿调糖饮：川黄连、川厚朴、炒栀子、姜半夏、生苡仁、川黄柏、炒苍术、生枳实、石菖蒲、细芦根、川牛膝、升麻片。

[加减]大便黏滞不爽者加广木香；口苦或口中异味明显者加藿香、佩兰。

（6）脾肾气虚证

[治法]健脾益肾，消谷涩精。

[方药]健脾益肾调糖饮：太子参、生黄芪、炒山药、熟地黄、山萸肉、泽泻、怀牛膝、苍术、白术、炒枳壳、猪苓、茯苓、桑螵蛸、升麻。

[加减]下肢肿明显者加汉防己；夜尿频者加金樱子。

（7）阴阳两虚证

[治法]滋阴温阳，补肾涩精。

[方药]阴阳双补调糖饮：淡附片（先煎60~120分钟）、肉桂、川桂枝、熟地黄、山萸肉、枸杞子、炒山药、茯苓、泽泻、炒白术、炒枳壳、盐杜仲、鹿角胶、桑螵蛸。

[加减]尿频而浑浊者，加益智仁、川萆薢；乏力明显者，加生黄芪。

2. 辨体调治

（1）痰湿质

[调则]温化痰饮，降浊控糖。

[推荐方药]化痰祛湿调糖方：炒苍术10~20g、姜半夏6~12g、炒白术10~20g、茯苓15~30g、厚朴10g、陈皮10g、桂枝6~10g、川牛膝30g、柴胡6~10g、生甘草3g。

（2）湿热质

[调则]化湿清热，淡渗控糖。

[推荐方药]清热祛湿调糖方：黄连6g、黄芩10g、葛根30g、生苡仁30g、生栀子10g、厚朴10g、川木通6g、淡豆豉10~20g、生地黄15g、生甘草6g。

（3）气虚质

[调则]补气调体，扶正控糖。

[推荐方药]补气固本调糖方：太子参15~30g、生黄芪30~50g、炒白术6~10g、茯苓15~30g、陈皮6~10g、怀牛膝15~30g、升麻3~6g、生甘草3~6g。

（4）阴虚质

[调则]滋阴补虚，清热控糖。

[推荐方药]养阴清热调糖方：枸杞子15~30g、干地黄30g、女贞子15~30g、墨旱莲15~30g、生山药30g、山萸肉15g、牡丹皮12g、茯苓15g、泽泻10g、怀牛膝15~30g、淡竹叶6g。

（5）气郁质

[调则]疏肝解郁，理气控糖。

[推荐方药]疏肝解郁调糖方：柴胡10~15g、当归10~15g、炒白芍10g、茯苓30g、炒白术10g、生姜10g、薄荷（后下）6g、川牛膝15g、升麻6g、生甘草6g。

（6）血瘀质

[调则]理气活血，化瘀控糖。

[推荐方药]活血化瘀调糖方：桃仁10g、红花10g、赤芍30g、川芎10g、怀牛膝30g、当归10g、生地黄10g、炒枳壳10g、柴胡15g、淡竹叶6g。

（7）阳虚质

[调则]温阳益肾，固本控糖。

[推荐方药]温阳益肾调糖方：淡附片6g、肉桂3~6g、山萸肉30g、熟地黄30g、炒山药30g、茯苓30g、牡丹皮10g、泽泻10g、怀牛膝30g、升麻3~6g。

（8）平和质

[调则]护正维平，强正控糖。

[推荐方药]护正固本调糖方：太子参10~15g、麦冬6~10g、炒白术6~10g、茯苓15~30g、炒枳壳3~6g、陈皮6g、淡竹叶

3g、生甘草 3g。

若出现兼加体质，调体治疗以主要体质方为基础方，配合兼加体质用药加减，参考以下方案调整组方。

①兼气虚质：加太子参 15~30g、生黄芪 30~50g、炒白术 6~10g。

②兼阳虚质：加淡附片 6g、肉桂 3~6g、山萸肉 30g、熟地黄 30g。

③兼血瘀质：加桃仁 10g、红花 10g、赤芍 30g、川芎 10g。

④兼阴虚质：加枸杞子 15~30g、干地黄 30g、女贞子 15~30g、墨旱莲 15~30g。

⑤兼痰湿质：加炒苍术 10~20g、姜半夏 6~12g、厚朴 10g、陈皮 10g。

⑥兼湿热质：加黄连 6g、酒黄芩 10g、生苡仁 30g、生栀子 10g。

⑦兼气郁质：加柴胡 10~15g、当归 10~15g、炒白芍 10g。

3. 外治疗法

（1）药物外治法

1）穴位贴敷法

［处方］黄连、山楂、泽泻、大黄、苍术、车前子、丹参等药。

［操作方法］上述药物共为细末，蜂蜜调和后，团如梧桐子大小，置于神阙穴，脐贴固定。每日贴敷 10 小时，15 日为 1 个疗程。

［适应证］2 型糖尿病证属痰湿内阻型者。

［注意事项］凡用溶剂调敷药物时，需随调配随敷用，以防药效蒸发；过敏体质或对药物、辅料成分过敏者慎用；贴敷部位有创伤、溃疡者禁用；对久病体弱消瘦以及有严重心脏病、肝脏病等患者，使用药量不宜过大，贴敷时间不宜过久，并在贴敷期间注意病情变化和有无不良反应；注意贴敷时间不宜过长，观察局部情况，若贴敷部位无水疱、破溃者，可用消毒干棉球或棉签蘸温水、植物油或石蜡油清洁

皮肤上的药物，擦干并消毒后再贴敷。贴敷部位起水疱或破溃者，应待皮肤愈后再贴敷。若出现过敏反应（包括药物及胶布过敏），可暂停贴敷治疗，对过敏反应明显者可局部涂擦抗过敏软膏。

2）中药电离子导入法

［处方］苍术、黄芪、黄连、生地、鬼箭羽、泽泻。

［操作方法］将苍术、黄芪、黄连、生地、鬼箭羽、泽泻按照 1:1:0.5:1:1:1 的比例，选取地道药材，采取蒸馏、浓缩提取工艺，制成含生药 50% 的提取液，再用超声震荡法加 3% 的氮酮（促透皮吸收剂）装瓶灭菌备用。选穴及操作方法：主穴：神阙穴、章门（左）、肾俞、足三里。配穴：脾俞、大肠俞、三阴交治疗时每次选主穴 4 个，配穴 2 个，然后将 10ml 药液浸于 SX-I 糖尿病治疗机（医院自行研制）电极板布套的皮肤侧面（接触穴位皮肤的一面）分别对准已选穴位，固定好电极后，再行开机。电流量宜从小量开始，调至患者能耐受为度，每次 30 分钟，每日 1 次，10~15 次为 1 个疗程，间隔 1 周再行下一个疗程（注：治疗机可用市售离子导入机代替）。

［适应证］糖尿病证属阴虚燥热、气阴两亏及气虚血瘀型。

［注意事项］对处方中药物过敏者慎用。

3）穴位注射疗法

［处方］复方丹参注射液与黄芪注射液。

［操作方法］取穴：脾俞、肾俞、肝俞、足三里、三阴交。治疗时，选 2~3 穴，局部常规消毒后，每穴推注药液 1~1.5ml，药液按复方丹参注射液与黄芪注射液等于 1:2 的比例随用随配。每天 2 次，15 天为 1 个疗程。

［适应证］糖尿病证属气虚血瘀型。

［注意事项］对药液中成分过敏者禁用。

（2）非药物外治法

1）低频电脉冲治疗

［处方］天枢、大横、中脘、足三里、涌泉。

［操作方法］患者平躺于治疗床上，暴露相关穴位，操作者将磁疗贴置于天枢、大横、中脘、足三里、涌泉穴，微波探头置于合谷穴，接通电源，调节治疗强度，治疗时间为32分钟，每日1次，14天为1个疗程。

［适应证］2型糖尿病。

［注意事项］注意根据患者适应性调整电流大小，避免产生不适。皮肤破损、有心脏疾患者禁用。

2）针刺疗法

［处方］

①体针主穴：肝俞、脾俞、胃俞、肾俞、足三里、太溪、太冲、关元、三阴交。

②分型辨证选穴

热盛伤津证：主穴加太渊、少府以泻心火、清肺热；加内庭、中脘以清泻胃火；加胃脘下俞、金津、玉液以养阴生津。

气阴两虚证：主穴加气海、血海、悬钟、承浆以益气养阴。

肝郁脾虚证：主穴加期门、章门、阳陵泉、太白以疏肝理气健脾。

痰浊中阻证：主穴加丰隆、阴陵泉、合谷、中脘以化痰和中。

湿热内蕴证：主穴加内庭、中脘以清热；加丰隆、阴陵泉以化湿和中；加太白、商丘以健脾化湿。

脾肾气虚证：主穴加太白、复溜、次髎、秩边以补肾健脾。

阴阳两虚证：主穴加阴谷、气海、梁门、照海、百会、涌泉以滋阴补阳，升提阳气。

［操作方法］肝俞、脾俞、胃俞、肾俞、胃脘下俞、期门、章门斜刺或平刺，不可深刺，其余腧穴根据部位选取合适的

毫针和深度以补虚泻实。

对虚证在相应腧穴上加灸法，可选择艾条灸、葫芦灸（腹部）或艾箱灸。施灸过程中注意询问患者有无灼痛感，避免烫伤。

［适应证］糖尿病患者见上述证型。

［注意事项］注意患者过饱或过饥状态下慎用，孕妇禁针。

③艾灸疗法

［处方］脾俞、章门、肾俞、足三里、三阴交、关元为主穴。肺热甚者加鱼际；胃热者加中脘；肾亏者加太溪。

［操作方法］采用艾条灸法以患者感觉局部温热能忍受为度，每次每穴灸10~15分钟，每日2次，10天为1个疗程。

［适应证］糖尿病体弱乏力，属阴阳两虚者。

［注意事项］避免烫伤皮肤。

3. 成药应用

（1）消渴丸

［组成］葛根、地黄、黄芪、天花粉、玉米须、南五味子、山药。每10丸含格列本脲2.5mg。

［功能］滋肾养阴，益气生津。

［适应证］2型糖尿病之气阴两虚证。

［用法］1次5~10丸，每日2~3次，饭前温开水送服，或遵医嘱。

［注意事项］①孕妇、哺乳期妇女不宜服用。②1型糖尿病患者、2型糖尿病患者伴有酮症酸中毒、昏迷、严重烧伤、感染、严重外伤和重大手术者禁用。③肝、肾功能不全者，对磺胺类药物过敏者，白细胞减少者禁用。

（2）参芪降糖颗粒

［组成］人参、黄芪、麦冬、覆盆子、天花粉、地黄、茯苓、枸杞、泽泻、五味子、山药等。

［功能］益气养阴，滋脾补肾。

［适应证］2型糖尿病之气阴两虚证。

［用法］每次 1g，每日 3 次，1 个月为 1 个疗程。疗效不显著或者治疗前症状较重者，每次可达 3g，每日 3 次。

［注意事项］有实热证者禁用，待实热证退后可服用。

（3）参芪降糖胶囊

［组成］人参茎叶皂苷、五味子、黄芪、山药、地黄、覆盆子、麦冬、茯苓、天花粉、泽泻、枸杞子。

［功能］益气养阴，滋脾补肾。

［适应证］2 型糖尿病。

［用法］每次 3 粒，每日 3 次。1 个月为 1 个疗程，疗效不显著或者治疗前症状较重者，每次用量可达 8 粒，每日 3 次。

［注意事项］暂无。

（4）麦芪降糖丸

［组成］麦冬、黄芪、地黄、党参、天花粉、五味子、女贞子、牡丹皮、白茅根。

［功能］益气养阴，生津除烦。

［适应证］2 型糖尿病证属气阴两虚证。

［用法］每次 6g，每日 4 次。

［注意事项］暂无。

（四）医家诊疗经验

1. 吕仁和

吕仁和教授师从施今墨、秦伯未及祝谌予等名老中医，自 1962 年以来从事消渴病及其并发症、肾脏疾病、内分泌代谢疾病等内科疾病的临床诊疗工作 50 余年，在积累老一辈名医经验的基础上结合自己的临证经验针对糖尿病重视疾病病机、疾病分期、疾病证候、疾病症状"病－期－证－症"相结合的诊疗思路，在"整体观"和"辨证论治"总体思想指导下，经过长期诊治疾病的医疗实践总结创立出的集对病论治、对症状论治、对症辨证论治、对病辨证论治、对病分期辨证论治、对症辨病与辨证论治于一体的"六对论治"思路与方法，是对中医辨证论治方法的发展和延伸，

在临证各科疾病的诊疗中普遍运用，尤其在对糖尿病及其并发症的诊治中该套思路方法亦有着丰富具体的内涵。

（1）对病论治　是较高层次的论治，主要是针对病因或病机治疗，它适用于对病因明确的疾病或起关键作用的病机的治疗。其治疗目标单一。

（2）对症状论治　是指当一个症状出现时，用一种快速、便捷的方法治疗，使症状得到缓解或消除就需要对症论治。

（3）对症辨证论治　是临床最常用的治疗大法，是对不易解除的复杂症状或尚无有效对症治疗办法的症所采用的治疗方法。

（4）对病辨证论治　即是临床常用的将疾病进行辨证分型，是施今墨先生、祝谌予先生辨证辨病相结合思路的进一步发展，按照不同证型的分型论治方法适用于一般疾病的治疗，在糖尿病及其并发症中应用相当广泛。

（5）对病分期辨证论治　适用于慢性、复杂性疾病的诊治、分期，一般多以现代理化检查指标为依据，用以明确疾病的阶段性；辨证，则采用中医传统的四诊合参的方法进行。

（6）对症辨病与辨证论治　症状指疾病的主客观表现，有心理和生理两方面的因素，常是疾病诊断的线索或主要依据，也是确定证型和证候的依据；而作为一种疾病，它具有特定的病因、病机、病理、症状、证型和（或）证候，有其自身的发生、发展、转化和预后规律；证型和证候，是疾病过程中不同阶段和层次上所表现的综合性特征。一种症状或一种证可以出现在若干种疾病中，即所谓的"异病同治"的基础，而各种疾病的预后相差甚大，所以在治疗中，对症辨病为首要，辨证是为了用好方药，复杂的症需要辨病与辨证相结合论治，甚至在辨病过程中还需要再对

病进行分期。

2. 南征

南征教授继承了国医大师任继学教授的学术思想，在此基础上，依据中医经典理论结合自身50余年的临床经验，创新性地提出以消渴及其并病为主要代表的内科危重疾患诊治管控理论体系——"一则八法"，旨在通过认真管理患者，严格防控疾病，和谐医患关系，切实提高中医临床疗效。一则，即诊治原则，是在中医理论指导下，辨证识病，论病求因，审因治人，治病治本。八法包括：内外同治法、节食散步法、养生静卧法、标本兼顾法、反省醒悟法、精神养心法、心得日记法、依从教育法。通过"一则八法"的教育与指导，使患者在"吃、喝、拉、撒、睡、动、情、测"等8个方面能够正确管理自己，以达到更好的治疗效果。

南征教授认为消渴病位在散膏。散膏受损，津精代谢失常，发为消渴。其病机核心以燥为害，燥分热燥、寒燥。热燥耗精损液，寒燥凝精害液，使液不散，津不布，邪毒瘀滞内生，损害散膏，侵蚀三焦，进而藏真受伤，募原受损，由损生逆，由逆致变，变而为病。三焦为气化水津之通道，今三焦受损，气化受阻，故气不化精，精不化液，水精代谢失常，气血循环瘀阻，痰浊内生，毒自内泛，体液暗耗而成病。治疗时，创新性地将滋阴清热、益气养阴、活血化瘀三法合为一法，创立消渴安汤，组成如下：生地15g，知母15g，黄连10g，葛根20g，地骨皮20g，玉竹20g，枸杞子30g，黄芪50g，黄精50g，佩兰10g，厚朴10g，丹参10g，人参10g（包煎）。方中生地味甘苦，性微寒，入心、肝、肾经，质润降泄，滋阴清热，甘寒生津。知母苦、甘，性寒，入肺、胃、肾经，上济肺胃，下滋肾水，清燥热。上二药清润肺肾，润燥泻火，为君药。黄连味苦，入脾、胃经，

清心泻火。葛根味甘、辛，性凉，归脾、胃经，止渴，生津。地骨皮味甘，性寒，归肺、肝、肾经，清热，退蒸。玉竹味甘，微寒，归肺、胃经，清肺润胃，生津止渴。上四药，入阴退火，共为臣药。黄芪味甘、温，归肺、脾经，益气升阳。黄精味甘、平，归脾、肺、肾经，滋肾润肺，补脾益气。人参味甘、微苦，性平，归脾、肺、心经，大补元气，补脾益肺，生津止渴。枸杞子味甘，性平，归肝、肾经，滋肾润肺。佩兰味辛，性平，归脾、胃、肺经，益气，化湿。厚朴味苦、辛，性温，入脾、胃、肺经，燥湿，行气。丹参味苦，性微寒，归心、肝经，清血热，通经络，祛瘀生新。上七药，气阴双补，活血化瘀，共为佐使药。诸药合用，共奏滋阴清热、益气养阴、活血化瘀之功。

3. 林兰

林兰教授在临床实践中发现，相当一部分T2DM患者缺乏典型的三消证候，三消辨证有其局限性，于是他在前人研究的基础上，遵循阴阳、八纲、脏腑、气血等中医理论，对糖尿病进行了系统的临床研究，通过对数万份临床资料的整理分析，最终确立了糖尿病中医辨证阴虚热盛、气阴两虚、阴阳两虚的三型理论。概言之，阴虚热盛型为糖尿病起始阶段，气阴两虚型为糖尿病中期阶段，阴阳两虚型为糖尿病发展的最后阶段，以此三型统括了糖尿病病程发展过程中早、中、晚三个不同时期。三型辨证的理论，打破了以往三消辨证的樊篱，总结出糖尿病新的辨证施治方案，更符合糖尿病的衍变发展规律，使糖尿病的中医辨证更为简洁、明了、准确，施治的针对性大为增强。实践证明，以三型辨证理论指导临床，疗效显著提高。

4. 倪青

倪青教授先后师从时振声、林兰、王阶等著名中医学家，自1997年以来从事糖

尿病及其并发症、甲状腺疾病为主的内分泌代谢病的临床与基础研究，在积累老一辈名医经验的基础上，他结合自己的临证经验针对糖尿病重视病证结合，强调"病－症－证－治－方－药－效"相结合，提出糖尿病病证结合治疗六步法诊疗思路，强调糖尿病中医治疗要合理定位。

（1）病证结合辨证方法　是中医临床基本方法。《伤寒论》"辨××病脉证并治"、《金匮要略》"××病脉证治"的辨证体系，就是融阴阳、八纲、经络、脏腑、邪正、虚实、气血、气化、疾病发展阶段、脉象、证候、治法、方药、调护在内的综合性临床病证结合辨证论治体系。后世主张"六经钤百病"，各种疾病，尤其疑难杂病，均可按张仲景辨证论治体系认识和治疗。

（2）病证结合，经方新用　体现了本方法操作简便、治疗目标明确、选方用药灵活、疗效可靠等特点。例如在糖尿病降糖方面，白虎加人参汤、竹叶石膏汤、大柴胡汤、半夏泻心汤、柴胡桂枝干姜汤等应用广泛，疗效显著。在糖尿病并发症的诊疗方面，经方应用更为广泛，如黄芪桂枝五物汤用于治疗糖尿病周围神经病变、葛根芩连汤用于治疗糖尿病胃肠神经病变、金匮肾气丸用于治疗糖尿病肾病，等等，既有理论，又有适应证和疗效机制证据。糖尿病患者出现面红、胸中烦热、肢麻凉疼痛等，临床可归属于厥阴病认识。糖尿病神经病变合并抑郁症或焦虑症，病位主要在肝、脾、心。属上热下寒见脘腹阵痛，烦闷呕吐，时发时止，得食则吐，甚至吐蛔，手足厥冷，或久痢不止，反胃呕吐者，可选乌梅丸加减治疗。

糖尿病病证结合治疗六步法诊疗框架：从糖尿病的诊断、辨证、治法治法、选方、选药、优化诊疗方案六个方面对病证结合治疗六步法。第一步，西医病名与中医证候、中医病名与证候结合，实现双重诊断，互为补充。第二步，分期辨证与辨宏观症状及微观指标相结合以实现病证结合辨证。第三步，提取主证时以辨证为主，适当结合辨病、对症加减。第四步，病证合参，立法选方。若病证单一，则以单方治疗；若病兼数证，当合数方叠用。第五步，在主方的基础上根据兼证、既往史、体质加减用药。第六步，选用现代药理学研究证实的具有改善血糖、血脂、血压等指标作用的中药优化处方。

强调糖尿病中医治疗要合理定位：根据临床实践，提出六大优势诠释中医治疗糖尿病的地位与作用：①平稳降糖，改善胰岛素抵抗。一是降血糖。如初诊 2 型糖尿病患者空腹血糖小于 11.1mmol/L，餐后血糖低于 16.7mmol/L 时，使用纯中药降糖，1 个月之内，80% 左右的患者配合饮食和运动疗法，血糖可得以良好控制。②改善症状。消除或减轻临床症状是中医药的主要优势之一。如新诊断的糖尿病葡萄糖毒症"三多一少"、视物模糊或飞蚊症或迎风流泪、疲乏无力、水肿、心慌心悸或失眠、多汗或四肢麻木等，中医药辨证论治很快可以消除。③减少西药用量。已诊断的糖尿病患者配合中医药治疗一段时间后，可一定程度地减少西药的用量而提高疗效。④改善理化指标。纯中药可以改善理化检查异常指标，如尿蛋白阳性、低蛋白血症、心电图 ST 段或 ST–T 段压低或 T 波低平等。中医药治疗后，均可改善或消失。⑤延缓或逆转并发症。早期糖尿病肾病、早期糖尿病心脏病和糖尿病视网膜病变等，中医药治疗均可逆转或延缓。⑥便于长期服用。很多治疗糖尿病的中成药疗效稳定，毒副作用小，保存时间长，不易变质，便于携带和长期服用。

5. 冯兴中

冯兴中教授系首都名中医、第七批全国老中医药专家学术经验继承工作指导老师，先后师承于吕仁和国医大师、王永炎院士和肖承悰国医大师，致力于内分泌代谢性疾病的中医药防治工作30余年，精研经典，学验俱丰。冯教授秉承形气神生命运动的系统思维方式，基于"正气存内，邪不可干，邪之所凑，其气必虚"的疾病防治观，在继承老一辈名老中医学术思想的基础上，从系统、整体角度揭示糖尿病的发生发展规律，认为消渴病本于"气虚"，机体气化不利和气机升降出入失常是消渴病的核心病机，而内毒的郁积和侵袭发病是消渴病迁延不愈、变证、坏证频出的关键，提出糖尿病"气虚生毒"学术理论，并通过系统的科学研究诠释其科学内涵。

（1）病本发于"气虚" 不单指气虚，而是指气血亏虚、气血相失的病理状态。气是构成人体和维持人体生命活动的精微物质，气是人体生命活动的原动力，"正气存内，邪不可干"。糖尿病的发病即所谓"百病生于气也"（《素问·举痛论》）。由于饮食、运动和精神心理等因素的改变，机体气化功能日渐失常；在现代生活方式急剧改变的社会条件下，社会竞争压力和工作负荷超过心理承受能力引起的心理应激是糖尿病的"激发效因"；虚是糖尿病中医证候最基本的特点，尤其是气虚致气机升降出入不利，进而气血津液运行不畅，产生痰湿郁瘀，升清泌浊失司，表现为口渴引饮、肌消形实，发为消渴，即所谓"邪之所凑，其气必虚"。

（2）"虚气流滞"为病机关键 "虚气"是糖尿病及其慢性并发症的发病基础，"虚"在前，强调本虚为致病之因，"气"在后，强调以气虚为主。气虚是导致糖尿病及其慢性并发症的主要因素。因虚气化不利而为流滞，"流滞"指具有流动特质的一切物质因气机不畅发生停留壅滞形成的病理产物。因其停留部位不同而表现各异，或为

气滞，或为血瘀，或为痰湿，或夹寒夹热。"虚气"与"流滞"互为因果，恶性循环，是糖尿病及其慢性并发症的病机关键。即消渴病阴虚燥热日久，伤阴耗气，气阴两虚，气虚运血无力，气虚运化无力，血脉不畅，变生痰瘀。

（3）"气虚生毒"为病理关键 由于气虚气化不利，气机升降出入失常而产生的水湿、痰、瘀等病理产物渗注脉中，不得输转，变为"毒邪"。糖尿病之"毒邪"具有顽固难治、易内陷攻击脏腑的特点，以呈糖尿病迁延难愈，易出现变证、坏证之势。毒损脑髓，发生中风痴呆；毒痹胸阳，发为心痛；毒结肾络，变生关格水肿；毒客经脉，则肢体麻木坏疽；毒窜肌肤，或为风毒瘙痒。

（4）益气解毒为辨治大法 糖尿病久病正虚，精微物质不从正化，反为异化，病理产物蕴积日久，聚久异化为湿毒、瘀毒、痰毒等内毒，形成消渴病"气虚生毒"的病理状况（全身属虚，局部为实，内毒积聚脏腑而发病）。因此，益气解毒为治疗糖尿病及其慢性并发症的核心治法，应根据邪正交争的形势和疾病进展阶段，辨证施以补气（扶助正气）、祛邪（行气解郁、化痰祛湿、活血化瘀）和解毒（清热解毒、化痰解毒、利湿祛毒和活血化瘀解毒）等治法，使正虚得复、毒邪得除。"气虚生毒"理论蕴含着丰富的理论内涵，基于益气解毒的治疗对于多种慢性内科疾病均可取得良好疗效。

6. 庞国明

庞国明教授在40余年临证经验的基础上提出了纯中药治疗2型糖尿病"三辨诊疗模式"和"序贯三法"。即在2型糖尿病的诊疗过程中应坚持"辨病－辨证－辨体"的方法。

（1）首先是先行辨病诊断，确定中医病名。提出中医病名诊断当据其不同临床

表现分别进行命名，我们在临床上对具有多饮、多食、多尿、消瘦或伴尿中甜味者诊为"消渴病"；对以口干渴多饮为主者诊为"上消病"；对以多食易饥，或伴消瘦为主者诊为"中消病"；对以小便频数，以饮一斗小便一斗者诊为"下消病"；对仅有口中甜味或伴形体肥胖，或体检发现血糖数值高符合 T2DM 诊断者诊为"脾瘅病"。

（2）次行辨证诊断，确立精准证型。通过对糖尿病中医病因病机的新认识，将其分为热盛伤津证、气阴两虚证、肝郁脾虚证、痰浊中阻证、湿热中阻证、脾肾气虚证、阴阳两虚证七个中医证型进行治疗。

（3）临床无症可辨，再施精准辨体。临床中对于无证／症可辨的 T2DM 患者，遵"三辨诊疗模式"之"辨体调治"的学术思想，分别采用补气、护正、温阳、养阴、祛湿、清热调糖法则，多能收到满意疗效。"序贯三法"则是在"三辨诊疗模式"理论指导下对于纯中药治疗用药的序贯方法。

7. 李显筑

李显筑教授是我国中西医结合医学家，先后师从吴惟康教授、栗德林教授、张凤山教授、张琪教授等名老中医专家；师从坂本信夫教授、井口昭久教授等内分泌代谢病专家。自 1985 年以来重点从事内分泌代谢疾病的临床研究工作，尤其擅长运用中西医结合疗法治疗糖尿病及其并发症。中医学术的发展需要有一批具有创新思维的医学家，其中，结合医学的出现，有力地促进了中医学术的发展。李显筑教授十分推崇近代医家张锡纯及其《医学衷中参西录》，张锡纯是典型的"中学西"型中医大家，学习了西医学知识并没有淡化中医学辨证思维方法，而是触动辨证的灵感，创立了许多不朽的名方名法。李显筑教授在临床治疗糖尿病并发症时，强调立足中医学思维，结合西医学的诊断、病因、病机学等知识，细心参悟，确立独特的治法

治法。李显筑教授曾治疗一例糖尿病患者，男，50 余岁，放射科医生，20 年前因放射线损伤而致白细胞低下，并出现遗传性疾病。初诊时见其颜面微浮，腰膝酸软，乏力多汗，两目干涩，白细胞计数 $2.7 \times 10^9/L$，20 年间白细胞始终低于 $3 \times 10^9/L$，舌质暗，少苔，脉细，胰岛素治疗中。治以益气养血、酸甘化阴、滋补肝肾、解毒通络，自拟方治疗，炙甘草、白芍药、黄芪、当归、太子参、酸枣仁、五味子、熟地、山萸肉、山药、丹皮、茯苓、泽泻、鹿角胶、菟丝子、水蛭、白花蛇舌草、银花、沙苑子、枸杞子，水煎服，日 1 剂，早晚各服 1 次。服至 14 剂时，患者乏力多汗、腰膝酸软、两目干涩均明显减轻，白细胞已增至 $3.5 \times 10^9/L$，续服此方以巩固疗效，随访 2 年白细胞恢复正常。中医学中并无直接治疗此类疾病的记载，分析其病机，为射线毒邪损伤骨髓之络，内有干血，肝肾精血亏虚。白细胞低下属于中医学血虚证范畴。

8. 赵进喜

赵进喜教授师从黄文政教授、王永炎院士、吕仁和教授等，是国医大师吕仁和教授学术继承人。作为北京四大名医施今墨学派第四代传人，长期从事中医药防治糖尿病及其并发症以及肾脏病研究，学崇仲景而师百氏，融合经典与临床，临床强调辨体质、守病机、辨方证、识腹证、选效药。

（1）传承经典，提出"伤寒三论"，即三阴三阳系统论、三阴三阳体质论、三阴三阳辨证"方证论"，创立三阴三阳体质辨识方法，倡导辨体质、辨病、辨证"三位一体"诊疗模式。

（2）针对糖尿病热伤气阴的核心病机，提出糖尿病病位在脾胃肝肾，重视清热治法，包括清泄结热、清化湿热、清解郁热、清热化痰、清热化瘀等，形成了清泄、清化、清解、清滋、清补、清降糖宁系列方。

（3）继承施今墨学派糖尿病活血化瘀治法，重视糖尿病并发症"病在络脉"与"络脉瘀结"病机，倡导糖尿病并发症活血通络与化瘀散结治法，形成了糖宁明目、糖宁通络、糖宁保肾系列方。

（4）传承吕仁和教授糖尿病肾病"微型癥瘕"形成病机制论，重视糖尿病肾病"病在肾络""络脉伏风"病机，提出糖尿病肾病"从风论治"，倡导应用风药包括祛风除湿、升阳散风、搜风通络方药治疗糖尿病肾病、视网膜病变、周围神经病变等。

（5）针对糖尿病肾病不同阶段病机特点，提出"防治结合，寓防于治，分期辨证，综合治疗"思路，建立中医化瘀散结全程干预糖尿病肾病综合方案。

（6）提出糖尿病糖尿病肾病"三维护肾"与慢性肾衰和胃泄浊治法，糖宁保肾系列方可保护肾功能，延缓肾衰病程进展。

9. 吴深涛

吴深涛教授师从国医大师张琪、路志正、薛伯寿、吕仁和，著名中医学家吉良晨等名老中医，自1983年以来从事糖尿病及其急、慢性并发症，内分泌代谢疾病，肾脏疾病，内科疑难杂症的临床及科研工作近40年。现为天津市名中医、吴深涛全国名老中医药专家传承工作室指导老师、第六批全国老中医药专家学术经验继承工作指导老师、首届全国优秀中医临床人才。

吴深涛教授主要致力于中医药辨治糖尿病和其并发症的理论、临床及科学研究。创造性地提出糖尿病"浊毒内蕴"的病机观点，认为"浊毒"是糖尿病的启变要素并贯穿糖尿病病变之始终。总结出糖尿病早期脾不散精；临床期浊瘀血分，由浊致毒；并发症期毒损脉络的中医病机系统理论，创制化浊解毒疗法及系列方药，为创新糖尿病的中医病机制论，开拓有效疗法和方药，提供了实践与理论基础，使中医药治疗糖尿病及脂代谢异常临床疗效得到显著提高。

吴深涛教授经长期临床实践进而提出"内毒蓄损"是现代病证的核心机制之一，并创立"内毒观"，认为"内毒蓄损"与"生生之气"关系的失衡决定了疾病的发生发展，认为内毒致病常遵循由内而外、由脏及末，耗损气血，内蚀脏腑，外溢肌肤、流注肢节的规律，将其征候规律归纳为：气机壅涩—浊瘀邪生—蓄蕴血分—酿毒内损，其传变则循气—血—脉络之演变规律。从而创制内毒论"气—血—脉络辨证法"与脏腑辨证相结合之思维方式综合施治，更利于掌控内毒的关键病机。将此病机制论广泛应用于糖尿病、甲状腺疾病、痛风高尿酸血症、代谢综合征、肾脏疾病、免疫系统疾病、神经系统疾病、消化系统疾病、皮肤病及各种疑难杂症。总结出化浊解毒法、健脾化浊毒法、化湿和中解毒法、清肝舒郁解毒法、清胃泻心解毒法、清心益肾解毒法、柔肝滋阴解毒法、温阳化浊解毒法等多种解毒疗法，创制了化浊解毒饮、十味白术散、败毒散结方、养阴解毒平亢方、利湿解毒饮等方剂，临床疗效显著。"内毒理论"不仅在国内得到业内广泛应用，而且吸引来自俄罗斯、西班牙、保加利亚等多国百余名患者前来就诊，均取得良好疗效。为发展"一带一路"建设，弘扬中医药在国际的影响做出了一定贡献。

吴教授亦试阐释中医药治疗疾病的核心原理，提出中医药疗效的核心机制是"适应性平衡"，中药的作用从宏观上讲是恢复"阴平阳秘"之衡态，具体而言则首先发挥适应性平衡作用，助人体各系统针对病理因素的影响，调节人体功能以适应病理变化，使各系统由失衡状态到构筑新的平衡状态，再通过自身修复机制而达康复之境。

10. 朱章志

朱章志教授师从著名伤寒学家熊曼琪

教授，是广州中医药大学第一附属医院糖尿病研究所所长、国家中医药管理局华南区域诊疗中心内分泌科学术带头人，从事内分泌代谢疾病中医诊疗及科研工作30余年。经过长期临床经验积累及中医经典的反复研习，朱章志教授总结出"首辨阴阳，再辨六经"论治糖尿病的辨证论治体系，治疗上重视扶正祛邪，立足肺脾"两太阴"上标本兼治，以全方位控制血糖、血脂、血压、体重，防治慢性并发症，提高生存质量为治疗目标，在临床实践中取得良好疗效。

（1）首辨阴阳　阴阳是中医辨证的总纲，临床治病就是使患者体内阴阳发生改变。临证时通过四诊合参，可根据糖尿病患者起病年龄、精神状态、体型、言语、舌脉等总体分为阳证和阴证两类。

（2）再辨六经　张仲景创六经辨证体系，以三阴三阳经作为辨证施治的纲领，糖尿病进程演变与六经病转归息息相关。由于六经辨证贯穿八纲又连系于脏腑经络，可根据经络脏腑、表里、寒热、虚实、标本，将糖尿病证型分为阳证三型和阴证四型，分别包括"阳明肺胃热盛，兼气阴两伤证""瘀热互结，兼气阴两伤证""少阳失枢，胆火内郁证"，以及"太阴—阳明虚寒证""少阴阳虚寒湿证""少阴阴虚证""厥阴经脏虚寒证"，临床观察发现糖尿病患者以三阴虚寒证居多，故拟升阳消癉方论治，由熟附片、干姜、白术、吴茱萸、红参、黄芪、山萸肉等药组成，具有扶阳固阳、散寒除湿之功，广受患者好评。

（3）立足"两太阴"　太阴在脏为肺脾，肺主通调水道，朝百脉主治节，肺气通过宣发肃降调理体内水液的正常输布；脾为孤脏，主为胃行其津液。津液代谢的起始好坏与两太阴关系密切，同时脾胃为后天之本，起强内御外的作用。考虑到糖尿病患者病程长，病变部位广，临床表现往往寒热、虚实夹杂，故立足太阴拟广义寒热错杂方，由半夏泻心汤、麻杏石甘汤、小陷胸汤所组成，扶助太阴脾脏以固护中气，祛除太阴肺脏痰热邪气以扶正祛邪，对糖尿病合并外感咳嗽、皮肤和肺胃病变，收效甚速。

11.冯志海

在糖尿病防治工作中，冯志海教授特别注重整体观念，强调从整体上把控代谢疾病的重要性。他认为目前众多代谢性疾病高发，多种代谢性疾病并发、合并、伴发情况极为常见。代谢性疾病（如糖尿病、脂代谢紊乱、高尿酸血症、骨质疏松症等）常常伴发疾病（如肥胖、非酒精性脂肪肝、多囊卵巢综合征等）合并疾病（冠心病、慢性肾脏疾病、高血压病、慢性胆囊炎等），因此，中医整体统一把控疾病的优势更为突出。在治疗上，注重抓主要疾病、抓主要病机、抓疾病的主要矛盾、抓矛盾的主要方面；同时，还要抓主要症状、主要指标。强调三个结合（医患结合、中西医结合、药物疗法与非药物疗法结合）。在糖尿病周围神经病变治疗上，认为营卫不和是其基本病机，调和营卫、益气温经、和血通痹是常用治法；在糖尿病肾病治疗上，认为应该分阶段辨证治疗，早期肝肾阴虚、瘀血阻络多见，治宜滋补肝肾、活血通络为法，后期脾肾阳虚、水湿泛滥、肾精不固、浊毒内生为主要病机，治宜温补脾肾、利水化湿、固精泄浊。在糖尿病防治领域，应在充分继承传统的基础上，广泛吸取现代各种科学文明成果，形成属于中医体系的新认识、新技术和新方法，使中医既保持传统特色，又体现时代诊疗水平。

五、预后转归

30多年来，我国成人DM患病率显著增加。1980年全国14省市30万人的流行病学资料显示，DM 的患病率为 0.67%。1994 至 1995 年全国 19 省市 21 万人的流行病学调查显示，25~64 岁的 DM 患病率为 2.28%，糖耐量异常（IGT）患病率为 2.12%。2002 年中国居民营养与健康状况调查同时进行了 DM 的流行情况调查，该调查利用空腹血糖 > 5.5mmol/L 作为筛选指标，高于此水平的人做口服葡萄糖耐量试验（OGTT），结果显示在 18 岁以上的人群中，城市 DM 患病率为 4.5%，农村 DM 患病率为 1.8%。2007 至 2008 年，有关专业学会组织全国 14 个省市开展了 DM 流行病学调查，我国 20 岁及以上成年人的 DM 患病率为 9.7%。2010 年中国疾病预防控制中心（CDC）和中华医学会内分泌学分会调查了中国 18 岁及以上人群 DM 的患病情况，显示 DM 患病率为 9.7%。2013 年我国慢性病及其危险因素监测显示，18 岁及以上人群 DM 患病率为 10.4%。2020 年中华医学会 DM 分会称，中国 DM 患病率已达到 11.2%，其中 T2DM 占 90% 以上。

DM 已经成为国家的一个公共卫生问题，然而 DM 的知晓率却很低，大量无症状的 DM 患者未被发现，已确诊的患者中，约有 60% 的患者血糖控制很差，久之将会导致严重的慢性并发症，致残或致死，如 1/4 患者将发生脑血管病变；1/3 患者发生冠心病；1/2 的失明患者将与 DM 有关；1/2 的血液透析患者为 DM 肾病导致的肾功能衰竭；将有 20% 的患者伴肢端病变，如坏疽乃至截肢。随着病程的进展和病情的加重，DM 并发症种类增多，所需要的检查项目、药品种类和费用都会随之增高，这些因素无疑加剧了 DM 治疗费用的上涨。由此而带来的社会经济负担也是很客观的。因此，加强对 DM 知识的宣传教育，促进糖耐量低减患者转化为正常，稳定控制血糖的方法，减缓和预防并发症的发生已成为亟待解决的问题。

六、预防调护

（一）预防

1. 一级预防

在一般人群中开展健康教育，提高人群对糖尿病防治的知晓度和参与度，倡导合理膳食、控制体重、适量运动、限盐、戒烟、限酒、心理平衡的健康生活方式，提高人群整体的糖尿病防治意识。

2. 二级预防

在高危人群中开展糖尿病筛查、及时发现糖尿病、及时进行健康干预等，在已诊断的患者中预防糖尿病并发症的发生。

3. 三级预防

对于已确诊的患者通过控制血糖、血压及血脂，以延缓并发症的进展，降低致残率和死亡率，从而改善生活质量和延长寿命。而对已出现严重糖尿病慢性并发症者，推荐至相关专科进行治疗。

（二）调护

中医治疗强调"三分治，七分养"，所谓"养"即指护理。在 2 型糖尿病的治疗过程中可从以下几个方面进行护理调摄。

1. 饮食指导

糖尿病饮食应营养均衡，定时定量。糖尿病患者应采取个体化能量平衡计划，以满足营养需求，同时达到或维持理想体重。建议按照 25~30kcal/kg（标准体重）计算能量摄入，再根据患者身高、体重、性别、年龄、活动量、应激状况等进行系数调整，其中碳水化合物供能占全日总能量的 50%~65%，蛋白质占 15%~20%，脂肪供能占 20%~30%。限制饱和脂肪酸和反式脂肪酸摄入，限制饮酒，控制食盐摄入在每日 5g 以内，定期接受个体化营养指导。

中医饮食疗法要旨："五谷为养，五果为助，五畜为益，五菜为充，气味合而服之，以补精益气"，谨和五味，食饮有节。饮食应做到合理搭配，食养以尽，勿使太过；膳食有酸、苦、甘、辛、咸等五味以入五脏，五味调和，水谷精微充足，气血旺盛，脏腑调和；饮食应有节制，顺应四时，重点在于辨证施膳，具体方案如下。

（1）**热盛伤津证** 宜食清热生津之品，如麦冬、鲜芦根、天花粉、葛根、绿豆、苦瓜、河蚌等，以清热生津止渴。食疗方如苦瓜蚌肉汤等。

（2）**气阴两虚证** 宜食益气养阴之品，如党参、西洋参、瘦肉、蛋类、鱼肉、石斛、山萸肉、山药等；可选用麦冬、五味子等煎水代茶饮，以益气养阴、生津止渴。食疗方如西洋参石斛炖瘦肉等。

（3）**肝郁脾虚证** 宜食疏肝健脾之品，如橘皮、香橼、佛手、郁金、玫瑰花、茯苓、山药、芹菜、莱菔子、山楂、麦芽、鸡内金、茉莉花等。食疗方如玫瑰茉莉饮等。

（4）**痰浊中阻证** 宜食化痰降浊之品，如陈皮、金橘、萝卜、山药、薏仁、砂仁、藿香、赤小豆、生姜等。食疗方如陈皮薏仁粥等。

（5）**湿热内蕴证** 宜食清热祛湿之品，如空心菜、薏米、黄瓜、赤小豆、冬瓜、莴苣、竹笋、鲤鱼、黑鱼、泥鳅、茵陈、栀子、玉米须等。食疗方如冬瓜赤豆黑鱼汤等。

（6）**脾肾气虚证** 宜食健脾益肾之品，如山药、黑芝麻、枸杞、黄芪、鱼肉、芡实、莲子、黄精、山萸肉、益智仁、灵芝、人参等。食疗方如山药黄芪瘦肉粥等。

（7）**阴阳两虚证** 宜食滋阴温阳之品，如牛肉、羊肉、麻雀肉、海参、虾仁、猪胰、韭菜、刀豆、枸杞、五味子、干姜、黑豆、黑芝麻、山药、芡实等。食疗方如韭菜炒虾仁等。

2. 生活起居指导

智者养生，必顺四时而适寒暑。春生夏长，秋收冬藏，指导患者顺应四时规律调整生活起居。

3. 运动指导

（1）根据患者年龄、自理程度及病情，提供适宜的运动方式。

（2）观察患者运动的依从性及运动中的反应，根据实际情况进行针对性指导。使患者掌握适宜自身情况的有效运动疗法。

（3）指导患者进行八段锦、五禽戏等传统功法的练习，配合丹田呼吸法，以达拉伸筋骨、疏通经络之功效。

4. 用药指导

（1）遵医嘱指导患者正确的服药方法，观察患者服药的方法及药量。

（2）指导中药汤剂的服用方法（热服、温服、凉服、饭前服、饭后服）。观察用药后反应，如有恶心等不适，可指导患者含服姜片或姜汁滴舌。

（3）指导患者药茶服用方法 日1包，开水冲泡，频服。

（4）讲解胰岛素的注射技术，使患者掌握正确的胰岛素使用方法。

5. 血糖监测指导

指导患者规范进行自我血糖监测。讲解空腹、餐后2小时血糖及不同时间点血糖监测的意义与方法。佩戴动态血糖监测仪的患者，指导其规范进行生活记录（饮食、用药、运动等），以助细致解读血糖变化规律。

6. 心理护理

（1）积极与患者沟通，了解其心理状态，鼓励其树立信心，保持乐观心态。

（2）开展同伴支持教育，介绍治疗成功的病例，缓解患者焦虑，帮助其克服恐惧心理。

（3）向患者及家属讲解情志和谐对于维护脏腑功能和恢复健康的重要性。依据五音对应五脏的原理，运用五音疗法，以达调畅情志、怡养五脏之功效。

7. 中医外治护理

评估患者个体情况，遵医嘱规范进行各项中医外治技术。观察治疗中的患者局部反应及整体感受。评估治疗后各项症状有无改善，适时调整中医方案，提升治疗效果。

8. 常见并发症护理

（1）急性并发症的预防

①低血糖的预防：向患者讲解低血糖的临床表现，指导患者定时定量进餐，勿刻意减少主食量。避免餐前进行剧烈运动。如果运动量增加应适当增加碳水化合物摄入，定时监测血糖。外出时随身携带急救卡和糖果、饼干等食物。

②糖尿病酮症酸中毒的预防：向患者讲解糖尿病酮症酸中毒的诱因及临床表现，指导其注意个人卫生，保持口腔、皮肤的清洁，避免出现急性感染；规律饮食，按时按量用药，切勿擅自停药。定时监测血糖，发现异常，及时就医。

（2）糖尿病慢性并发症的预防　糖尿病常见的慢性并发症有糖尿病视网膜病变、糖尿病肾病、神经病变以及大血管病变等。

告知患者在规律饮食、运动，规范治疗的基础上，保持作息规律，避免熬夜、过度用眼等不良生活方式。每日温水洗脚，检查足部皮肤，及时擦干水分，特别是足趾间皮肤，动作宜轻柔。及时治疗足癣，如有病变及时就医。足部注意保暖，鞋袜柔软宽松透气。尤其在冬季，避免因不当使用热水袋而致烫伤。

定期进行眼底、心脏、肾脏及神经系统检查，争取早发现、早治疗。

七、专方选要

1. 糖尿康片

［组成］柴胡、苍术、黄芪、生地、玄参、黄连、鬼箭羽、生龙骨、生牡蛎等。

［功能］益气养阴，降糖止渴。

［适应证］2 型糖尿病阴虚型。

［用法］口服，一次 3~10 片，一日 2~4 次。

［注意事项］忌食辛辣、油腻食物。

［出处］庞国明，曹秋平，李鹏辉. 纯中药"辨病－辨证－辨体诊疗模式"治疗 2 型糖尿病患者 546 例临床特征分析——一项真实世界回顾性研究［J］. 中医杂志，2022（18）：1766–1772.

2. 黄连降浊丸

［组成］黄连、酒大黄、知母、麦冬、生地、丹皮等。

［功能］清热生津，降糖止渴。

［适应证］热盛伤津型消渴病，症见口干多饮、多食易饥、形体消瘦等。

［用法］口服，一次 3g，一日 2~4 次。

［注意事项］忌食辛辣、油腻食物。

［出处］庞国明，张芳，王凯锋. 中药"序贯三法"治疗 2 型糖尿病患者 252 例临床疗效的真实世界研究［J］. 中医杂志，2021（18）：1612–1616，1621.

3. 消渴舒丸

［主要药物］红参、山药、天花粉、地黄、麦冬、丹参、山茱萸、泽泻、五味子、黄连等。

［功能］益气健脾，养阴生津。

［适应证］2 型糖尿病气虚、阴虚及气阴两虚型。

［用法］口服，一次 6g，一日 3 次。

［注意事项］糖尿病酮症、酮症酸中毒、高渗性昏迷、乳酸性酸中毒及重要脏器功能衰竭者禁用；腹泻患者慎用。

［出处］季聚良. 孙彬教授诊治糖尿病经验［J］. 中医研究，2021（6）：63–66.

八、研究进展

1. 发病机制研究进展

近年来，随着研究的逐渐深入，有学者发现，肠道微生物在本病发生中的重要性日益凸显，肠道微生物在 T2DM、肥胖、炎症性代谢疾病的致病中起到关键的作用。大量研究已经从内分泌和代谢途径到细胞和基因水平揭示了其中的可能机制。但是仍需要更多对干预肠道菌群的方法研究，包括对饮食、益生菌和益生元的补充及对抗生素的使用等。

2. 治疗药物及方法日益丰富

（1）GLP-1受体激动剂　GLP-1受体激动剂通过激动GLP-1受体而发挥降低血糖的作用。GLP-1受体激动剂以葡萄糖浓度依赖的方式增强胰岛素分泌、抑制胰高糖素分泌，并能延缓胃排空，通过中枢性的食欲抑制来减少进食量。目前国内上市的为艾塞那肽、利拉鲁肽、利司那肽、贝那鲁肽和度拉糖肽。

（2）SGLT2抑制剂　SGLT2抑制剂通过抑制肾脏肾小管中负责从尿液中重吸收葡萄糖的SGLT2降低肾糖阈，促进尿葡萄糖排泄，从而达到降低血液循环中葡萄糖水平的作用。SGLT2抑制剂降低HbA_{1c}幅度为0.5%~1.0%；减轻体重1.5~3.5kg，降低收缩压3~5mmHg。且我国的研究与国际研究一致。目前在我国被批准临床使用的SGLT2抑制剂为达格列净、恩格列净和卡格列净。

（3）葡萄糖激酶激活剂（GKA）类药物　正常生理状态时，人体血糖水平的波动维持在3.9~6.0mmol/L这一狭窄的范围内，以确保机体的正常生理功能，这种状态称之为血糖稳态。葡萄糖激酶（GK）作为细胞内葡萄糖代谢的第一个关键酶，介导了人体的葡萄糖感知与调控，是人体自身葡萄糖维稳机制——血糖稳态自主调节中的关键。而基础研究表明，T2DM患者大多存在GK损伤，从而血糖稳态自主调节机制失常，人体自身血糖调控能力受损，血糖失稳态。GKA类口服糖尿病药物，直击葡萄糖代谢第一步，作用于胰岛、肠道内分泌细胞以及肝脏等葡萄糖储存与输出器官

中的GK靶点，增强GK功能，改善血糖稳态自主调节，依靠的是提升人体自身葡萄糖的处置能力。在我国成功获批，且为全球范围内首个获批上市的GKA类糖尿病治疗药物为多格列艾汀。

（4）胰岛素注射途径日益更新　无针注射器是一种通过压力注射的设备，通过弹簧机械动力、CO_2气体动力或电动力释放产生强大的动力，快速推动注射器前端安瓿内的药液，药液通过安瓿前端直径0.17mm的微孔，以"液体针"的形式瞬间穿过表皮细胞，可以兼容市场上所有的正规胰岛素。与金属针穿刺给药相比，胰岛素无针注射器更舒适、安全，非常适合长期注射胰岛素的糖尿病患者。另外，经皮给药系统（TDDS）称经皮治疗系统（TTS）也正在研制中，

（5）胰岛移植直接有效　对重症患者来说是一种更直接的治疗方法，但由于面临的供体缺乏、胰腺/胰岛分离费用高、移植产生的瞬时血液介导的炎性反应、需要多次移植和长期服用免疫排斥药物等问题而不能在临床上广泛应用。

主要参考文献

［1］庞国明，倪青，温伟波，等. 糖尿病诊疗全书［M］. 北京：中国中医药出版社. 2016.

［2］中国2型糖尿病防治指南（2020年版）［J］. 中华糖尿病杂志，2021，13（4）：317-411.

［3］中华中医药学会. 糖尿病中医防治指南［M］. 北京：中国中医药出版社. 2007.

［4］庞国明. 纯中药治疗2型糖尿病实践录［D］. 北京：中国中医药出版社，2019.

［5］庞国明，闫镛，朱璞，等. 纯中药治疗2型糖尿病（消渴病）的临床研究［J］. 世界中西医结合杂志，2017，12（1）：74-77.

［6］庞国明，王凯锋，贾林梦，等. 纯中药治疗2型糖尿病"三辨诊疗模式"探悉［J］.

世界中西医结合杂志，2019（5）：712-717.

[7] 庞国明，王凯锋，朱璞，等．中药序贯三法治疗 2 型糖尿病 [J]．中医杂志，2019（14）：1243-1246.

[8] 宋丽燕，王怀颖．低频电脉冲治疗仪治疗消渴病的临床观察 [J]．临床医药文献电子杂志，2019（76）：47，52.

[9]《中国糖尿病膳食指南（2017）》发布 [J]．粮食与饲料工业，2017（6）：65.

[10] 倪世美，金国梁．中医食疗学 [M]．北京：中国中医药出版社，2006.

[11] Source：Diabetes Federation. IDF Diabetes Atlas 7th. 2019.

[12] 庞国明，张平，孙扶，等．庞国明从痰论治 2 型糖尿病经验 [J]．中医杂志，2019（18）：1546-1549.

[13] 宋丽燕，王怀颖．低频电脉冲治疗仪治疗消渴病的临床观察 [J]．临床医药文献电子杂志，2019（76）：47，52.

[14] 宋小梅，肖燕兰．中医干预治疗对社区中心糖尿病患者血糖、血尿酸和血脂水平的影响及疗效观察 [J]．成都医学院学报，2016（6）：727-730.

[15] 刘臣，孙志．孙志教授"泻胃补脾法"针刺治疗 2 型糖尿病经验浅析 [J]．浙江中医药大学学报，2017（4）：336-338.

第三节 继发性糖尿病

继发性糖尿病是指由于已知的原发病所致的慢性高血糖状态，糖尿病是这些原发疾病的一种并发症。这些原发病在病理过程中由于本身脏器损害，功能紊乱或代谢失调及治疗过程中所引起的糖代谢紊乱而表现出糖尿病症状。一般而言，在原发病得到根治后，继发性糖尿病可以痊愈。在糖尿病分型中，一些其他类型糖尿病与继发性糖尿病存在交集，例如嗜铬细胞瘤、库欣综合征、甲状腺功能亢进症、生长抑素瘤、醛固酮瘤、胰高血糖素瘤等内分泌疾病引发的糖尿病；急、慢性胰腺炎，胰腺肿瘤，胰腺外伤或切除，胰腺囊性纤维化，血色沉积病等胰腺相关疾病引发的糖尿病；糖皮质激素、噻嗪类利尿药、β受体拮抗剂、口服避孕药等所致的药源性糖尿病；由于肝脏在糖代谢中发挥巨大作用，故肝炎、脂肪肝、肝硬化等肝脏疾病亦可引发糖尿病，但大部分糖尿病分类方法尚未将其列入特殊类型糖尿病。此外，神经系统疾病、应激状态等亦可使血糖升高，上述情况均属继发性糖尿病范畴。

继发性糖尿病的一个特点就是高血糖有因可查。去除了这些原因后，高血糖可以被纠正。例如，嗜铬细胞瘤引起的高血压、糖尿病，在手术切除肿瘤后，血压和血糖能恢复正常；药物引起的高血糖，在停药后往往消失。

中医文献无继发性糖尿病病名的记载，原发病多种多样，根据其症状表现，可归属于"消渴""水肿""鼓胀""黄疸""腹痛""眩晕"等范畴。本病包含范围甚广，临床表现多端，治疗上应以治病求本为原则，在积极治疗原发病的基础上，根据病证的不同特点，详审病机，辨证论治。随着糖尿病研究的逐步深入，继发性糖尿病越来越受到重视。其中肝源性糖尿病（HD）研究相对较多，下面以本病为主重点论述。

肝源性糖尿病

肝脏是葡萄糖代谢的重要器官，当其功能因各种肝病而受损时，往往影响正常糖代谢，甚至出现糖耐量减退或糖尿病，这种继发于慢性肝实质损害的糖尿病统称为肝源性糖尿病（hepatogenous diabetes，HD）。肝源性糖尿病于 1906 年被 Naunyn 等学者提出，1947 年由 Megyesi 等命名。我国肝源性糖尿病多继发于慢性肝炎、肝硬化。临床表现为以空腹血糖正常或轻度升高，而餐后血糖明显升高为特征。肝源性糖尿病患者的临床表现中典型的"三多"症状多不明显，往往被慢性肝病症状（如乏力、纳差、腹胀、脾大、黄疸及腹腔积液等）所掩盖，极少发生酮症酸中毒等并发症。

肝源性糖尿病虽然患病率偏低，只占所有糖尿病的不到5%，但由于各类肝脏疾病如乙型病毒性肝炎的发病率较高，特别是近年来随着大众生活方式的改变，酒精性脂肪肝及肥胖性脂肪肝患者越来越多，继而导致HD患者的数量不断增加。慢性肝病继发糖代谢异常者多发生于肝硬化患者，肝硬化合并糖尿病的发生率是正常人的2~4倍，研究显示，慢性肝病患者中50%~80%伴有糖耐量异常，而直接发展为HD者为20%~30%。

一、病因病机

（一）西医学认识

HD的发生机制可能是由于肝硬化时肝代谢功能异常，导致胰岛素水平分泌功能亢进，使得血液中胰岛素水平升高，引起高胰岛血症。血液中胰岛素水平升高会引起胰岛素抵抗，从而抑制胰岛β细胞生成，导致胰岛素分泌功能不足，引起糖尿病。病毒性肝炎患者除了肝脏组织受损外，病毒还可侵犯胰腺组织，从而破坏胰腺胰岛β细胞，导致胰岛β细胞分泌能力减弱，导致血糖水平升高。

（二）中医学认识

中医学古籍中无肝源性糖尿病（HD）相关的病名，目前HD按辨治，可归属于中医"消渴病""鼓胀""黄疸"范畴。HD与2型糖尿病虽有相似之处，但二者的病因、临床表现和临床治疗方法明显不同。HD缺少糖尿病典型的多饮、多食、多尿、消瘦等症状，糖尿病相关神经和血管并发症也明显少于2型糖尿病，故将HD作为糖尿病的一种特殊类型，对其进行专门的中医命名并进一步探讨其中医病因病机、辨证论治等尤为重要。关于消渴的命名古已有之，而以消渴的病变脏腑命名则最早可追溯到《黄帝内经》时期。《素问》中有"肺消""鬲消""消中"之名，"心移寒于肺，肺消。肺消者，饮一溲二，死不治""心移热于肺，传为鬲消"，又有"瘅成为消中"之记载。明代戴元礼之《证治要诀》首次提出"消脾"之名，"中消消脾，脾气热燥，饮食倍常，皆消为小便""消脾，缘脾经燥热，食物易化，皆为小便，转食转饥"。《太平圣惠方》有"消肾"之记载，此均为以消渴之脏腑定位而命名。因此，对于HD之中医病名可试以"肝消"命名，旨在阐明其病由肝病而发，病变部位主要在肝脏，辨证论治亦当以治肝为主。

1. 病因

中医学讲究辨证论治、异病同治，虽引发肝源性糖尿病的疾病不同，但究其病因病机，总有共同之处。

（1）湿热邪毒　肝病之始，或受酒毒、药毒影响；或如《内经》所言："邪之所凑，其气必虚"，脾胃化源不足，正气虚损，免疫功能低下，外邪乘虚而入，感染邪毒。邪毒属热，易与湿邪相感，湿热邪毒搏结于肝经血分，瘀滞于内，致使肝之疏泄失常而发病。一方面湿热邪毒羁留，内蕴肝胆，肝失疏泄，气机郁滞，壅阻于脾，脾失健运，内生湿热，热盛伤津，津液不能上承发为消渴；另一方面湿热熏蒸肝胆，胆汁不循常道，溢于肌表可发为黄疸。

（2）郁热内生　肝病患者常染有疫毒，疫毒属热，多发肝火；或因情志不遂，肝气郁结，久而化火；或因肝木克脾土，土郁可化热；或因嗜食肥甘、饮食不节而致内热偏盛。从病位上来看，郁热多见于肝、胃，出现类似上消症状者可见肺热，情志不遂生肝热，饮食不节生胃热；或可见木火刑金，肺胃燥热。以上病机既是肝病的病机，又与传统认为消渴病"阴虚燥热"的基本病机以及现当代医家提出的"火热内生引发消渴"的发病机制相对应。

（3）瘀血阻络　肝病日久，由气入血、由经入络致使肝失疏泄，肝气郁结，气郁日久，必致血瘀；素有邪毒内伏血分，蕴于肝络，肝失疏泄，气机运行不畅，气滞血瘀，使肝之络脉瘀阻；或有肝热，肝火耗气伤阴，煎炼阴血，形成肝肾阴虚，诸虚渐重，气血运行乏力，脉损络瘀益显；或因久病气虚，无力行血，气虚血瘀阻络，以致消渴，自祝谌予教授首次提出血瘀病机以后，其理论已被国内学者普遍推崇，结合西医学，有观点指出瘀血阻络是导致肝纤维化及肝源性糖尿病胰岛素抵抗的重要因素。正如《周氏医学丛书·脏腑药式》中载："肝主血，而气者所以行乎血，气滞则血凝，行血中之气正行血也。"因此慢性肝病患者均有不同程度的瘀血表现。

（4）肝病及脾　《金匮要略》言："见肝之病，知肝传脾。"肝失疏泄，气机郁滞，肝气横逆，木胜乘土，肝病传脾，肝郁脾虚，转输失调，升降失司，脾胃不和。《血证论》云："木之行主于疏泄，食之入胃，全赖肝木之气以疏泄之而水谷乃化。"说明脾主升清降浊有赖肝之疏泄，肝气得疏，则胃气得降，情志不畅，肝气郁结，最易伤害的器官就是脾胃。脾不能为胃行其津液，一方面使水谷精微化生失常及气血津液输布代谢障碍，脾吸收的水谷精微，不能随气机升降出入荣养四肢百骸而郁于血中；另一方面使水谷积滞郁久化热，灼伤胃津，胃中燥热。且由于脾的转输升降功能失常，元气陷而阴火升，虚火灼津，滞留血脉或阴精失于固摄而反下泻。

《灵枢·本脏》曰："脾脆，则善病消瘅、易伤。"亦说明脾虚是消渴病的发病基础。

（5）阴阳两虚　肝为刚脏，体阴而用阳，功主疏泄。肝肾同源，肝藏血，肾藏精，精血同源，相互转化。多种病因损伤肝脏，肝郁化火，肝阴不足，损及肾阴，则肝肾阴虚。肝源性糖尿病临床"三消"症状并不典型，其病位在肝，以阴虚型多见；肝病迁延难愈，湿热疫毒蕴于血分，久久不除，耗气伤阴，可见气阴两虚；《黄帝内经》云："肝者，罢极之本。""罢极"是气虚的主要标志，气属阳，气虚乃阳虚之渐，故气虚继续发展就会成为阳虚。肝源性糖尿病多由肝脏发病，传于脾脏，故病位在肝脾；而乙癸同源，肝病日久可波及肾脏，影响肾的排泄功能。或因素体阳虚，或因久病致虚，或因用药不当等，本病发展至末期多会出现肝脾肾阳虚。

2. 病机

（1）肝病是肝源性糖尿病的始动因子　"邪之所凑，其气必虚"，肝病之始，是由于人的正气虚损，免疫功能低下，外邪乘虚而入发病。卫气源于中焦脾胃，由脾胃运化之水谷精气所化生。故正气不足乃脾虚卫气不足，失却防御外邪能力。正如《幼幼集成》中所言："脾土强者，足以捍御湿热，必不生黄。唯其脾虚不运，所以湿热乘之。"邪之甚谓之毒，邪毒属热，且易与湿搏结，湿热邪毒搏结于肝经血分，瘀滞于内，肝疏泄失常。或酒毒，药毒影响肝之疏泄，表现为身目俱黄，色泽鲜明，口干渴欲饮或饮而不多，心中懊恼，胸脘满闷，口干而苦，恶心欲呕，大便黏滞、臭秽，舌红，苔黄腻，脉滑或濡。临床以急、慢性肝炎者多见。

（2）肝胃郁热是肝源性糖尿病的直接病机　肝源性糖尿病之初以肝胃郁热证较为常见。肝主疏泄，以气为用。急、慢性肝炎患者多由于疫毒产生肝热肝火；或情志不遂，肝气郁结，郁久化火而肝失疏泄。糖尿病的发病基础是阴虚燥热，多因"阳气悍而燥热郁甚之所成"。究其脏腑不外胃热、肝热等，饮食不节生胃热，情志不遂生肝热，肝木克脾土，土郁可化热。尤其肝病患者在治疗中常输注葡萄糖，饮食肥甘，进糖过多，致内热偏盛。临床表现为面红目赤，口干、口渴、口苦、口臭、多饮、多食、急躁易怒，两胁胀满，尿黄赤，大便干，舌质红、苔黄，脉弦实有力。肝胃郁热既是肝病的发病病机，也是糖尿病的发病病机。肝病在先，血糖异常，成为肝源性糖尿病的直接病机。

（3）肝肾阴虚是肝源性糖尿病的内在因素 慢性肝炎、肝硬化与糖尿病的发生是一个较长期的过程，往往有阴虚存在。肝为刚脏，体阴而用阳，功主疏泄。肝肾同源，肝藏血，肾藏精，精血互化。肝病乃由多种病因损伤肝脏，肝阴不足，肝郁化火，损及肾阴，则肝肾阴虚。糖尿病以阴虚燥热为基本病机，主要病位在肺、胃、肾，与肝、脾、小肠等亦密切相关，"三消"症状相对较多，阴虚基本贯穿于病程之始终。肝源性糖尿病临床"三消"症状并不典型，其病位在肝，辨证以阴虚型多见。临床表现为肝区隐痛，心烦，耳鸣，口干口渴，乏力，腰膝酸软，腹部胀满，胁下痞块，舌质暗红，舌小有裂纹，苔少或无苔，脉弦细等。所以肝肾阴虚是肝源性糖尿病发生的内在因素。

（4）瘀血阻络是肝源性糖尿病的病理基础 《丹溪心法》谓："胁痛，肝火旺，木气实，有死血，有痰流注。"肝源性糖尿病多发生在慢性肝病的基础上，肝病日久，由气入血、由经入络。邪毒内伏血分，蕴于肝络，肝失疏泄，气机运行不畅，气滞血瘀使肝之络脉瘀阻。肝热，肝火耗气伤阴，煎炼阴血，形成肝肾阴虚，诸虚渐重，气血运行乏力，脉损络瘀益显。临床表现

为面黧黑，目暗黑，唇暗，肝区痛，神疲乏力，口干咽燥，舌暗红，舌底脉络瘀滞，舌边瘀点脉涩或紧。而糖尿病的病机自祝谌予教授于1978年首次提出糖尿病血瘀证以后，经20多年临床及实验研究，血瘀证在糖尿病诸证中的普遍性已被国内学者认同。因此，瘀血阻络是肝源性糖尿病的病理基础。

（5）肝病传脾是肝源性糖尿病的必然趋势 《灵枢·本脏》曰："肝脆则善病消瘅。"在慢性肝病向肝源性糖尿病发展的过程中，血糖水平的升高，并非中医传统诊断指标，但它是肝病向肝源性糖尿病转化的一个重要指标。中医认为肝病传脾，肝郁脾虚，转输失调、升降失司。脾不能为胃行其津液，一方面使水谷精微化生及气血津液输布代谢障碍，脾所吸收的水谷精微，不能随气机升降出入以荣养四肢百骸而郁于血中。另一方面使水谷积滞郁久化热、灼伤胃津胃中燥热。且由于脾的转输升降功能失常，元气陷而阴火升，虚火灼津，滞留血脉或阴精失于固摄而反下泻。上述原因均可引起血糖、尿糖升高。

总之，肝源性糖尿病患者多数病程较长，因先病于肝，常先有肝病的症状及特征和不同程度的肝功能异常。肝病之初，正气虚弱，肝为邪扰，湿热、疫毒、酒毒、药毒等首发于肝，病位在肝，肝脏受损，肝失疏泄，肝胃郁热，热盛伤阴，肝阴暗耗，久病及肾，影响脏腑功能及气血津液运行，由此而产生肝热、阴虚、血瘀等病理变化，同时肝病传脾，血糖升高。肝病乃由多种病因损伤肝脏，肝阴不足，肝失疏泄，使肝气郁滞而导致血瘀。肝病本身，多有肝细胞肿胀、坏死，属于瘀血性坏死。瘀血是一种病理性产物，它的形成必然会造成耗损阴液，使阴虚加剧；同时血瘀又会造成脏腑功能障碍，致使化生

阴液精血的功能受到影响，以致阴液、精血进一步亏损。本病虚为阴虚，实为肝热，瘀血。但同时也会有气血阴阳不足及痰浊、水饮等病理变化，但主要以前者为多见。

二、临床诊断

（一）辨病诊断

1. 中医诊断

（1）病史　有明确的肝病等病史。有多饮、多食、多尿、消瘦或尿中有甜味临床表现。

（2）依据中医病名内涵与临床表现确定中医病名　属中医学"消渴""黄疸""胁痛""肝着""肝积""鼓胀"等病证范畴。

（3）临床特点

①症状：该病的临床表现与一般的糖尿病并无大的差别，有口干、口渴、饮水多、尿多、食欲增加等，但体重逐渐减轻，即所谓的"三多一少"症状。但这种糖尿病有时症状比较轻，呈"隐性经过"，不检验血糖不易发现，多数患者先有肝病症状，继而出现糖尿病症状。不同肝病表现各异，多有乏力、食欲减退、厌油、腹胀、肝区不适或疼痛、恶心呕吐等消化道症状，可伴有黄疸及腹水。

②体征：查体多有慢性肝病、肝硬化的体征，如肝掌、蜘蛛痣、脾大等，少有糖尿病酮症酸中毒、周围血管病变或糖尿病性神经病变等并发症。

（4）临床分期　本病暂无临床分期。

2. 西医诊断

（1）病史　在糖尿病发生之前有明确的肝病史，但有时糖尿病可与肝病同时发生；无糖尿病既往史和家族史，糖尿病症状轻或无。

（2）临床特点　肝源性糖尿病患者的临床表现有的隐性，有的显性，症状轻重不等；但与原发性糖尿病相比，典型的"三多"症状多不明显。往往被慢性肝病症状如乏力、纳差、腹胀等所掩盖，极少发生酮症酸中毒等并发症，同时糖尿病神经及血管并发症的发生率也较低，患者以空腹血糖正常或轻度升高，而餐后血糖明显升高为特征。有明确肝功能损害的临床表现及血生化检查和影像学检查的证据。

（3）体征　查体或可见肝掌、蜘蛛痣、腹水、黄疸、腹壁静脉曲张等表现。

（4）辅助检查

①口服糖耐量试验（oralglucose tolerance test，OGTT）：空腹血糖≥7.0mmol/L，餐后2小时血糖≥11.1mmol/L，但部分患者空腹血糖可轻度升高或正常。OGTT的曲线形态偏高，表现高峰、高坡或趋高型；若OGTT示餐前血糖正常或轻度升高，餐后血糖≥11.1mmol/L可确诊糖尿病；若>7.8mmol/L而<11.1mmol/L则诊断为糖耐量减低。对不做OGTT的患者，应经常测定空腹和餐后2h血糖值，以求早期诊断糖尿病。

②胰岛素释放试验：空腹血浆胰岛素水平偏高，餐后胰岛素反应不良或反应延迟；血清C肽释放试验一般正常或下降，C肽与胰岛素的比值明显减少。

③肝脏功能检测：包括谷草转氨酶（AST）、谷丙转氨酶（ALT）、胆红素（BIL）、碱性磷酸酶（ALP）、白蛋白（ALB）、球蛋白（GLB）以及凝血酶原、凝血因子等指标。肝病患者可见ALT、AST、BIL、ALP等不同程度升高，ALB降低，GLB升高，凝血酶原时间延长，凝血因子减少。

④肝炎病毒血清学检测：包括乙肝表面抗原（HBsAg）、乙肝表面抗体（Anti-HBs）、乙肝e抗原（HBeAg）、乙肝e抗体（Anti-HBe）、乙肝核心抗体（Anti-HBcⅡ）、丙肝抗体（Anti-HCV）、戊型肝炎IgM抗体（HEV-IgM）、甲型肝炎IgM抗体

（HAV-IgM）。该检测对慢性病毒性肝炎的诊断及评估病情、指导治疗具有重要意义。

⑤肿瘤标志物检测：如甲胎蛋白（alpha fetoprotein，AFP）是最具有诊断价值的肝癌标志物，AFP > 200ng/ml 时对诊断更具有重要意义。

⑥影像学检查：超声、电子计算机 X 射线断层扫描技术（CT）、磁共振成像（MRI）、放射性核素显像、上消化道钡餐摄片、正电子发射计算机断层扫描（PET-CT）等检查有助于诊断及鉴别原发病。

（5）其他

①肝源性糖尿病的临床诊断符合美国糖尿病协会（ADA）的糖尿病诊断标准（典型"三多一少"症状加随机血糖 ≥ 11.1mmol/L，或 FPG ≥ 7.0mmol/L，或 OGTT 试验 2 小时血糖 ≥ 11.1mmol/L）。

②血糖和糖耐量的好转或恶化与肝功能的改变相关。

③排除垂体、肾上腺、甲状腺等疾病所引起的继发性糖尿病及原发性糖尿病，尤其是 2 型糖尿病。

（二）辨证诊断

肝消的病因比较复杂，包括先天禀赋不足（先天胎毒、禀赋薄弱等）、饮食失节（过度饮酒、过食肥甘致湿热内蕴等）、情志失调（七情久郁）、感染湿热疫毒等。疾病总属本虚标实之证，早期多为实证，后期损阴伤阳，转为虚证。HD 继发于肝病之后，病变脏腑主要在肝，后期可及脾、肾。病机主要为肝经湿热、肝郁脾虚、瘀血阻络、肝肾阴虚及脾肾阳虚。其中，肝病传脾是肝病向 HD 转化的基本病机。

1. 肝经湿热（疫毒）证

临床证候：腹胀、胁肋胀痛，食少纳呆，恶心呕吐，甚或身目发黄，黄色鲜明，口干口苦，渴不引饮或渴不多饮，小便短赤，舌质红、苔黄腻，脉濡数或弦数。

辨证要点：肝区不适或胁痛、腹胀、纳差、恶心呕吐、口苦、黄疸；舌质红苔黄腻，脉濡数或弦数。

2. 肝郁脾虚证

临床证候：胸胁脘腹胀满或胀痛，情绪抑郁或急躁易怒，倦怠乏力、纳差、恶心、尿黄，便秘或便溏，或口干多饮、多尿、多食，舌质红或淡红，苔薄白，脉弦或缓。

辨证要点：胸胁脘腹胀满或胀痛，倦怠乏力、纳差、恶心、便秘或便溏，舌质红或淡红，苔薄白，脉弦或缓。

3. 瘀血阻络证

临床证候：面色黧黑，口唇色暗，肝区疼痛，胁下积块，腹露青筋，口干咽燥，夜间明显，甚者可见肝掌、蜘蛛痣、皮肤瘀斑等，舌暗红，舌底络脉迂曲，或舌面见瘀点、瘀斑，脉细涩或结代。

辨证要点：肝区疼痛，胁下积块，腹露青筋，面色黧黑，口唇色暗，甚者可见肝掌、蜘蛛痣、皮肤瘀斑等，舌暗红，舌底络脉迂曲，或舌面见瘀点、瘀斑，脉细涩或结代。

4. 肝肾阴虚证

临床证候：肝区隐痛，心烦失眠，眩晕，耳鸣，乏力，口干口渴，腰膝酸软，腹部胀满，胁下痞块，舌质红有裂纹，苔少或无苔，脉弦细等。

辨证要点：肝区隐痛，心烦失眠，耳鸣，口干渴，舌质红有裂纹，苔少或无苔，脉弦细等。

5. 脾肾阳虚证

临床证候：胁下虚闷或坠胀，腹胀食少，面色晦滞，神疲乏力，畏寒肢冷，腰膝酸软，忧郁善恐，口不渴或渴不欲饮，舌淡胖或有齿痕，脉沉细。

辨证要点：腹胀食少，畏寒肢冷，腰膝酸软，口不渴或渴不欲饮，舌淡胖或有齿痕，脉沉细。

三、鉴别诊断

（一）西医学鉴别诊断

1. 与 1 型糖尿病相鉴别

T1DM 一般有自身免疫参与，发病较早，出现胰岛自身免疫标记物，如 GAD、IA-2A、ICA、ZnT8A 等可阳性，可伴随其他自身免疫病如 Graves 病、桥本甲状腺炎和 Addison 病。β 细胞破坏的程度和速度在不同个体差异很大，起病缓急不一，青少年起病者发病较急，"三多一少"症状明显，一般在起病半年内自发酮症或酮症酸中毒，可见 β 细胞胰岛素分泌不足的证据，依赖胰岛素治疗。

2. 与 2 型糖尿病相鉴别

T2DM 为一组异质性疾病。可发生在任何年龄，但多见于成人，常在 40 岁以后起病；多数起病隐匿，症状相对较轻，半数以上无任何症状；不少患者因慢性并发症、伴发病或仅于健康检查时发现，常有家族史。很少自发性发生 DKA，但在应激、严重感染、中断治疗等诱因下也可发生。临床上与肥胖症，血脂异常、高血压等疾病常同时或先后发生。由于诊断时患者所处的疾病病程不同，其 β 细胞功能表现差异较大，有些早期患者进食后胰岛素分泌高峰延迟，餐后 3～5 小时血浆胰岛素水平不适当地升高，引起反应性低血糖，可成为首发临床表现。

诊断标准以中华医学会糖尿病分会（CDS）发布的《中国 2 型糖尿病防治指南》（2020 版）为准。

四、临床治疗

多种疾病均有可能导致糖尿病的发生，各种类型糖尿病具有其特点，即血糖控制水平与原发疾病好转或恶化密切相关，积极治疗原发病，有利于糖尿病的治疗。

因此，更要求我们明确诊断，针对病因治疗。

一般情况下，继发性糖尿病"三多一少"症状不明显，也不容易出现各种急、慢性并发症，中医辨证施治具有优势，可依据变化多端的临床表现，灵活组方，兼顾原发病与血糖升高之情况，但有些时候，西医学则发挥不可替代作用，例如病毒性肝炎的抗病毒治疗，胰腺炎的抑制胰腺分泌治疗等，必要时均可使用胰岛素治疗。

（一）提高临床疗效的要素

1. 精研病机，把握动态演变规律

肝源性糖尿病患者多数病程较长，因先病于肝，常先有肝病的症状及特征和不同程度的肝功能异常。肝病之初，正气虚弱，肝为邪扰，湿热、疫毒、酒毒、药毒等首发于肝，病位在肝，肝脏受损，肝失疏泄，肝胃郁热，热盛伤阴，肝阴暗耗，久病及肾，影响脏腑功能及气血津液运行，由此而产生肝热、阴虚、血瘀等病理变化，肝病乃多种病因损伤肝脏，肝阴不足，肝失疏泄，使肝气郁滞而导致血瘀。肝病本身，多有肝细胞肿胀、坏死，属于瘀血性坏死。瘀血是一种病理性产物，它的形成必然会造成耗损阴液，使阴虚加剧；同时血瘀又会造成脏腑功能障碍，致使化生阴液精血的功能受到影响，以致阴液、精血进一步亏损。本病虚为阴虚，实为肝热、瘀血。肝源性糖尿病中医病机以热、虚、瘀 3 个阶段的演变规律较为常见。针对其进行治疗，兼顾其他疗法，对改善临床症状、减少用药、缩短疗程、增加疗效有较大的临床意义。

2. 久病必瘀，活血化瘀通络是关键

瘀血阻络是导致肝纤维化及肝源性糖尿病胰岛素抵抗的重要原因，治疗肝源性糖尿病，活血化瘀通络是关键。肝主藏血而通调气机，体阴而用阳。肝病日久，必

然会影响肝脏的正常疏泄功能，导致肝失疏泄，肝气郁结。气郁日久，必致血瘀，正如《周氏医学从书·脏腑药式》中所云："肝主血，而气者所以行乎血，气滞则血凝，行血中之气，正以行血也。"因此慢性肝病患者尤其是肝硬化患者，均有不同程度的瘀血表现，临床上可通过观察患者的面色、舌色、舌底及有无肝掌、蜘蛛痣来判定瘀血的轻重，而分别采用活血、化瘀、通络之法。如仅见舌质偏暗，说明瘀血较轻，可选用川芎、桃仁、红花等活血之品以治之；如舌有瘀点、瘀斑或舌下静脉增粗迂曲，说明瘀血较重，可以三棱、莪术等化瘀之品以治之；如出现舌底瘀点、瘀斑，甚至见到肝掌、蜘蛛痣，说明病深入络，当以土鳖虫、水蛭、地龙等通络之品治之。针对慢性肝病不同阶段瘀血的轻重，选择不同的活血、化瘀、通络药物治疗，体现了诊治疾病的层次性以及用药的准确性。由于从慢性肝炎到肝纤维化再到肝硬化，是肝细胞不断受损、不断纤维化的一个渐进过程，所以慢性肝病的各阶段之间又往往是相互渗透，没有严格界限的，此时则需要活血、化瘀、通络之品并用。

3. 肝脾相关，调肝勿忘健脾和胃

治疗肝源性糖尿病，在活血化瘀的同时还要注意固护脾胃。肝属木，脾胃属土；肝主疏泄，胃主受纳与和降。脾胃的升降功能正常与否，与肝的疏泄功能有密切的联系，肝失疏泄，木郁土壅，会进一步影响脾胃的运化功能，正如《血证论》中所云："木之行主于疏泄，食之入胃，全赖肝木之气以疏泄之而水谷乃化。"说明脾主升清降浊有赖肝之疏泄，肝气得疏，则胃气得降，情志不畅，肝气郁结，最易伤害的器官就是脾胃，因此慢性肝病患者多有纳呆食少、脘腹胀满、倦怠乏力、大便或溏或干等脾失健运、胃失和降的表现。

4. 衷中参西，辨证结合辨病施治

多种肝脏疾病均有可能导致糖尿病的发生，肝源性糖尿病具有其自身特点，即血糖控制水平与肝功能好转或恶化密切相关，积极治疗原发病，有利于糖尿病的治疗。因此，更要求我们明确诊断，针对病因治疗，例如病毒性肝炎当积极抗病毒治疗；脂肪肝当加强运动，配合药物治疗；肝硬化当积极防治并发症等。同时中医辨证施治具有优势，可依据变化多端的临床表现，灵活组方，兼顾原发病与血糖升高之情况，中西医结合对改善临床症状、减少用药、缩短疗程、增加疗效有较大的临床意义。

（二）辨病治疗

1. 生活方式干预

避免高糖饮食，选择碳水化合物含量高、低脂肪、高蛋白、丰富纤维素及维生素饮食，同时适当补充微量元素及支链氨基酸等。

2. 积极去除病因

积极合理治疗肝脏疾病，给予保肝对症治疗，病毒性肝炎患者积极抗病毒治疗，修复受损的肝细胞，改善肝脏功能，糖尿病也会随之好转。

3. 降糖治疗

肝源性糖尿病大多继发于慢性肝病，一些糖尿病常用的口服降糖药，如二甲双胍易导致乳酸酸中毒的不良反应，阿卡波糖具有升高血浆氨而诱发肝性脑病的风险，还有一些降糖药物可刺激胰岛细胞分泌胰岛素从而加重胰岛素抵抗，故不主张口服降糖药。肝源性糖尿病即使高胰岛素血症明显，但临床上使用胰岛素仍有效，主张尽早使用。一方面，可以有效降低血糖，胰岛素抵抗得到改善；另一方面，对于肝脏细胞的修复作用和肝脏功能的恢复有意义。应用胰岛素治疗肝源性糖尿病与普通

糖尿病有所区别，由于前者肝功能损害较重，降解胰岛素的作用时间较长，应特别警惕低血糖的发生，优先选择短效胰岛素，由小剂量开始，使用过程密切监测血糖变化。

（三）辨证治疗

1. 辨证思路

（1）首辨虚实　肝消总属本虚标实之证，辨证时首当分清虚实、标本之主次。本病早期多以实证为主，或为虚实夹杂；后期损阴伤阳，则虚多实少。本虚为正气不足、阴阳亏虚，标实为湿热、气滞、血瘀等留着于肝。无论病程新久，均应根据临床症状辨明本虚标实之主次。

（2）次辨脏腑病位　肝源性糖尿病（HD）的病变脏腑主要在肝，后期可及脾、肾。病位在肝可见胁肋胀痛、身目发黄、急躁易怒、肝区疼痛不适、胁下积块等肝病症状、体征，并常伴有不同程度的肝功能异常。累及于脾，运化、升清功能失职，则兼见纳呆、食少、便溏、肢体困倦等症；迁延至肾，肾阴亏虚见腰酸膝软、耳鸣、潮热盗汗、口咽干燥、形体消瘦等症；肾阳不足，则见腰膝酸冷、精神萎靡、畏寒肢冷、夜尿增多等虚寒证候。

（3）治法治法　HD的总体治疗原则为补虚泻实、调整阴阳。实证当视湿热、气滞、血瘀之证分别予以清利湿热、疏肝解郁、活血柔肝之法进行治疗；虚证则根据阴阳之偏盛偏衰、病位兼脾兼肾之不同加以施治。

2. 辨证论治

（1）肝经湿热证

［治法］清肝泄热，利湿运脾。

［方药］茵陈蒿汤加减（《伤寒论》）：茵陈、柴胡、黄柏、栀子、大黄（后下）、黄连、夏枯草、龙胆草。

［加减］若肝胃郁热明显，见心中懊恼、胸脘满闷、恶心欲呕、泛酸嘈杂，大便黏滞、臭秽，以大柴胡汤加黄连、花粉、夏枯草以开郁清热降糖；纳呆食少明显，可加炒麦芽、鸡内金以消食和胃；脘痞恶心，加法半夏、石菖蒲燥湿除痞；而针对肝病解毒可加用垂盆草、马鞭草、白花蛇舌草以清热解毒；降酶可视具体情况选用茵陈、虎杖、板蓝根、五味子和田基黄等保肝降酶。

（2）肝郁脾虚证

［治法］疏肝解郁，养血健脾。

［方药］逍遥散加减（《太平惠民和剂局方》）：北柴胡、全当归、云茯苓、生白芍、炒苍术、炒白术、粉丹皮、炒栀子、淡豆豉、川牛膝、苏薄荷、生甘草、升麻片、鲜生姜。

［加减］肝区痛甚者可加姜黄；乏力明显者加生黄芪以补气健脾；腹胀者加木香、炒莱菔子行气消胀；腹泻者加炒山药、莲子以健脾止泻。有纳呆食少、脘腹胀满、大便或溏或干等脾失健运，胃失和降表现者，可以半夏加茯苓汤佐以黄连、生姜以辛开苦降、健脾和胃。若有肝掌、蜘蛛痣，加牡丹皮、生地黄、赤芍；若有黄疸，加茵陈、郁金、金银花、连翘。

（3）瘀阻肝络证

［治法］活血化瘀，疏肝通络。

［方药］血府逐瘀汤加减（《医林改错》）：当归、生地、桃仁、红花、枳壳、赤芍、柴胡、甘草、桔梗、川芎、牛膝。

［加减］已见舌质偏暗，说明瘀血尚轻，可用桃仁、红花、当归、川芎等活血之品；如舌有瘀点、瘀斑或舌下络脉增粗迂曲，说明瘀血较重，可用三棱、莪术等破血逐瘀之品；如出现舌底瘀点、瘀斑，并见肝掌、蜘蛛痣，说明病深入络，可加用水蛭、地龙等通络之品。若瘀而化热，可加白花蛇舌草、半枝莲、蒲公英等；若见积聚癥瘕，可加穿山甲、龟甲、鳖甲、珍珠母、土鳖虫等；若疼痛者，可加延胡

索、姜黄。

（4）肝肾阴虚证

［治法］活血化瘀，疏肝通络。

［方药］一贯煎加减（《续名医类案》）：生地黄、北沙参、当归、枸杞子、麦冬、川楝子。

［加减］随证加女贞子、熟地黄、黄精、何首乌、鳖甲、龟甲等，以增强滋养肝肾阴液之功，同时可于大队滋阴药中适当配伍麦芽、砂仁等以免滋腻碍胃、运化失利。气虚乏力者，重用黄芪，加党参、白术以健脾益气；畏寒、肢冷、舌淡者，加附子、肉桂以阴阳双补；心悸不宁、脉细弱者，加熟地黄、酸枣仁以养阴补心。酸味药物既可敛阴，防止苦寒药伤阴，又可中和甜味，可随症选用。如伴皮肤瘙痒可加乌梅，伴大便溏泻可加石榴皮、诃子，伴失眠可加酸枣仁，伴下肢疼痛或不安腿综合征可加白芍，伴腰膝酸软可加山茱萸等，伴丙氨酸氨基转移酶升高、失眠汗出可加五味子等。

（5）脾肾阳虚证

［治法］温阳益气。

［方药］肾气丸加减（《严氏济生方》）：干地黄、薯蓣（即山药）、山茱萸、茯苓、泽泻、丹皮、桂枝、炮附子。

［加减］对于以脾肾阳虚证为主要表现的患者，症见乏力畏寒，口渴欲饮，或渴不能饮，面见青色，胁下坚胀作痛，或筋寒挛缩，不能固握，小便量多，消瘦，可以加补肾助阳药物，如巴戟天、肉苁蓉、菟丝子等，也可以温阳益气、健脾益肝之参附汤加黄芪、白术、苍术、茯苓、山茱萸、丹参、砂仁、陈皮等治疗。

总之，不同病因的继发性糖尿病，有其不同的病理特点及其证候表现，因此在治疗上也各有侧重，如肝源性糖尿病重在活血通络；胰源性糖尿病重在调理脾胃；类固醇性糖尿病则重在滋阴降火。中医对于继发性糖尿病的治疗与西医学一样，治疗重点在于原发病，在此基础上根据病证的各自特点辨证论治，才可取得满意的疗效。

3. 成药应用

（1）参芪降糖颗粒

［组成］人参（茎叶）皂苷、五味子、山药、地黄、麦冬、黄芪、覆盆子、茯苓、天花粉、泽泻、枸杞子。

［功能］益气养阴，滋脾补肾。

［适应证］用于糖尿病，肝源性糖尿病。患者可结合治疗肝病成药效果更佳。

［用法］口服。每次用量可达3g，每日3次。饭前用温开水送服，或遵医嘱。

［注意事项］忌食肥甘厚味、油腻食物，并注意监测血糖。

［出处］世界中医药，2019（12）：3294-3297.

（2）肝康宁片

［组成］白花蛇舌草、垂盆草、虎杖、五味子、柴胡、人参、白术、丹参、郁金、三七、青木香、甘草。

［功能］清热解毒，活血疏肝，健脾祛湿。

［适应证］用于急、慢性肝炎，湿热疫毒蕴结、肝郁脾虚症见胁痛腹胀、口苦纳呆、恶心、厌油、黄疸日久不退或反复出现，小便发黄、大便偏干或黏滞不爽、神疲乏力等症。

［用法］每次3~5片，每日3次；或遵医嘱。

［注意事项］忌食肥甘厚味、油腻食物。

［出处］新中医，2016（4）：61-63.

（3）玉泉颗粒

［组成］天花粉、葛根、麦冬、人参、茯苓、乌梅、黄芪、甘草、地黄、五味子。

［功能］养阴益气，生津止渴，清热除烦。

［适应证］用于气阴两虚所致口渴多饮、消食善饥，糖尿病属上述证候者。

［用法］开水冲服，一次1袋，一日4次。

［注意事项］孕妇忌服。定期复查血糖。

［出处］湖南中医药大学学报，2011（4）：54-55.

（4）杞菊地黄丸

［组成］枸杞子、菊花、熟地黄、酒萸肉、牡丹皮、山药、茯苓、泽泻。

［功能］滋补肝肾。

［适应证］用于肝肾阴亏，症见眩晕耳鸣、羞明畏光、迎风流泪、视物昏花等；消渴之肝肾阴亏型。

［用法］口服。水蜜丸一次6g，小蜜丸一次9g，大蜜丸一次1丸，一日2次。

［注意事项］无。

［出处］中国老年学杂志，2016（19）：4775-4777.

4. 外治疗法

中药硬膏热贴敷（消癥膏）

［处方］鳖甲、三棱、莪术、乳香、没药等药制成硬膏。

［操作方法］温化膏药后，贴敷于肝区，每日1贴，每贴贴10小时，15日为1个疗程。

［适应证］肝硬化性糖尿病。

［注意事项］①过敏体质或对药物、辅料成分过敏者慎用。②贴敷部位有创伤、溃疡者禁用。③贴敷时间不宜过长，观察局部情况，若贴敷部位无水疱、破溃者，可用消毒干棉球或棉签蘸温水、植物油或石蜡油清洁皮肤上的药物，擦干并消毒后再贴敷。贴敷部位起水疱或破溃者，应待皮肤愈后再贴敷。若出现过敏反应（包括药物及胶布过敏），可暂停贴敷治疗，对过敏反应明显者可局部涂擦抗过敏软膏。

（四）医家诊疗经验

仝小林教授认为其病理基础是木郁土壅，气滞血瘀。在治疗上，应注重以下几个方面。

1. 活血化瘀通络，改善微循环

仝教授认为，瘀血阻络是导致肝纤维化及肝源性糖尿病胰岛素抵抗的重要原因，治疗肝源性糖尿病，活血化瘀通络是关键。尤其是肝硬化患者，均有不同程度的瘀血表现，临床上可通过观察患者的面色、舌色、舌底及有无肝掌、蜘蛛痣来判定瘀血的轻重，而分别采用活血、化瘀、通络之法。如仅见舌质偏暗，说明瘀血较轻，可选用川芎、桃仁、红花等活血之品以治之；如舌有瘀点、瘀斑或舌下静脉增粗迂曲，说明瘀血较重，可以三棱、莪术等化瘀之品以治之；如出现舌底瘀点、瘀斑，甚至见到肝掌、蜘蛛痣，说明病深入络，当以土鳖虫、水蛭、地龙等通络之品治之。慢性肝病的各阶段之间又往往是相互渗透，没有严格界限的，此时则需要活血、化瘀、通络之品并用。

2. 辛开苦降，健脾和胃

仝教授认为，治疗肝源性糖尿病，在活血化瘀的同时还要注意固护脾胃。临床上可以小半夏加茯苓汤佐以黄连、生姜，辛开苦降，健脾和胃以治之。

3. 苦酸制甜，降糖敛阴

仝教授在治疗糖尿病时，十分重视苦味药和酸味药的选用，认为苦酸最能制甜。因此提出在降糖选方用药上要"苦酸制甜"。苦以三黄汤为基础，还可酌加龙胆草、苦参、山栀子等，酸味药可选择乌梅、石榴皮、白芍、酸枣仁、山茱萸等。

4. 软坚散结，消除癥瘕

对于肝硬化患者，尤其是伴有门静脉高压，脾大的患者，可选用败龟甲、醋鳖甲、炮甲珠等滋阴柔肝、软坚散结之品以对症治疗。

五、预后转归

肝源性糖尿病属于一种慢性疾病，患者在医院治疗一段时间后，多数患者出院后尚需要治疗一段时间。出院前护士应加强患者疾病、药物及相关注意事项的宣传教育，让患者能动态监测血糖，合理安排饮食，养成良好的生活习惯，避免病情进一步发展。与单纯 2 型糖尿病相比，大多患者表现为腹胀、恶心、乏力等慢性肝病的症状，而典型糖尿病的"三多一少"症状不常见，容易被漏诊，如何对该病做出早期且正确的诊断将是临床医生需要格外关注的问题，建议对于慢性肝病患者应注意定期监测空腹血糖及餐后血糖、空腹胰岛素水平等指标。

目前研究表明肝源性糖尿病的治疗应在积极保肝的基础上，优选短效胰岛素，对于最新进展包括胰腺移植、肝移植等仍需进行大量的临床研究及观察证实，而如何在慢性肝病的基础上降低肝源性糖尿病的发生率及进行有效干预也将是临床医生面临的重要问题。糖尿病是慢性肝病的常见并发症，多发生于肝炎、肝硬化患者，糖尿病轻重与肝损害成正比，肝源性糖尿病的预后与年龄、饮食、身体素质、饮酒、用药合理性、并发症等因素相关。肝源性糖尿病预后较好，急、慢性并发症较少，死亡原因多为原发肝病。血糖随肝功能好转而易于控制，积极治疗肝病有效改善肝功能，有利于纠正高血糖状态、改善胰岛素抵抗。肝源性糖尿病及时诊断治疗有利于原发肝病恢复、预防并发症发生。

六、预防调护

（一）预防

临床上对于肝源性糖尿病的预防主要是积极控制肝病和糖尿病。

（二）调护

1. 病情观察

肝源性糖尿病患者临床症状相对隐匿，临床上缺乏特异性，患者病情变化较高，部分症状容易被长期肝炎不适掩盖。同时，部分患者入院后使用糖尿病类似物，对于隐匿的糖尿病难以代偿，进一步了患者血糖。因此，患者在治疗过程中，要定期检测尿糖、血糖，必要时给予葡萄糖耐量试验。同时，临床上对于主诉口渴、饥饿等症状患者应该提高警惕，做好肝源性糖尿病预见性护理，保证患者能早期确诊。

2. 饮食护理

饮食护理在肝源性糖尿病护理中发挥了重要的作用。多数肝硬化患者存在营养不良、高糖饮食，可加重肝源性糖尿病病情，所以应避免高糖饮食，选择碳水化合物含量高、低脂肪、高蛋白、丰富纤维素及维生素饮食，同时适当补充微量元素及支链氨基酸等。护士应根据患者葡萄糖血糖水平计算出每天所需的总热量，合理地分配热量、脂肪等，严格控制白糖和麦芽糖的摄入量。脂肪摄入每天不得超过 0.8g/kg，尽可能以植物油为主。同时，肝源性糖尿病患者必须忌烟忌酒，注射胰岛素时应该按量就餐，避免患者发生低血糖。可辨证配合食疗。①湿热蕴结型宜食清热利湿、攻下逐水之品，如菠菜、芹菜、黄瓜、冬瓜、赤小豆、雪梨等。食疗方：五豆粥（扁豆、黄豆、赤小豆、黑豆、大豆、莲子肉、大米）；②肝脾血瘀型宜食活血化瘀、行气利水之品，如木耳、洋葱、桃仁、山楂、茯苓、陈皮、当归等，可用葱、姜、桂皮等做调料。食疗方：赤桃归苓粥（取桃仁、赤芍、当归，水煎，滤汁去渣，加赤小豆、粳米及水适量煮粥）；③肝肾阴虚型宜食滋养肝肾、凉血化瘀之品，如番茄、梨、藕粉等。食疗方：黑豆复肝散（黑豆、藕粉、干首乌、干地黄）。

3. 运动指导

指导肝源性糖尿病患者在治疗过程中

保证功能锻炼和休息，改善肝脏营养和氧气供应，从而更有利于肝脏的恢复。对于临床症状较轻者，应该适当地增加食欲，可让患者在室外散步、做操等，以不疲劳为宜。对于血糖波动较大的患者，出门时应该随身携带糖果或饼干等食物，避免患者发生低血糖。

4.情志护理

（1）患者自身应树立积极乐观的心态，正确认识疾病。

（2）家属应鼓励患者做自己喜欢的事，或陪伴患者看小品、听相声，分散患者对病情的注意力。

（3）还可适当采取音乐疗法，愤怒者选听《江河》《二泉映月》等有悲哀情绪的乐曲，以悲胜怒；悲伤者宜选择《喜相逢》《假日海滩》等节奏欢快的曲目。

七、专方选要

1.一贯煎加减

［组成］北沙参、麦冬、生地、枸杞、川楝子、山药、赤芍、白芍、石斛、茵陈、丹参、白术、玄参、五味子、白花蛇舌草、垂盆草。

［用法］水煎服，每日1剂，分2次口服。

［适应证］肝源性糖尿病之肝肾阴虚证。

［加减］偏上消者加天花粉、黄芩；偏中消者加石膏、葛根、知母；偏下消者加山茱萸、黄柏；食欲不振者加麦芽、神曲；血瘀明显者加桃仁、水蛭。

［出处］中国现代医药杂志，2007（5）：117-118.

2.疏肝补脾降糖方

［组成］生晒参、茯苓、炒白术、当归、白芍、柴胡、天花粉、葛根、山楂、枸杞、炒麦芽、甘草、北沙参、麦冬、生地、枸杞、川楝子、山药、赤芍、白芍、石斛、茵陈、丹参、白术、玄参、五味子、白花蛇舌草、垂盆草。

［用法］每日1剂，水煎取汁150ml，早晚分2次口服。

［适应证］肝源性糖尿病之肝郁脾虚证。

［加减］胃脘疼痛者加川楝子、延胡索；饱胀痞闷者加佛手、玫瑰花；嗳气纳差者加沉香、旋覆花；睡眠差者加炒酸枣仁、制远志；嘈杂反酸者加乌贼骨、煅瓦楞子；舌质暗红有瘀斑者加蒲黄、五灵脂。

［出处］中医学报，2017（8）：1412-1415.

主要参考文献

［1］廖二元，超楚生.内分泌学（下册）［M］.北京：人民卫生出版社，2001.

［2］杨宝城.继发性糖尿病的机制以及进展［J］.医学理论与实践，2010，4（23）：396-397.

［3］朱禧星.现代糖尿病学［M］.上海：上海医科大学出版社，2000.

［4］赵静，柏力萄，郑慧娟，等.肝源性糖尿病"从肝论治"思路探讨［J］.北京中医药，2018（9）：839-842.

［5］中国型糖尿病防治指南（2017年版）［J］.中国实用内科杂志，2018，38（4）：292-344.

［6］戴自英.实用内科学［M］.第10版.北京：人民卫生出版社，2002.

［7］刘金兰，沙文阁.重型肝炎并发糖尿病及其治疗［J］.中国实用内科杂志，1995，15（3）：135-137.

［8］罗艺，黄焕军.肝硬化并肝源性糖尿病漏诊讨论［J］.临床误诊误治，2008，21（4）：14-15.

［9］张霞，沈鼎明.肝源性糖尿病的研究进展［J］.中华肝脏病杂志，2002，10（6）：476-478.

［10］李苑，赵长青，顾宏图，等.基于"肝

病传脾"理论探讨肝源性糖尿病病因病机 [J]. 中国中医基础医学杂志, 2013, 19 (9): 758-761.

[11] 冉颖卓, 仝小林. 从痰热互结论治肝源性糖尿病 [J]. 中国中医基础医学杂志, 2012, 18 (5): 525-526.

[12]《中国糖尿病膳食指南 (2017)》发布 [J]. 粮食与饲料工业, 2017 (6): 65.

[13] 景婧, 宫嫚, 杜宁, 等. 从"肝脾相关"立论治疗肝源性糖尿病 [J]. 西部中医药, 2014, 27 (11): 1-3.

第四节 老年糖尿病

老年糖尿病是指年龄 ≥ 65 岁, 包括 65 岁以前和 65 岁及以后诊断的糖尿病。老年糖尿病患者以 2 型糖尿病为主, 包含少数的 1 型糖尿病和其他类型糖尿病。

国家统计局 2020 年公布的数据显示, 我国 ≥ 65 岁的人口约 1.76 亿, 占比 12.6%, 预计到 2050 年, 我国老年人口比例将超过 30%。其中 20% 以上的老年人是糖尿病患者。据 2021 年最新版《中国老年糖尿病诊疗指南》显示, 中国老年糖尿病患病率高达 30.2%, 近 1/4 的新诊断 T2DM 患者为老年人。老年糖尿病患病率高、危害大、起病隐匿、病情复杂、并发症多且进展快、预后差, 已成为老年人除心脏病、癌症之外的第 3 位死亡原因。

一、病因病机

(一)西医学认识

1. 遗传因素

多数学者认为糖尿病属多基因 - 多因子遗传性疾病, 具有很强的家族聚集性。有研究认为进入老年期后得糖尿病的遗传度为 44.72%, 而老年前期的遗传度为 68.71%, 提示糖尿病与遗传有密切关系。

2. 肥胖

老年人进食过多或运动不足容易发胖, 肥胖者细胞膜上的胰岛素受体减少, 加重胰岛素抵抗, 可使葡萄糖的利用率降低, 肝糖的生成增加, 致高血糖。

3. 年龄因素

老年人糖耐量降低, 糖代谢下降, 老年期胰岛素释放延缓。随着年龄增长, 老年人空腹和餐后血糖水平均有不同程度的上升, 另外, 当人衰老时, 体内有活性的胰岛素原增加, 胰岛素原与胰岛素的比例增加, 使体内胰岛素作用活性下降, 也是老年糖尿病增多的因素之一。

4. 基础疾病状态

老年人多患有高血压、冠心病、高脂血症等基础疾病, 增加患糖尿病的风险。

(二)中医学认识

1. 病因

本病病因有先天禀赋不足、年老体衰、饮食不节、情志失调, 劳欲过度等。中医学认为, 饮食不节是消渴发生的重要原因, 情志失调, 气血上逆, 内热结滞, 伤津耗液, 可形成消渴病。而劳欲过度、年老、禀赋不足等均使气血、津液匮乏, 脏腑功能衰退, 最终五脏皆虚、精血耗损, 而发为本病。

2. 病机

本病的病机特点是本虚标实, 阴虚为本、燥热为标。病位在肺、脾胃、肾。肺主宣发肃降, 主水气, 可使津液布达四末。脾胃为后天之本, 脾虚则水谷精微及津液的生成和输布障碍, 四肢肌肉无以濡养, 故老年糖尿病常见体倦乏力、气短神疲、肢体酸软等症。正如《医学纲目》中所说:"脾胃虚弱……主口中津液不行, 故口干咽干……脾胃既虚, 则不能输布津液, 故渴。"肾为先天之本, 即为一身阴阳之根本。肾主水, 肾虚, 水液蒸腾不能, 膀胱开阖失司，则见口渴、小便频数。消渴病久可阴虚及气、及阳，以致气阴两虚、阴阳两虚，且病程中常兼夹痰浊、血瘀、热盛腑结等实证，变证丛生。

二、临床诊断

（一）辨病诊断

1. 诊断要点

符合西医学 DM 诊断标准，且年龄 ≥ 65 岁（WHO 界定 ≥ 65 岁），包括 65 岁以前诊断和 65 岁以后诊断的糖尿病患者。

"三多一少"即多饮、多食、多尿及体重减少，是糖尿病的典型临床表现。但是老年糖尿病患者常无典型的"三多"症状。可结合相关检查结果明确诊断。

2. 相关检查

（1）检查静脉血浆血糖、胰岛功能 依据静脉血浆血糖而不是毛细血管血糖检测结果。老年糖尿病没有单独的诊断标准，采用《中国 2 型糖尿病防治指南（2020 年版）》的糖尿病诊断标准，详见第五章 2 型糖尿病的诊断和治疗章节。

（2）血葡萄糖测定 参考上述老年糖尿病诊断标准。①胰岛素释放试验：了解老年胰岛素水平和胰岛素释放功能，以鉴别有无高胰岛素血症和胰岛素释放功能受损的程度，对评价糖尿病程度、指导治疗、判断预后有重要意义。②糖化血红蛋白：可反映较长一段时间血糖的变化情况，对指导糖尿病治疗有重要意义。糖化血红蛋白特异性高，但敏感性差，可作为诊治糖尿病的参考指标。③尿糖测定：尿糖可作为诊断和评价糖尿病的参考，老年人肾动脉硬化，使肾小球滤过率低，尿糖的阳性率低，血糖和尿糖阳性程度不符合。老年人应以血糖作为诊断和评价糖尿病的标准。

（二）辨证诊断

老年糖尿病在中医学中虽称谓不同，有"消渴、消瘅"等，但辨证分型仍以病因病机为依据，强调望闻问切，收集四诊资料，辨证论治。根据目前对老年糖尿病相关证型的研究，结合临床实际，发现老年糖尿病患者常多种证候相兼出现，其中两种证候和三种证候相兼者所占比例较大，而以单纯虚证或单纯实证出现较少，虚实夹杂者多，证候复杂。

1. 气阴两虚证

临床证候：咽干口燥，倦怠乏力，多食易饥，口渴喜饮，气短懒言，五心烦热，心悸失眠，溲赤便秘。舌红少津液，苔薄或花剥，脉细数无力或细而弦。

辨证要点：乏力，口干，舌红，苔少，脉无力。

2. 阴虚热盛证

临床证候：咽干口燥，心烦畏热，渴喜冷饮，多食易饥，溲赤便秘。舌红苔黄，脉细滑数，或细弦数。

辨证要点：口干，烦热，舌红苔黄，脉细数。

3. 气滞血瘀证

临床证候：胸痛，胁痛，部位固定，或为刺痛，肢体麻木，疼痛夜甚，口干渴，口唇紫暗，面部瘀斑，肌肤甲错，健忘心悸，心烦失眠。舌质暗，有瘀斑、瘀点，舌下脉络青紫迂曲，脉弦，或沉而涩。

辨证要点：口唇色暗，心烦，固疼痛固定不移，舌暗，脉涩。

4. 阴阳两虚证

临床证候：神疲乏力，咽干口燥，腰膝酸冷，头晕眼花，心悸失眠，自汗易感，形寒畏冷，阳痿不举，面黑，耳轮焦干，小便频数，浑浊如膏，甚至饮一溲一。舌淡体胖大，有齿痕，苔白，脉沉细无力。

辨证要点：形寒畏冷，倦怠乏力，腰

酸，小便浑浊，舌淡胖，脉无力。

5. 痰湿内阻证

临床证候：胃脘痞满，闷塞不舒，胸膈满闷，纳呆，口干口淡但不渴饮，时有恶心呕吐，头晕目眩，头重如裹，小便清，大便溏软舌淡红，舌体胖大、边有齿痕、苔白厚腻，脉沉滑。

辨证要点：纳呆，头重，口干不欲饮，苔厚腻，舌体胖，脉滑。

三、鉴别诊断

（一）西医学鉴别诊断

1. 与药物性假性糖尿病相鉴别

一些药物如维生素 C、异烟肼、水杨酸盐、水合氯醛、吗啡、链霉素、非那西汀等在应用后也可出现尿糖假阳性反应，故做诊断时必须了解患者的用药情况。由于现在多应用尿糖试纸检测尿糖，所用方法为葡萄糖氧化酶法，一般可避免假阳性，若用班氏液法则易出现假阳性。

2. 与应激性糖尿病相鉴别

在某些应激情况下，例如脑外伤、脑血管意外、急性心肌梗死、手术等急性应激时，肾上腺糖皮质激素大量分泌，可比平时增加 10 倍以上，可拮抗胰岛素的正常生理功能，使血糖升高并出现尿糖，甚至 OGTT 异常，于应激反应消失 2 周可恢复。但也有些患者患早期糖尿病，无明显临床症状，在应激状态下可变为典型的临床糖尿病。

（二）中医学鉴别诊断

本病以多饮、多食、多尿、形体消瘦为典型特征，须与某些疾病因命门火衰，虚阳浮越而出现的口渴欲饮、小便频数、形体消瘦相鉴别。前者饮食、尿量均倍于常人，后者虽口中渴但不多饮，甚至食欲不振。前者尿量多，且多浊有甜味；后者

尿虽频，量未必多，且多见色清无甜味。前者多见舌红脉数；后者多见舌淡脉缓。

四、临床治疗

（一）提高临床疗效的要素

1. 健康教育，自我血糖控制

健康教育是通过有计划、有组织、有系统的社会教育活动，使人们自觉地采纳有益于健康的行为和生活方式，消除或减轻影响健康的危险因素，预防疾病，促进健康，提高生活质量，并对教育效果做出评价。健康教育的核心是教育人们树立健康意识、促使人们改变不健康的行为生活方式，养成良好的行为生活方式，以降低或消除影响健康的危险因素。要反复、耐心地宣讲糖尿病知识，将患者需要掌握的相关知识与操作技术认真宣讲，并根据所掌握的患者资料进行个别指导；告诫患者不轻信广告，明确本病的治疗必须是长期、综合而全面的；帮助患者制定合理的膳食食谱，做到定时定量，持之以恒，以降低患病率、并发症的发生率及病死率；嘱患者戒除烟酒，适当运动，保持情绪豁达、思想开朗，增强战胜疾病的信心，主动调整生活方式，进行有效的自我护理。最终使患者认识到糖尿病的危害性及正确治疗糖尿病的重要意义，做到良好的自我血糖控制。

2. 谨守病机，辨证论治

辨证论治是中医认识疾病和治疗疾病的基本原则，是中医学对疾病的一种特殊的研究和处理方法，包括辨证和论治两个过程。对于老年糖尿病患者，应综合四诊信息，明确致病原因，了解病机变化，准确辨证，方能取得良好疗效。在用药过程中，应注意老年糖尿病患者常病程长，存在血瘀征象，在治疗过程中应适当佐以活血化瘀之药。另外，关于血糖的控制药物用量要适度，在防止高血糖对身体危害的

同时，要特别小心低血糖，尤其是无症状性低血糖对老年人的危害。

3. 早期治疗，防治并发症

多查血糖，定期体检，注意心、脑血管并发症发生的可能。老年人有时肾糖阈增高，尿糖偏低，不能反映血糖水平，所以定期监测血糖是必要的。

（二）辨病治疗

1. 糖尿病治疗

（1）对相对健康的老年糖尿病患者，如果仅使用低血糖风险低的口服降糖药物治疗，可以考虑将 HbA_{1c} 控制到接近正常水平。

（2）对健康中度受损或健康状态差的老年糖尿病患者，可以酌情放宽血糖的控制目标，但应避免高血糖引发的症状及可能出现的急性并发症。

（3）老年糖尿病患者的降糖治疗应该是在安全前提下的有效治疗。健康教育、合理饮食、安全有效的运动应该贯穿老年糖尿病治疗的全程。根据患者的降糖目标、现有血糖情况、重要脏器功能和经济承受能力等选择合理、便利、可行的降糖药物。

（4）可以考虑首选不易出现低血糖的口服降糖药物如二甲双胍、α- 葡萄糖苷酶抑制剂、DPP-4 抑制剂等。年龄不是使用二甲双胍的禁忌证。对使用上述药物血糖难以控制达标且患者自我管理能力较强、低血糖风险可控的患者，可酌情选用胰岛素促泌剂包括磺脲类药物和餐时血糖调节剂，但应尽量避免使用降糖效果很强、作用时间很长、低血糖纠正困难，可能给患者带来严重不良后果的药物如格列本脲。要根据患者特定的身体状况避免使用可能对患者有潜在不良影响的药物。肾功能不全的患者要慎用主要从肾脏排泄的药物；心力衰竭的患者要慎用加重心脏负荷的药物；骨质疏松的患者要慎用影响骨代谢的

药物；严重缺氧状态下要慎用可能导致乳酸增高的药物等。

（5）对胰岛素的使用，要充分考虑到患者胰岛素治疗的获益、使用的便利性和可能出现的问题，以及患者的视力、双手精细配合操作的能力、出现低血糖时的自我应对能力等因素。对空腹血糖升高的患者应首选基础胰岛素治疗。在使用短效或预混胰岛素及其类似物时要注意空腹血糖和餐后血糖的正常生理曲线。老年糖尿病的治疗复杂，涉及多方面的因素，需要更多一些人文关怀，全面评估后慎重考虑治疗获益与风险的平衡。

2. 并发症的治疗

心脑血管病变是老年糖尿病患者常见的慢性并发症，是主要致死或致残的原因，加强防治势在必行，不能掉以轻心。发生急性心肌梗死时，首选短效胰岛素控制血糖，严密监测血糖，避免低血糖发生。不宜用口服降糖药，磺脲类药物具有正性肌力作用，可增加心肌耗氧量、扩大梗死面积、增加心肌节律，双胍类药在心肌梗死的应激情况下易发生乳酸性酸中毒。发生急性脑血管病变时，首先选用胰岛素强化治疗，尽可能使血糖控制在正常或接近正常范围，配合小剂量阿司匹林，以抑制环氧化酶对血小板功能的影响，相关资料证实可以减少 30% 非致死性脑卒中的发生，降低死亡率 15%，可防止 8%~22% 的老年糖尿病发生脑缺血。对于糖尿病高渗昏迷、酮症酸中毒、乳酸性酸中毒等老年糖尿病患者最常见的急性并发症，应坚持急性并发症处理原则，详见糖尿病急性并发症相关章节。

（三）辨证治疗

1. 辨证论治

（1）气阴两虚证

[治法] 益气养阴。

［方药］加味玉液汤加减：太子参、黄芪、山药、葛根、五味子、知母、天花粉、生地黄、川芎、丹参、赤芍、甘草。

［加减］若气虚明显者，可加大黄芪用量，或取四君子汤之义，加白术、茯苓。若阴虚生内热者可加生地、黄芩、黄连等。

（2）阴虚热盛证

［治法］滋阴清热。

［方药］①偏胃热阴亏者应用玉女煎：石膏、熟地、麦冬、知母、牛膝。②偏肾阴虚内热者应用六味地黄丸：熟地黄、酒萸肉、牡丹皮、山药、茯苓、泽泻。

［加减］胃热阴亏者，若胃热甚加黄连、栀子清热泻火；阴虚内热大便不行者，可用增液承气汤润燥通腑。肾阴虚内热者，可酌加黄柏、知母；尿多而浑浊者，宜益肾缩泉，加益智仁、桑螵蛸、五味子、蚕茧等。

（3）气滞血瘀证

［治法］活血祛瘀，疏肝理气。

［方药］血府逐瘀汤加减：桃仁、红花、当归、生地、川芎、牛膝、赤芍、桔梗、枳壳。

［加减］纳差、饮食不化者加焦三仙、鸡内金；便秘者加生大黄、芒硝；大便溏稀者加炒白术、肉豆蔻；失眠者加合欢花、夜交藤；情绪焦躁不安者加淮小麦、大枣。

（4）阴阳两虚证

［治法］温阳滋肾固摄。

［方药］金匮肾气丸加减：附子（制）、肉桂、地黄、山药、山茱萸（酒炙）、茯苓、牡丹皮、泽泻、牛膝（去头）、车前子（盐炙）组成，辅料为蜂蜜。

［加减］如阴阳气血俱虚，可用鹿茸丸，可酌加覆盆子、桑螵蛸、金樱子等以补肾固摄。如兼夹有瘀血征象，可加用丹参、山楂、红花、桃仁等活血化瘀，以提高临床疗效。

（5）痰湿内阻证

［治法］化痰祛湿，理气和胃。

［方药］二陈汤加减：陈皮、半夏、茯苓、炒白术、全瓜蒌、苍术、厚朴、豆蔻仁、炙甘草。

［加减］大便干结难者下者，加枳实、大黄（后下）；湿热盛者，加蒲公英、黄芩；食欲差者，加鸡内金、生山楂、生麦芽、生神曲；畏寒肢冷，肠中辘辘者，加桂枝。

2.外治法

（1）药物外治法

1）穴位贴敷法

［处方］黄连、山楂、泽泻、大黄、苍术、车前子、丹参等药。

［操作方法］上述药物共为细末，蜂蜜调和后，团如梧桐子大小，置于神阙穴，脐贴固定。每日贴敷10小时，15日为1个疗程。

［适应证］老年糖尿病证属痰湿内阻型。

［注意事项］①凡用溶剂调敷药物时，需随调配随敷用，以防蒸发。②过敏体质或对药物、辅料成分过敏者慎用；③贴敷部位有创伤、溃疡者禁用。④对久病体弱消瘦以及有严重心脏病、肝脏病等患者，使用药量不宜过大，贴敷时间不宜过久，并在贴敷期间注意病情变化和有无不良反应。⑤注意贴敷时间不宜过长，观察局部情况，若贴敷部位无水疱、破溃者，可用消毒干棉球或棉签蘸温水、植物油或石蜡油清洁皮肤上的药物，擦干并消毒后再贴敷。贴敷部位起水疱或破溃者，应待皮肤愈后再贴敷。若出现过敏反应（包括药物及胶布过敏），可暂停贴敷治疗，对过敏反应明显者可局部涂擦抗过敏软膏。

2）中药电离子导入法

［处方］苍术、黄芪、黄连、生地、鬼箭羽、泽泻。

［操作方法］将苍术、黄芪、黄连、生地、鬼箭羽、泽泻按照1∶1∶0.5∶1∶1∶1的比例，选取道地药材，采取蒸馏、浓缩提取工艺，制成含生药50%的提取液，再用超声震荡法加3%的氮酮（促透皮吸收剂）装瓶灭菌备用。选穴及操作方法：主穴选神阙、章门（左）、肾俞、足三里。配穴选脾俞、大肠俞、三阴交。治疗时每次选主穴4个，配穴2个，然后将10ml药液浸渍于SX-I糖尿病治疗机（医院自行研制）电极板布套的肤侧面（接触穴位皮肤的一面）分别对准已选穴位，固定好电极后，再行开机。电流量宜从小量开始，调至患者能耐受为度，每次30分钟，每日1次，10~15次为1个疗程，间隔1周再行下1个疗程（注：治疗机可用市售离子导入机代替）。

　　［适应证］老年糖尿病属阴虚燥热、气阴两亏及气虚血瘀型。

　　［注意事项］对处方中药物过敏者慎用。

　　3）穴位注射疗法

　　［处方］复方丹参注射液与黄芪注射液。

　　［操作方法］取穴：脾俞、肾俞、肝俞、足三里、三阴交。治疗时，选2~3穴，局部常规消毒后，每穴推注药液1~1.5ml，药液按复方丹参注射液与黄芪注射液等于1∶2的比例随用随配。每天2次，15天1个疗程。

　　［适应证］老年糖尿病属气虚血瘀型。

　　［注意事项］对药液中成分过敏者禁用。

　　（2）外治疗法

　　1）低频电脉冲治疗

　　［处方］天枢、大横、中脘、足三里、涌泉。

　　［操作方法］患者平躺于治疗床上，暴露相关穴位，操作者将磁疗贴置于其天枢、大横、中脘、足三里、涌泉穴，微波探头置于合谷穴，接通电源，调节治疗强度，治疗时间为32分钟，每日1次，14天为1个疗程。

　　［适应证］老年糖尿病。

　　［注意事项］注意根据患者适应性调整电流大小，避免产生不适。皮肤破损、有心脏疾病患者禁用。

　　2）耳穴埋豆法

　　［处方］主穴：胰胆、糖尿病点、内分泌、皮质下、缘中；配穴：脾、胃、肝、肺、神门、肾上腺、交感、渴点、饥点、三焦。

　　［操作方法］每次选取主穴3~4穴，配穴1~2穴。操作者对患者进行耳穴探查，找出阳性反应点。以酒精棉球轻擦消毒，左手手指托持耳廓，右手用镊子夹取割好的方块胶布，胶布中心粘上准备好的药豆，对准穴位紧贴压其上，并轻轻揉按1~2分钟。每次以贴压5~7穴为宜，每日按压3~5次，隔1~3天换1次，两组穴位交替贴压。两耳交替或同时贴用。10次为1个疗程，疗程间隔3~5天。

　　［适应证］各型老年糖尿病及其并发症。

　　［注意事项］①严重心脏病患者不宜用，更不宜采用强刺激。②严重器质性疾病及伴有高度贫血者禁用。③外耳患有显著的炎症，如湿疹、溃疡、冻疮破溃等情况禁用。

　　3）针刺疗法

　　［处方］脾俞、膈俞、足三里、三焦俞、章门、三阴交为主穴。多饮烦渴者加肺俞、意舍、承浆；多食易饥者加胃俞、丰隆、阳陵泉；多尿、腰酸、潮热、盗汗者加肾俞、关元。

　　［操作方法］采用中强度刺激，以得气为度。均针双侧，留针30分钟，每10分钟行针1次。每次选3~4穴，每日或隔日1次，10次为1个疗程。

　　［适应证］各型老年糖尿病。

　　［注意事项］患者应避免过饥或过饱时行针刺治疗，以防出现晕针情况。

4）艾灸疗法

［处方］脾俞、章门、肾俞、足三里、三阴交、关元为主穴。肺热甚者加鱼际；胃热加中脘；肾亏者加太溪。

［操作方法］采用艾条灸法以患者感觉局部温热能忍受为度，每次每穴灸 10~15 分钟，每日 2 次，10 天为 1 个疗程。

［适应证］老年糖尿病见体弱乏力，属阴阳两虚者。

［注意事项］避免烫伤皮肤。

3. 成药应用

（1）六味地黄丸／软胶囊

［组成］熟地黄、酒萸肉、牡丹皮、山药、茯苓、泽泻。

［功能］滋阴补肾。

［适应证］用于肾阴亏损证，症见头晕耳鸣、腰膝酸软、骨蒸潮热、盗汗遗精、消渴。

［用法］口服。水丸一次 5g，水蜜丸一次 6g，小蜜丸一次 9g，大蜜丸一次 1 丸，一日 2 次。软胶囊一次 3 粒，一日 2 次。

［注意事项］无。

［出处］庞国明，张智民，倪青.内分泌疾病临床用药指南［M］.北京：科学出版社，2020.

（2）麦味地黄丸

［组成］麦冬、五味子、熟地黄、酒萸肉、牡丹皮、山药、茯苓、泽泻。

［功能］滋肾养肺。

［适应证］用于肺肾阴亏证，症见潮热盗汗、咽干咳血、眩晕耳鸣、腰膝酸软、消渴。

［用法］口服。水蜜丸一次 6g，小蜜丸一次 9g，大蜜丸一次 1 丸，一日 2 次。

［注意事项］无。

［出处］庞国明，张智民，倪青.内分泌疾病临床用药指南［M］.北京：科学出版社，2020.

（3）桂附地黄丸／胶囊

［组成］肉桂、附子（制）、熟地黄、

酒萸肉、牡丹皮、山药、茯苓、泽泻。

［功能］温补肾阳。

［适应证］用于肾阳不足证，症见腰膝酸冷、肢体浮肿、小便不利或反多、痰饮喘咳、消渴。

［用法］口服。水蜜丸一次 6g，小蜜丸一次 9g，大蜜丸一次 1 丸，一日 2 次。胶囊一次 7 粒，一日 2 次。

［注意事项］无。

［出处］庞国明，张智民，倪青.内分泌疾病临床用药指南［M］.北京：科学出版社，2020.

（四）医家诊疗经验

林兰教授创立糖尿病三型辨证理论，将糖尿病辨证分为阴虚热盛、气阴两虚、阴阳两虚三型。三型辨证反映了糖尿病早、中、晚三个阶段，是对糖尿病三消辨证的进一步发展。其中阴虚热盛型包括肺胃热盛、心胃火盛、心火亢盛、肝阳偏亢，病程短、病情轻、并发症少而轻、表现以胰岛素抵抗为主的早期阶段；气阴两虚型包括心肺两虚、心脾两虚、心肾两虚、心肝两虚、肺气阴两虚，病程较长、发病年龄较大、有诸多较轻并发症，表现为胰岛素抵抗为主的中期阶段，为糖尿病病情转机的关键证型；阴阳两虚型包括肾阴阳两虚、脾肾阳虚、脾胃阳虚、心肾阳虚、心阳虚弱，病程长、年龄较大、并发症多且严重、表现为胰岛功能衰竭，为糖尿病晚期阶段。

五、预后转归

国际上非常关注对老年糖尿病的预后研究。老年糖尿病的预后及慢性并发症的发生和发展不仅与整体血糖水平的升高密切相关，而且与血糖波动性也有密切关系。血糖波动性越大，慢性并发症的发生率越高、预后越差。因此首先应积极控制血糖，若血糖控制欠佳，可能出现糖尿病足、糖尿病心脑血管病等并发症。对于糖尿病死亡率的研究，早在1930年，Joslin研究中心就已开始了。近年来不少国家、地区进行了对糖尿病的死亡率、超额死亡率的研究，表明糖尿病的死亡率高于一般人群且逐年增加，其中心血管疾病和糖尿病肾病占死亡的大多数，患者绝大多数死于循环系统疾病。1981年，Panzram提出了应用"期望寿命"进行糖尿病预后的分析。Matthew在对澳大利亚西部糖尿病患者预后研究中，发现50岁之前发病的糖尿病患者期望寿命女性减少7.4岁，男性减少3.1岁，平均减少5岁，患有高血糖和严重并发症者期望寿命减少更为严重。

糖尿病患者预后的影响因素包括患者病程、血糖控制程度、肥胖、发病年龄、感染、遗传家族史、高血压、营养状况、吸烟、饮酒、超重（肥胖）、户外运动、血脂异常、规范治疗与否、是否合并其他疾病等。以上结果发现与国内外相关研究报道基本一致，所以针对这些方面加强临床治疗工作，是预防和控制糖尿病感染并发症的重要内容。

六、预防调护

（一）预防

1.一级预防

一级预防的目的是降低疾病的发病率。对老年糖尿病患者来说，一级预防包括改善营养状况、身体适应性和保持精神健康，并使之建立在广泛的社会基础上。WHO针对心血管疾病进行社会预防和控制的方针包括的两个主要部分，均被糖尿病预防计划所采纳：①在普通人群中改变与糖尿病发病有关的环境性因素（久坐的生活方式、营养过度、肥胖、体力活动不当）。②制定预防具有糖尿病高危个体的战略。糖尿病、冠心病和高血压等具有相似的危险因素，因此，鼓励高危个体调整饮食和运动习惯可降低糖尿病发病率。

2.二级预防

二级预防意为疾病的早期发现和恰当有效的治疗，包括对高危人群进行筛选以发现以往未做出诊断的病例。对糖尿病患者来说，二级预防意为通过良好的糖尿病控制和减少损害健康的危险因素，如吸烟、血脂异常、高血压等，降低糖尿病并发症的危险。是否应进行大规模糖尿病筛选仍争议很大。美国糖尿病协会主张通过测试血浆葡萄糖水平对于有形成糖尿病高度危险的个体和妊娠妇女进行筛选。这一做法尽管适用于多数国家，但对一些发展中国家可能还不现实。

3.三级预防和康复

三级预防包括减少、消除并发症和病残，最大程度地减少疾病引起的痛苦，并帮助患者对疾病的慢性过程进行调整适应。三级预防还包括康复。糖尿病三级预防的目的是通过延缓或阻止糖尿病的并发症而降低其发病率和死亡率。

（二）调护

1.糖尿病患者的教育与管理

加强老年糖尿病患者的教育与管理是治疗的关键环节。可通过组织讲课学习，制作健康积极小册子等多种方式介绍糖尿病的基本知识，对有糖尿病家族史者以及已患糖尿病的老年人群，均列为教育和管理对象。

2.糖尿病饮食护理及合理饮食搭配

尽量少吃或不吃那些容易导致血糖上升的食物，如糖果、汽水、饮料、甜点等。对于淀粉类含量高的食物也要限量。另外，控制油脂的摄取量非常重要，太咸、太油的食物，最好也不吃，同时要节制肉类食物以及胆固醇含量高的食物。

3.糖尿病患者的运动

老年人应尽可能地进行体育锻炼，但因他们肌肉及骨骼功能差，又多患有心肺疾病，故必须量力而行。一般可进行慢跑、快走、练健身操、打太极拳等活动。

4.常用降糖药物服用的护理

老年糖尿病患者用药后要特别当心夜间低血糖，低血糖反应危急，若抢救不及时易危及生命。此外，老年糖尿病患者要注意药物对肝肾的不良反应。若肝肾功能不良或血糖控制不好，合并严重并发症，应该及早用胰岛素治疗。

5.糖尿病患者的日常护理

加强日常护理，长期、经常随访，发现问题及时治疗，防治并发症。

七、专方选要

加味玉液汤

［组成］太子参、黄芪、山药、葛根、五味子、知母、天花粉、生地黄、川芎、丹参、赤芍、甘草。

［适应证］老年2型糖尿病气阴两虚兼血瘀证。

［作用机制］加味玉液汤中的药物经过配伍后，有明显的降血糖、抑制机体氧化应激、抑制炎症因子、影响脂质代谢、免疫抑制、抗血小板聚集、抑制血栓形成、改善微循环、抗动脉硬化等作用，能有效治疗本病。所以在应用加味玉液汤治疗老年糖尿病（气阴两虚兼血瘀证）的临床观察型糖尿病中，取得不错的效果。

［出处］李美彧.加味玉液汤对老年2型糖尿病（气阴两虚兼血瘀）的治疗效果［J］.中国医药指南，2017，15（24）：195-196.

主要参考文献

［1］American Diabetes Association. Standards of Medical Care in Diabetes-2017［J］. Diabetes Care. 2017, 40（Suppl1）: S1-S135.

［2］中国老年学学会老年医学会老年内分泌代谢专业委员会，老年糖尿病诊疗措施专家共识编写组.老年糖尿病诊疗措施专家共识（2013年版）［J］.中华内科杂志，2014，53（3）：243-251.

［3］阙芳芳，方福生，孙般若，等.不同发病年龄老年2型糖尿病的临床特点［J］.中华保健医学杂志，2015，17（5）：360-363.

［4］Wang T, Feng X, Zhou J, et al. Type 2 diabetes mellitus is associated with increased risks of sarcopenia and pre-sarcopenia in Chinese elderly［J］. SciRep, 2016, 6: 38937. DOI: 10. 1038/srep38937.

［5］Barrot-de la Puente J, Mata-Cases M, Franch-Nadal J, et al. Older type 2 diabetic patients are more likely to achieve glycaemic and cardiovascular risk factors targets than younger patients: analysis of a primary care database［J］. Int J Clin Pract, 2015, 69（12）: 1486-1495. DOI: 10.1111/ijcp. 12741.

［6］Feinkohl I, Aung PP, Keller M, et al. Severe hypoglycemia and cognitive decline in older people with type 2 diabetes: the Edinburgh type 2 diabetes study［J］. Diabetes Care, 2014, 37（2）: 507-515. DOI: 10. 2337/dc13-1384.

［7］Sato M, Ye W, Sμgihara T, et al. Fracture risk and health care resource utilization and costs among osteoporosis patients with type 2 diabetes mellitus and without diabetes mellitus in Japan: retrospective analysis of a hospital claims database［J］. BMC Musculoskelet Disord, 2016, 17（1）: 489. DOI: 10. 1186/s12891-016-1344-9.

［8］单秋妹，于宏.新诊断的老年糖尿病临床特点及治疗措施研究进展［J］.医学理论与实践，2020（9）：1414-1416.

［9］武晋晓. 我国老年糖尿病临床研究进展［J］. 武警医学, 2017（7）：649-652.

［10］骆滤, 罗杨. 老年糖尿病患者运动疗法的研究进展［J］. 中西医结合护理（中英文）, 2018（9）：223-226.

［11］陈燕语, 王双, 朱欢, 等. 认知衰弱——老年糖尿病的新型并发症［J］. 华西医学, 2019）（10）：1192-1196.

第五节　儿童糖尿病

儿童糖尿病主要分为 T1DM、T2DM、混合型糖尿病和其他特殊类型糖尿病 4 个亚型。1 型糖尿病（type 1 diabetes mellitus, T1DM）约占儿童期各型糖尿病总数的 90%, 2019 年国际糖尿病联盟（IDF）的最新统计显示, 全球 1 型糖尿病患儿例数已达 111 万例, 每年新增 128900 例。我国近年儿童 1 型糖尿病发病率为 2/10 万 ~5/10 万, < 5 岁儿童发病率平均增速 5%~34%, 提示发病呈现低龄化趋势。近年来随着儿童肥胖率的增加, 2 型糖尿病（T2DM）正呈逐步增长的趋势, 且增加趋势高于 T1DM, 有些地区甚至改变了以 T1DM 为主的传统流行模式。由于发病年龄早、病程较成人糖尿病严重、容易导致肾功能衰竭、失明和截肢等各种糖尿病并发症, 儿童糖尿病越来越引起人们关注。此处主要讨论儿童 T1DM 和儿童 T2DM。

一、病因病机

（一）西医学认识

儿童 T1DM 属于胰岛素依赖型糖尿病, 病因复杂, 一般认为是遗传、免疫和环境等因素综合作用的结果。在糖尿病遗传易感染性基础上, 加上感染或者自身免疫反应, 导致胰岛 β 细胞严重破坏, 胰岛素分泌绝对不足而引起。发病基础是胰岛 β 细胞的免疫损伤。目前已知的糖尿病相关血清学抗体有 GADAB、IA2、IAA、ICA 和 ZnT8 等, 其中 IAA 和 ZnT8 常在 10 岁以下的儿童体内表达, GADAB 和 IA2 常见于年长的青少年。有研究显示, 父母吸烟史、文化程度、糖尿病家族史、母亲怀孕年龄、孕期补充维生素 D、居住地、经济情况均与儿童 T1DM 的发生密切相关。

儿童及青少年 T2DM 受多因素影响, 遗传因素和环境因素均参与了其发生、发展过程。目前, 儿童及青少年 T2DM 的发病机制仍不完全清楚。遗传和环境因素均可通过影响胰岛素信号转导通路, 导致葡萄糖刺激的胰岛 β 细胞分泌缺陷和胰岛素抵抗, 从而参与 T2DM 的发生。已诊断的儿童及青少年 T2DM 患者多有家族史。研究发现, 确诊的儿童及青少年空腹血糖受损（IFG）者中有糖尿病家族史的占 88.0%, 而无糖尿病家族史的仅占 1.9%。我国改革开放以来, 国民生活方式西化和饮食结构的改变, 高热量的饮食摄入和体力活动减少, 热量失衡导致超重和肥胖人群增加, 是公认的 T2DM 患病率急剧上升的基本原因。肥胖亦是儿童及青少年 T2DM 的重要危险因素。肥胖引起胰岛素抵抗、代谢综合征、血脂异常、多囊卵巢综合征和 C- 反应蛋白水平升高的首要因素, 这些都可以参与 T2DM 的发生。

（二）中医学认识

中医学中无"儿童糖尿病"病名, 根据其临床和发病特点, 本病应归于"消瘅""消渴""溃消""膈消""消中"等范畴。中医学认为糖尿病是素体久亏, 五脏虚弱, 饮食不节, 情志失调, 劳倦内伤等多种因素共同作用下, 脏腑功能失衡, 变生郁痰瘀浊, 致使五脏六腑气血津液功能的全面紊乱。消渴病的病机, 主要有以下几个特点。

（1）阴虚为本，燥热为标　两者往往互为因果，燥热甚则阴愈虚，阴愈虚则燥热愈甚。病变的脏腑着重在于肺、胃、肾，而以肾为关键。三者之中，虽可有所偏重，但往往又互相影响。

（2）气阴两伤，阴阳俱虚　本证迁延日久，阴损及阳，可见气阴两伤或阴阳俱虚：甚则表现肾阳式微之候。亦有初起即兼有气虚或阳虚者，多与患者素体阳虚气馁有关，临床上虽属少见，但亦不应忽略。

（3）阴虚燥热，常见变证百出　如肺失滋润，日久可并发肺痨。肾阴亏损，肝失涵养，肝肾精血不能上承于耳目，则可并发白内障、雀盲、耳聋。燥热内结，营阴被灼，络脉瘀阻，蕴毒成脓，发为疮疖、痈疽。阴损及阳，脾肾衰败，水湿潴留，泛滥肌肤，则成水肿。若阴津极度耗损，虚阳浮越，可见面红、头痛、烦躁、恶心呕吐、目眶内陷、唇舌干红、息深而长等症。最后可因阴竭阳亡而见昏迷、四肢厥冷、脉微细欲绝等危象。

此外，消渴发病常与血瘀有关。《血证论·发渴》篇说："瘀血发渴者，以津液之生，其根出于肾水……有瘀血，则气为血阻，不得上升，水津因不能随气上布。"是以发渴。可以认为，阴虚燥热，是消渴血瘀的主要原因。阴虚内热，耗津灼液而成瘀血，或病损及阳，以致阴阳两虚，阳虚则寒凝，亦可导致血瘀。

然而随着目前肥胖患儿的增多，及患儿病程延长，传统的三消辨证已不能完全与临床实际相应答，儿童糖尿病病因病机也应随着临床实践的深入探究与学术的发展而不断赋予新的内涵，但目前关于其病因病机探讨较少，故儿童糖尿病中医病因病机部分可参考本书"2型糖尿病"中相关内容。

二、临床诊断

（一）辨病诊断

1.诊断要点

（1）T1DM临床表现与特点　儿童T1DM典型者有多饮、多尿、多食和消瘦的"三多一少"临床表现，不典型者多表现为疲乏无力、遗尿、食欲降低，常由于感染、饮食不当等发病，起病多数较急骤，几天内可突然表现为明显多尿、多饮，每天饮水量和尿量可达几升，胃纳增加但体重下降。年幼者常以遗尿、消瘦引起家长注意。20%~40%的患儿以糖尿病酮症酸中毒（DKA）急症就诊，而且年龄越小酮症酸中毒的症状越重。可出现恶心、呕吐、腹痛、食欲不振及意识模糊、嗜睡，甚至完全昏迷等，"三多一少"症状反而被忽略。同时有脱水、酸中毒。酸中毒严重时出现呼吸深长、节律不正。呼吸带有酮味，有经验的医生是可以嗅到的。

（2）T2DM临床表现与特点　T2DM常无典型的糖尿病"三多一少"的临床表现，没有或仅有轻度的多饮多尿，轻微的消瘦或体重无变化，往往是偶然发现尿糖或血糖增高。但有5%~25%的儿童青少年T2DM患者起病时可发生DKA。肥胖是T2DM的重要标志，85%的儿童T2DM诊断时超重或肥胖，需注意既往肥胖病史，因有时在诊断前数月至1年体重下降而掩盖了原有的肥胖。通常有糖尿病家族史，45%~80%的患儿的父亲或母亲一方患T2DM，74%~100%的患儿的一级或二级亲属有T2DM，并且连续数代有糖尿病家族史，值得注意的是往往在儿童被确诊为糖尿病后，其父母或亲属的糖尿病才被发现。儿童青少年T2DM患者常见与IR有关的黑棘皮病、多囊卵巢综合征、脂代谢紊乱和高血压。

2. 相关检查

（1）血糖测定　血糖测定以静脉血浆（或血清）葡萄糖为标准。依据 2019 年世界卫生组织（WHO）发布的糖尿病诊断标准，符合下述 4 条中之一可诊断糖尿病：①空腹血糖 ≥ 7.0mmol/L；②口服糖耐量负荷后 2 小时血糖 ≥ 11.1mmol/L［葡萄糖 1.75g/kg（体重），葡萄糖最大量 75g］；③ HbA_{1c} ≥ 6.5%（HbA_{1c} 测定方法需美国糖化血红蛋白标准化计划认证）；④随机血糖 ≥ 11.1mmol/L 且伴糖尿病症状体征；符合上述标准但对于无症状者建议在随后的 1 天重复检测以确认诊断。此外，血糖 5.6~6.9mmol/L 为空腹血糖受损，口服糖耐量试验 2 小时血糖 7.8~11.0mmol/L 为糖耐量受损。

（2）C 肽测定　C 肽测定可反映内源性胰岛 β 细胞分泌功能，不受外来胰岛素注射影响，有助于糖尿病的分型。儿童 1 型糖尿病时 C 肽值明显低下，仅 0.5ng/ml。儿童青少年 T2DM 患者的空腹 C 肽水平明显高于 T1DM 患者，其空腹 C 肽平均为 2.8ng/ml。对单纯性肥胖青少年进行 C 肽释放试验可以早期检测胰岛 β 细胞功能、预测糖尿病的发生。

（3）糖化血红蛋白　糖化血红蛋白（HbA_{1c}）代表血糖的真糖部分，可反映近 3 个月血糖平均浓度，是判断一段时间内血糖控制情况的客观指标，与糖尿病微血管及神经并发症有一定的相关性。国际儿童青少年糖尿病协会（ISPAD）推荐，所有儿童阶段患者的糖化血红蛋白目标为小于 7.5%，美国糖尿病协会（ADA）推荐的成年患者控制目标为小于 7.0%。ADA 对儿童及青少年血糖控制目标传统的建议是：6 岁以下 HbA_{1c} < 8.5%，6~12 岁 HbA_{1c} < 8.0%，13~19 岁 HbA_{1c} < 7.5%；2014 年 ADA 指南也将所有儿童阶段患者的 HbA_{1c} 目标改为小于 7.5%。这项建议是基于临床研究和专家意见，目前尚无明确证据。

需要注意的是，在无糖尿病症状的前提下单次的随机静脉血糖、空腹血糖或者糖耐量试验（OGTT）达到糖尿病诊断标准并不能诊断，需择期重复检测。在急性感染、创伤、休克或其他应激状态下会出现暂时性的应激性高血糖，不能诊断为糖尿病。

（4）血清胰岛细胞自身抗体测定　胰岛细胞抗体（ICA）、胰岛素自身抗体（IAA）、蛋白酪氨酸磷酸酶抗体（IA2A）与谷氨酸脱羧酶抗体（GADA）等对 T1DM 的预测、诊断及 T2DM 的鉴别有一定意义。

（二）辨证诊断

儿童糖尿病在中医学中虽称谓不同，有"消渴、消瘅、膈消、肺消"等，但辨证分型仍以病因病机为依据，强调望闻问切，收集四诊资料，辨证论治。

本病虽有上、中、下三消之分，肺燥、胃热、肾虚之别，实际上三多症状，往往同时存在，仅表现程度上有轻重的不同，或有明显的多饮，而其他二者不甚显著；或以多食为主，而其他二者为次；或以多尿为重，而其他二者较轻。由于三消症状各有偏重，故冠以上、中、下三消之名，作为辨证的标志。通常把多饮症状较突出者称为上消，多食症状较突出者称为中消，多尿症状较突出者称为下消。在治法上《医学心悟·三消》篇说："治上消者宜润其肺，兼清其胃""治中消者，宜清其胃，兼滋其肾""治下消者，宜滋其肾，兼补其肺"可谓深得治疗消渴之大旨。大体本证初起，多属燥热为主，病程较长者，则阴虚与燥热互见，病久则阴虚为主。治疗上，无论上、中、下三消均应立足滋肾养阴，燥热较甚时，可佐以清热，下消病久，阴损及阳者宜阴阳并补。由于消渴多见阴虚燥热，常能引起血瘀，则可在以上各法中，适当佐以活血化瘀之品。

儿童糖尿病患儿偏小，脏腑娇嫩，证候比较单一，其中最为常见的有如下类型。

1. 肺热津伤证

临床证候：烦渴多饮，口干舌燥，尿量频多，形体日渐消瘦。舌边尖红，舌苔薄黄，脉象洪数。

辨证要点：烦躁多饮，口干舌燥，舌边尖红，舌苔薄黄，脉象洪数。

2. 胃热炽盛证

临床证候：多食善饥，大便干燥，形体消瘦。舌苔黄燥，脉搏滑实有力。

辨证要点：多食善饥，舌苔黄燥，脉搏滑实有力。

3. 肾阴亏虚证

临床证候：尿量频多，手足心热，或尿混沌如脂样，口干唇燥，甚或五心烦热。舌质红，脉沉细数。

辨证要点：尿量频多，舌质红，脉沉细数。

注：本部分可参考本书2型糖尿病篇相关内容。

三、鉴别诊断

（一）西医学鉴别诊断

儿童糖尿病极易被误诊。主要是因为儿童糖尿病患者"三多一少"（多尿、多饮、多食及消瘦）的症状不容易被发现，而且以发热、呼吸困难、精神不振为首发症状的糖尿病多见于小儿，常被误诊为上呼吸道感染、支气管炎、中枢神经系统感染等。同时，以腹痛、腹泻为首发症状的糖尿病发病急，常被误诊为肠炎、急性阑尾炎等，使病情难以得到及时的遏制，从而贻误病情。小儿糖尿病还需要与婴儿暂时性糖尿病进行鉴别诊断。对于仅有口渴、消瘦或遗尿症状的患儿；或有糖尿病家族史的患儿；或者出现不明原因的脱水酸中毒的患儿都要考虑到有小儿糖尿病的可能性，以免误诊。

具体需鉴别诊断的有以下6种。

1. 多饮、多尿

多饮、多尿需与尿崩症相鉴别，其尿比重低且尿糖阴性。

2. 多食、消瘦

多食、消瘦需与甲亢相鉴别，根据其典型临床表现及甲状腺功能异常鉴别不困难。

3. 儿童、青少年T2DM

儿童、青少年T2DM主要应与自身免疫介导的T1DM鉴别，特别是在鉴别肥胖的T1DM患者与以酮症起病的T2DM患者时，单凭临床表现诊断有一定的困难，此时可借助联合检测胰岛细胞自身抗体、胰岛功能检查等协助诊断。

4. 青少年型糖尿病（MODY）

MODY为单基因遗传的常染色体显性遗传病，是一种特殊类型的非胰岛素依赖性糖尿病。临床特征是发病年龄小于25岁，有三代以上家族糖尿病史，起病后几年内不需要胰岛素治疗。至今发现MODY有5种类型及其相关基因。治疗同2型糖尿病。

5. 新生儿暂时性糖尿病

新生儿暂时性糖尿病与胰腺β细胞发育不全和酶系统功能不全有关。本症少见，可见于小于胎龄儿，往往母亲有糖尿病史。对胰岛素治疗较敏感。

6. 肾性糖尿

患儿尿糖阳性而血糖正常，主要由于肾脏排泄葡萄糖功能异常所致。本症可见于范可尼综合征、近端肾小管功能障碍、良性家族性肾性糖尿等。

另外，还要与其他可致尿糖阳性的疾病鉴别：如婴儿因严重感染、外伤而致暂时性糖尿，肾排糖阈值下降所致的肾性糖尿，甲状腺功能亢进时的糖尿等。

（二）中医学鉴别诊断

本病与口渴症、瘿病的鉴别诊断见前。

四、临床治疗

（一）提高临床疗效的要素

1. 脾肾双补，化气充形

文献记载历代医家在治疗消渴时也从肾脏论治，如张仲景最早运用补肾法治疗糖尿病。《金匮要略》记载："男子消渴，小便反多，以饮一斗，小便一斗，肾气丸主之。"清代李用粹在《证治汇补·消渴》中亦指出："盖五脏之津液，皆本乎肾，故肾暖则气上升而肺润，肾冷则气不升而肺枯，故肾气丸为消渴良方也。"儿童糖尿病病位主要在脾、肾，小儿先天不足，肾精亏虚，五脏失养，则脏腑虚弱，精微不藏；加之小儿脾常不足，无论生理还是病理均可致水谷精微化源不及，亦或摄入过多饮食水谷无力转化，化而为浊，壅塞脾胃，气阴耗伤，而致消渴内生。在临床中，从脾肾立法，遵消渴病机之本，循小儿脏腑娇嫩之理，补未充之形气，健不足之脾运，使先天得充，后天得养，则阴阳相合，消渴得平。

2. 内外合治，协同增效

发挥中医外治优势，补内治之不足，"外治之理即内治之理，外治之药即内治之药""治虽在外，无殊内治也"，外治可与内治并行，更能补内治之不及。

3. 综合干预，多学科管理

综合干预治疗模式是在医生、护士、营养师及患儿和患儿家属共同参与下，在糖尿病治疗"五架马车"的基础上，进行定期随访、预防并发症、心理干预等。

儿童糖尿病的治疗应由包括儿科糖尿病或内分泌医师、糖尿病专业护士、糖尿病教育工作者、营养师、药剂师及受过儿童糖尿病专业训练的心理／精神咨询专家、运动生理学家和儿科社会工作者等共同参与。多学科协作诊治模式，对控制血糖、延缓并发症的发生，提高生活质量具有重要意义。

（二）辨病治疗

儿童糖尿病治疗的关键是降低血糖，消除糖尿病症状，避免或减少酮症酸中毒及低血糖产生，维持儿童正常生长和性发育，解除患儿心理障碍，防止中晚期并发症出现。儿童糖尿病治疗要综合药物、营养、血糖监测、运动、心理这5个方面，我们称之为"五驾马车"。

1. 药物治疗

（1）胰岛素治疗　儿童 T1DM 患儿终身需用胰岛素治疗。儿童 T2DM 患儿根据不同病程及胰岛 β 细胞功能状况可分别采取短期胰岛素强化治疗、胰岛素补充治疗及胰岛素替代治疗。新发 T1DM 每日胰岛素总量一般为 0.5~1.0U/（kg·d），但 3 岁以下建议 0.5U/（kg·d）起始；蜜月期通常 < 0.5U/（kg·d），青春期前（部分缓解期外）为 0.7~1.0U/（kg·d）；青春期为 1.0~1.5U/（kg·d），个别可达 2U/（kg·d）。2 型糖尿病患儿血糖 ≥ 12mmol/L 时也应采用胰岛素治疗，剂量为 0.2~0.5U/（kg·d）。

胰岛素剂量的分配以患儿病情的个体化需要为基础，参考患儿家庭经济水平、知识层次、患儿及家长的接受度综合分析，由医生和家长详细沟通，帮助患儿选择个体化治疗方案，从每日 2 次到餐时＋基础（MDI）以及胰岛素泵（持续皮下胰岛素输注 CSII）治疗。

①每日 2 次注射胰岛素（早餐前短效或速效＋中效，晚餐前短效或速效＋中效），中效胰岛素占每日总量的 40%~60%，初次使用短效或速效与中效用量比约为 1：2（中效是短效的 1~3 倍）。起始剂量分配为早餐前胰岛素占每日总量约 2/3，晚餐前约占 1/3，后根据血糖酌情加减。该方法操作方便，但由于药代动力学的原因，血糖波动

大，建议应用在经济不发达、糖尿病蜜月期、生活作息规律、治疗依从性较差不愿采用其他方法或强烈要求保护隐私的患儿。

②MDI方案：常用3餐前短效+睡前中效胰岛素或3餐前速效+睡前长效胰岛素，中效或长效胰岛素可酌情互换，青春发育期可能需要将基础胰岛素分成早餐前和睡前2次用药。以短效作为餐时胰岛素其比例可达每日总量的70%（50%~70%，早、中、晚3餐前等量分配，后视血糖调整），睡前中效胰岛素约占30%（10%~30%）。以速效胰岛素作为餐时胰岛素时占总量的50%~70%（早、中、晚等量分配，后视血糖调整），长效类似物可达30%~50%，在睡前和（或）晨起时使用（初次使用建议30%以预防夜间低血糖）。

③剂量的调整：酮症酸中毒、感染、手术或情绪波动剧烈者，常需在原剂量基础上加大10%~15%；进入糖尿病缓解期或"蜜月期"，胰岛素剂量减少。治疗期间维持餐前血糖水平4.4~6.7mmol/L（80~120mg/dl），餐后血糖水平控制在8.4~10mmol/L（150~180mg/dl）。

（2）二甲双胍 最新的T2DM治疗方案是T2DM一经确诊，即在生活方式干预的同时接受二甲双胍治疗。要以改善患者生活方式和整个家庭的行为为目标，生活方式干预包括饮食指导及运动治疗。

美国ADA已批准二甲双胍用于10岁以上儿童T2DM患者。二甲双胍可以改善机体对胰岛素的敏感性；使细胞胰岛素受体数目增加并增加受体酪氨酸激酶活性；增加基础状态下糖的无氧酵解，抑制肠道内葡萄糖的吸收，减少肝糖输出；促进葡萄糖转运子向细胞膜转位，增加肌肉和脂肪组织对葡萄糖的吸收；不增加体重，不刺激胰岛素分泌，少有低血糖危险，并使TG、LDL-C下降。

儿童T2DM的初始治疗需根据患者高血糖的严重程度、有无酮症或酮症酸中毒来决定。如果病情稳定，首选二甲双胍，开始剂量每次250mg，每天1次，3~4天后如果患者能够耐受，增加至每次250mg，每天2次，在随后的3~4周逐步增加剂量，最大量为每次1000mg，每天2次。如病情严重，需要采用胰岛素强化治疗1~2周后加用二甲双胍在血糖进入稳定状态2~6周后可以逐渐转成完用二甲双胍治疗。在胰岛素的减量过程中，如血糖明显上升，减量的速度应放慢。部分患者可能需要二甲双胍与每日1次长效胰岛素联合应用。有肝、肾功能异常或心肺功能不全者禁用；常见不良反应为胃肠功能紊乱，一般数周后症状自然缓解。

2. 医学营养治疗（medical nutrition therapy，MNT）

儿童、青少年糖尿病营养治疗原则是供给营养充足的平衡膳食，保证正常生长和青春期发育，维持血糖尽可能接近正常。防止酮症酸中毒和低血糖的发生，防止和延缓并发症的发生和发展；能量摄入应遵循"总量控制"原则，定时定量进餐，按碳水化合物50%~55%、脂肪20%~30%（1~3岁为35%）、蛋白10%~15%进行分配。具体治疗方案如下。

（1）热卡供给 每天总热卡等于1000+年龄（岁）×（100-70）。其中的系数（100~70）一般与年龄有关，年龄较小者较大，此外还与胖瘦程度、活动量有关，较胖的儿童能量应较低，活动量大的应适当增加。系数100~70的选择分别是：1~3岁按100，3~6岁按90，7~10岁按80，大于10岁按70计算。0~12个月婴儿可以参考中国营养学会发布的2013版《中国居民膳食营养素参考摄入量》推荐，90~80kcal/（kg·d）。

（2）蛋白质 对于肾功能正常的T1DM患者，推荐膳食蛋白质摄入量与健康人群基本相同，且优质蛋白占总蛋白质的一半以上。针对不同 T1DM 患者，应进行个体化设定；不建议糖尿病患者蛋白质摄入少于推荐范围的低值。透析患者的蛋白质推荐量适量增加至每日 1.1~1.2g/kg。对于非透析患者，将蛋白质摄入降低至推荐范围以下并不能改善血糖水平、肾小球滤过率（GFR）及心血管风险，反而可能增加营养不良的风险；对于存在显性蛋白尿的儿童青少年 T1DM 患者，蛋白质摄入量不应低于正常生长需求，因此，建议咨询专职营养（医）师。

（3）脂肪　建议以不饱和脂肪酸为主，推荐饱和脂肪酸及反式脂肪酸占每日总能量比例应小于 10%，单不饱和脂肪酸的比例应在 > 12%，多不饱和脂肪酸应小于 10%。胆固醇的摄入每天不超过 300mg。

（4）三餐分配　一般以少量多餐为宜，餐间可加 2 次点心，避免低血糖发作。多吃纤维素性食物，使糖的吸收缓慢而均匀，从而改善糖的代谢。

儿童 T2DM 患者多伴有肥胖和脂代谢紊乱，其 MNT 目的是降低体重，减少胰岛素抵抗，延缓胰岛 β 细胞功能的衰竭，维持血糖、血脂及血压在正常水平以减少心血管并发症的危险。对肥胖的 T2DM 患儿应严格控制热量的摄入，改变生活方式。建议 BMI 在 85~95th 百分位者应防止体重进一步增加；BMI 在 95th 百分位以上者应当减体重，建议患者减轻体重达到干预前体重的 10%。根据具体情况减少每天饮食摄入热量，超重 10%~20% 者，所需热量是健康同龄儿的 90%，而超重 20% 以上者所需热量是健康同龄儿的 65%~80%。其他医学营养治疗原则与 T1DM 相同。

3. 血糖监测和血糖控制目标

血糖监测是评估患儿血糖情况的重要指标，是了解胰岛素剂量、饮食、运动是否匹配的重要措施。目前广泛应用的方法是指尖血自我血糖监测（self monitoring blood glucose，SMBG）和持续葡萄糖监测（continued glucose monitoring，CGM）。SMBG 需要监测空腹、餐后、睡前及夜间血糖，DCCT 研究中强化治疗要每天测定 6~10 次才可以更好地指导治疗调整。近年来，CGM 已得到广泛应用，成为评估血糖水平的重要方法。CGM 可以了解患儿 24 小时的总体血糖情况，获得平均血糖、低血糖及高血糖所占时间比、目标血糖占比时间（time in range，TIR）等指标，降低儿童轻、中度低血糖的发生频率，家长满意度较高。我们在中国儿童中研究了 CGM 的准确度，发现在低血糖范围和快速血糖变化下准确度较低，且安装探头的局部反应也不少。目前规律的 SMBG 仍为 T1DM 患者家庭血糖监测的主要手段，不能仅依靠 CGM 值进行治疗调整。

儿童糖尿病血糖控制目标应该强调个体化，最大程度地减少低血糖的发生或高血糖所致的急、慢性并发症的发生，维持正常的生长与发育。个体化的血糖控制目标需要考虑到糖尿病的病程、患病年龄、伴发疾病（如微血管并发症）、未察觉的低血糖以及患者自身的考虑。许多研究者和临床医生相信在青春期前控制血糖和 HbA$_{1c}$ 可以降低微血管和大血管并发症发生风险。

4. 运动治疗

运动治疗是糖尿病管理的重要方面，可以增加胰岛素的敏感性，改善血糖控制，减少心血管危险因素，降低血脂，有利于心理健康。如果患者运动前血糖水平高（ > 14mmol/L）同时合并酮尿或酮血症时，任何的运动都是危险的，应该避免运动。运动方式和运动量的选择应根据年龄、体力、体型、运动习惯和爱好制订个体化的运动方案。小年龄患儿由于年龄特点往往不能配合建立规律的运动模式，其主要运动方式以游戏、玩耍为主。运动前、中、后需要进行血糖监测，通过摄入食物、调整胰岛素用量尽量减少血糖波动，保证运动的安全。很多因素会影响血糖对运动的反应，包括活动类型、强度和持续时间，胰岛素用量的调整，摄入的碳水化合物，等等，所以要记录运动日记，不断分析血糖波动原因，最终建议安全合理的运动模式。

5.心理治疗和教育

（1）儿童患糖尿病后父母和患儿在心理上均会发生许多不适应，家庭生活也会受到较大打击，在生活中和心理上均会产生许多问题。因此，医生应对患儿和其家长进行安慰，并向家长和患儿进行有关糖尿病知识的教育。讲明糖尿病是可以治疗的疾病，并将治疗方法教给患儿及其家长。从患者诊断糖尿病开始即应向患儿和家长初步讲解糖尿病的具体治疗方法，使患儿和家长得到初步的安心。在以后治疗过程中不断进行强化教育。

（2）组织糖尿病儿童夏令营是对患儿进行强化教育和强化治疗很好的方法。在夏令营中许多同样患糖尿病的儿童相聚，可使他们消除孤独感。患儿之间可以互相交流经验，老患儿向新患儿介绍他们的经历，看到年长的患儿健康成长，能增加新患儿的自信心。医务人员在夏令营中和患儿日夜相处，对他们无微不至的关怀，增加患儿对医务人员的信任和感情，更易接受医生的安排。患儿经过夏令营后糖尿病的病情都能好转，出营后多数患儿仍能继续较好地控制血糖。

（3）糖尿病管理团队中应该有专业的心理治疗组（包括心理学家、精神病学家），定期对患者进行相应的筛查，筛查的内容包括家庭情况（家庭矛盾、团结力、父母心理）、糖尿病相关管理情况（父母的参与、主要的糖尿病管理者、患儿的自我管理情况），特别是过渡时期（确诊时、更换胰岛素方案时、青春早期），尤其关注长期血糖控制未达标的患者。及时发现及治疗有心理问题的患儿，给予相应的心理指导。

总之，儿童时期患糖尿病，特别是患1型糖尿病，长期治疗是个很复杂的问题。必须要由经过一定专门训练的医生和护士对患儿进行长期的热情细致地教育、关心和指导，使患儿和家长真正掌握糖尿病治疗的知识和技能，糖尿病才能得到良好的控制，使患儿在治疗过程中健康成长。

（三）辨证治疗

1.辨证论治

（1）肺热津伤证

［治法］清热润肺，生津止渴。

［方药］消渴方：天花粉、黄连、地黄、藕汁、葛根、麦冬。

［加减］若脉洪数无力，烦渴不止，小便频数，可用二冬汤，方中重用人参益气生津，二冬、花粉、黄芩、知母清热解渴。若苔黄燥，烦渴引饮，脉洪大，可用白虎加人参汤以清泄肺胃，生津止渴。

（2）胃热炽盛证

［治法］清胃泻火，养阴增液。

［方药］玉女煎加黄连、栀子：知母、石膏、麦冬、生地、牛膝、黄连、栀子。

［加减］若大便秘结不行，可用增液承气汤润燥通腑，待大便通后，再转上方治疗。

（3）肾阴亏虚证

［治法］滋阴补肾。

［方药］六味地黄汤：熟地黄、山药、山茱萸、茯苓、泽泻、牡丹皮。

［加减］若肾阴不足，阴虚火旺，症见烦躁、失眠、舌红、脉细数者，可加黄柏、知母、龙骨、牡蛎、龟甲。若气阴两虚，伴困倦、气短、舌淡红者，宜酌加党参、黄芪等益气之品。

注：本部分可参考本书"2型糖尿病"相关内容。

2. 外治疗法

（1）针刺

［处方一］主穴：肺俞、脾俞、胰俞、肾俞、足三里、太溪；配穴：少商、膈俞、心俞。

［处方二］主穴：肺俞、脾俞、胰俞、肾俞、足三里、太溪；配穴：中脘、内关、三阴交、胃俞。

［处方三］主穴：肺俞、脾俞、胰俞、肾俞、足三里、太溪；配穴：关元、复溜、水泉、命门。

［操作方法］采用中强度刺激，以得气为度。均针双侧，留针30分钟，每10分钟行针1次。每次选3~4穴，每日或隔日1次，10次为1个疗程。

［适应证］处方一适用于儿童糖尿病肺热津伤证；处方二适用于儿童糖尿病胃热炽盛证；处方三适用于儿童糖尿病肾阴亏虚证。

［注意事项］应避免在患儿过饥或过饱时行针刺治疗，以防出现晕针情况。

（2）中频脉冲电治疗

［处方］脾俞、期门、足三里、三阴交、关元。

［操作方法］患儿平躺于治疗床上，暴露相关穴位，操作者将磁疗贴置于其相应穴位，接通电源，调节治疗强度，治疗时间为32分钟，每日1次，14天为1个疗程。

［适应证］儿童糖尿病各证型。

［注意事项］注意根据患儿适应性调整电流大小，避免产生不适。皮肤破损、有心脏疾患者禁用。

（3）耳穴埋豆法

［处方一］主穴：胰（胆）、内分泌、缘中；配穴：肺、上屏。

［处方二］主穴：胰（胆）、内分泌、缘中；配穴：脾、胃、下屏。

［处方三］主穴：胰（胆）、内分泌、缘中；配穴：肾、膀胱。

［操作方法］操作者对患儿进行耳穴探查，找出阳性反应点，然后以酒精棉球轻擦消毒，左手手指托持耳廓，右手用镊子夹取割好的方块胶布，胶布中心粘上准备好的王不留行籽，对准穴位紧贴压其上。每日按压3次。每次各穴轮替按压5分钟。隔2天更换1次。两耳交替或同时贴用。10次为1个疗程，疗程间隔3~5天。

［适应证］处方一适用于儿童糖尿病肺热津伤证；处方二适用于儿童糖尿病胃热炽盛证；处方三适用于儿童糖尿病肾阴亏虚证。

［注意事项］①严重心脏病患儿不宜用，更不宜采用强刺激。②严重器质性疾病及伴有高度贫血者禁用。③外耳患有显著的炎症，如湿疹、溃疡、冻疮破溃等情况禁用。

3. 成药应用

（1）六味地黄丸

［组成］熟地黄、酒萸肉、山药、牡丹皮、茯苓、泽泻。

［功能］滋阴补肾。

［适应证］用于肾阴亏损证。症见头晕耳鸣，腰膝酸软，骨蒸潮热，盗汗遗精。

［用法］口服。剂型用量：大蜜丸每次1丸，日2次；浓缩丸每次8丸，日2~3次；水蜜丸一次6g，一日2次。（小儿应在医师指导下服用）

［注意事项］①忌不易消化食物。②感冒发热患儿不宜服用。③服药4周症状无缓解，应去医院就诊。④对本品过敏者禁用，过敏体质者慎用。⑤本品性状发生改变时禁止使用。

［出处］中医药临床杂志，2018，30（12）：2328-2331.

（2）天麦消渴片

［组成］五味子、麦冬、天花粉、吡考啉酸铬。

［功能］滋阴，清热，生津。

［适应证］用于消渴病气阴两虚，阴虚内热证。症见口渴多饮，消谷善饥，形体消瘦，气短乏力，自汗盗汗及五心烦热。

［用法］口服。第一周一次2片，一日2次，以后一次1~2片，一日2次。（小儿应在医师指导下服用）

［注意事项］①重型糖尿病患儿应在医生指导下使用。②药品性状发生改变时禁止服用。③请将此药品放在儿童不能接触的地方。④如正在服用其他药品，使用本品前请咨询医师或药师。

［出处］山东医药，2016，56（12）：38-40.

（3）生脉饮

［组成］人参、麦冬、五味子。

［功能］益气，养阴生津。

［适应证］用于气阴两亏证。症见心悸气短，自汗。

［用法］口服，一次10ml，一日3次。（小儿应在医师指导下服用）

［注意事项］①忌不易消化食物。②感冒发热患儿不宜服用。③心悸气短严重者应去医院就诊。④服药4周症状无缓解，应去医院就诊。⑤对本品过敏者禁用，过敏体质者慎用。⑥本品性状发生改变时禁止使用。⑦如正在使用其他药品，使用本品前请咨询医师或药师。

［出处］国医论坛，2020，35（5）：34-35.

（四）医家诊疗经验

四川省名中医岳仁宋教授立足小儿"脾常不足，肾常虚"的理论，认为小儿脏腑娇嫩，形与气皆不足，故先天肾精不足，脏腑虚弱为起病之源；后天脾运不健，致浊邪内生为发病之本。循小儿脏腑娇嫩之理，以补肾健脾为治法，予参芪地黄汤加减，补未充之形气，健不足之脾运，使先天得充，后天得养，则阴阳相合，消渴得平，疗效颇佳。［刘天一，冯皓月，岳仁宋.岳仁宋治疗青少年及儿童糖尿病经验.湖南中医杂志，2020，36（6）：25-26.］

五、预后转归

糖尿病的预后取决于血糖控制良好与否。血糖水平长期高于治疗的理想范围者易发生各种慢性并发症，微血管病变是儿童时期糖尿病患儿成年后发展成严重并发症的主要原因。最常见的是视网膜病和糖尿病肾病。对糖尿病病程超过5年或青春期发病病程超过2年均需做神经系统检查、尿微量蛋白测定及眼底检查，以早期发现糖尿病微血管并发症。治疗期间也可发生各种中期并发症，如脂肪萎缩和脂肪肥大，与胰岛素制剂纯度有关；骨骼和关节异常，可见骨质疏松、生长发育障碍等。

六、预防调摄

（一）预防

1.一级预防

在患儿家属中开展健康教育，健康教育需要做到更有针对性，如针对患儿家长的健康教育课堂或宣传资料，针对患儿的寓教于乐的漫画、动画或游戏，专门针对学校的健康宣教活动等。提高患儿及家长对儿童糖尿病防治的知晓度和参与度，倡导合理膳食、控制体重、适量运动、限盐、戒烟、限酒、心理平衡的健康生活方式，提高糖尿病防治意识。

2.二级预防

在高危人群中开展糖尿病筛查、及时发现糖尿病、及时进行健康干预等，在已诊断的患儿中预防糖尿病并发症的发生。

3.三级预防

对于已确诊的患儿通过控制血糖、血压及血脂，以延缓并发症的进展，降低致残率和死亡率，从而改善生活质量和延长寿命。而对已出现严重糖尿病慢性并发症的患儿，推荐至相关专科进行治疗。

（二）调护

1. 护理特点

（1）年龄小，认知性较差　儿童糖尿病患儿一般发病于小学或中学阶段，个别也有出生后2个月就患糖尿病的例子。由于孩子小，对糖尿病综合治疗在了解和理解上有困难，这就必须要求家长和医生更加细心和耐心地帮助和指导他们对抗糖尿病。

（2）饮食控制较为困难　糖尿病患儿饮食受到限制，这对他们来说是一个很难接受的事情。家长和医生应根据不同年龄儿童的特点给予指导，提出要求，并在饮食治疗方面提倡用计划饮食来代替控制饮食。

（3）体力活动量相对较大　孩子多爱玩好动，运动量难以控制，家长和医生应给予关怀，不要让患儿不运动，也不要让其过量运动。

（4）必须使用胰岛素　儿童糖尿病绝大多数是胰岛素依赖型糖尿病，要做长期打胰岛素的精神和物质准备，切勿听信密医假药的欺骗宣传，随意停用胰岛素去试用所谓根治糖尿病的"祖传秘方"或"新医疗法"，以免酿成大祸。

（5）监测尿糖　和成年糖尿病患者一样，儿童糖尿病患儿也需要经常做血糖检查，但由于儿童天天上学，采血比较困难。所幸的是，儿童的尿糖与血糖相符率较高，可以用监测尿糖的方法来观察病情的变化。

（6）青春期问题　青春期是胰岛素依赖型糖尿病好发年龄，也是血糖波动和胰岛素需要量较大的时期，患儿本人、家长、医生都应给予足够的重视。

2. 日常注意点

（1）空气清新　新鲜空气中的高负离子浓度，对2型糖尿病患儿大有裨益。现在，在糖尿病的辅助治疗中，自然疗法很有作用，空气负离子，又称"负氧离子"，它对糖尿病患儿的血液、细胞都有调节作用，会在很大程度上提高人体的自愈能力，正如北京香山的自然环境中，具有高浓度的负氧离子，才会使人有种心旷神怡的感觉，从而极大地改善人体的健康状况。

（2）远离烟酒　烟草中含有大量的尼古丁等有害物质，除了会导致糖尿病等慢性疾病外，还会引起支气管疾病以及癌症，无论从预防糖尿病的角度还是保护青少年健康成长的角度，远离烟酒都是非常重要的一步。

（3）饮食控制　在儿童食谱的制定上，家长们要注意。低糖、低脂肪、高蛋白是健康食谱的标准制定原则。应该选择适量蛋白、高纤维素的食品，蔬菜和水果每天都必不可少。远离洋快餐、方便面、膨化食品、巧克力、果冻、油炸食品、可乐等一些含热量非常高的"垃圾食品"。培养孩子养成良好的饮食习惯，避免儿童肥胖症的产生。

（4）运动锻炼　要养成孩子热爱户外运动的习惯，每周至少应锻炼4天，每天至少锻炼30分钟，控制体重，增强体质，提高自身的抵抗力和自愈力是预防糖尿病等各种疾病的基础，是药物治疗所无法做到的。

七、研究进展

（一）个体化及综合干预治疗

儿童DM治疗是一个复杂和反复进行的过程，对于这些患儿而言，既包括共性的治疗方案（如糖尿病的管理及教育，急、慢性并发症的评估），又强调治疗目标与治疗计划的个体化，同时考虑到患儿的家庭环境、自身的依从性。临床评估要把年龄及并发症作为重点方面。采取多种策略与技术手段，从糖尿病管理的各个角度，为患儿提供丰富的宣传教育，以及解决问题技能的培训。所有的糖尿病患儿都需要在成人的监测下管理与治疗，根据不同的发育时期制定不同的治疗方案。

青少年儿童处于生理和心理快速发展变化的时期，除了面对 DM 的治疗和管理，还要关注其生长及发育情况、家庭问题、情感变化及心理行为问题。根据生长发育不同时期所出现的问题制定不同的管理计划。《中国 1 型糖尿病诊治指南（2021 版）》指出，应对患者和至少 1 名家庭成员进行糖尿病自我管理教育，定期给予个体化的指导，同时应建立由多个专业人员组成的1 型糖尿病教育团队，而个案管理模式正好能满足此需求；《中国 1 型糖尿病诊治指南（2021 版）》也指出糖尿病治疗中心应建立由多专业医护人员组成的糖尿病教育和支持团队，建议由内分泌科、儿科、心理科、营养科、眼科、肾内科等多个专科医生以及糖尿病专业护士等组成，并根据患儿不同时期、不同疾病状态的需要给予相关、持续的专业辅导；因此，多学科团队对患儿生活方式进行多层面、多维度的综合管理显得尤为重要。

综合干预治疗模式是以患儿为中心，结合药物治疗、健康生活方式、合理运动、自我血糖监测、开展糖尿病知识教育、每年一次糖尿病夏令营、心理干预等综合干预措施，加强糖尿病患儿及其家长对糖尿病的认识，特别是需要增进患儿及家长对糖尿病慢性和急性并发症等相关知识的了解，提高糖尿病患儿自我管理水平，增强治疗的依从性，达到良好控制血糖，避免糖尿病并发症发生、发展。

（二）研究展望

1. 探讨肠道菌群机制

儿童 T1DM 绝大多数是自身免疫性疾病，遗传及环境因素共同参与其发病过程，

肠道菌群作为环境因素参与了其发病过程。当环境因素发生变化时，肠道菌群的结构分布失调，进而会影响肠道免疫肠道菌群的变化功能，改变了肠黏膜屏障的通透性，肠黏膜通透性增加会增加抗原的吸收，从而触发免疫和炎症反应而损伤胰腺 β 细胞，导致 T1DM 的发生。那么是否可以干预人体肠道菌群来治疗糖尿病呢？动物实验的研究中，改变肠道菌群分布和应用益生菌可以预防和延缓 T1DM 的发病，但在人体中的相关研究报道很少。干预肠道菌群是否会预防、延缓儿童 T1DM 的发生尚需要进一步的研究，希望以肠道菌群为干预靶点为研究儿童 T1DM 的预防和治疗提供新的思路。

2. 深挖中医药治疗优势

中医药在糖尿病治疗中发挥着巨大的作用，起到辅助降糖、改善症状的作用。有效预防和治疗各种并发症主要优势有：第一，因人施治，个体化治疗。根据患儿的症状及舌苔脉象辨证论治，选择合理的药物治疗，能有效地改善患儿的临床症状。第二，改善症状快。中医在改善消渴病患儿的临床症状方面有独特的优势。第三，方法多样，治法多样。例如中药熏洗（外治法）、耳针治疗、针灸治疗、中药穴位贴敷等特色疗法，辨证选择中药、穴位、补泻手法，能达到活血通络、健脾化痰、益气养阴等多方面的作用，在改善糖尿病患儿临床症状、防治糖尿病并发症方面效果显著。我们应该深入挖掘中医药治疗儿童糖尿病的优势，中西医综合干预治疗儿童糖尿病。

主要参考文献

[1] American Diabetes Association. Classification and diagnosis of diabetes：standards of medical care in diabetes--2018 [J]. Diabetes Care, 2018, 41（Suppl 1）: S13–S27.

［2］Franz MJ，MacLeod J，Evert A，et al．Academy of nutrition anddietetics nutrition practice guideline for type 1 and type 2 diabetes in adults：systematic review of evidence for medical nutrition therapy effectiveness and recommendations for integration into the nutrition care process［J］. J Aead Nutr Diet，2017，117（10）：1659-1679.

［3］Mayer-Davis EJ，Kahkoska AR，Jefferies C，et al．ISPAD Clinical Practice Consensus Guidelines 2018：definition，epidemiolo-gy，and classification of diabetes in children and adolescents［J］. Pediatr Diabetes，2018，19（Suppl 27）：7-19.

［4］Smart CE，Annan F，Bruno LP，et al．ISPAD Clinical Practice Consensus Guidelines 2014．Nutritional management in children and adolescents with diabetes［J］. Pediatr Diabetes，2014，15（Suppl 20）：S135-153.

［5］儿童青少年糖尿病营养治疗专家共识编写委员会. 儿童青少年糖尿病营养治疗共识（2018）［J］. 中华糖尿病杂志，2018，10（9）：569-576.

［6］Bhupathiraju SN，Tobias DK，Malik VS，et al．Glycemic index，dycemic load，and risk of type 2 diabetes：results flom 3 large US cohorts and an updated meta- analysis［J］. Am J Clin Nutr，2014，100（1）：218-232.

［7］American Diabetes Association．Diabetes technology：standards of medical care in diabetes-2019［J］. Diabetes Care，2019，42（Suppl 1）：S71-S80.

［8］Di Meglio LA，Acerini CL，Codner E，et al．Glycemic control targets and glucose monitoring for children，adolescents，and young adults with diabetes［J］. Pediatr Diabetes，2018. 19（Suppl 27）：105-114.

［9］Cao B，Wang R，Gong CX，et al．An evaluation of the accuracy of a flash glucose monitoring system in children with diabetes in comparison with venous blood glucose journal of diabetes research［J］. J Diabetes Res，2019，4845729.

［10］张红，张丽，吴兰华. 家庭护理干预对儿童期糖尿病患儿治疗依从性及生活质量的影响［J］. 实用临床医药杂志. 2016，20（6）：114-116.

［11］Chiang JL，Kirkman MS，Laffel LM，et al．Type 1 diabetes throµgh the life span：a position statement of the American Diabetes Association［J］. Diabetes Care，2014，37（7）：2034-2054.

［12］中华医学会糖尿病学分会，等. 中国 1 型糖尿病诊治指南（2021 版）［J］. 中华糖尿病杂志，2022，11：1143-1250.

［13］王燕，吴利平，林琴，等. 31 个省份儿童糖尿病个案管理现状调查［J］. 中华护理杂志，2020，55（6）：889-893.

［14］李琳珊，苏芊，霍珊等. 肠道菌群与儿童 1 型糖尿病关系的研究进展［J］. 中国微生态学杂志，2019，31（12）：1475-1482.

［15］Martha Rodríguez-Moran，Guerrero-Romero F，Celia Aradillas-Garcia，et al．Obesity and family history of diabetes as risk factors of impaired fasting glucose implications for the early detection of prediabetes［J］. Pediatr Diabetes，2010，11：331-336.

第六节　妊娠期高血糖

妊娠期高血糖包括孕前糖尿病合并妊娠（pregestational diabetes mellitus，PGDM）、糖尿病前期和妊娠期糖尿病（gestational diabetes mellitus，GDM）。PGDM 根据其糖尿病类型分别为 1 型糖尿病（type 1 diabetes mellitus，T1DM）合并妊娠或 2 型糖尿病（type 2 diabetes mellitus，T2DM）合并妊娠。糖尿病前期包括空腹血糖受损（impaired fasting glucose，IFG）和糖耐量受损（impaired glucose tolerance，IGT）。GDM 包括 A1 型和 A2 型，其中经过营养管理和运动指导可将血糖控制理想者定义为 A1 型 GDM；需要加用降糖药物才能将血糖控制理想者定义为 A2 型 GDM。GDM 指妊娠期发生的糖代谢异常，不包含孕前已经存在的 T1DM 或 T2DM。妊娠期产前检查发现血糖升高的程度已经达到非孕期糖尿病的标准，应诊断为 PGDM 而非 GDM。无论是 PGDM 或 GDM，对母儿均有较大危害，需引起重视。

一、病因病机

（一）西医学认识

目前研究表明，年龄、肥胖、种族、不良生育史和糖尿病家族史是影响妊娠期高血糖的主要因素。妊娠期糖代谢特点：在妊娠早、中期，随孕周增加，胎儿对营养物质需求增加，通过胎盘从母体获取葡萄糖是胎儿能量的主要来源，孕妇血浆葡萄糖水平随妊娠进展而降低，空腹血糖约降低 10%。系因：①胎儿从母体获取葡萄糖增加。②妊娠期肾血浆流量及肾小球滤过率均增加，但肾小管对糖的再吸收率不能相应增加，导致部分孕妇自尿中排糖量增加。③雌激素和孕激素增加母体对葡萄糖的利用。因此，空腹时孕妇清除葡萄糖能力较非妊娠期增强。到妊娠中晚期，孕妇体内拮抗胰岛素样物质增加，如肿瘤坏死因子、瘦素、胎盘生乳素、雌激素、孕酮、皮质醇和胎盘胰岛素酶等使孕妇对胰岛素的敏感性随孕周增加而下降，为维持正常糖代谢水平，胰岛素需求量相应增加。对于胰岛素受限的孕妇，妊娠期不能代偿

这一生理变化使血糖升高，出现 GDM 或使原有糖尿病加重。

（二）中医学认识

1. 病名

由于本病通常无明显症状，一般由实验室检查诊断而来，该病在古籍中无记载，故中医学将妊娠期高血糖归于"妊娠消渴"范畴，《黄帝内经》云："此人必数食甘美而多肥也，肥者令人内热，甘者令人中满，故其气上溢，转为消渴"。清代叶天士《临证指南医案》详载：消渴之证，燥热为标，阴虚为本。《沈氏女科辑要》总结妊娠病病因病机为：妊娠病原有三大纲，一曰阴亏，精血有限，聚以养胎……阴分必亏；二曰气滞，腹中增一障碍……则升降之气必滞；三曰痰饮，脏腑之机括为之不灵……津液聚为痰饮。

2. 病因病机

五脏柔弱、五志过极、饮食失节、劳逸失度等均为妊娠期高血糖发生的主要原因。相对而言，五脏柔弱为内因，五志过极、饮食失节、劳逸失度为外因，内外因相合而致本病。

（1）禀赋不足，脏腑虚弱　若素体禀赋不足，气虚津液亏虚，孕后阴血肾气下注冲任以养胎元则阴血亏损益甚，阴阳失和，阴虚阳亢，虚热内生，津伤液耗，易发消渴；如《灵枢·五变》云："五脏皆柔弱者，善病消瘅。"说明脏腑虚弱是其病理基础。孕后胎体渐长，孕妇气血阴液损耗更甚，且胎体增大影响中焦脾胃气机升降，津液输布失司，脾阴不足，胃阳亢奋，消谷善饥，肌肤失养，口干唇燥，小便失调，发为消渴。

（2）五志过极，情志失常　妇女妊娠后，由于其生理、生活、工作、学习等方面均发生了变化，导致其心理也发生较大变化，不能及时进行自我调节，故而出现

情志失常。金代刘完素之《三消论》说："消渴者……耗乱精神，过违其度，而燥热郁盛之所成也。"明·杨士瀛之《慎斋遗书》言"心思过度……此心火乘脾，胃燥而肾无救"，可发为消渴。清·叶天士《临证指南医案·三消》说："心境愁郁，内火自燃，乃消证大病。"若肝失条达，气机郁滞，郁久化火，则易伤津耗液，发为消渴。若劳思伤脾，则如张锡纯在《医学衷中参西录》中所说："脾气不能散精达肺则津液少，不能通调水道则小便无节，是以渴而多饮多溲也。"或如《素问·脏气法时论》所云："脾病者，身重、善饥、肉痿。"或如明代赵献可在《消渴论》中所指出的："脾土浇灌四脏，与胃行其津者也。脾胃既虚则不能敷布津液，故渴。纵有能食者，亦是胃虚引谷自救。"

（3）饮食不节，蕴湿生热 现代女性怀胎后，假借利胎之口，过食肥甘厚味，乱用滋补之品，无所节制，损伤脾胃，脾胃运化失司，食积化热，热盛津伤，致耗液，食消，故而消渴由此而生。如《素问·奇病论》言："此肥美之所发也，此人必数食甘美而多肥也，肥者令人内热，甘者令人内湿，故其气上溢，转为消渴。"宋代赵佶《圣济总录》云："消瘅者膏粱之疾也。"元代朱丹溪《丹溪心法·消渴》中记载"酒面无节，酷嗜炙煿……脏腑生热，燥热炽盛，津液干焦，渴饮水浆，而不能自禁"。

（4）房劳过度，肾气受损 女子妊养胞胎之时，阴精、肾气下注冲任以养胎，于孕妇而言阴精、肾气相对不足，若孕期房劳过度，必将耗伤肾阴、肾气，至阴精、肾气亏虚，导致消渴的发生。南宋严用和《济生方》有言："消渴之疾，皆起于肾，盛壮之时，不自保养，快情纵欲……遂使肾水枯竭，心火燔炽，三焦猛热，五脏干燥，由是渴利生焉。"唐代王焘《外台

秘要·消渴消中》说："房室过度，致令肾气虚耗故也，下焦生热，热则肾燥，肾燥则渴""消渴者，原其发病，此责肾虚所致……腰肾既虚冷则不能蒸于上，谷气则尽下为小便者也，故甘不变。"明代赵献可《医贯》指出："命门火衰，不能腐熟水谷，水谷之气不能熏蒸于上，润于肺，如釜底无薪，锅盖干燥故渴……并行五经，其所饮之水未经火化，直入膀胱，正谓饮一升溲一升，饮一斗溲一斗。"

（5）安逸过度，壅热生瘀 妊娠中后期，由于行动不便或娇弱慵懒，多数妇女缺乏运动。活动不足，血行不畅或壅滞成瘀；或活动量小，气血消耗过少，形体肥胖，体内积湿蕴热，发为消渴。

综上，妇女妊娠后阴血、肾精下聚于胞宫以养胎，致使全身阴血、肾气相对不足，如先天气血不足、肾、脾（胃）虚弱，或伴胎体（胎热）渐长的同时饮食不节、情志不调、劳逸过度、房事不节等，均可加重阴血、肾气的不足，从而导致本病的发生。

二、临床诊断

（一）辨病诊断

1. 病史

妊娠期有三多症状（多饮、多食、多尿），本次妊娠并发羊水过多或巨大胎儿者，应警惕合并糖尿病的可能。但大多数GDM 患者无明显的临床表现。

2. 临床特点

GDM 的高危因素有以下几方面。

（1）孕妇因素 年龄≥35 岁、妊娠前超重或肥胖、糖耐量异常史、多囊卵巢综合征。

（2）家族史 糖尿病家族史。

（3）妊娠分娩史 不明原因的死胎、死产、流产史、巨大胎儿分娩史、胎儿畸

形和羊水过多史、GDM 史。

（4）本次妊娠因素 妊娠期发现胎儿大于孕周、羊水过多；反复外阴阴道假丝酵母病者。

3. 体征

可造成母亲先兆子痫、早产、手术产、羊水过多、产后出血、感染等。胎儿及新生儿可发生呼吸窘迫综合征、黄疸、低钙血症、低血糖、血细胞增多。巨大儿可引发肩难产、新生儿缺血缺氧性脑病、骨折甚至死亡等。

4. 辅助检查

（1）明确妊娠诊断，主要查彩超、血（或尿）hCG 等，明确宫内孕。

（2）在明确宫内孕的基础上进行相应血糖检测。

5. GDM 的诊断标准

（1）推荐医疗机构对所有尚未被诊断的 PGDM 或 GDM 的孕妇，在妊娠 24~28 周及 28 周后首次就诊时行 75g 葡萄糖耐量试验（OGTT）。75g 葡萄糖耐量试验（OGTT）的诊断标准：空腹血糖（FPG）、OGTT 1 小时血糖、OGTT 2 小时血糖分别低于 5.1mmol/L、10.0mmol/L、8.5mmol/L。任何一点血糖值达到或超过上述标准即可诊断为 GDM。

（2）孕妇具有 GDM 高危因素或者医疗资源缺乏地区，建议妊娠 24~28 周首次检查 FPG。FPG ≥ 5.1mmol/L，可以直接诊断为 GDM，不必行 75g OGTT。

6. PGDM 的诊断标准

符合以下两项中任意一项者，可确诊为 PGDM。

（1）孕前已确诊为糖尿病的患者。

（2）孕前未进行过血糖检查的孕妇，孕期发现血糖升高达到以下任何一项标准应诊断为 PGDM：① FPG ≥ 7.0mmol/L（空腹 8 小时以上但不适宜空腹过久）；②伴有典型的高血糖或高血糖危象症状，同时任意血糖 ≥ 11.1mmol/L；③ HbA$_{1c}$ ≥ 6.5%〔采用美国国家糖化血红蛋白标准化项目（national glycohemoglobin standardization program，NGSP）/ 糖尿病控制与并发症试验（diabetes control and complication trial，DCCT）标化的方法〕。

7. FPG 筛查

首次产前检查时进行 FPG 筛查，FPG ≥ 5.6mmol/L 可诊断为"妊娠合并 IFG"，诊断后应进行饮食指导，妊娠期可不行口服葡萄糖耐量试验（OGTT）检查。

（二）辨证诊断

1. 热盛伤津证

临床证候：口渴，多饮，多食易饥，形体消瘦，小便频数量多，心烦易怒，口苦，大便干结。舌质红，苔薄黄干，脉弦或数。

辨证要点：口渴，多饮，心烦易怒，大便干结等热盛伤津表现。

2. 气阴两虚证

临床证候：倦怠乏力，精神不振，口干咽干，口渴多饮，形体消瘦，腰膝酸软，自汗盗汗。舌质淡红或舌红，苔薄白干或少苔，脉沉细。

辨证要点：乏力，精神不振，口干咽干，口渴多饮，形体消瘦，腰膝酸软，自汗盗汗等气虚兼阴虚的表现。

3. 肝郁脾虚证

临床证候：情志抑郁或因精神刺激而诱发血糖升高，烦躁易怒，脘腹胀满，大便或干或溏，常伴有乳房胀痛。舌质淡红，苔薄白，脉弦。

辨证要点：烦躁易怒，脘腹胀满，大便或干或溏等肝郁脾虚表现。

4. 痰浊中阻证

临床证候：形体肥胖，身重困倦，纳呆便溏，口黏或口干渴但饮水量不多，舌质淡，苔腻，脉濡缓。

辨证要点：肥胖，身重困倦，纳呆等痰浊中阻表现。

5.湿热内蕴证

临床证候：口干口渴，饮水不多，口苦、口中异味，形体肥胖，身重困倦，大便黏腻不爽。舌质淡，苔黄腻，脉濡数。

辨证要点：口苦、口中异味，形体肥胖，身重困倦，大便黏腻不爽等湿热证表现。

6.脾肾气虚证

临床证候：腰酸腰痛，眼睑或下肢水肿，自汗，小便清长或短少，夜尿频数，或五更泄泻，舌淡体胖有齿痕，苔薄白而滑，脉沉迟无力。

辨证要点：腰酸痛，水肿，自汗，小便清长或短少，夜尿频数，或五更泄泻等脾虚兼肾虚表现。

7.阴阳两虚证

临床证候：口渴多饮，小便频数，夜间尤甚，夜尿常达3~5次，甚则十余次，浑浊多泡沫，伴腰膝酸软，四肢欠温，畏寒肢冷，或颜面肢体浮肿。舌质淡嫩或嫩红，苔薄少而干，脉沉细无力。

辨证要点：口渴、夜尿频，腰膝酸软，四肢欠温，畏寒肢冷，或颜面肢体浮肿等阴阳两虚表现。

三、鉴别诊断

（一）西医学鉴别诊断

（1）甲状腺功能亢进、胃肠吻合术后，因碳水化合物在肠道吸收快，可引起进食后1/2~1小时血糖过高，出现糖尿，但FPG和餐后2小时血糖正常。

（2）弥漫性肝病患者，葡萄糖转化为肝糖原功能减弱，肝糖原贮存减少，进食后1/2~1小时血糖可高于正常，出现糖尿，但FPG偏低，餐后2~3小时血糖正常或低于正常。

（3）急性应激状态时，胰岛素拮抗激素（如肾上腺素、促肾上腺皮质激素、肾上腺皮质激素和生长激素）分泌增加，可使糖耐量减低，出现一过性血糖升高，尿糖阳性，应激过后可恢复正常。

（4）药物引起高血糖 噻嗪类利尿药、呋塞米、糖皮质激素、口服避孕药、阿司匹林、吲哚美辛、三环类抗抑郁药等可抑制胰岛素释放或拮抗胰岛素的作用，引起糖耐量减低，血糖升高，尿糖阳性。

（5）继发性糖尿病 肢端肥大症（巨人症）、Cushing综合征、嗜铬细胞瘤可分别因生长激素、皮质醇、儿茶酚胺分泌过多，拮抗胰岛素而引起继发性糖尿病或糖耐量减低。此外，长期服用大量糖皮质激素可引起类固醇糖尿病。详细询问病史，注意起病经过的特殊性，全面、细致的体格检查，配合必要的实验室检查，一般不难鉴别。

（二）中医学鉴别诊断

本病与口渴症、瘿病的鉴别诊断见前。

四、临床治疗

（一）提高临床疗效的要素

本病发生于育龄期妇女妊娠这一特定时期，发病年龄较为年轻化，病程短甚至孕检时才发现，尚无典型临床表现，并发症鲜少发生，故而临证多存在无证可辨情形。为提高临床疗效，我们应遵循以下三点。

1.紧扣病机，精准用药

熟知发病机制我们才能有的放矢、精准施治、合理用药，以求"观其脉证，知犯何逆，随证治之"之效。

2.强化中医思维，遵循"三辨诊疗模式"

首先依据患者的不同临床表现分别进

行消渴病、上消病、中消病、下消病、脾瘅病的中医病名诊断，以发挥中医病名在指导辨证论治中的正确导向作用；其次通过对病因病机认识做到审证求因、知理明辨、随证治之的辨证论治思维；最后对于无证可辨的患者，遵循"三辨诊疗模式"之"辨体调治"的学术思想，分别采用补气、护正、温阳、养阴、祛湿、清热调糖法则。

3. 坚定信念，弥久务功

临证过程中不但医者要对自己的中医思维、中医理念、中医功底有信心，更要帮助患者坚定信念，相信医者、相信中医药。临床实验证明通过采用中药结合运动饮食治疗 GDM 患者，可明显降低GDM 孕妇并发胎膜早破、子痫前期、巨大胎儿、新生儿胎粪污染的发生率及剖宫产率。

（二）辨病治疗

1. 胰岛素

妊娠期可以使用的胰岛素剂型包括超短效胰岛素、短效胰岛素、中效胰岛素和长效胰岛素。胰岛素添加和调整的原则：根据血糖监测的结果，选择个体化的胰岛素治疗方案。依据血糖控制的靶目标，结合孕妇体重，按照每 2~4U 胰岛素降低1mmol/L 血糖的原则进行调整。妊娠合并T1DM 妇女添加胰岛素时应警惕低血糖的发生。

常用的胰岛素制剂及其特点如下。

（1）超短效人胰岛素类似物门冬胰岛素是已被我国原国家食品药品监督管理总局批准可以用于妊娠期的人胰岛素类似物。其特点是起效迅速、药效维持时间短。具有最强或最佳的降低餐后高血糖的作用，用于控制餐后血糖水平，不易发生低血糖。

（2）短效胰岛素的特点是起效快，剂量易于调整，可以皮下、肌内和静脉内注射使用。静脉注射短效胰岛素后能使血糖迅速下降，半衰期为 5~6 分钟，故可用于抢救糖尿病酮症酸中毒。

（3）中性鱼精蛋白锌胰岛素（neutral protamine hagedorn，NPH）是含有鱼精蛋白、短效胰岛素和锌离子的混悬液，只能皮下注射而不能静脉使用。注射后在组织中蛋白酶的分解作用下，将胰岛素与鱼精蛋白分离，释放出胰岛素而发挥生物学效应。其特点是起效慢，降低血糖的强度弱于短效胰岛素。

（4）长效胰岛素类似物可用于控制夜间血糖、空腹血糖和餐前血糖，已被原国家食品药品监督管理总局批准应用于妊娠期。

2. 口服降糖药物

妊娠期应用二甲双胍的有效性和对母儿的近期安全性与胰岛素相似；若孕妇因主、客观条件无法使用胰岛素（拒绝使用、无法安全注射胰岛素或难以负担胰岛素的费用）时，可使用二甲双胍控制血糖。二甲双胍可以通过胎盘进入胎儿体内，但目前尚未发现二甲双胍对子代有明确的不良作用。二甲双胍禁用于妊娠合并 T1DM、肝肾功能不全、心力衰竭、糖尿病酮症酸中毒和急性感染的孕妇等。

（三）辨证治疗

1. 辨证论治

（1）热盛伤津证

[治法] 清热生津止渴。

[方药] 清热养阴调糖饮加减：知母、生地、麦门冬、太子参、葛根、白术、木香、升麻、生甘草。

[加减] 大便干结者，加麻子仁。

（2）气阴两虚证

[治法] 益气养阴。

[方药] 益气养阴调糖饮加减：太子

参、黄芪、生地、山萸肉、炒山药、白术、泽泻、茯苓、木香、麦门冬、升麻。

[加减]盗汗者加仙鹤草。

（3）肝郁脾虚证

[治法]疏肝健脾。

[方药]疏肝健脾调糖饮加减：柴胡、当归、茯苓、白芍、白术、炒栀子、淡豆豉、薄荷、生甘草、升麻、生姜。

[加减]失眠多梦者加夜交藤。

（4）痰浊中阻证

[治法]燥湿健脾，化痰降浊。

[方药]和中降浊调糖饮加减：白术、陈皮、泽泻、桂枝、姜半夏、升麻、生甘草。

[加减]舌苔白厚腻、口中黏腻者加佩兰；下肢浮肿者加玉米须。

（5）湿热内蕴证

[治法]清热祛湿，理气和中，升清降浊。

[方药]清热化湿调糖饮加减：黄连、炒栀子、姜半夏、黄柏、白术、石菖蒲、芦根、升麻。

[加减]大便黏滞不爽者加陈皮；口苦或口中异味明显者加藿香、佩兰。

（6）脾肾气虚证

[治法]健脾益肾。

[方药]健脾益肾调糖饮加减：太子参、生黄芪、炒山药、熟地黄、山萸肉、泽泻、白术、桑螵蛸、木香、升麻。

[加减]下肢肿明显者加汉防己；夜尿频者加金樱子。

（7）阴阳两虚证

[治法]滋阴温阳，补肾涩精。

[方药]阴阳双补调糖饮加减：桂枝、熟地黄、山萸肉、枸杞子、炒山药、茯苓、泽泻、炒白术、盐杜仲、木香、鹿角胶、桑螵蛸。

[加减]尿频而浑浊者加益智仁；乏力明显者加生黄芪。

2. 外治疗法

（1）药物外治法

①离子导入法

[处方]白术、黄芪、黄连、生地。

[操作方法]导入液的制备按处方比例，选取道地药材，采取蒸馏、浓缩提取工艺，制成含生药50%的提取液，再用超声震荡法加3%的氮酮（促透皮吸收剂）装瓶灭菌备用。选穴及操作方法主穴：期门、章门、肾俞、足三里。配穴：脾俞、大肠俞、三阴交。治疗时每次选主穴4个，配穴2个，然后将10ml药液浸渍于离子导入机电极板布套的肤侧面对准已选穴位，固定好电极后，再行开机。电流量宜从小量开始，调至患者能耐受为度，每次30分钟，每日1次，10~15次为一个疗程，间隔1周再行下一个疗程。

[适应证]气阴两虚型妊娠期高血糖。

[注意事项]治疗前后检查皮肤。看伤口状况、发炎程度，同时也要确诊患者的感觉是否正常。

②穴位贴药疗法

[处方]太子参、生地、枸杞、川黄连、玄参、干姜、白芥子、荔枝核。

[操作方法]上药共研细末，过100目筛，贮瓶备用。取穴：神阙、肺俞、脾俞、肾俞、关元、膈俞。肺热甚者加贴曲池穴；胃热甚者加贴中脘穴。治疗时，每穴取药末3g，用生姜汁调成膏状，贴敷于所选穴位。每次选3~4穴，24小时换药1次，15次为1个疗程，间隔5天再进行下一个疗程。

[适应证]气阴两虚型妊娠期高血糖。

[注意事项]如出现皮肤重度过敏者，慎用。

（2）非药物外治法

针刺疗法

[处方]取脾俞、膈俞、足三里、三焦俞、章门、三阴交为主穴。多饮烦渴者

加肺俞、意舍、承浆；多食易饥者加胃俞、丰隆、阳陵泉；多尿、腰酸、潮热、盗汗者加肾俞、关元。

［操作方法］采用中强度刺激，以得气为度。均针双侧，留针 30 分钟，每 10 分钟行针 1 次。每次选 3~4 穴，每日或隔日 1 次，10 次为 1 个疗程。

［适应证］气阴两虚型妊娠期高血糖。

［注意事项］针刺处尽量保持清洁干燥，避免伤口感染。

3. 成药应用

暂不推荐，无循证证据。

五、预后转归

妊娠期高血糖患者在分娩后一定时期血糖可能恢复正常。但 GDM 患者中一半以上将在未来 10~20 年内最终成为 2 型糖尿病患者，而且有越来越多的证据表明，其子代有发生肥胖与糖尿病的可能，且不良心血管事件风险增加。妊娠期高血糖对母儿的影响及其程度取决于糖尿病病情及血糖控制水平。病情较重或血糖控制不良者，对母儿的影响极大，母儿的近、远期并发症发生率较高。

早期积极干预，可以改善预后，可以显著降低并发症的发生，积极的治疗干预可以有效改善症状并延缓进一步进展。

六、预防调护

（一）预防

1. 体重管理

孕前肥胖及孕期体重增加过多均是 GDM 的高危因素。孕期规律产检，监测体重变化，保证合理的体重增长。妊娠期高血糖孕妇应根据孕前 BMI 制定妊娠期的增重目标，建议孕前正常体重孕妇妊娠期增重 8.0~14.0kg，孕前超重和肥胖孕妇妊娠期增重应减少。

2. 健康宣教

通过教育让患者了解有关糖尿病的临床表现、诊断性试验、治疗、饮食原则和要求，强调抗糖尿病药物长期服用药物的重要性，定期测量体重，每隔 1~2 个月复查彩超和血糖情况，出现心悸、手抖、头晕、大汗淋漓、腹痛、体重锐减，应及时就诊。教会患者掌握自我监测和自我护理可有效降低本病的复发率。

（二）调护

1. 饮食护理

妊娠期高血糖孕妇应控制每日总能量摄入，妊娠早期不低于 1600kcal/d（1kcal=4.184kJ），妊娠中晚期 1800~2200kcal/d 为宜；伴孕前肥胖者应适当减少能量摄入，但妊娠早期不低于 1600kcal/d，妊娠中晚期适当增加。推荐每日摄入的碳水化合物不低于 175g（主食量 200g 以上），摄入量占总热量的 50%~60% 为宜；蛋白质不应低于 70g；饱和脂肪酸不超过总能量摄入的 7%；限制反式脂肪酸的摄入；推荐每日摄入 25~30g 膳食纤维。建议妊娠期高血糖孕妇每天的餐次安排为 3 次正餐和 2~3 次加餐，早、中、晚三餐的能量应分别控制在每日摄入总能量的 10%~15%、30%、30%，每次加餐的能量可以占 5%~10%。保证维生素和矿物质的摄入，有计划地增加富含铁、叶酸、钙、维生素 D、碘等的食物，如瘦肉、家禽、鱼、虾、奶制品、新鲜水果和蔬菜等。妊娠期间的饮食原则为既能保证孕妇和胎儿能量需要，又能维持血糖在正常范围，而且不发生饥饿性酮症。

2. 运动护理

妊娠前和妊娠期的规律运动可明显降低正常体重孕妇，尤其是超重和肥胖孕妇的 GDM 发生风险；规律运动可提高 GDM 的血糖达标率，减少母儿不良结局。

无运动禁忌证的孕妇，1 周中至少 5 天 每天进行 30 分钟中等强度的运动。运动的禁忌证包括严重心脏或呼吸系统疾病、子宫颈功能不全、多胎妊娠（三胎及以上）、前置胎盘（妊娠 28 周后）、持续阴道流血、先兆早产、胎膜早破、妊娠期高血压疾病控制不理想（包括妊娠合并慢性高血压者血压水平控制不理想及重度子痫前期者病情控制不理想）、重度贫血、甲状腺疾病控制不理想、胎儿生长受限等。此外，当孕妇妊娠期运动出现以下情况时，应停止运动：阴道流血、规律并有痛觉的宫缩、阴道流液、呼吸困难、头晕、头痛、胸痛、肌肉无力影响平衡等。有氧运动及抗阻力运动均是妊娠期可接受的运动形式；妊娠期使用胰岛素治疗者，运动时要做好低血糖的防范。推荐的运动形式包括步行、快走、游泳、固定式自行车运动、瑜伽、慢跑和力量训练。妊娠期应避免引起静脉回流减少和低血压的体位，如仰卧位运动。

妊娠期应避免的运动形式还包括易引起摔倒、外伤或者碰撞的运动，如接触性运动（如冰球、拳击、足球和篮球等）和一些高风险运动（如滑雪、冲浪、越野自行车、骑马等）。妊娠期间，尤其是妊娠早期，还应避免引起母体体温过高的运动，如高温瑜伽或普拉提。潜水和跳伞等运动在妊娠期间也应当避免。

需要注意的是，如果孕妇在平躺运动时感到头晕、恶心或不适，应调整运动体位，避免采用仰卧位。运动期间，孕妇应该有充足的水分供给，穿宽松的衣物，并避免在高温和高湿度环境中运动。当孕妇在运动过程中出现任何不适，都应停止运动并就医。此外，对于需要使用胰岛素治疗的孕妇，需警惕运动引起低血糖的发生，应注意避免低血糖反应和延迟性低血糖。避免清晨空腹未注射胰岛素之前进行运动。血糖水平 < 3.3mmol/L 或 > 13.9mmol/L 的孕妇，应停止运动并检测尿酮体。

3. 心理护理

患者可出现情绪改变，表现为敏感、急躁易怒、焦虑，处理日常生活事件能力下降，家庭人际关系紧张。护士应向患者解释情绪、行为改变的原因，提高对疾病的认知水平。观察患者情绪变化，与患者及其家属讨论行为改变的原因，使其理解敏感、急躁易怒等是妊娠临床表现的一部分，可因治疗而得到改善，以减轻患者原有的因疾病而产生的压力，提高对疾病的认知水平。与患者共同探讨控制情绪和减轻压力的方法，指导和帮助患者处理突发事件。护士还应指导妊娠患者的亲属，在生活上给予患者更多的关怀，帮助患者战胜疾病，早日康复。

八、研究进展

（一）分型辨证

中医学对妊娠糖尿病的分型尚缺乏系统深入的研究。张玉立对 204 例妊娠糖尿病患者进行了证素辨证研究，认为 GDM 的中医证型包括肾气虚证、气阴两虚证、肾阴虚证、心肾不交证、心神阴虚证、脾阳虚证、肾阳虚证、胃气虚证、胃阴虚证等，其中，最主要的中医证型为肾气虚证、气阴两虚证和肾阴虚证。付京喆调查研究了 90 名 GDM 患者，并对其进行了辨证分型，按从多到少的顺序排列依次为：气阴两虚证>肾气虚证>心神阴虚证>脾肾阳虚证>心气阴虚证>心肾不交。

（二）中医治疗

司徒蔼瑜在饮食营养指导的基础上加用七味白术散（党参、白术、茯苓、葛根各 20g，木香 10g，藿香、甘草各 5g）治疗脾虚型 GDM 患者 40 例，与单纯饮食控制的对照组相比，空腹血糖无明显差异，但餐后2小时血糖、糖化血红蛋白、三酰甘油、总胆固醇、高密度脂蛋白胆固醇及低密度脂蛋白胆固醇等指标有明显差异，说明该方能有效降低餐后血糖、改善脂质代谢，对脾虚型GDM患者有较好的疗效。刘奕对93例GDM患者采用益气养阴组方（基本组方：生黄芪60g，生地30g，葛根30g，知母20g，枸杞子10g，麦冬20g，黄芩10g，黄柏10g，玉竹20g）进行治疗，发现益气养阴组方能有效控制血糖，改善妊娠期糖尿病患者胰岛素抵抗程度，降低母婴不良围生结局发生率。

（三）中西结合治疗

朱小春在胰岛素治疗的基础上加用经验方（生黄芪30g，生山楂20g，党参15g，葛根15g，生地黄15g，麦冬15g，茯苓10g，五味子10g，陈皮10g，甘草5g）治疗GDM患者58例，并与单纯使用胰岛素治疗的对照组相比较，结果显示两组治疗后的空腹血糖差异不明显，餐后2小时血糖、糖化血红蛋白比较，差异有统计学意义（$P < 0.05$）。梁海英采用胰岛素联合中药黄芪治疗GDM患者41例，并与胰岛素组对照，结果发现加用黄芪后，患者血清超氧化物歧化酶（SOD）活性、脂联素（LPO）较对照组明显上升，而脂质过氧化物（LPO）的水解产物丙二醛（MDA）较对照组明显下降，差异显著，说明黄芪可有效提高机体的抗氧化损伤能力、升高脂联素水平、改善机体功能，在妊娠期糖尿病及其并发症的防治中起一定作用。

（四）实验研究

秦佳佳观察葛根素注射液对妊娠期糖尿病大鼠胰岛素抵抗作用的影响，结果显示葛根素注射液有改善妊娠期糖尿病大鼠胰岛素抵抗的作用，其作用机制可能与调

节C反应蛋白（CRP）及肿瘤坏死因子（TNF-α）水平有关，葛根素与西药罗格列酮有近似的降糖作用。李瑞满用麦冬对妊娠期糖尿病大鼠进行灌胃治疗，实验结果表明麦冬治疗妊娠期糖尿病疗效明显，能减轻胰岛素抵抗状态，其机制与TNF-α与瘦素（leptin）的mRNA表达的变化有关。孔菊祥研究了白藜芦醇对妊娠期糖尿病大鼠血糖的作用，实验证实白藜芦醇能够显著降低妊娠糖尿病大鼠的血糖、三酰甘油（TG）、游离脂肪酸（FFA）、TNF-α和CRP的水平，升高胰岛素水平，但对胆固醇（TC）和高密度脂蛋白（HDL-C）无影响。单峰研究表明用灵芝多糖治疗能使妊娠期糖尿病大鼠空腹血糖明显降低、胰岛素水平显著增高（$P < 0.01$）。

主要参考文献

[1] 中华医学会妇产科学分会产科学组，中华医学会围产医学分会，中国妇幼保健协会妊娠合并糖尿病专业委员会. 妊娠期高血糖诊治指南（2022）[第一部分][J]. 中华妇产科学杂志，2022，57（1）：3-12.

[2] 中华医学会妇产科学分会产科学组，中华医学会围产医学分会，中国妇幼保健协会妊娠合并糖尿病专业委员会. 妊娠期高血糖诊治指南（2022）[第二部分][J]. 中华妇产科学杂志. 2022，57（2）：81-90.

[3] 陈佳，李映桃，王振宇，等. 2018年美国妇产科学会与2019年美国糖尿病学会妊娠期糖尿病指南比较[J]. 国际妇产科学杂志，2019，46（3）：336-341.

[4] 庞国明. 纯中药治疗2型糖尿病实践录[D]. 北京：中国中医药出版社，2019.

[5] 张玉立，谢伟，薛晓鸥. 妊娠期糖尿病的证素辨证初探[J]. 北京中医药大学学报，2013，36（1）：56-69.

[6] 庞国明，王凯锋，贾林梦，等. 纯中药治疗2型糖尿病"三辨诊疗模式"探悉[J]. 世

界中西医结合杂志，2019（5）：712-717.

［7］司徒蔼瑜，张晓静. 七味白术散治疗脾虚型妊娠期糖尿病疗效观察［J］. 新中医，2013，45（12）：100-102.

［8］刘奕，陈洁，池丽芳. 益气养阴组方对妊娠期糖尿病的疗效观察及母婴围产结局的影响［J］. 中国临床药理学与治疗学，

2013，18（4）：408-412.

［9］杨涛. 中药玉泉散加味治疗妊娠期糖尿病的临床观察［J］. 中国优生优育，2013，19（4）：346-347.

［10］朱小春，邱建胜. 中西医结合治疗妊娠期糖尿病58例临床观察［J］. 中医药导报，2014，20（1）：126-127.

第七章 糖尿病急性并发症

第一节 糖尿病酮症酸中毒

糖尿病酮症酸中毒（diabetic ketoacidosis，DKA）是糖尿病最常见的急性并发症之一。临床上以高血糖（＞13.9mmol/L）、高酮血症（血酮体＞5mmol/L 或尿酮体强阳性）、代谢性酸中毒（pH＜7.3，HCO_3＜15mmol/L）为主要表现，严重者可有不同程度的意识障碍甚或昏迷。

中医古籍中没有"糖尿病酮症酸中毒"的病名，但根据其临床表现，其可归属于中医学"恶心""呕吐""哕""腹痛""神昏"等范畴。在古籍中只是有类似的描述，如：唐代孙思邈的《备急千金要方》描述消渴病重者则"神志恍惚、口舌焦干而卒"。刘完素曾指出消渴病重者会出现"身热头痛""膈痰呕吐""烦热烦渴"的症状。上述医家所论述的消渴病重者所出现的症状都与西医学的糖尿病酮症及酮症酸中毒症状类似。

一、病因病机

（一）西医学认识

1.病因

糖尿病酮症及酮症酸中毒是内科常见急症之一，多是由于感染，饮食不当，手术、外伤等应激因素，治疗不当，精神因素或胃肠疾患等因素诱发。

2.发病机制

无论 1 型糖尿病还是 2 型糖尿病患者，发生糖尿病酮症酸中毒多有明显的诱因，但无论诱因是什么，其共同发生机制为：①糖尿病患者胰岛素生物活性或其效应绝对或相对不足。②感染、应激等因素诱发下胰岛素不足加重及发生胰岛素抵抗，胰岛素拮抗激素分泌增多，以上两方面共同导致机体代谢紊乱加重。

（二）中医学认识

中医认为，若糖尿病患者饮食不节、情志失调、劳欲过度、感受时邪或遇创伤、分娩，或治疗不当等，病情发展，可导致糖尿病酮症酸中毒的发生。此时患者阴虚燥热至极，煎熬津液，火因水竭而愈烈，水因火烈而益干，脏腑功能严重失调，水谷精微代谢紊乱愈甚，瘀浊毒邪肆虐，故毒蕴血分是本病的主要病理环节。故肾、脾胃亏虚，气血津液亏耗，饮食不节，情志不畅，内湿阻滞，内热炽盛均为其内因，是发病的根本；湿邪、燥邪侵袭为外因；降糖药物使用不当等为不内外因。

二、临床诊断

（一）辨病诊断

1.诊断要点

糖尿病酮症酸中毒的诊断并不难，关键在于想到其可能性。

（1）糖尿病患者出现口干、多饮、多尿突然加重、不明原因出现厌食、恶心、呕吐、腹痛、脱水、呼吸改变、神志改变等。

（2）对于无糖尿病病史的不明原因的昏迷、酸中毒、通气增强、顽固性恶心、呕吐、腹泻等。

（3）体征 深快呼吸，呼气有烂苹果样气味，心动过速，低血压，皮肤干燥，腹部压痛等；重症患者可出现意识障碍，如嗜睡、昏迷等。

2. 相关检查

（1）一般检查 尿糖、尿酮强阳性，其中尿糖多为（+~+++）。血常规常提示白细胞总数和中性粒细胞升高，大多数可升高至 10×10^9/L 以上，甚至可高达（20~30）× 10^9/L，其原因主要为血液浓缩、感染或肾上腺皮质应激反应。

（2）生化检查 血糖明显升高，一般在 16~33.3mmol/L 之间。若 > 33.3mmol/L 则多伴有血浆高渗或有肾功能障碍。血酮体增高，多大于 4mmol/L。血 PH 降低，若血 PH < 7.1，或 CO_2CP < 10mmol/L 为重度酸中毒，若 7.1 < 血 pH < 7.2，或 CO_2CP 在 10~15mmol/L 则为中度酸中毒，若血 pH > 7.2，或 CO_2CP 在 15~20mmol/L 之间，则为轻度酸中毒。血电解质紊乱，血清钾、钠、氯偏低，多见于吐泻严重患者。血钾正常或升高，多见于脱水严重、血液浓缩患者。由于有效血容量下降，肾脏灌注不足，血尿素氮多升高。肌酐的测定可受酮体尤其是乙酰乙酸的干扰而假性升高，但肌酐的持续升高提示并发肾功能不全。

（3）其他检查 如胸片、尿常规提示肺部、尿路感染，心电图、心肌酶谱提示心肌梗死等。

（二）辨证诊断

1. 阳明肺胃热盛证

临床证候：烦渴引饮，渴饮无度，随饮随消；四肢倦怠，纳食泛恶。舌暗红，苔薄黄或黄腻，脉细数或滑数。

辨证要点：烦渴引饮，随饮随消，舌暗红，苔薄黄或黄腻，脉细数或滑数。

2. 太阴湿热证

临床证候：口燥咽干，烦渴引饮，皮肤干燥，精神萎靡，嗜睡，胸闷纳呆，恶心呕吐，口有秽臭，时有少腹疼痛如绞，大便秘结。舌红，苔黄燥，脉沉细而数。

辨证要点：烦渴引饮，胸闷纳呆，恶心呕吐，舌红，苔黄燥，脉沉细而数。

3. 邪陷心包证

临床证候：口干微渴，心烦不寐；烦躁不安，或嗜睡，甚至昏迷不醒，呼吸深快，食欲缺乏，口臭呕吐，小便短赤。舌暗红而绛，苔黄腻而燥，脉细数。

辨证要点：心烦不寐或嗜睡，甚至昏迷不醒，呼吸深快，舌暗红而绛，苔黄腻而燥，脉细数。

4. 厥阴风动证

临床证候：高热，躁扰发狂，或见有吐血、鼻出血、便血、尿血，或见神昏，或见抽搐。舌质深绛，苔少，脉虚数，或细促。

辨证要点：高热烦躁，发狂或神昏、抽搐，舌质深绛，苔少，脉虚数，或细促。

5. 阴脱阳亡

临床证候：高热，汗多而黏，渴喜冷饮，口干唇焦，肌肤干瘪，或面色苍白，自汗不止，四肢厥逆，呼吸低微。舌暗淡无津，脉微细欲绝。

辨证要点：汗多而黏，肌肤干瘪或自汗不止，四肢厥逆，舌暗淡无津，脉微细欲绝。

三、鉴别诊断

（一）西医学鉴别诊断

1. 糖尿病非酮症高渗性昏迷

糖尿病非酮症高渗性昏迷是由于胰岛素分泌不足而引起的糖尿病急性并发症，典型的高渗性昏迷多见于老年人，有限制饮水、呕吐、腹泻或使用糖皮质激素、利尿剂等情况，起病缓慢，高血糖、脱水及高血浆渗透压的情况较糖尿病酮症酸中毒更为严重，血浆渗透压一般大于 320mmol/L，且血酮体多为阴性。

2. 糖尿病乳酸酸中毒

糖尿病乳酸酸中毒多见于服用盐酸苯

乙双胍或循环障碍、肝肾功能障碍、酗酒、缺氧的糖尿病患者。乳酸酸中毒血 pH 下降，且血浆乳酸明显升高，一般大于 5mmol/L，但尿酮体阴性或弱阳性，血糖升高不如酮症酸中毒明显。

（二）中医学鉴别诊断

根据糖尿病酮症酸中毒的临床表现，其可归属于中医学"恶心""呕吐""哕"等范畴。发病可急可缓，需要与反胃等疾病相鉴别。

反胃多系脾胃虚寒，胃中无火，难于腐熟，食入不化所致。表现为食饮入胃，停滞胃中，良久尽吐而出，吐后转舒。即古人称"朝食暮吐，暮食朝吐"。而本病为消渴病基础上由于胃热上蒸，外邪犯胃，饮食不节导致。表现为烦渴引饮，纳食泛恶，恶心呕吐，食入即吐，吐后则舒。

四、临床治疗

（一）提高临床疗效的要素

1. 分清病位

糖尿病酮症酸中毒前期病在太阴，主要表现为津液不足，当注意保护太阴脾之阴液。早期病变在阳明胃，表现为阳明肺胃热盛，邪热壅盛明显，治疗当清泻阳明之邪热。当糖尿病酮症酸中毒进一步恶化，病及少阴，常表现为邪陷心包，热入血分，治当芳香开窍、清热凉营。若邪毒日久，病及厥阴肝、少阴肾，为真阴耗竭，邪入肝经，阴虚动风，甚则出现亡阴亡阳之危候，此时当回阴救阳固脱。

2. 分清虚实

糖尿病酮症酸中毒在辨证论治中要把握病情标本虚实的转化，疾病开始，其本为气阴之虚，其标为燥热之实，继而日久真阴真阳被为邪、毒、浊所伤，故其病理过程是由虚至实，虚实夹杂，日久阴阳两

虚的过程，故在治疗过程中要始终注意养护真阴真阳。

3. 衷中参西

糖尿病酮症酸中毒是临床上一种常见的危急重症，在治疗过程中仅仅以中医治疗是明显不够的，必须结合西医基础治疗，在治疗过程中，中西互参，才能达到理想的治疗效果。

（二）辨病治疗

糖尿病酮症酸中毒是糖尿病的严重并发症，属于急危重症，患者需住院治疗。其治疗效果取决于及时、充分地纠正脱水、高血糖、酮症和电解质紊乱。在纠酸消酮的过程中应积极治疗糖尿病酮症酸中毒的诱发因素，如感染、心血管意外事件等。

1. 补液

补液是糖尿病酮症酸中毒治疗的首要措施。静脉补液的目的在于迅速纠正脱水及电解质紊乱，扩张细胞内液和细胞外液容积，恢复肾脏灌注。补液的速度取决于患者的血流动力学状态及心功能情况。对大多数中、重度 DKA 患者估计失水在 5L 左右，可以根据患者补液后的反应进一步估计失水量。对于患有严重心血管疾病的患者则应检测中心静脉压。

在入院初的 1 小时内给予 1~1.5L 的 0.9% 生理盐水对大多数患者都是合适的。如患者收缩压低于 100mmHg 则应考虑给予胶体溶液。在随后的时间里补液速度可以依据患者的脱水情况、血电解质和尿量等而加以调整，通常来说在随后的 4 小时内每小时给予 250~1000ml 是适宜的。当血糖下降 < 13.9mmol/L 时，可给予 5% 的葡萄糖液 100~125ml/h（如果补液量不宜过多时可以用 10% 的葡萄糖液），同时继续以较慢的速度给予生理盐水以纠正脱水、补充电解质。

补液不仅可以用于补充丢失的体液，

同时研究表明经过静脉补液扩容可以减少一系列反向调节激素的分泌，如儿茶酚胺、生长激素、皮质醇、肾素、醛固酮和血管升压素等。这些激素的过多分泌可以导致胰岛素抵抗。临床观察表明，即使未用胰岛素，在静脉补液以后患者的血糖就已开始下降。

2. 使用胰岛素控制血糖

目前公认的胰岛素治疗方法是持续静脉给予小剂量常规胰岛素，可以提供更符合生理的血胰岛素浓度，同时使血糖逐渐稳定性下降，避免低血糖及低钾血症的产生。

一旦低钾血症的可能性被排除，就应开始持续小剂量给予常规胰岛素，起始速度为 0.1U/（kg·h），如在起始的 1 小时内患者的血糖下降小于 3~4mmol/L，则首先应考察患者的脱水纠正情况，如水液丢失已得到充分纠正则胰岛素的剂量应加倍，直至血糖下降达到每小时 3~4mmol/L。当血糖下降到 12–14mmol/L，胰岛素的滴注速度应减半同时给予 5% 的葡萄糖液。在随后的时间应依据患者的血糖水平调整胰岛素的滴注速度以维持血糖在 8~12mmol/L，直至代谢性酸中毒得到纠正。

只要酮症酸中毒得到纠正（血糖 < 11mmol/L，HCO_3 ≥ 18mmol/L，pH > 7.3，阴离子间隙 < 12mmol/L），患者可以进食，就可以依据患者 DKA 发生前的治疗剂量给予每天多次胰岛素皮下注射方案。

3. 积极补钾纠正电解质紊乱

只要高钾血症的可能性被排除或经治疗被纠正，就应开始补钾。如果血钾水平在 3.3~5.5mmol/L，在治疗初始阶段可给予 20~40mmol 钾加入每升补液中，继而每升静脉补液中加入 20~30mmol 钾以维持血钾水平 > 4.0mmol/L。如果血钾水平 < 3.3mmol/L，可暂时停止给予胰岛素直至低血钾被纠正。如果血钾 > 5.5mmol/L 则应暂停补钾直到血钾达到目标值。在补钾治疗时有条件可进行心电监护。

4. 糖尿病酮症酸中毒时补充碳酸氢钠

糖尿病酮症酸中毒时补充碳酸氢钠仍然存在争议。补充碳酸氢钠的原因主要考虑严重的酸中毒将引起多个脏器功能衰竭。但目前缺乏有关糖尿病酮症酸中毒治疗时使用碳酸氢钠的前瞻性随机对照研究。而且随意的补碱存在诸多风险，如：①发生低血钾的危险性大大增高。②导致反常性中枢神经系统酸中毒。③由于二氧化碳的产生增多加剧细胞内酸中毒。④延迟酮症的纠正。

故目前的处理方法是积极补液后动脉血 pH 仍 < 7.0 时应给予碳酸氢钠。在这种情况下，应每 2 小时给予等渗的碳酸氢钠液直至 pH 达到 7.0。如果动脉血 pH ≥ 7.0，则无需使用碳酸氢钠。

5. 并发症的治疗

（1）脑水肿　在接受治疗的 DKA 患者中，有症状的脑水肿是十分罕见的。但通过脑电图及 CT 扫描检查发现在 DKA 治疗开始的 24 小时内，亚临床性脑水肿并不罕见。在治疗过程中很多因素与脑水肿的发生有关。这些因素包括：脑缺氧、不当补碱、血糖下降过快等。为避免增加发生脑水肿的风险，在 DKA 的治疗时应控制补充水分及钠盐的速度，同时避免使血糖下降过快。

（2）成人呼吸窘迫综合征　是 DKA 少见但极为严重的并发症。临床表现为在治疗开始时正常的氧分压在治疗过程中进行性下降直至非常低的水平。目前认为本症的发生与肺组织内水分增加、肺顺应性下降有关。其发病机制可能与脑水肿相似。

（3）血管栓塞　有很多因素使 DKA 患者发生栓塞的可能性增加，包括脱水，血容量减少，心排出量减少，血液黏度增加以及在糖尿病患者中常见的动脉硬化。这一并发症更多见于渗透压显著增高的患者。对高危人群可试用小剂量的低分子肝素，只是这一疗法的安全性和有效性还有待证实。

（4）低血糖和低血钾　低血糖和低血钾在小剂量胰岛素治疗中并不常见。预防其发生的方法是充分补足丢失的钾，一旦血糖降低至 12~14mmol/L 时就应给予 5% 的葡萄糖液以避免低血糖的发生。

（三）辨证治疗

1. 辨证论治

（1）阳明肺胃热盛证

［治法］清肺泄胃，生津止渴。

［方药］白虎汤（《伤寒论》）合玉女煎（《景岳全书》）：生石膏、知母、生地黄、麦冬、太子参、甘草、粳米、牛膝。

［用法］每日 1 剂，水煎分 3 次温服。

［加减］烦渴引饮甚者，加葛根、天花粉。

（2）太阴湿热证

［治法］清热化痰，健脾利湿。

［方药］黄连温胆汤（《六因条辨》）：黄连、姜半夏、陈皮、竹茹、枳实、茯苓、玄参、花粉、生地黄、山药、葛根、黄芪。

［用法］每日 1 剂，水煎分 3 次温服。

［加减］腹痛甚者，加芍药；口中臭秽者，加砂仁；大便秘结者，加生白术。

（3）邪陷心包证

［治法］芳香开窍，清营解毒。

［方药］安宫牛黄丸合紫雪丹（《温病条辨》）（《太平惠民和剂局方》）：牛黄、郁金、黄芩、黄连、甘草、玄参、山栀、菖蒲、生石膏、水牛角。

［用法］每日 1 剂，水煎分 3 次温服。

（4）厥阴风动证

［治法］滋阴清热，凉血息风。

［方药］羚羊角钩藤汤（《通俗伤寒论》）：羚羊角、桑叶、川贝、鲜地黄、钩藤、菊花、白芍药、生甘草、鲜竹茹、茯神。

［用法］每日 1 剂，水煎分 3 次温服。

［加减］出血者，可加地榆炭、茜草、小蓟。

（5）阴脱阳亡证

［治法］益气固阴，回阳救脱。

［方药］生脉饮合参附汤（《备急千金要方》）（《世医得效方》）：人参、制附子、五味子、麦冬。

［用法］每日 1 剂，水煎分 3 次温服。

2. 外治疗法

（1）针刺疗法

［处方］主穴：百会、人中；配穴：涌泉、足三里、十宣等。

［操作方法］采用中强度刺激，以得气为度。均针双侧，留针 30 分钟，每 10 分钟行针 1 次。每次选 3~4 穴，每日或隔日 1 次，10 次为 1 个疗程。

［适应证］糖尿病酮症酸中毒属闭证者。

［注意事项］避免施针处局部感染。

（2）艾灸疗法

［处方］百会、神阙、足三里、关元、气海、中脘等。

［操作方法］采用艾条灸法以患者感觉局部温热能忍受为度，每次每穴灸 10~15 分钟，每日 2 次，10 天为 1 个疗程。

［适应证］糖尿病酮症酸中毒属脱证者。

［注意事项］避免烫伤皮肤。

（3）灌肠疗法

［处方］玄参、麦冬、生地、大黄、芒硝。

［操作方法］采用水煎方式将药物熬制成 400ml 药液，之后分为两袋，每袋 200ml。令患者将大便排尽，使用温水为其清洗肛周部位并涂抹适量润滑油。取膝胸位，若患者不耐受或年龄较大可取左侧位，并在其臀下位置垫上棉垫，并将臀部向上抬高 10cm。将之前备用的 200ml 中药药液加热至温热状态，37℃左右，后倒入空液体瓶内。将去掉头皮针的输液器，插入 14

号导尿管。在患者臀部下方垫好治疗巾、橡胶单，并将输液管中的空气排出，将输液器关闭。将导尿管前端润滑，缓慢插入至患者肛门，期间观察患者耐受情况。导尿管插入深度控制在 25cm 左右，将输液器开关打开，滴速调整为 200 滴 / 分钟。灌肠结束后关闭输液器，将导尿管缓慢拔出。令患者保持左侧卧位 15 分钟，之后可改为仰卧位，但期间仍需将臀部抬高 10cm，持续 0.5~1 小时。灌肠治疗每天 1 次，1 周为 1 个疗程。

［适应证］糖尿病酮症酸中毒太阴湿热证、厥阴风动证。

［注意事项］近期行痔疮手术，肛周脓肿及腹泻者禁用。

3. 成药应用

安宫牛黄丸

［组成］牛黄、人工麝香、珍珠、朱砂、雄黄、黄连、黄芩、栀子、郁金、冰片等。

［功能］清热解毒，镇静开窍。

［适应证］用于热病，邪入心包，高热惊厥、神昏谵语。中风昏迷及脑炎、脑膜炎等。重度糖尿病酮症酸中毒表现为浊毒闭窍者可用。

［用法］口服，一次 1 丸，一日 1 粒。

［注意事项］

①本品为热闭神昏所设，寒闭神昏不得使用。

②本品处方中含麝香，芳香走窜，有损胎气，孕妇慎用。

③服药期间饮食宜清淡，忌食辛辣油腻之品，以免助火生痰。

④本品处方中含朱砂、雄黄，不宜过量久服，肝肾功能不全者慎用。

⑤在治疗过程中如出现肢寒畏冷、面色苍白、冷汗不止、脉微欲绝，由闭证变为脱证时，应立即停药。

⑥高热神昏，中风昏迷等口服本品困难者，当鼻饲给药。

⑦孕妇及哺乳期妇女、儿童、老年人使用本品应遵医嘱。

⑧过敏体质者慎用。

⑨儿童必须在成人的监护下使用。

⑩如正在服用其他药品，使用本品前请咨询医师。

⑪服用前应除去蜡皮、塑料球壳及玻璃纸；本品不可整丸吞服。

［出处］2020 年版《中国药典》一部

（四）医家诊疗经验

1. 刘文峰

刘文峰教授颇为推崇陈氏的三因说，认为百病始生必有其因，并对其有所发展，把饮食不节归为内因。刘文峰教授指出审病求因才能所施即中，因而对糖尿病酮症及酮症酸中毒病因病机的认识亦从此三因把握。认为其发病是内因、外因、不内外因此三因相互影响、作用的结果，其内因是疾病的根源，外因、不内外因则加重疾病的发展。刘文峰教授认为肾、脾胃亏虚，气血津液亏耗，饮食不节，情志不畅，内湿阻滞，内热炽盛均为其内因，是发病的根本；湿邪、燥邪侵袭为外因；降糖药物使用不当等为不内外因。实邪牵凤根，多重病因相互交织，多种病理产物聚积，终酿成毒而发病。基本病机为：气阴亏虚为本，湿热浊毒肆虐为标。本虚标实，多脏腑亏虚，气机运行失常，水液代谢障碍，痰、湿、饮、瘀血多种病理产物相互交织、相互影响、相互胶着，热从内生，因实邪引动凤根，热从火化成毒，多淫邪综合致病。其发病特点为：发病急、变化快、病情危重，故而急则治其标。故以清热解毒，和胃降浊为治疗原则。（王红，刘文峰教授中医药治疗糖尿病酮症及酮症酸中毒的临床经验探究．天津中医药大学．2020.7）

2. 王立琴

王立琴教授认为糖尿病酮症及酮症酸

中毒其根本不离消渴，故病理演变亦不离肺脾肾三脏，根据病情变化临床可分为 3 期，治疗上亦应分期论治，早期以清肺胃热为主，急则治标；中期清补兼施，清胃热，滋肾阴；晚期补气阴为主，扶正固本，兼清余热，活血化瘀贯穿始终。王立琴教授还指出，往往其临床初期症状不典型，多仅有口干、多饮，或无明显不适，或仅觉乏力，致使本病易被忽视，而多数患者起病时即病情危重，尿酮体、血酮体水平明显升高，急则治标，故以清热解毒为主要治法。病变后期则可出现较明显的气阴两虚征象，应补气养阴兼清余热。虽然 DK 病变后期多见气阴两虚，但气不离阳，气虚本质乃为阳虚，故气阴两虚蕴含阴阳两虚之意，常表现为畏寒肢凉、下肢水肿、面色黧黑、小便频多，甚则饮一溲一等。临床上阴阳两虚证往往伴随神昏等危急重症，多见于晚期，或因自身体质偏于阳气不足，加之病变损伤正气，更易出现阳虚，或阴阳两虚。同时，因阳虚更加无力推动血液运行，肢体末梢循环更加不畅，亦会加重糖尿病足的发生几率。故气阴两虚较重或阳虚时，组方时可适当选用益气温阳之品，使生气有源，同时应注重活血化瘀。故治疗时应明确标本虚实，轻重缓急，急则治标，选用苦寒质润之味，以清燥热，祛阴浊，并注意调补气阴，培固根本，使气阴补、燥热除、血行畅，诸症自愈。（谭星宇，张金梅. 王立琴教授从热论治糖尿病酮症经验. 河北中医，2022，4：548-550，563.）

五、预后转归

糖尿病酮症酸中毒是糖尿病的严重急性合并症之一，临床上以血糖升高、脱水、血酮体阳性、酸中毒为特点。近年由于医学技术的发展，诊断率明显提高，死亡率有所下降，但老年患者的诊断率与死亡率仍然偏高。故医学界需要继续努力，提高诊治水平，拯救患者生命。

六、预防调护

（一）预防

（1）加强日常血糖监测，积极控制高血糖，尤其是对于 1 型糖尿病患者或者胰岛功能较差的 2 型糖尿病患者，需要依赖外源性胰岛素的补充，不能擅自停用胰岛素或者漏打胰岛素。

（2）积极避免糖尿病酮症酸中毒的诱因。比如避免暴饮暴食，避免高热量食物的大量摄入，避免各种各类感染等。

（二）调护

（1）密切观察患者的意识状态，监测脉搏、血压、体温、呼吸等生命体征。

（2）每 1~2 小时测血糖、每 3~4 小时监测电解质及血气情况，及时调整治疗方案。

（3）昏迷的患者应加强护理，注意吸痰和翻身，以防气道被分泌物阻塞和肺炎、压疮的发生。

（4）注意监测心脏功能、防治治疗过程中心力衰竭的发生。

七、专方选要

百合丹参饮

［组成］百合 15~30g，乌药 9~12g，丹参 15~30g，砂仁 3g，赤芍、白芍各 15~30g，陈皮 9~12g，枳壳 9~12g，厚朴 9~12g，白术 9~12g，茯苓 9~12g，鸡内金 9~12g，炙甘草 6g。

［功能］养阴柔肝，理气和胃，益气健脾。

［适应证］糖尿病酮症酸中毒气阴两虚、肝气犯胃、浊毒内扰证。

［用法］水煎温服。

［出处］中华中医药杂志，2022，37（6）：

3253–3255.

八、研究进展

糖尿病酮症酸中毒属危急重症，中医药参与本病的治疗越来越常见。参附注射液源于《症因脉治》中的参冬饮，主要由人参、麦冬等组成。Meta分析结果显示，参附注射液在一定程度上可以有效辅助治疗糖尿病酮症酸中毒，提高治疗疗效，缩短治疗时间，从而有效控制病情发展，预防复发。

刘昊雯等在常规治疗基础上口服中药汤剂健脾益气温阳方治疗糖尿病酮症酸中毒，结果显示可有效改善糖尿病酮症酸中毒患者的临床症状，降低机体炎症细胞因子水平，对抑制炎症反应有着积极作用。

目前临床上治疗糖年病酮症的方法仍大体为消除诱因、降糖、补液及纠正水电解质紊乱。随着微量泵持续静脉泵入胰岛素治疗糖尿病酮症及酮症酸中毒方案的推广与应用，临床疗效更佳。

主要参考文献

［1］中华医学会糖尿病学分会. 中国高血糖危象诊断与治疗指南［J］. 中华糖尿病杂志. 2013，5（8）：449–461

［2］原明毅，倪娜娜. 调气通腑汤辅治糖尿病酮症酸中毒对血清炎性因子的影响［J］. 实用中医药杂志，2019，35（5）：586–587.

［3］周强，赵锡艳，彭智平，等. 仝小林教授运用白虎汤治疗糖尿病酮症酸中毒验案［J］. 中国中医急症，2012，21（12）：1929.

［4］楚淑芳，赵恒侠，刘德亮，等. 白虎加人参汤联合西医治疗对热盛伤津证糖尿病酮症患者的疗效观察：回顾性真实世界研究［J］. 世界中医药，2019（7）：1743–1747.

［5］冯天保，谢桂权. 浅谈糖尿病酮症酸中毒的中西医结合救治策略［J］. 新中医，2012，44（7）：175–176.

［6］王红，刘文峰教授中医药治疗糖尿病酮症酸中毒的临床经验探究［D］. 天津中医药大学，2020.

［7］谭星宇，张金梅. 王立琴教授从热论治糖尿病酮症经验［J］. 河北中医，2022（4）：548–550，563.

［8］袁柏新. 糖尿病酮症的诱发因素及防治对策分析［J］. 糖尿病新世界，2020，3：18–19.

［9］陈结，吴玉兰. 糖尿病酮症及酮症酸中毒治疗研究［J］. 中外医学研究，2022，31（8）：1138–1142.

［10］杨芸艺，雷涛，沙雯君，等. 参附注射液治疗糖尿病酮症酸中毒临床疗效的meta分析［J］. 中国中医急症，2018，12：155–156.

［11］刘昊雯，赵文花，李艳. 健脾益气温阳方对糖尿病酮症酸中毒患者血清炎性因子影响的研究［J］. 中国中医急症，2018，27（9）：1567–1583.

第二节 糖尿病非酮症高渗性昏迷

糖尿病非酮症高渗性昏迷（HNDC）是糖尿病的严重急性合并症，又称高渗性非酮症高血糖昏迷，与"高渗性高血糖状态"略有不同。

因为有些患者在出现高血糖、高渗时可无昏迷，或伴有酮症。它是糖尿病一种较少见且严重的并发症，以严重高血糖、严重脱水、血浆高渗透压状态和进行性意识障碍为特征，病死率高达40%。通常由感染、心肌梗死，中风或其他急性疾病引起。

本病发病通常持续数天到数周。并发症可能包括癫痫发作、弥散性血管内凝血病、肠系膜动脉阻塞或横纹肌溶解。发生率为糖尿病酮症酸中毒的1/10~1/6。本病根据临床上不同神经精神障碍表现，可归属于中医学"消渴""厥证""昏迷""脱阳"

等病证范畴。

一、病因病机

（一）西医学认识

糖尿病非酮症高渗性昏迷除了原有的糖尿病基础外，几乎都有明显的诱发因素，临床上常见的诱因包括：应激、摄水不足、失水过多、药物、高糖的摄入、合并内分泌疾病等。胰岛素相对不足、液体摄入减少是糖尿病非酮症高渗性昏迷的基本病因。胰岛素水平相对不足，反向调节激素的升高使糖异生增加，肝糖输出增加，而同时周围组织对血糖的利用下降，从而使血糖升高。糖尿病非酮症高渗性昏迷大多发生于高龄患者，可能原本就存在肾功能受损的情况，加以脱水导致的肾灌注降低进一步损害肾功能，致使肾脏葡萄糖清除率显著下降，最终引起血糖显著增高。高血糖本身可以引起血浆渗透压增高，加以高血糖导致的渗透性利尿可以使机体严重脱水，从而进一步使渗透压增高。与 DKA 不同，糖尿病非酮症高渗性昏迷虽存在显著的高血糖，但酮症反而不明显。

（二）中医学认识

1. 病因

本病的病因与消渴病类同，禀赋不足、饮食失节、情志失调、劳逸失度等为发病的主要原因。

2. 病机

主要为阴津亏损，燥热偏胜，而以阴虚为本，燥热为标，且二者互为因果。病位为肺、胃、肾三脏，且相互影响。

（1）肺燥津枯　肺主气，为水之上源。素体阴虚，或外感六淫燥邪，或内伤七情，气郁化火，或饮食不节损伤脾胃，运化失司，湿热内蕴日久化火，终致燥火犯肺，灼伤肺津。肺失治节，气不布津，则口干

多饮；水饮长趋直下故多尿；机体失于濡养，则气阴愈亏，燥热内盛，肺津枯竭。又肺虚卫外不固，易感受风邪，更耗津气，脏腑欲损，肺燥津枯故发病。

（2）痰浊中阻　胃主腐熟水谷，脾主运化，为胃行其津液。患者平素过食生冷寒凉，或暴饮暴食，损伤脾阳，脾虚痰湿内生；或宿食积聚，食滞中焦，积食化腐成浊；或嗜食肥甘厚味，喜酒贪杯，酿生湿热损伤脾胃，脾弱运化无力，胃失和降，水湿运化失常故发病。

（3）热入心包　消渴病日久失于调治，久耗阴津，阴虚生内热，心火亢盛，火热扰心，故心烦不寐、烦躁不安；热盛动痰，痰随风动，蒙蔽清窍致嗜睡；重者邪遏阳闭见厥脱危候。

（4）阴虚风动　《难经》："夫阳脱之患，多有本于阴虚。"消渴病失治延治，必损伤津液，肾水不足；若遇忧思恼怒，则心肝阳亢，五志化火，消灼阴液。肾阴耗竭，肝失涵养，阴不敛阳，虚风内动，或郁火炽盛，火热内扰心神而发病。

本病若正不胜邪，邪盛耗阴损阳，发展至后期，每致阴阳两竭，阴阳离决，可见厥脱危候。

二、临床诊断

（一）辨病诊断

1. 诊断要点

（1）病史　多发生在中年以上，尤其是老年。30% 患者有心脏病病史，90% 有肾脏功能下降的病史。由于劳累、饮食控制不节以及感染机会增多，冬季尤其是春节前后发病率较高。

（2）临床特点

①前驱期：起病多隐匿，从发病到出现典型的临床表现一般为 1~2 周，偶尔急性起病。患者起病初期多有口渴、多饮多

尿、乏力等糖尿病症状出现或加重，可同时伴有恶心、呕吐、食欲减退、反应迟钝、表情淡漠等临床表现。

②典型期：随着病情进展，逐渐出现典型的HNDC临床表现，主要表现为严重脱水和中枢神经系统损害。

③伴发疾病的症状和体征：患者可有原有疾病（如高血压、心脏病、肾脏病等）、诱发疾病（如肺炎、泌尿系感染、胰腺炎等）以及并发症（脑水肿、血管栓塞、血栓形成等）的症状和体征。

2. 实验室诊断

血糖 ≥ 33.3mmol/L；有效血浆渗透压 ≥ 320mmol/L；血清 HCO_3 ≥ 18mmol/L 或动脉血 pH ≥ 7.3；尿糖呈强阳性，而血清酮体及尿酮体阴性或为弱阳性；阴离子间隙 < 12mmol/L。

（二）辨证诊断

本病辨证关键在于分清标本虚实，根据病程不同阶段可进行辨证分型。望诊：神疲乏力，或昏昏欲睡，或昏迷。皮肤燥皱，或手足蠕动，甚则抽搐。闻诊：语言及气味无明显异常。问诊：口干舌燥，或脘痞纳呆，或小便频数，或大便干。切诊：脉细数，或滑数，或脉微欲绝。根据本病的病因病机，临床中常见的证型为肺燥津枯、痰浊中阻、热入心包、阴虚动风、阴竭阳脱。

1. 肺燥津枯证

临床证候：口干、多饮、多尿，小便频数，大便干结。舌质红，苔薄黄而干，脉数。

辨证要点：肺热炽盛，耗液伤津，故见口干多饮；肺为水之上源，通调水道，燥热伤肺，水不化津，直趋于下，故见多尿；津液不足，肠道失润，故见大便干结；舌质红，苔薄黄而干，脉数，均为津枯之征。

2. 痰浊中阻证

临床证候：口干渴、但不欲饮，身重困倦，多睡，纳呆，腹胀，恶心欲呕，大便黏滞不爽，小便偏多，舌质淡，苔白腻，脉滑。

辨证要点：平素饮食不节，嗜食肥甘之品，聚湿生痰，湿浊中阻，脾失健运，气机升降失调，谷精不布则谷精壅滞血中，而发为消渴。水液运化失职，津不上承可见口干渴、但不欲饮；湿邪重浊，留滞经络，困遏清阳，则见身重困倦。脾失运化，故见纳呆，腹胀，恶心欲呕；湿邪留滞肠道，故见大便黏滞不爽，水湿从小便而出，可见小便偏多；舌质淡，苔白腻，脉滑均为痰浊中阻之征。

3. 热入心包证

临床证候：口干渴，身灼热，神昏谵语或昏愦不语，舌蹇肢厥，舌色鲜绛，脉细数。

辨证要点：阴虚燥热，邪热直接内陷心包所致，患者素体心阴不足，心气虚弱，邪乘虚而入。阴虚，故见口干渴；阴虚则内热，可见身灼热；邪热逆传心包，闭阻心窍，可见神昏谵语或昏愦不语；舌蹇肢厥，舌色鲜绛，脉细数均为阴虚燥热、热入心包之征。

4. 阴虚动风证

临床证候：口燥咽干，五心烦热，潮热盗汗，手足震颤、蠕动，肢体抽搐，头晕、耳鸣，舌质红，少津，脉细数。

辨证要点：阴虚津亏，故见口燥咽干；阴虚火旺，心血不足，故见心中烦热伴两手足心均有发热之感；阴虚热扰，津液外泄，可见潮热盗汗；阴虚日久，筋脉失养，虚风内动，可见手足震颤、蠕动，肢体抽搐；阴虚日久，清窍失养，故见头晕、耳鸣；舌质红，少津，脉细数均为阴虚动风之征。

5. 阴竭阳脱证

临床证候：神志淡漠，甚者昏迷，气

息微弱，大汗淋漓，口开手撒，脉微细欲绝。

辨证要点：消渴日久，阴液重损，阴气衰竭，阴不敛阳，阳气随之脱，故见神志淡漠，甚者昏迷；阴竭阳脱，气立孤危，升降出入无权，故见气息微弱；阳气暴脱，固摄无权，元阴外泄，可见大汗淋漓；口开手撒，脉微细欲绝，均为阴竭阳脱之征。

三、鉴别诊断

（一）西医学鉴别诊断

1. 因意识障碍就诊者需与酮症酸中毒、乳酸酸中毒、低血糖昏迷、脑血管意外、尿毒症及肝性脑病等相鉴

HNDC 与糖尿病酮症酸中毒所引起的昏迷都是由于胰岛素分泌不足而引起的糖尿病急性并发症，患者均有高血糖和脱水的表现，但典型的高渗性昏迷多见于老年人，高血糖、脱水及高血浆渗透压的情况更为严重；酮症酸中毒昏迷常见于年纪较轻的胰岛素依赖性糖尿病患者，高血糖及高血浆渗透压不及高渗性昏迷严重，常有中度或严重的酮症酸中毒。

2. 与急性脑血管病相鉴别

前者有多饮、多尿加重的前驱症状和严重脱水，而后者常无；且后者起病更急，发展更快，脑水肿出现更早，但两者有时可同时存在，值得注意。有抽搐者应与原发性癫痫鉴别，前者多为局限性小抽搐，后者常为大抽搐，发作后的间隙期可自行清醒。有高热者应与脑炎相鉴别，尤其在夏季流行季节，必要时应做脑脊液等相关检查，以助诊断。

3. 与其他原因所致的高渗状态相鉴别

其他原因所致的高渗状态如透析疗法、脱水治疗、大剂量皮质激素治疗等，若血糖小于 33.3mmol/L，但血钠明显增高所引起的高渗血症不能诊断为糖尿病非酮症高渗性昏迷，考虑为单纯脱水"高血钠高渗状态"。

（二）中医学鉴别诊断

1. 与中风相鉴别

中风以老年人为多见，素有肝阳亢盛病史，中脏腑者，突然昏仆，并伴有口舌喝斜、瘫痪失语等症，神昏时间较长，苏醒后有瘫痪、失语等后遗症。

2. 与痫证相鉴别

痫证常有先天因素，或头部外伤史，以青少年为多见。重者表现为突然昏仆，不省人事，发作时间较短，可伴有抽搐、嚎叫、口吐涎沫、两眼上视、小便失禁等症，症状常反复出现，每次表现发作类似，苏醒后如常人。

四、临床治疗

（一）提高临床疗效的要素

1. 分阶段治疗，把握重点

中医药在糖尿病非酮症高渗性昏迷的治疗可归纳为三个阶段：①昏迷期，患者主要表现为四肢厥冷、口唇发绀、面色苍白、脉微欲绝等症状，病机责之于阴竭阳脱，治疗急予参附汤鼻饲回阳救逆，纠正亡阳虚脱。②中期：由于高渗利尿，液体大量丢失，阴津亏损严重，气能生津，津能载气，津亏液耗，无以载气，气随液脱而致气阴两虚，治疗以生脉散为主益气生津，滋阴增液。③后期：津亏损未复，燥热之邪未除，治疗应以滋阴为主，兼以清热。

2. 中药辨证施治，灵活加减

糖尿病非酮症高渗性昏迷起病早期多有频繁呕吐的表现，可加用芳香健脾、和胃止呕药物，但同时应兼顾芳香类药物易伤津耗液之弊，注意顾护津液；若临证表现为神志异常，意识朦胧，昏睡或昏迷，

或烦躁，或谵语，可选用清热凉营、开窍醒神之品；久病必瘀，可加用活血化瘀类中药。

（二）辨病治疗

糖尿病非酮症高渗性昏迷，病情危重，并发症多，死亡率高于DKA，所以强调早期诊断和治疗。治疗原则同DKA，主要包括积极补液，纠正脱水；小剂量胰岛素静脉输注控制血糖；纠正水、电解质和酸碱平衡失调以及去除诱因和治疗并发症。

1.补液

糖尿病非酮症高渗性昏迷失水比DKA更严重，24小时总的补液量一般为100~200ml/kg。推荐0.9%氯化钠溶液作为首选，补液速度与DKA治疗相仿，第1小时给予1.0~1.5L，随后补液速度根据脱水程度、电解质水平、血渗透压、尿量等调整。治疗开始时应每小时检测或计算血有效渗透压，血有效渗透压=2×[Na$^+$+K$^+$（mmol/L）+血糖（mmoL/L）]，并根据此来调整输液速度以使其逐渐下降，速度每小时为3~8mmol/L。

当补足液体而血浆渗透压不再下降或血钠升高时，可考虑给予0.45%氯化钠溶液。糖尿病非酮症高渗性昏迷常合并血钠异常，高血糖造成高渗透压，使细胞内水转移至细胞外导致血钠稀释性下降，胰岛素治疗后，随血糖下降，水从细胞外重新回到细胞内，如果补液不充分，此时血钠测定值可能比治疗前更高。

为了确定体内脱水程度应计算校正后血钠。血糖超过5.6mmol/L时，按血糖每升高5.6mmol/L，血钠下降1.6mmol/L。校正后的血钠＞140mmol/L，提升严重脱水。

2.胰岛素治疗

胰岛素使用原则与治疗DKA大致相同，糖尿病非酮症高渗性昏迷患者对胰岛素较为敏感，胰岛素用量相对较少。推荐以0.1U/（kg·h）持续静脉输注。当血糖降至16.7mmol/L时，应见面胰岛素的滴注速度至0.02~0.05U/（kg·h），同时续以葡萄糖溶液静脉滴注，并不断调整胰岛素的用量和葡萄糖浓度，使血糖维持在13.9~16.7mmol/L，直至糖尿病非酮症高渗性昏迷的高血糖危象缓解。

糖尿病非酮症高渗性昏迷缓解主要表现为血渗透压水平降至正常、患者意识状态恢复正常。

3.补钾

糖尿病非酮症高渗性昏迷患者存在缺钾，补钾原则与DKA相同。

4.连续性肾脏替代治疗（CRRT）

早期给予CRRT治疗，能有效减少并发症的出现，减少住院时间，降低患者死亡率，其机制为CRRT可以平稳有效地补充水分和降低血浆渗透压。另外，CRRT可清除循环中的炎性介质、内毒素，减少多器官功能障碍综合征等严重并发症的发生。但CRRT治疗糖尿病非酮症高渗性昏迷仍是相对较新的治疗方案，还需要更多的研究以明确CRRT的治疗预后。

5.其他治疗

包括去除诱因，纠正休克，防治低血糖和脑水肿，预防压疮等。

（三）辨证治疗

根据本病的病因病机，临床中常见的证型为肺燥津枯、痰浊中阻、热入心包、阴虚动风、阴竭阳脱。

1.辨证论治

（1）肺燥津枯证

［治法］益气养阴，生津止渴。

［方药］白虎汤（《伤寒论》）合沙参麦冬汤（《温病条辨》）加减：沙参、麦冬、知母、玉竹、桑叶、天花粉、粳米、石膏（先煎）、甘草。白虎汤出自《伤寒论》，为治疗阳明热盛的主方，清热生津力强，治疗"烦渴引饮"与消渴病病机相吻合。

［加减］若大便干结，加玄参、火麻仁；若苔黄燥，烦渴引饮，脉洪大，宜白虎加人参汤。

（2）痰浊中阻证

［治法］芳香化浊，和胃降逆。

［方药］温胆汤（《三因极一病证方论》）加减：半夏、枳实、厚朴、茯苓、陈皮、竹茹、砂仁（后下）、石菖蒲、甘草。

［加减］湿盛痰多者加莱菔子、苏子、白芥子；头昏重者加苍术燥湿醒脾；胸闷痛者加橘络宽胸止痛。

（3）热入心包证

［治法］清热凉营，开窍醒脾。

［方药］清营汤（《温病条辨》）加减：水牛角（先煎）、生地黄、玄参、麦冬、丹参、银花、连翘、淡竹叶、石菖蒲、黄连、甘草。

［加减］热入心包，昏迷不醒者，加安宫牛黄丸、紫雪丹或至宝丹灌服或鼻饲；属痰蒙清窍而昏迷者加服苏合香丸；若壮热烦渴，出血昏迷，舌绛苔黄燥，可合用清瘟败毒散加减。

（4）阴虚动风证

［治法］滋阴清热，凉肝息风。

［方药］大定风珠（《温病条辨》）合止痉散（《流行性乙型脑炎中医治疗法》）加钩藤：白芍、干地黄、阿胶（烊服）、麻仁、钩藤、麦冬、五味子、全蝎、炙甘草、鸡子黄（冲服）、生鳖甲（先煎）、生牡蛎（先煎）、蜈蚣。

［加减］抽搐甚者，可加蝉蜕、石决明；头痛甚者可加菊花；有痰者可加天竺黄、竹沥。

（5）阴竭阳脱证

［治法］益气养阴，回阳固脱。

［方药］参附汤（《圣济总录》）合生脉饮（《医学启源》）加减：附子（先煎1小时）、人参（另炖）、山茱萸、麦冬、五味子、龙骨（先煎）、牡蛎（先煎）。

［加减］目闭口开者加石菖蒲；汗出难止者加桑椹子、黄芪。

2. 外治疗法

（1）针刺治疗

［处方］主穴：足三里（双）、三阴交（双）；配穴：曲池（双）、肾俞、气海穴。

［操作方法］患者暴露相关穴位。口渴甚者可加支沟，多食易饥者可加中脘配天枢，多尿者可加关元，小幅度捻转，有酸、麻、胀、痛感即可，留针30分钟，可配合灸法，每个穴位灸5分钟，每日1次，1个月为1个疗程。

［适应证］痰浊中阻证，且糖尿病非酮症高渗性昏迷针刺部位无皮肤破溃者。

［注意事项］针刺前应仔细检查针具是否在保质期内，针尖是否有钩，有钩的不能使用，针刺时避开血管。

（2）耳针或耳穴压豆治疗

［处方］主穴：胰、内分泌、三焦；配穴：肝、胆、肾、交感。

［操作方法］对患者耳廓常规75%乙醇消毒，然后用镊子将粘有1粒王不留行籽的方形小胶布（0.6cm×0.6cm）对准耳穴，贴紧后以拇指和食指置于耳廓的正面和背面进行对压按揉，手法由轻到重，至患者有胀、酸感或微感刺痛及耳廓发热为度。每次选穴3~5个，针刺隔日1次，压豆者每3天更换一侧耳穴，5~10次为1个疗程。

［适应证］肺燥津枯证，且糖尿病非酮症高渗性昏迷患者，针刺或压豆治疗部位无皮肤破溃者。

［注意事项］耳部皮肤有炎症、破溃、冻伤者不宜采用。

（3）点刺放血治疗

［处方］十宣穴或十二井穴。

［操作方法］行常规消毒后，以消毒三棱针点刺放血，每穴出血3~5滴即可。

［适应证］热入心包证，糖尿病非酮症

高渗性昏迷伴手足抽搐者。

［注意事项］避免针刺部位立即沾水；注意针刺部位的保暖；严密观察患者的状态。

（4）热熨治疗

［处方］食盐热熨气海穴。

［操作方法］用食盐250g，爆炒加热后，加入陈醋200ml，随洒随炒，经均匀地加入锅内后，再炒半分钟。然后马上装入布袋，将口袋扎紧，放于脐下气海穴。

［适应证］阴虚动风证，且糖尿病非酮症高渗性昏迷伴脱证者。

［注意事项］防止局部熨伤，热熨后防止着凉。

五、预后转归

糖尿病非酮症高渗性昏迷是糖尿病的严重急性并发症之一，特点为血糖极高而无明显的酮症酸中毒，脱水，血浆渗透压增高，进行性意识障碍，死亡率达40%~70%，近年来由于治疗水平提高，病死率有所下降，故早期诊断与正确治疗是降低死亡率的关键环节，预后与患者年龄、病情轻重有关，更取决于及时诊断，得当处理。

六、预防调护

（一）预防

（1）早期发现隐性或无症状糖尿病，对其宣传与传授糖尿病有关知识，定期检查尿糖和血糖，防止血糖隐蔽而骤然升高伴发高渗透压诱发本症。

（2）对于老年糖尿病患者尤其是无症状、口不渴患者要做到定期追踪观察，嘱其遇到诱发因素时要及时检查血糖并调整治疗方案。

（3）防治各种诱因如感染、应激、高热、腹泻、烧伤等，尤其是易导致严重失水者，应及早防治，以免发生高渗状态。

（4）注意各种能诱发本症的药物，如利尿剂、糖皮质激素、苯妥英钠、盐酸普萘洛尔等；注意采用高渗量（含高浓度葡萄糖）治疗时失水；注意血液透析及腹膜透析时失水。

（5）在急诊遇到不明原因的中老年昏迷患者，应常规检查血糖，在血糖结果未报告前输液最好用等渗液而不用高渗葡萄糖，若用高渗糖最好加入小剂量的胰岛素，以免因输注高渗糖引起高渗状态，同时应注意电解质紊乱的纠正。

（二）调护

（1）观察患者的神志情况，定时测脉搏、血压、体温、呼吸，记出入量。

（2）每2~4小时测血糖、尿糖、血尿素氮、电解质，以便及时调整治疗方案。

（3）昏迷者应加强护理，注意吸痰和翻身，以防气道被分泌物阻塞和肺炎、压疮的发生。

（4）注意口腔护理，防止口腔内细菌、霉菌感染。

七、专方选要

福寿降糖饮加减

［组成］太子参15g、玄参10g、丹参10g、沙参15g、黄芪30g、枸杞10g、女贞子10g、桑椹子10g、决明子10g、花粉15g、知母10g、葛根20g、菝葜10g、苍术6g。

［用法］将上述中药煎煮两次，共煎水600~800ml，多次频服。

［功能］益气养阴，滋补肝肾，活血化瘀。

［适应证］糖尿病高血糖高渗综合征中医辨证属于气阴两虚、肝肾亏虚兼瘀者。

［出处］中国中西医结合肾病杂志，2016，17（7）：631-632.

八、研究进展

韦道明认为醒脑静注射液具有清热泻火、凉血解毒、开窍醒脑的作用，能够减轻颈总动脉的脑缺血再灌注现象，可明显改变脑组织的精微结构损伤，醒脑静注射液联合胃肠内补液治疗 HNDC 能有效提高治愈有效率，降低不良反应发生率和病死率。

吕永丽认为将静脉补液与胃肠补液联合应用，可使糖尿病非酮症高渗透性昏迷治疗效果有效提升，并减少并发症发生，促使患者病情快速康复。

主要参考文献

［1］葛均波，徐永健，王辰．内科学［M］．9版．北京：人民卫生出版社，2018.

［2］吴昊辰，吴晓飞．糖尿病常见急性并发症的诊断与治疗［J］．中华全科医学，2021，19（11）：1802-1803.

［3］张亚平．胃肠内补液治疗高渗性非酮症糖尿病昏迷的疗效观察［J］．贵阳中医学院学报，2013，35（5）：328-330.

［4］柳彬彬，母玉洁，张琨．糖尿病酮症酸中毒合并高渗高血糖状态致横纹肌溶解1例［J］．中华糖尿病杂志，2022，14（9）：977-979.

［5］左鸿雁，王玉蓉．中西医结合治疗糖尿病高血糖高渗综合征疗效观察［J］．实用中医药杂志，2017，33（3）：279-280.

［6］秦金薇，张刚．醒脑静注射液急诊救治糖尿病高渗性非酮症性昏迷的临床分析［J］．中国卫生标准管理，2016，7（24）：115-116.

［7］韦道明，朱雪红．醒脑静注射液联合胃肠内补液治疗糖尿病高渗性非酮症昏迷的疗效分析［J］．海军医学杂志，2017，38（5）：408-417.

［8］黄娟．中西医结合救治糖尿病高血糖高渗综合征1例［J］．中国中西医结合肾病杂志，2016，17（7）：631-632.

［9］吕永丽．糖尿病低血糖昏迷患者院外急救的临床治疗效果分析［J］．糖尿病新世界，2016，19（21）：76-77.

第三节　糖尿病乳酸性酸中毒

糖尿病乳酸性酸中毒（diabetes lactic acidosis）是指由各种原因导致血乳酸浓度明显升高，继而发生的一种代谢性酸中毒。血乳酸升高的原因有生成过多、清除过少两种。临床上两种原因可并存。

糖尿病乳酸性酸中毒以过度通气（不伴有烂苹果气味）、恶心、呕吐、神志模糊、嗜睡、昏迷等为主要表现，亦可伴有腹泻、腹痛、口干、乏力等症状。轻症可仅有呼气深快。缺氧者可伴有发绀。严重的双胍类降糖药相关性乳酸性酸中毒可出现低血压、低体温、心律失常及呼吸衰竭等症状。中医学并无糖尿病乳酸性酸中毒这一病名，但根据其主要临床表现，可归入"消渴""呕吐""腹泻""厥脱""昏迷"等病证范畴。

一、病因病机

（一）西医学认识

乳酸可以在机体的所有组织中生成，但其大量生成主要来源于骨骼肌、脑、红细胞和皮肤。乳酸主要是通过葡萄糖无氧酵解途径产生。机体内糖的分解代谢途径有三条，即有氧代谢、无氧酵解和磷酸戊糖途径。其中有氧代谢、无氧酵解的中间产物均有丙酮酸。在有氧代谢情况下，丙酮酸可以直接接入线粒体，通过三羧酸循环氧化分解成 H_2O 和 CO_2。当组织缺氧时，线粒体功能障碍，丙酮酸在乳酸脱氢酶催化下还原成乳酸（图7-1）。在机体处于缺血、缺氧状态时，线粒体无法把机体代谢产生的 NADH 氧化成 NAD$^+$，并且 ATP/ADP 系统中高能磷酸减少，细胞液中的 NAD$^+$ 减少，可导致无氧酵解途径向乳酸方向进行。与此同时，NAD$^+$ 的缺乏及 ATP 的减少会抑制糖异生作用，刺激糖酵解进行以满足机体对 ATP 的需要，从而使乳酸的生成加速。

乳酸的代谢消耗主要依靠肝脏、肾脏，通过糖异生作用转化利用。在清除乳酸时，需要消耗等分子的 H$^+$。肝脏每小时消耗的 H$^+$ 相当于肾脏每天排泄酸的总量。因此，当肝脏转化乳酸的能力下降甚至丧失时，H$^+$ 会在短时间内蓄积于肝内，继而导致代谢性酸中毒。在酸中毒发生时，丙酮酸羧化酶活性下降，使得肝脏由乳酸的消耗器官变为乳酸的产生器官，进一步加大了肾脏处理乳酸的负担。如肾脏有损害，体内会蓄积更多乳酸。

随着血乳酸的升高，血 pH 的改变取决于组织产生乳酸的速度、细胞外液的缓冲能力及肝肾清除 H$^+$ 的能力。因此血乳酸在体内蓄积后有两种情况，一是只有血乳酸水平升高而不伴有血 pH 的降低，即高乳酸血症（Huckabee Ⅰ 型）；二是在血乳酸升高的同时伴有 H$^+$ 堆积及血 pH 降低，即乳酸性酸中毒（Huckabee Ⅱ 型）。

（二）中医学认识

中医学对糖尿病乳酸性酸中毒的认识是以发病过程和临床表现为依据的，糖尿病为其病理基础，继而出现呕吐、呼吸深大、神志改变等症状。一般认为其病因为饮食不节、起居失常、情志失调。其中饮食不节为发病的主要原因，肺失通调、脾肾亏虚导致运化失司、水湿内停是发病的内在条件。瘀血、痰饮交结于体内，致本虚标实是本病的主要发病机制。本病病位在肺脾肾，涉及厥阴肝。病机是肺失通调、脾肾亏虚、水湿内停、痰瘀互结。

糖尿病乳酸性酸中毒主要为内因致病。饮食不节则损伤脾胃，起居失常易耗伤肾精，情志失调则气机不畅，继而影响全身水液代谢，导致水湿内停、津液不布。表现出口渴、多尿、呼吸深大，水气停于心下而呕吐，清阳不升则出现嗜睡、昏迷等神志改变，遂成"消渴""呕吐""厥脱""昏迷"。糖尿病乳酸性酸中毒者有以津液亏虚为主要表现者，亦有以阳气暴脱、四肢厥逆为主要表现者，在用药上既需主次分明，又要兼顾彼此，且患者多起病急，治疗上难度较大。

二、临床诊断

（一）辨病诊断

1. 诊断要点

糖尿病乳酸性酸中毒好发于 50 岁以上的 2 型糖尿病患者，多在患者使用双胍类降糖药或伴有急性并发症时发生。起病较急，主要表现为深大呼吸（不伴有烂苹果

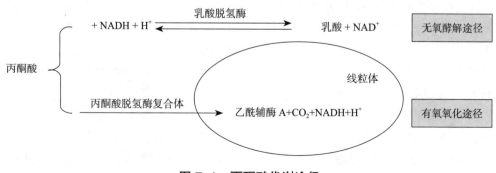

图 7-1　丙酮酸代谢途径

气味），严重时有神志模糊、精神恍惚、谵妄、嗜睡、木僵、昏迷，可伴有呕吐、腹泻等脱水症状，还可有明显的腹痛。在上诉症状无法以肾功能衰竭或酮症酸中毒解释时可临床诊断为糖尿病乳酸性酸中毒。

2. 相关检查

乳酸性酸中毒的诊断关键在于实验室检查。除外诊断糖尿病所需的实验室检查，乳酸性酸中毒还有以下特点：①血 pH 明显下降，常小于 7.3，有时可降至 7.0 以下；血 HCO_3^- 浓度下降，常小于 10mmol/L。②血乳酸升高，常大于 5mmol/L，有时高达 35mmol/L（高于 25mmol/L 者大多预后不良）；血丙酮酸同时增高，达 0.2~1.5mmol/L；血乳酸与丙酮酸浓度比值大于 30。③血浆阴离子间隙升高，常大于 18mmol/L，可达 25~45mmol/L。④血酮体正常，或仅有轻度升高。⑤大多数患者血白细胞计数明显升高。

乳酸性酸中毒诊断标准：①血乳酸大于 5mmol/L、动脉血 pH 小于 7.35、阴离子间隙大于 18mmol/L、HCO_3^- 小于 10mmol/L、CO_2CP 小于 9mmol/L、丙酮酸升高且血乳酸与丙酮酸浓度比值大于 30、血酮体正常。②当血乳酸大于 5mmol/L、血 HCO_3^- 小于 10mmol/L、血乳酸与丙酮酸浓度比值大于 30 时，排除其他酸中毒，可确诊本病。③临床上，阴离子间隙升高常见于糖尿病酮症酸中毒、酒精性酮症酸中毒、尿毒症性酸中毒、乳酸性酸中毒、药物毒性作用（如水杨酸盐）等，若排除其他类型酸中毒，则阴离子间隙的升高高度提示乳酸性酸中毒。

诊断时需注意以下几点：①糖尿病患者在服用双胍类降糖药治疗时出现严重酸中毒，并且不伴有酮体增多、严重高血糖、高渗透压或高血钠等情况，应高度怀疑为乳酸性酸中毒。②凡是肝肾功能不全的糖尿病患者，出现休克、缺氧的表现且酸中毒较重时，务必要思及乳酸性酸中毒的可能。③轻症患者可能仅表现为呼吸稍深快，易被原发病的症状掩盖，应提高警惕，避免误诊或漏诊。④在患者腹痛剧烈时易误诊为急腹症。

（二）辨证诊断

糖尿病乳酸性酸中毒属西医学病名，中医古籍无相关记载，但根据其症状特点，一般分为伴有神志改变及不伴有神志改变两种类型，其中伴有神志改变者属中医学"厥脱""昏迷"范畴，不伴有神志改变者属中医学"消渴""呕吐""腹泻"范畴。病名诊断虽有"消渴""呕吐""腹泻""厥脱""昏迷"之多，但辨证之法相同，故合而论之。

1. 阳明肺胃热盛，兼气阴两伤证

临床证候：胃脘灼热，心中烦闷，口渴喜冷饮，口中有酸腐气味，咽中干痒，牙龈红肿疼痛，身恶热，大汗出，大便秘结，小便色黄，舌红，苔黄燥，脉洪数。

辨证要点：口渴喜冷饮，身恶热，舌红，苔黄燥。

2. 少阳失枢，胆火内郁证

临床证候：口干口苦，恶心呕吐，烦躁不安，头晕目眩，小便黄赤，舌红，苔黄腻，脉弦数。

辨证要点：口干口苦，头晕目眩，脉弦数。

3. 瘀热互结，兼气阴两伤证

临床证候：短气汗出，口渴多饮，心中悸动，手足心热，大便秘结，口唇色暗，舌红绛，有瘀斑，舌下络脉青紫，苔少，脉沉细涩。

辨证要点：口渴多饮，手足心热，口唇色暗，舌有瘀斑，脉涩。

4. 痰湿阻络证

临床证候：口干引饮，胸中闷痛，心下痞满，夜寐难安，或嗜睡，甚则昏迷不醒，呼吸深快，肢体重着，纳差呕恶，小

便短赤，舌质淡或暗淡，舌胖大、边有齿印，苔厚腻或黄腻，脉滑数。

辨证要点：胸中闷痛，心下痞满，肢体重着，舌淡胖，脉滑。

5.阴盛格阳证

临床证候：面色苍白，通身大汗淋漓，汗出如珠，四肢厥冷，精神恍惚，舌质淡、脉沉细或微细欲绝。

辨证要点：面色苍白，大汗淋漓，四肢厥冷，脉微欲绝。

三、鉴别诊断

（一）西医学鉴别诊断

（1）临床上，糖尿病乳酸性酸中毒首先要与其他糖尿病急性并发症相鉴别，即糖尿病酮症酸中毒、高渗性非酮症糖尿病昏迷及低血糖症。

①糖尿病酮症酸中毒多发于青少年，大多有糖尿病病史，常有感染、胰岛素治疗中断等病史。若发生在育龄期妇女，则多由妊娠诱发。实验室检查可见血糖增高（一般为16.7~33.3mmol/L），血酮体显著升高，尿酮体阳性，血乳酸水平正常或稍升高。

②高渗性非酮症糖尿病昏迷多发生于老年人，大多无糖尿病病史，常有感染、呕吐、腹泻等病史。起病慢，可长达数日，伴有嗜睡、震颤、抽搐等症状。血糖及有效血浆渗透压显著升高（血糖多在33.3mmol/L以上，有效血浆渗透压多在320mmol/L以上），血酮体、乳酸、pH、CO_2CP均正常或轻度异常，血钠正常或显著升高。

③低血糖症常发生于有糖尿病病史，并且有注射胰岛素、口服降糖药、进食过少、体力活动过多等病史，起病急，可在数小时内发病，伴有饥饿感、多汗、心慌、手抖等交感神经兴奋表现。实验室检查测

血糖显著降低（多数情况小于2.8mmol/L），血酮体、乳酸、钠、pH、CO_2CP、血浆有效渗透压均正常。

（2）糖尿病乳酸性酸中毒需要与其他非糖尿病原因导致的酸中毒相鉴别，即尿毒症酸中毒、乙醇性酸中毒、乙二醇中毒。

①尿毒症酸中毒患者具有慢性肾脏病病史，常伴有血肌酐、尿素氮明显增高，血中磷酸、硫酸等酸性物质因肾的排泄障碍蓄积，血氯及阴离子间隙升高。

②乙醇性酸中毒的患者有酗酒习惯，常在大量饮酒后发病，因剧烈呕吐致血清β-羟基丁酸升高，在阴离子间隙升高的同时出现有效血浆渗透压的升高。

③乙二醇中毒者起病急，多伴有急性肾衰。患者在服用乙二醇0.5~12小时后便出现言语不清、共济失调、头晕嗜睡等症状，接下来心肺症状渐渐显露，患者会出现呼吸急促、心动过速、轻度高血压、发绀等症状，严重时会发生肺水肿、心肺扩大及充血性心力衰竭，最后会出现不同程度的肾功能衰竭。实验室检查中阴离子间隙升高，小便检查草酸钙结晶阳性。

（二）中医学鉴别诊断

糖尿病乳酸性酸中毒乃痰瘀交结为病，病机为本虚标实，属中医学"消渴""呕吐""腹泻""厥脱""昏迷"范畴。因其起病较急，预后欠佳，务必及时治疗，故鉴别诊断十分重要。

（1）糖尿病乳酸性酸中毒有口干渴、多饮等症状，此类表现属中医学"消渴"范畴，故参考消渴病的鉴别诊断，需要与"口渴症""瘿病"相鉴别。

①口渴症是指口渴引饮的临床症状，可出现在多种疾病的过程中，尤以外感热病为多见。但这类口渴随各自所患病症出现相应症状，不伴有多食、多尿、小便甜、消瘦等消渴的特点。

②瘿病中阴虚火旺者，以情绪激动、多食善饥、身体日渐消瘦、心悸、眼突、颈部一侧或两侧肿大为特征。虽多食善饥、消瘦等症状与消渴相似，但眼突、颈部肿大等则与消渴有别，且患者不伴有多饮、多尿、小便甜等消渴症状。

（2）糖尿病乳酸性酸中毒有呕吐症状，呕吐是由于胃气上逆，迫使胃内容物从口吐出，临床上以有声有物为特征。此类表现应与"反胃""噎膈"相鉴别。

①反胃多因脾胃虚寒，导致胃中无火，难以腐熟食入之谷物，临床表现为朝食暮吐、暮食朝吐，直至完谷悉数吐出方觉畅快。

②噎膈者表现为进食哽噎不顺或食不得入，或食入即吐，甚则难以进食，大多数患者病情深重，病程较长，预后欠佳。

（3）糖尿病乳酸性酸中毒有厥脱症状，厥脱可发生于各种年龄，有明显的诱发因素，其昏倒时间较短，发病时常伴有四肢厥冷，醒后无遗留症状，应与眩晕、中风、痫证、昏迷等相鉴别。

①眩晕者时常头晕目眩，伴天旋地转感，严重时无法站立，可有耳鸣，但无神志异常的表现。

②中风多见于中老年患者，素体常有肝阳亢盛，其中脏腑者，会突然昏仆，并伴有口眼㖞斜、偏瘫等症状，神昏时间较长。醒后遗留有偏瘫、口眼㖞斜、失语等症状。

③痫证多发于青少年，常为先天因素致病。痫证重者，亦有突然昏仆、不省人事之表现，但发作时常伴有口中如猪羊叫声、抽搐、口吐涎沫、两目上视、小便失禁等症状。常反复发作，每次症状均类似，醒后患者如常人。

④昏迷为多种疾病发展到一定阶段出现的危重证候，发生较缓慢，在昏迷前多经历烦躁、嗜睡、谵语等阶段，一旦昏迷，持续时间长，难以恢复，醒后遗留有原发病症状。

四、临床治疗

（一）提高临床疗效的要素

1. 知常达变，活用滋阴生津

糖尿病乳酸性酸中毒无论其病机怎样发展，患者往往均有津液不足之象。若此时不深入辨证，一味地应用养阴生津药物，恐难达到好的治疗效果。须知糖尿病之形成需要较多时日，故患者之本多虚，尤其是肾阳不足。故在应用养阴药物的同时，需谨守病机，辨明何时清热、何时化瘀、何时祛痰、何时温阳，方可获得佳效。所以说，治疗糖尿病乳酸性酸中毒的第一要务是恢复全身津液的输布，但却未必要使用沙参、麦冬、玉竹等养阴药物。

2. 谨守病机，注重温补肾阳

虽说糖尿病乳酸性酸中毒之病位多在肺胃，但究其根本仍在肾。其中以温补肾阳、收敛肾阳尤为重要。这里谈到收敛阳气，是因为临床上有一些看起来像肾阴虚的患者，实则是因为阳气的浮越，只要阳归其位，五心烦热等症自然可以得到缓解。从西医学观点来看，糖尿病的发病是胰岛素绝对或相对分泌不足导致的，而体内的病理状态长期得不到缓解则易发生糖尿病乳酸性酸中毒。胰岛素的不足即相当于中医上肾阳不足，而在发生胰岛素抵抗时，则相当于中医的瘀血痰饮内阻，影响津液的正常输布。温补肾阳，可帮助消虚火、化痰饮、去瘀血，使体内津液正常分布，从而缓解口渴引饮、小便频数，甚至呕吐、腹泻、大汗淋漓乃至四肢厥冷等症状，达到从根本上帮助治疗糖尿病乳酸性酸中毒的目的。

3. 中西合璧，提高疗效

糖尿病乳酸性酸中毒主要是由体内

乳酸蓄积过多导致，治疗上以补液支持、补碱、透析为主，但尽管应用了种种治疗方法，其预后仍然不佳，存活率仅为12%~17%，因此西医多建议以预防糖尿病乳酸性酸中毒为主。而目前虽无法单独应用中医药完全纠正乳酸性酸中毒，但通过中药治疗可调节患者整体的代谢状态、帮助肾脏排泄乳酸，中西医结合治疗可帮助患者缓解临床症状、提高生存质量。

4. 内外结合，双管齐下

对于乳酸性酸中毒的患者，内治法可调理脏腑、通经活络，对腹痛、腹泻、乏力等轻症患者疗效颇佳，但对有呕吐、昏迷等症状的患者，获得疗效有限。而外治法无须经过此种途径，可通过药物外敷、针灸等方法改善患者的恶心、呕吐、意识障碍、腹泻、腹痛、乏力等诸多症状。所以中医治法内外结合，双管齐下，不失为一条好的治疗途径。

5. 见微知著，预防为重

（1）有些糖尿病乳酸性酸中毒起病隐匿，仅表现为轻度的呼吸深大，临床上若不加以关注，可能导致严重后果。因此，对于糖尿病患者，无论血糖高低，在发现患者有呼吸加快、口渴加重、汗出较多时，需见微知著，应考虑到乳酸性酸中毒的可能性。

（2）此外，乳酸性酸中毒一旦发生，病死率极高，需对患者宣教以预防为重，需注意以下几点。

①在糖尿病治疗中不用苯乙双胍。

②糖尿病控制不佳者可用胰岛素治疗。

③积极治疗各种可诱发乳酸性酸中毒的疾病。

④糖尿病患者应戒酒。

（二）辨病治疗

重点在预防，抢救要积极，采用对因治疗及对症治疗相结合，治疗原则包括补液、扩容，纠正脱水、休克，补碱应尽早且充分，必要时透析治疗去除诱发因素。

1. 预防是重点

对于老年患者应慎用双胍类降糖药，如苯乙双胍、二甲双胍；对于肝肾功能损害者应避免使用双胍类降糖药；由于乙醇在体内的代谢过程可直接增加乳酸生成、间接抑制乳酸清除，因此酗酒者易发生乳酸性酸中毒，糖尿病患者宜戒酒以降低乳酸性酸中毒发生的几率；发生乳酸性酸中毒者血糖未必偏高，因此在血糖控制良好的糖尿病患者中也应定期监测血浆乳酸水平，防微杜渐。伴有严重肝、肾、心功能不全的糖尿病患者不可使用双胍类药物治疗。对于其他能诱发乳酸性酸中毒的药物也应避免使用，如水杨酸、异烟肼、山梨醇、乳糖。

2. 抢救要积极

（1）补液扩容　是治疗本症重要手段之一。最好在CVP监护下，迅速大量输入生理盐水，也可用5%葡萄糖液或糖盐水，并间断输新鲜血或血浆，以迅速改善心排血量和组织的微循环灌注，利尿排酸，提升血压，纠正休克。

注意事项：①避免使用含乳酸的制剂而加重乳酸性酸中毒。②选用血管活性物质纠正休克时，应尽量避免使用肾上腺素或去甲肾上腺素等可强烈收缩血管的药物，以免造成组织灌注量的进一步减少，可用异丙肾上腺素纠正休克。

（2）补碱纠酸　乳酸性酸中毒对机体损害极为严重，必须进行及时有效的纠治。

1）补碱制剂

①碳酸氢钠最为常用，只要患者的肺功能能维持有效的通气量而排出大量CO_2，而且肾功能能避免水钠潴留，则首选碳酸氢钠。

②二氯醋酸（DCA）纠正乳酸性酸中毒，这是一种很强的丙酮酸脱羧酶激动药，

能迅速增强乳酸的代谢，并在一定程度上抑制乳酸的生成。

③如中心静脉压显示血容量过多，血钠过剩时，将碳酸氢钠改为三羟甲氨基甲烷（THAM），注意不可漏出血管外。

④亚甲蓝制剂也可用于乳酸性酸中毒。

2）补碱方法

①轻者口服碳酸氢钠，每次0.5~1.0g，每天3次，鼓励多饮水；中或重者多需静脉补液、补碱，可补充等渗碳酸氢钠溶液直至血pH达7.2。但补碱不宜过多、过快，否则可加重缺氧及颅内酸中毒，多数人主张用小剂量碳酸氢钠。也有人主张大量补碱给予1.3% NaHCO$_3$ 100~150ml加入生理盐水内静脉滴注，严重者可直接静脉注射，然后维持静脉滴注，12小时内总量500~1500ml，尽快使血pH上升到7.2，当血pH ≥ 7.25时停止补碱，以避免反跳性碱中毒。

②二氯醋酸一般用量为35~50mg/kg，每天用量不超过4g。

③亚甲蓝用量一般为1~5mg/kg体重，静脉注射。

④如病情不危重，可用5%葡萄糖溶液加胰岛素、碳酸氢钠和氯化钾联合静脉滴注，安全有效。

（3）补充胰岛素 糖尿病患者由于胰岛素相对或绝对不足，即可诱至乳酸性酸中毒，从而需用胰岛素治疗。如为非糖尿病患者的乳酸性酸中毒，也主张用胰岛素和葡萄糖，以减少糖的无氧酵解，有利于消除乳酸性酸中毒。

（4）血液透析 用不含乳酸根的透析液进行血液或腹膜透析，可有效促进乳酸的排出，并可清除引起乳酸性酸中毒的药物，常用于对水钠潴留不能耐受的患者，尤其是苯乙双胍引起的乳酸性酸中毒患者。

（5）其他

①注意给患者有效吸氧。

②注意补钾，防止因降酸过快、输钠过多而引起低血钾和反跳性碱中毒。

③每2小时监测血pH、乳酸和电解质。

④其他参见DKA和HNDC的一般措施。

（6）除去诱因 是有效纠正乳酸性酸中毒并防止其复发的重要措施。治疗手段包括病因治疗、控制感染、给氧、纠正休克，停用可能引起乳酸性酸中毒的药物等。其他措施包括补钾以避免低钾血症，必要时使用甘露醇、肝素和糖皮质激素。

（三）辨证治疗

1. 辨证论治

（1）阳明肺胃热盛，兼气阴两伤证

［治法］清热益气，滋阴生津。

［方药］白虎加人参汤（《伤寒论》）加减：知母、石膏（碎，绵裹）、炙甘草、粳米、人参。

［加减］口中酸腐气味重者，加黄连、木香；汗出过多，亡津液者，加天花粉。

（2）少阳失枢，胆火内郁证

［治法］和解少阳。

［方药］小柴胡汤（《伤寒论》）加减：柴胡、黄芩、人参、法半夏、炙甘草、生姜（切）、大枣（擘）。

［加减］其人呕吐甚者，加旋覆花、代赭石；头晕甚者，可酌加白芷、藁本等引经药；伴手足不温者，加干姜、白术。

（3）瘀热互结，兼气阴两伤证

［治法］化瘀泄浊，益气养阴。

［方药］桃核承气汤（《伤寒论》）加减：桃仁、桂枝、生大黄（后下）、芒硝（冲服）、枳实、厚朴、炙甘草。

［加减］口渴甚者，加天花粉；心中悸动不安者，加茯苓、白术；舌上瘀滞重者，加红花、丹皮。

（4）痰湿阻络证

［治法］祛湿，化痰，止痛。

［方药］瓜蒌薤白半夏汤（《金匮要略》）合理中丸（《伤寒论》）加减：瓜蒌、薤白、半夏、人参、白术、干姜、炙甘草、黄酒。

［加减］伴口苦者，加柴胡、黄连、木香；肢体重着者，加茯苓；呕吐、心下痞满甚者，加黄芩、黄连。

（5）阴盛格阳证

［治法］回阳救逆。

［方药］通脉四逆汤（《伤寒寻源》）：附片、干姜、炙甘草。

［加减］面色反赤者，加葱茎；腹中痛者，加芍药；呕吐者，加生姜；利止脉不出者，加人参。

2.外治疗法

（1）药物外治法

①催嚏开窍法

［处方］生半夏末，或皂荚末，或菖蒲末。

［操作方法］上药任选一种吹入鼻中，并以桂木纳舌下，以取嚏开窍，促使患者神志苏醒为度。

［适应证］乳酸性酸中毒昏厥者属痰湿阻络证。

［注意事项］吹鼻时应少量慢吹。

②鼻嗅法

［处方］醋人参、黄芪、白术、附子。

［操作方法］速取醋入壶，置猛火炉上，用竹管一端插入壶嘴，一端对准息者口鼻熏之，并速配大剂参、芪、术、附，入于醋中煎熏至患者神志苏醒。

［适应证］乳酸性酸中毒昏厥者属阴盛格阳证。

［注意事项］微熏蒸汽不宜过大。

③热熨法

［处方一］食盐，或麸皮，或姜渣。

［处方二］莱菔子（打碎）、生姜（切碎）、葱连根须（切碎）、白酒。

［操作方法］上药上锅炒热，布包，遍熨腹部。一般先由上而下，由右至左，冷则易之。

［适应证］处方一适用于乳酸性酸中毒寒性腹痛，处方二适用于乳酸性酸中毒气滞腹痛。

［注意事项］热熨的温度应以患者能忍受为度，要避免发生烫伤，对皮肤感觉迟钝的患者尤需注意。

④湿敷法

［处方］酒炒白芍，胡椒，葱白。

［操作方法］将白芍、胡椒共为末，葱白与上药共捣成膏，贴心窝（剑突下），每日1次。

［适应证］乳酸性酸中毒寒湿型呕吐。

［注意事项］在应用湿敷疗法的同时，还可根据病情适当配合熏洗、药物内服和针灸等疗法，以增强疗效。

⑤穴位敷贴法

［处方］止吐糊：胡椒、绿茶、酒曲、葱白。

［操作方法］将上药共捣烂成糊状，分别摊于4块直径3cm的圆形塑料布或油纸上，敷贴于中脘、膻中、期门（双）穴处，以胶布固定，每次贴6~12小时，每日1次。

［适应证］乳酸性酸中毒肝气犯胃型呕吐。

［注意事项］本品对皮肤有刺激性，敷贴后个别患者局部可出现丘疹、瘙痒，重复敷贴时可有轻微灼痛，停止贴敷可消失。

⑥隔药灸法

［处方］胡椒饼、艾炷30壮。

［操作方法］胡椒烘干，研细末，加面粉少许，用水调成泥状，制成薄饼，晾干备用。取中脘、天枢、神阙、期门、足三里，内关为主穴，按艾炷隔药灸法操作，艾炷如枣核或蚕豆大，每次选用2~4个穴位。每穴每次施灸5~7壮，每日或隔日灸1次，5次为1个疗程。

［适应证］乳酸性酸中毒胃寒型呕吐。

［注意事项］对昏厥或局部知觉减退的患者及小儿，应将食、中两指置于施灸部位两侧以测知局部受热程度，随时调节施灸距离，掌握施灸时间，防止烫伤。灸治时，应注意艾条与皮肤之间既要保持一定距离，又要达到足够的热力，特别要注意不同病证与患者之间的差异。

⑦灯火灸法

［处方］灯心草数根。

［操作方法］先用75%酒精药棉在前胸及剑突下揉擦须臾，揉擦位即可出现皮肤异点数颗。操作时左手持有方孔之古币1枚，按于皮肤异点上，右手持粗灯心草1根，按灯火灸法操作，由上至下逐点爆灸，每点每次1焦，手法要敏捷，防止严重灼伤。

［适应证］乳酸性酸中毒胃寒型呕吐。

［注意事项］灸后应保持局部清洁，如灸点有破，可涂上穿心莲软膏（穿心莲细粉5g，凡士林50g，混合调匀配用）预防感染。

⑧敷脐法

［处方］吴茱萸、小茴香各等份。

［操作方法］上方研细末，装瓶备用，成人每次取0.2~0.5g，热酒调和，干湿适度，纳脐中，上用纱布覆盖，胶布固定。每日1次，以痛解为止。

［适应证］乳酸性酸中毒虚寒性腹痛。

［注意事项］敷脐后如局部有皮疹瘙痒，应暂停3~5天；如出现局部溃疡，应停止敷脐，改用其他疗法。

⑨蒸脐法

［处方］艾绒，米醋适量。

［操作方法］艾绒用醋炒热，热熨神阙穴、冷则用热水袋频熨之。

［适应证］乳酸性酸中毒虚寒性腹痛。

［注意事项］热熨的温度应以患者能忍受为度，要避免发生烫伤；对皮肤感觉迟钝的患者尤需注意。

⑩薄贴法

［处方］枯矾，胡椒，葱白，大枣。

［操作方法］前2味研末，大枣去核，葱白连须用，诸药混合，捣融如膏。取药膏约5分硬币略大而稍厚，贴于神阙、天枢、关元穴，盖以纱布，胶布固定，每日1次。

［适应证］乳酸性酸中毒寒实腹痛。

［注意事项］敷药时要使患者采取适当体位并固定药物，根据患者的年龄、体质或病情，确定敷药的剂量及时间。

（2）非药物外治法

①针刺疗法

［处方一］主穴取人中；配穴取太冲、内关、劳宫、足三里、丰隆。

［处方二］主穴取百会；配穴取关元、气海、神阙、肾俞、命门、足三里。

［操作方法］采用中强度刺激，以得气为度。留针30分钟，每10分钟行针1次。每次选3~4穴，每日或隔日1次，10次为1个疗程。

［适应证］处方一适用于乳酸性酸中毒昏迷属阳明肺胃热盛、胆火内郁证、痰湿阻络证等实证者。处方二适用于乳酸性酸中毒昏迷属气阴两伤、阳气虚等虚证者。

［注意事项］患者应避免过饥或过饱时行针刺治疗，以防出现晕针情况。

②艾灸法

［处方］艾炷。

［操作方法1］主穴取风池、百会；配穴取大椎、身柱、人中、命门、内关、涌泉、足三里、阳陵泉等穴。用人中为回苏主穴，灸至症状明显缓解为止。

［适应证］乳酸性酸中毒昏迷属气阴两伤、阳气虚等虚证者。

［注意事项］注意避免皮肤烫伤。

［操作方法2］中脘、神阙、天枢、足三里，每日施灸1~2次，每穴灸3~5壮，亦可艾条悬灸。

［适应证］乳酸性酸中毒寒性腹痛。

［注意事项］注意避免皮肤烫伤。

③隔药灸法

［处方］艾炷5~7 薄棉适量。

［操作方法］取至阴（双）、气海、足三里（双），隔薄棉各灸5~7壮，每次5~10分钟。

［适应证］乳酸性酸中毒昏厥属气阴两伤、阳气虚等虚证为主者。

［注意事项］注意避免皮肤烫伤。

④温和灸法

［处方］艾卷。

［操作方法］选穴分组：一组：中脘、上脘、足三里。二组：脾俞、胃俞、内关。两组穴位交替使用，腹背部俞穴用艾卷温和灸法操作，每穴每次灸治10~30分钟。内关（双）、足三里（双），采用针上加灸法，每次灸治20分钟。每日1次，8次为1个疗程。

［适应证］糖尿病乳酸性酸中毒寒性呕吐。

［注意事项］对昏厥或局部知觉减退的患者及小儿，应将食、中两指置于施灸部位两侧以测知局部受热程度，随时调节施灸距离，掌握施灸时间，防止烫伤；灸治时，应注意艾条与皮肤之间既要保持一定距离，又要达到足够的热力。特别要注意不同病证与患者之间的差异。

⑤耳穴压豆法

［处方］王不留行籽或白芥子。

［操作方法］取耳穴腹点、腹痛点、脾俞点，将药籽置于0.3cm×0.5cm的胶布上，贴于双侧腹点、腹痛点、脾俞点部位，嘱患者半小时按压1次，每次按压5分钟。

［适应证］乳酸性酸中毒各种证型的腹痛。

［注意事项］贴压耳穴应注意防水，以免脱落；夏天易出汗，贴压耳穴不宜过多，时间不宜过长，以防胶布潮湿或皮肤感染；耳廓皮肤有炎症或冻伤者不宜采用；对过

度饥饿、疲劳、精神高度紧张、年老体弱、孕妇按压宜轻，急性疼痛性病证宜重手法强刺激，习惯性流产者慎用。

⑥磁振按摩法

［处方］旋转磁疗器1个。

［操作方法］选内关（双）、足三里（双）中脘穴，用旋转磁疗器对准所选穴位，每次每穴5~10分钟。

［适应证］糖尿病乳酸性酸中毒各种证型伴有呕吐症状者。

［注意事项］心脏支架术后忌用。

⑦耳针疗法

［处方］耳穴脑、心，胃、贲门。

［操作方法］取穴脑、心等穴位醒神，取三焦通调水道，取胃、贲门止呕。

［适应证］糖尿病并发乳酸性酸中毒各种证型伴有昏厥症状者。

［注意事项］有出血倾向者、皮肤过敏者禁用。

（四）医家诊疗经验

林兰教授强调指出，本病必须首选西医疗法，根据病情采取补液、补碱及胰岛素等治疗，在此基础之上，可选用中医中药治疗，中西医结合治疗可以提高疗效，降低死亡率。而在中医中药的治疗中，切不可忘记辨证论治。糖尿病乳酸性酸中毒在出现神志昏迷之前多有上焦肺燥津枯、大渴引饮之症，其后转归于下焦肝肾阴竭，最后出现阴脱阳亡、阴阳离决的危候。乳酸性酸中毒起病急，昏迷前多无明显不适，开始即见痰浊蒙蔽清窍，出现神志昏迷，此时即为病情转机的关键，若治疗失当即可内闭外脱，阴阳离决，若治疗及时得当，则可转危为安。病证结合诊疗急性并发症在临床上亦有报道，认为其主要原因是单纯西医补液、补充胰岛素和对症治疗效果仍不满意，尤其是存在难治因素时，例如高龄患者、肾功能衰竭、感染、败血

症、休克、大动脉血栓栓塞等。病证结合诊疗急性并发症总的原则是：急则治其标。临床上宜急用芳香化浊、清心开窍之法，继而回阳固脱，益气生脉。[倪青. 辟秽降浊防传变养阴生津贵润燥：治疗糖尿病乳酸性酸中毒的经验. 辽宁中医杂志，2000，27（5）：193-194.]

五、预后转归

乳酸性酸中毒病情凶险，死亡率高，有调查显示乳酸酸中毒的死亡率达50%~80%，还有临床有报道认为当血乳酸根在13.0mmol/L以上其致死率高达98%。一旦发现，应积极治疗，有条件者应尽快进行血滤。

六、预防调护

（一）预防

对于老年患者应慎用双胍类降糖药，如苯乙双胍、二甲双胍；对于肝肾功能损害者应避免使用双胍类降糖药；由于乙醇在体内的代谢过程可直接增加乳酸生成、间接抑制乳酸清除，因此酗酒者易发生乳酸性酸中毒，糖尿病患者宜戒酒以降低乳酸性酸中毒发生的几率；发生乳酸性酸中毒者血糖未必偏高，因此在血糖控制良好的糖尿病患者中也应定期监测血浆乳酸水平，防微杜渐。

（二）调护

1. 饮食护理

清醒及胃肠道症状不明显的患者可适当进食。食欲较差者可静脉滴注白蛋白和脂肪乳。

2. 对症护理

对于休克患者，需注意观察血压尿量，按病情调控输液速度。意识模糊、烦躁者应有专人看护，必要时加用床挡及约束器具防止坠床、脱管。昏迷患者加强翻身、按摩受压皮肤，保持床铺整洁干燥以预防压疮。胸、腹痛患者取舒适卧位，给予心理支持以消除恐惧心理，可适当应用镇痛剂。胃肠道症状明显者暂不予进食，减少周围环境的不良刺激，同时应及时清除呕吐物，行漱口等口腔护理。留置尿管患者需保持会阴部清洁。对于血液透析患者，需观察穿刺处有无渗血，保持局部清洁、防止感染。

3. 心理护理

本病多见于老年患者，他们心理顾虑往往较多，对疾病的愈后不了解，经济条件较差，易产生恐惧、焦虑和悲观等不良情绪。此时针对患者的心理特点主动与患者沟通交流，耐心地听取患者的主诉，鼓励其说出不适之处，详细做好解释和心理疏导，讲解疾病有关知识，可帮助消除患者的恐惧心理、取得患者的配合，同时积极与家属沟通，取得患者家属的支持，让患者家属尽可能陪在床边，满足患者生活需求。同时保持病房及床单位的整洁、安静，创造一个舒适的环境。

七、专方选要

1. 藿香正气散合温胆汤加减

组成：藿香，川厚朴，姜半夏，茯苓，枳壳，竹茹，陈皮，菖蒲。恶心呕吐不止者可加砂仁、旋覆花、代赭石；便溏腹胀者加炒白术、大腹皮。本方用于痰浊中阻型乳酸性酸中毒，主要表现为倦怠乏力、腹胀纳呆、神昏、嗜睡，舌苔白腻，脉濡滑。[倪青. 辟秽降浊防传变养阴生津贵润燥：治疗糖尿病乳酸性酸中毒的经验. 辽宁中医杂志，2000，27（5）：193-194.]

2. 菖蒲郁金汤加减

组成：鲜菖蒲，川郁金，炒山栀，竹叶，丹皮，金银花，连翘，玉枢丹（化服）。痰热重者加胆星、川贝母；热闭心窍者加至宝丹以清心开窍；秽浊闭窍者加苏合香丸，加强芳香开窍之力。本方用于痰浊蒙蔽型乳酸性酸中毒，主要表现为神志昏蒙、时清时昏、肢体困乏，继则神志不清，舌苔厚腻，脉濡滑。[倪青.辟秽降浊防传变养阴生津贵润燥：治疗糖尿病乳酸性酸中毒的经验.辽宁中医杂志，2000，27（5）：193-194.]

3. 参附汤合生脉散加味

组成：人参（另煎兑入），炮附子，干姜，麦冬，五味子，炙甘草。若大汗不止加生黄芪、龙骨（先煎）、牡蛎（先煎）。本方用于阴脱阳亡型乳酸性酸中毒，主要表现为面色苍白、大汗淋漓、目合口开、撒手遗尿、神识昏蒙、气短息微、四肢厥逆，舌淡苔腻，脉微欲绝。[倪青.辟秽降浊防传变养阴生津贵润燥：治疗糖尿病乳酸性酸中毒的经验.辽宁中医杂志，2000，27（5）：193-194.]

八、研究进展

（一）病因病机

乳酸性酸中毒是由于体内乳酸水平增高所致，这一点毋庸置疑。近年来关于双胍类降糖药引起乳酸性酸中毒的案例报道亦不在少数，苯乙双胍因其对乳酸性酸中毒的高诱发率已渐渐退出市场，取而代之的是目前广泛应用的二甲双胍。但对于二甲双胍是否增加糖尿病患者发生乳酸性酸中毒的风险，及其发生率的高低目前尚无统一的认识。

有研究表明，大剂量服用二甲双胍，或者用药指征把握不当，或在一些具有高危因素的患者中应用，则可能诱发乳酸性酸中毒。常见原因有以下几种。

（1）二甲双胍用量过大。老年人或肝肾功能不全患者容易发生药物蓄积而出现高乳酸血症甚至酸中毒，因此，应严格掌握用药指征。

（2）肝、肾功能受损或衰竭。乳酸主要在肝脏进行有氧代谢，因此，在肝功能受损时，糖类的有氧代谢受抑制，无氧酵解通路增加，易造成乳酸的增高，增加乳酸性酸中毒的危险性。在肾功能减退或衰竭时，二甲双胍在体内蓄积，使其升高乳酸的作用增强，发生二甲双胍乳酸性酸中毒。研究发现，血乳酸与血肌酐水平密切正相关，血肌酐水平 90μmol/L 以上时血乳酸水平可明显增高。使用造影剂时必须暂停二甲双胍，造影检查 48 小时后，肾功能结果正常时方可恢复使用二甲双胍。

（3）过量饮酒。乙醇在肝细胞内氧化过程中有利于丙酮酸向乳酸转化，同时乙醇也能抑制丙酮酸向葡萄糖异生。长期慢性酒精中毒可导致维生素缺乏和肝脏损害，降低肝脏内丙酮酸氧化和糖异生作用。因此，酗酒、乙醇中毒可增加二甲双胍乳酸性酸中毒发生。

（4）缺氧状态。组织器官在缺氧状态下，体内葡萄糖无氧酵解增加，产生大量的乳酸，在血液中蓄积超过代偿能力时导致乳酸酸中毒。因此，糖尿病合并缺氧性疾病如慢性心功能不全、心力衰竭、慢性阻塞性肺气肿、肺源性心脏病，或围手术期时应禁用二甲双胍。

（5）老年人随年龄增加肾功能逐渐下降。另外，可能因心肺疾病出现缺氧状态，易造成二甲双胍及乳酸蓄积，出现乳酸性酸中毒，应注意到这些特点。

（6）某些特殊类型糖尿病，如线粒体基因异常糖尿病，组织细胞中线粒体基因突变会影响骨骼肌氧化磷酸化，增强无氧酵解，乳酸生成增多，存在发生乳酸性酸中毒倾向。

（二）辨病治疗

关于乳酸性酸中毒的治疗目前提倡以西医治疗为主，但至今尚无切实有效的治疗方法。研究表明，补碱尽早、充分是救治成功的关键。常用 NaHCO₃，根据血 pH 监测决定用量，每 2 小时测一次血 pH，血 pH 达到 7.2 时暂停补碱治疗，以避免因补碱过量而引起代谢性碱中毒。

血液净化和机械通气均可挽救患者的生命，前者可改善患者的内环境，清除体内众多的炎性介质及乳酸，改善微循环，使组织缺氧状态得到纠正，而组织缺氧纠正后，乳酸生成减少，并能够增加肝脏清除乳酸的能力；后者可通过提高动脉氧分压，从而在一定程度上改善周围组织的氧供，这对于减少乳酸的产生，加速乳酸的代谢，都有积极的作用。必要时，应转有条件的医院应积极治疗。

（三）评价展望

本病目前无满意的治疗方法，病死率高，故应以预防为主。对于有肝、肾功能不全者禁用双胍类，因肝肾为乳酸参与糖原异生的主要场所。对有休克、缺氧、肝肾功能衰竭者如伴酸中毒时应警惕本症的可能性。对能诱发本病的药物：如水杨酸盐、甲醇、儿茶酚胺、烟酸、异烟肼、盐酸普萘洛尔、氨茶碱、山梨醇等应禁用，不得不用者需密切监测。治疗上需注意：大量补液改善循环衰竭有利于乳酸消除，但在应用血管活性药物时，可以适当应用多巴胺、多巴酚丁胺等药物，而不宜使用肾上腺素和去甲肾上腺素，因其强烈收缩血管减少肌肉、肝脏血流量而加重酸中毒，还可导致乳酸产生增多；补碱需谨慎，以防反跳性碱中毒。目前多主张采用小剂量 5%NaHCO₃ 静脉滴注，密切监测血气分析，使 HCO₃⁻ 升至 14~16mmol /L，血 pH 升至 7.1 以上。有时因补钠过量，导致中心静脉压过高时，可注射呋塞米，以改善血容量变化。小剂量胰岛素持续静脉滴注治疗：小剂量胰岛素有利于解除丙酮酸代谢障碍，

降低游离脂肪酸及酮体，同时减少周围组织产生乳酸。酌情补钾，密切监测血电解质，防止电解质紊乱。其他新技术的治疗应用：如血液透析、血液净化、血液透析滤过、持续床边血滤、血液透析联合灌流技术等，这些并非乳酸性酸中毒首选疗法，其目的在于清除药物，加快乳酸的排泄，降低乳酸血浓度。持续床边血滤，花费高、准备时间长、操作繁琐，限制其使用；血液透析，因血流动力学不稳定，很多严重乳酸性酸中毒患者就诊时病情危重，很多伴有呼吸衰竭、心力衰竭、休克等严重并发症，错过了最佳治疗时机，上机过程中，风险大，治疗难度高；血液透析滤过，血流动力学较稳定，经济适用、操作也较简便、疗效可靠，值得推广。此外，已有研究显示，血液灌流技术及血液净化已有研究其对比常规治疗法，能改善糖尿病乳酸性酸中毒患者的内环境，维持酸碱平衡，且具有清除血乳酸的作用，改善患者脏器功能，并能改善患者的预后。

主要参考文献

[1] 王新凤，丁兆勇. 早期应用连续性血液净化治疗联合机械通气在糖尿病乳酸酸中毒患者中的临床研究 [J]. 黑龙江医药，2015（2）：421-423.

[2] 胡宝吉，薄禄龙，邓小明，等. 乳酸酸中毒的相关研究进展 [J]. 中国医药导报，2018（3）：22-25.

[3] 许书添. 乳酸酸中毒的诊断和治疗 [J]. 肾脏病与透析肾移植杂志，2018，27（1）：79-83.

[4] 沈明格，李克田，陈美玲，等. 血液滤过应用于糖尿病乳酸酸中毒治疗的效果研究 [J]. 中国医学创新，2018，15（9）：101-103.

[5] 刘明哲. 糖尿病乳酸酸中毒的临床分析 [J]. 临床医药文献杂志（电子版），2015，2（17）：3391-3391.

［6］吴丽珍，蔡辉耀，李希圣. 糖尿病乳酸酸中毒15例临床分析与诊治体会［J］. 微量元素与健康研究，2018，35（4）：11-13.

［7］张颖. 2种补液法治疗糖尿病乳酸酸中毒的临床观察［J］. 临床合理用药杂志，2019（20）：161-162.

第四节　低血糖症

低血糖症（hypoglycemia）是糖尿病治疗过程中最常见的一种急性并发症，是一组由多种原因引起的血浆葡萄糖（简称血糖）浓度过低并出现相应的症状及体征的综合征，按病因和发生机制可分为空腹低血糖、餐后低血糖和医源性低血糖，一般以血糖＜3.9mmol/L（70mg/dl）作为接受药物治疗的糖尿病患者低血糖症的标准。低血糖发作时可出现一系列交感神经兴奋和中枢神经系统功能紊乱的症状。在糖尿病患者一生中，平均有30%的患者经历过低血糖昏迷，其中10%的患者在1年内有低血糖昏迷的经历，2%~3%的患者反复发生严重低血糖。可见，重视并防治低血糖是改善糖尿病患者预后及提高其生活质量的关键因素之一。

中医学没有"低血糖"的病名，但根据其不同阶段的临床表现，可归属于中医学"汗证""眩晕""虚痉""虚劳""脱证""昏迷"等病证范畴。

一、病因病机

（一）西医学认识

西医学认为，糖尿病低血糖是由血糖来源不足及（或）利用过度所致，病因较复杂。

在1型糖尿病和病程较长的2型糖尿病患者中，低血糖通常是胰岛素相对或绝对过量和机体对抗血糖下降的防卫性生理机制及行为（摄食）之间相互作用的结果。在胰岛素或胰岛素促分泌剂治疗过程中，由于其药物动力学仍有缺陷，因而时常会发生相对甚至绝对过量，达到一定程度即导致低血糖。在1型糖尿病和病程较长的2型糖尿病患者中，不只是胰岛素分泌，所有防卫机制均受损。在病情较重的1型糖尿病患者中，循环胰岛素水平不能够随血糖浓度降低而下降。而且由于缺乏β细胞信号，包括胰岛内胰岛素分泌下降，α细胞胰高血糖素也失去了对低血糖的反应。由于缺乏第一种（胰岛素）和第二种（胰高血糖素）防卫机制，1型糖尿病患者只能依靠第三种防卫机制，即分泌肾上腺素；然而肾上腺素对低血糖的反应常较弱，机制尚不明。此外，交感神经反应减弱可导致无感知性低血糖综合征，后者可使严重低血糖风险增加6倍。根据在非糖尿病个体和1型糖尿病患者中的重大发现，有作者提出了与低血糖相关的自主神经功能减退（HAAF）概念，并首先在1型糖尿病中得到证实。最初，2型糖尿病的特点是胰岛素抵抗和相对低胰岛素血症，此时，血糖下降可使胰岛素分泌减少而胰高血糖素分泌增加；但随当患者的胰岛素缺乏接近2型糖尿病中的最严重程度时（通常在起病多年后），胰岛素和胰高血糖素对血糖下降不再产生反应，这与1型糖尿病中发生的情况相同。因此，2型糖尿病患者同样有发生HAAF的风险。

总之，在1型糖尿病和2型糖尿病中，血糖反向调节的病理生理机制虽然相同，但HAAF在1型糖尿病中发展迅速（因胰岛素绝对缺乏进展迅速），而在2型糖尿病中发展较慢（因胰岛素绝对缺乏进展较慢）。

（二）中医学认识

中医古典书籍没有"低血糖"的病名，但根据其临床表现，可见有关低血糖的论述。如《灵枢·决气》篇云："腠理发泄，汗出溱溱，是谓津。津脱者，汗大泄。"《圣济总录·消渴》记载"烦躁恍惚、心中烦躁、心悸不安"等类糖尿病低血糖症状；《罗氏会约医镜》指出："汗本血液，属阴。阴亡阳随之而走，此危证也。"

低血糖病因常为禀赋素弱，病后体虚，脾胃不健或气血乏源；基本病机为心肝失养，元神失主，阴阳失调，进而引发此病。

1. 体虚久病

素体不强，或劳欲过度，或久病耗伤气血阴阳，均可使营卫不足，而表现为心悸、汗出。

2. 饮食不节

暴饮暴食，饥饱不调，饮食偏嗜，营养不良，或饮酒无度，均致脾胃损伤，胃主受纳，脾主运化，胃虚则谷气不充、饥饿时作，脾虚则无以化生气血、升运精微，致五脏失充。心血不足，则面色苍白，心悸脉速，甚则无神失主。气血大亏，形神失养则全身瘫软，精神恍惚。阳气暴脱，汗失固摄，则冷汗频出，甚则神昏晕厥。此外，酒后及暴饮后伤及脾胃，清气不升，痰热浊气不降，上蒙清窍，或湿浊之毒内蕴，阻碍气机运行，脾胃升降失职，清阳不升，脑络失养，以致头目昏沉甚至晕厥。

3. 情志失调

情志不舒，肝郁化火，肝血不足，虚风内动则四肢麻木或震颤，甚则抽搐。

二、临床诊断

（一）辨病诊断

1. 诊断要点

诊断标准：非糖尿病患者，低血糖的标准为血糖 < 2.8mmol/L；接受药物治疗的糖尿病患者，无论是否出现低血糖临床症状，只要血糖水平 < 3.9mmol/L 就属低血糖范畴。

（1）低血糖的分级

① 1 级低血糖：血糖 < 3.9mmol/L 且 ≥ 3.0mmol/L。

② 2 级低血糖：血糖 < 3.0mmol/L；

③ 3 级低血糖：需要他人帮助治疗的严重事件，伴有意识和（或）躯体改变，但没有特定血糖界限。

（2）临床特点 临床症状可因不同病因、血糖下降程度和速度、个体反应性和耐受性不同而表现为多样化。但总的归纳起来有交感神经兴奋症状和中枢神经受抑制症状。

1）交感神经兴奋症状：此组症状多在血糖下降较快时发生。因大量肾上腺素的释放，临床表现为出汗、手抖、视物模糊、四肢发冷、震颤、饥饿感、软弱无力、面色苍白、心慌心悸，甚至出现恶心呕吐等。

2）中枢神经受抑制症状：此组症状在血糖下降较慢而持久者更为明显，临床表现为多样化，主要是中枢神经缺氧、缺糖所致，主要表现为：①大脑皮层受抑制：头晕头痛、精神不集中、健忘、反应迟钝、语言障碍、意识朦胧、嗜睡甚至昏迷等；②皮层下中枢受抑制：神志不清、躁动不安、出现阵挛性、舞蹈性或幼稚性动作、阵发性惊厥、心动过速、瞳孔散大、锥体束征阳性等；③延脑受抑制：深度昏迷，早期去大脑皮层的某些体征：各种反射消失，血压下降，瞳孔缩小，如此种情况历时较久，则患者不易恢复，即使后来血糖恢复正常，也常会遗留痴呆等症状。

部分患者在多次低血糖症发作后会出现无警觉性低血糖症，患者无心慌、出汗、视物模糊、饥饿、无力等先兆，而是直接进入昏迷状态，持续时间较长（可达 6 小时），症状严重的低血糖可导致中枢神经系统不可逆转的损害。

（3）低血糖的分类 引起低血糖的原因较多，按病因和发生机制可分为空腹低血糖、餐后低血糖和医源性低血糖。

1）空腹低血糖：过度饥饿、剧烈运动、透析失糖、长期发热、腹泻、呕吐、小肠对糖吸收不良等均可引起空腹低血糖。

2）餐后低血糖：餐后低血糖又称反应性低血糖，常常于餐后3~4小时出现饥饿感、心慌心悸、出汗、手抖、头晕等症状。

发生机制：①胰岛β细胞对餐后高血糖刺激反应迟钝，分泌胰岛素高峰恰好落在血糖低谷，因而多在餐后3~4小时出现低血糖症。②各种组织对胰岛素的敏感性增强，加速组织对葡萄糖的摄取；拮抗胰岛素的激素分泌不足或分泌与胰岛素不同步等所致。

3）医源性低血糖

①胰岛素用量过多：胰岛素用量过多在糖尿病患者应用胰岛素治疗时常见，可以使胰岛素绝对量的过多和相对量的过多，常见于剂量过大、使用方法错误以及热量摄入不足、运动过量等。临床上在胰岛素应用时出现低血糖应首先考虑胰岛素过量所致。在应用胰岛素出现低血糖时，对运动后低血糖应予以重视，此时胰岛素的敏感性增高，胰岛素需要减少，同时，大量能量消耗，以及葡萄糖重新分布补充肝糖原储备，可造成血糖下降。由于不同的运动时间及不同的运动量，低血糖出现的时间不一定只出现在运动时，有时甚至可以发生在运动后8小时之久，因而通过调整外源胰岛素来避免运动期间的胰岛素相对过多是非常困难的。

②口服降糖药物过量：磺脲类口服降糖药也是引起急性低血糖的常见原因。这类药物的主要作用是刺激胰岛素释放更多的胰岛素，该作用通常不受血糖浓度的影响。一些非磺脲类口服降糖药，如瑞格列奈，其促进胰岛素分泌的作用需要一定的血糖浓度，但临床也常见有低血糖发生的报道，致使发生率较低，血糖主要由糖异生来维持，此时口服降糖药更容易引起低血糖。这类药物中的一些有较长的半衰期，如氯磺丙脲和格列苯脲，可引起长时间的低血糖，尤其当体内有乙醇时更是如此。一些需要通过肾脏排泄的磺脲类药物，在合并糖尿病肾病、肾功能不全时尤其应注意低血糖的可能，应注意药物的选择。

③潜在性降低血糖的药物：能促进低血糖症的发生、与磺脲类降糖药产生协同作用、加强降糖效应的药有氯霉素、PAS、双香豆素、磺胺类药、苯磺酸左旋氨氯地平等；能刺激胰岛细胞分泌胰岛素的药有β肾上腺素能受体激动剂、α肾上腺素能受体拮抗剂等；能抑制胰升糖素的释放，减少糖原异生的药有盐酸普萘洛尔、利血平等。此外，吗啡、曲吡那敏等药均可诱发低血糖症。

2. 相关检查

（1）血糖　低血糖发作时，一般血糖低于3.9mmol/L。

（2）尿糖　低血糖发作时为阴性。有时因膀胱内蓄尿多、时间长，尿糖也可能为阳性。

（3）尿酮体　常为阴性。

（二）辨证诊断

低血糖症病因多样，病情复杂，主要累及心、肝、脾三脏，往往呈内在脏腑功能紊乱状态，临床表现为紧急，病情重，变化快。所以，在辨证论治时一定要紧抓病机，准确判断，施治恰当，才能取得满意疗效。

如素禀脾胃薄弱，不耐饥饿及剧烈运动，饿则气馁，劳则气耗，营气耗伤；近期胃肠手术后，进食过多、过早，一则脾气受困，中气下陷，营精不散；二则气血速流胃腑，熟腐水谷，百脉血少，导致营气不足、清阳不升、脑神失养等。病性多以脾胃气虚为主，亦可为气不化阴，阴虚生热，或气损及阳，甚则阳气虚脱。

本病虽有因虚致病，或因病致虚的不同，而其病理性质，主要为气血阴阳的亏虚，病损主要在五脏。多以脾胃气虚为主，亦可为气不化阴，阴虚生热，或气损及阳，甚则阳气虚脱。

根据不同时期的临床表现，可概括为以下几个方面。

1. 气阴两虚证

临床证候：短气自汗，声低气怯，口干唇燥，不思饮食，大便偏干，苔少或无苔，脉细。

辨证要点：短气自汗，声低气怯，口干唇燥，大便偏干，苔少或无苔，脉细。

2. 肝郁气滞证

临床证候：胃脘胀满，攻撑作痛，痛及两胁，情志不畅时更甚，或呕吐吞酸，嗳气频作，饮食减少，舌质淡红，苔薄白，脉弦。

辨证要点：胃脘胀满，攻撑作痛，痛及两胁，情志不畅时更甚，嗳气频作，舌质淡红，苔薄白，脉弦。

3. 湿热闭窍证

临床证候：神昏或昏愦，鼻鼾痰鸣，肢体拘急，项背身热，躁扰不宁，甚则手足厥冷，频繁抽搐，舌质红绛，舌苔黄腻或干腻，脉弦滑数。

辨证要点：神昏或昏愦，鼻鼾痰鸣，躁扰不宁，舌质红绛，舌苔黄腻或干腻，脉弦滑数。

4. 亡阳暴脱证

临床证候：面色苍白，冷汗淋漓，四肢厥冷，呼吸微弱，神志模糊或神昏，舌淡白而润，脉微欲绝。

辨证要点：面色苍白，冷汗淋漓，舌淡白而润，脉微欲绝。

三、鉴别诊断

（一）西医学鉴别诊断

糖尿病合并严重低血糖致昏迷者需与其他糖尿病急性并发症相鉴别（表7-1）。

另外，低血糖症尚需与低血糖反应相鉴别。低血糖反应是指患者出现了低血糖症的临床症状，如疲乏、头晕、出汗、心悸心慌等，但血糖实测值并不低甚或仍高者，便应排除血糖测定的误差。低血糖反应一般不出现严重的意识障碍如昏迷。这是由于患者长期处于高血糖状态，当血糖迅速降低时，机体处于相对的低血糖状态，

表 7-1　低血糖昏迷与糖尿病其他急性并发症鉴别要点

鉴别要点	低血糖昏迷	DKA	高血糖高渗状态	糖尿病乳酸性酸中毒
诱因	药物过量、进食过少等	感染、停用药物、手术等	老年人、误食大量含糖食物、失水、心脑血管意外	休克、严重感染、酗酒等
血糖（mmol/L）	< 2.5	16~30	> 33.5	正常或偏高
血酮	阴性	阳性	阴性	阴性
血渗透压	正常	< 320	> 330	正常
pH	正常	< 7.3	> 7.3	< 7.35
HCO_3^-（mmol/L）	正常	< 15	> 20	< 15
阴离子间隙	正常	增加	正常	增加

从而出现临床症状，多见于糖尿病治疗过程中。解决的办法是放缓血糖控制速度，使患者有一个逐渐适应的过程。

低血糖引起的精神神经综合征尚需与癫痫、癔症、脑血管意外等相鉴别。对有糖尿病史，并出现不明原因的精神、神经综合征者，均应及时检测血糖。实际上，只要考虑到低血糖的可能性，临床诊断和鉴别诊断是不难的。

（二）中医学鉴别诊断

1. 与虚眩相鉴别

虚眩多发生于平卧位转变为直立位时，或长时间站立时发生眩晕、疲乏、脉弱、血压降低等症，血糖多正常。

2. 与神劳、脏躁相鉴别

神劳、脏躁以女性多见，发作与情志失调密切相关，血糖正常。

3. 与痫病相鉴别

痫病多见突发昏仆，口吐涎沫，移时自醒，常有反复发作史，发作与饮食无关，给葡萄糖后不能终止发作，血糖正常，脑电图可发现癫痫样波。

四、临床治疗

（一）提高临床疗效的要素

对低血糖患者应根据病史、体征做相关检查和试验，及时确定病因诊断，对有效解除低血糖状态和防治病情反复发作极为重要。方法包括饮食调整，避免可能引起低血糖症的食物或药物，积极治疗原发的肝、肾、胃肠道以及内分泌性疾病，根治引起低血糖症的各种疾病。

（二）辨病治疗

糖尿病患者血糖低于3.9mmol/L，即需要补充葡萄糖或含糖食物。严重的低血糖需要根据患者的意识和血糖情况给予相应的治疗和监护（图7-2）。

对于使用可能导致低血糖药物的患者，应考虑可能出现的无症状性低血糖，需筛查评估无症状性低血糖的风险。对于低血糖症来说，最重要的处理原则是尽快纠正低血糖，以避免低血糖引起心脑血管急性事件和反跳性高血糖。反复发作低血糖，特别是低血糖持续时间较长时，更可引起不可逆的脑损害，所以应及早识别，及时防治。

1. 纠正低血糖

（1）意识清醒者　立即进食，糖类量应大于20g，可以进食果汁、糖果或者其他食品。

（2）意识丧失者　立即静脉注射25g葡萄糖，或者肌内或皮下注射1mg高血糖素。当患者清醒后应鼓励患者进食一定量的含糖类食物。注射高血糖素或者葡萄糖20~60分钟后，鼓励患者进食非常重要，这可以预防新的低血糖再发生。

2. 对因治疗

（1）空腹低血糖　对于饥饿、运动、透析失糖、长期发热、腹泻、呕吐、小肠对糖吸收不良等引起的低血糖需从健康教育做起，嘱三餐主食定量，规律运动，透析前减少用药或适当增加主食，对存在急性疾病胃肠道疾病者有预见性的减少降糖药物应用。

（2）餐后低血糖　对于餐后反应性低血糖，于餐后3~4小时出现低血糖症状者调整饮食结构，或者分餐管理。

（3）医源性低血糖

①胰岛素用量过多：结合饮食及运动及时调整胰岛素用量。

②口服降糖药物过量：联合用药时需考虑药物的协同作用影响。避免使用能促进低血糖症的发生药物，如使用磺脲类降糖药患者，在应用氯霉素、PAS、双香豆素、磺胺类药、苯磺酸左旋氨氯地平等药

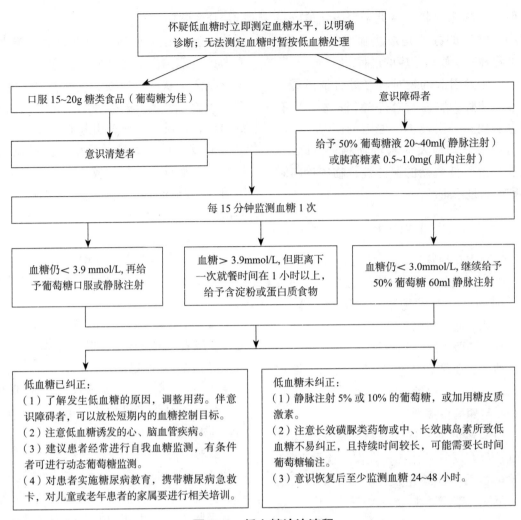

图 7-2　低血糖诊治流程

物时注意减少降糖药物用量；以及 β 肾上腺素能受体激动剂、α 肾上腺素能受体拮抗剂；盐酸普萘洛尔、利血平、吗啡、曲吡那敏等可诱发低血糖药物。

（三）辨证治疗

1. 辨证论治，专病专方

该病辨证多以脾胃气虚为主，亦可为气不化阴，阴虚生热，或气损及阳，甚则阳气虚脱。根据不同时期的临床表现，可分为以下 4 种证型治疗。

（1）气阴两虚证

［治法］益气养阴。

［方药］生脉散（《医学启源》）加减：麦冬、白芍、桑椹子、五味子、石斛、龙骨、甘草、花旗参（另炖兑服）。肝肾不足，阴虚甚者加山萸肉以滋补肝肾，养阴敛汗；头晕头痛甚者加钩藤以平肝止眩；头目不利者加枸杞子、菊花以养肝明目。

（2）肝郁气滞证

［治法］疏肝理气。

［方药］逍遥散（《太平惠民和剂局方》）加减：当归、柴胡、茯苓、白术、白芍、薄荷、甘草、生姜。两胁胀痛甚者可加素馨花，或合用川楝子散（延胡索、川楝子）以增强疏肝解郁作用；头胀痛甚者可加夏枯草、石决明以平肝止痛；饥饿甚者加用知母、石膏以清胃火、缓饥饿。

（3）湿热闭窍证

［治法］清热祛湿，开窍醒神。

［方药］甘露消毒丹（《医效秘传》）加苏合香丸（《太平惠民和剂局方》）加减：滑石、茵陈蒿、黄芩、贝母、连翘、射干、薄荷、藿香、石菖蒲、木通、白蔻仁，另用苏合香丸口服或鼻饲。腹胀纳呆者加神曲、厚朴以健脾祛湿消滞；痰多喉鸣者加半夏、僵蚕以燥湿醒神。

（4）亡阳暴脱证

［治法］回阳救逆，益气固脱。

［方药］参附龙牡救逆汤（《中医儿科学》）加生脉散（《医学启源》）加减：高丽参（另炖兑服）、熟附子（先煎）、白芍、麦冬、龙骨、牡蛎、五味子、炙甘草。神志昏蒙者加石菖蒲以宣中辟浊、开窍醒神；亡阳失阴者加山萸肉以补肾养阴、酸敛止汗。

2.外治疗法

（1）灸法

［处方］中脘、关元、气海、足三里、三阴交、神阙，脾俞、章门、肾俞、关元为主穴。

［操作方法］采用艾条灸法以患者感觉局部温热能忍受为度，每次每穴灸10~15分钟，每日2次，10天为1个疗程。

［适应证］低血糖之阳虚者。

［注意事项］避免烫伤皮肤。

（2）耳针

［处方］肾上腺、皮质下、升压点、心、内分泌等穴。

［操作方法］每次取3~4穴，轻刺激留针15~20分钟，或用压丸法。

［适应证］低血糖之阳虚者。

［注意事项］严格消毒，防止感染。

（3）针刺治疗

［处方］百会、素髎、内关、人中、足三里为主穴。昏迷者可针刺十二井穴、百会、水沟、涌泉、承浆、四神聪等穴，低血糖之脱证可针刺水沟、素髎、神阙、关元、涌泉、足三里，有回阳固脱、调节阴阳的作用。若亡阴者，可加太溪穴；若亡阳者，可加气海穴；心阳不振者，可加内关穴。脾气虚者可针刺内关、足三里、三阴交。

［操作方法］采用中强度刺激，以得气为度。均针双侧，留针20~30分钟，每10分钟行针1次。每次选3~4穴，每日或隔日1次，10次为1个疗程。

［适应证］低血糖症。

［注意事项］患者应避免过饥或过饱时行针刺治疗，以防出现晕针情况。

3.成药应用

（1）补中益气丸

［组成］炙黄芪、党参、炒白术、当归、升麻、柴胡、陈皮、炙甘草、生姜、大枣。

［功能］补中益气，升阳举陷。

［适应证］脾胃虚弱型低血糖。

［用法］每次8丸，每日3次，口服。

［注意事项］孕妇忌服。

［出处］山东医药，2016（42）：93-94.

（2）归脾丸

［组成］党参、炒白术、炙黄芪、炙甘草、茯苓、制远志、炒酸枣仁、龙眼肉、当归、木香、大枣（去核）。

［功能］益气健脾，养血安神。

［适应证］心脾两虚型低血糖。

［用法］每次8丸，每日3次，口服。

［注意事项］忌油腻食物，小儿、孕妇、高血压患者应在医师指导下服用。

［出处］光明中医，2021（3）：493-496.

（3）黄芪颗粒

［组成］黄芪。

［功能］补气固表。

［适应证］脾气虚型低血糖。

［用法］每次4g，每日3次，冲服。

［注意事项］忌辛辣、生冷、油腻食

物。感冒发热患者不宜服用。

［出处］当代医药论丛，2019（14）：113-114.

（4）当归补血颗粒

［组成］当归、熟地黄、川芎、党参、白芍、甘草、黄芪。

［功能］补血助气。

［适应证］气血亏虚型低血糖。

［用法］每次10g，每日3次，冲服。

［注意事项］忌寒凉、生冷食物。感冒发热时不宜服用。儿童不宜服用。

［出处］中医药学报，2022（9）：110-113.

（5）安神补心片

［组成］丹参、五味子（蒸）、石菖蒲、合欢皮、菟丝子、墨旱莲、女贞子（蒸）首乌藤、地黄、珍珠母，辅料为淀粉。

［功能］养心安神。

［适应证］心血不足型低血糖。

［用法］每次5片，每日3次，口服。

［注意事项］忌烟、酒及辛辣、油腻食物。孕妇、哺乳期妇女禁用。

［出处］时珍国医国药，2018（8）：2000-2003.

（6）人参养荣丸

［组成］人参、炒白术、茯苓、炙甘草、当归、熟地黄、白芍（麸炒）、炙黄芪、陈皮、制远志、肉桂、五味子（酒蒸）。

［功能］温补气血。

［适应证］气血两虚型低血糖。

［用法］每次1丸，每日1~2次，口服。

［注意事项］孕妇及身体壮实不虚者忌服。出血者忌用；不宜同时服用藜芦、五灵脂、皂荚或其制剂。不宜和感冒类药同时服用。

［出处］中医养生，2021（437）：68-69.

（7）麝香保心丸

［组成］人工麝香、人参提取物、人工牛黄、肉桂、苏合香、蟾酥、冰片。

［功能］益气强心。

［适应证］气滞血瘀型低血糖。

［用法］每次1~2丸，每日3次，口服。

［注意事项］孕妇及对本品过敏者忌服。不宜同时服用藜芦、五灵脂、皂荚或其制剂。脾胃虚弱者慎用。

［出处］中国现代医生，2021（35）：113-116.

（8）生脉散口服液

［组成］党参、麦冬、五味子。

［功能］益气养阴，生津。

［适应证］气阴两亏型低血糖。

［用法］每次10~20ml，每日3次，口服。

［注意事项］脾胃虚弱者、呕吐泄泻、腹胀便溏、咳嗽痰多者慎用。

［出处］内蒙古中医药，2022（3）：30-31.

（五）医家诊疗经验

1. 林兰

低血糖属于中医学中的"脱汗""虚痉""绝汗"等范畴，临床上把低血糖分为"脱汗"和"虚痉"两类，"脱汗"采用益气回阳固脱治法，运用参附龙牡救逆汤加减治疗；"虚痉"则采用益气养血治法，具体可运用补中益气汤加减治疗。

2. 张发荣

低血糖分两型，第一型为宗气亏虚型：症见面白头晕、饥饿心慌、疲乏腹胀、汗出手抖、恶心呕吐、舌淡、脉细数无力，治应补中益气，以黄芪建中汤为代表。第二型为宗气欲脱型：症见淋漓大汗、汗多如油、面色苍白、四肢湿冷、气息微弱、神情淡漠或昏不知人，或手足抽搐，舌淡苔白，脉大无根或脉微欲绝，治应养气回阳固脱，以参附龙牡汤加味为代表。

五、预后转归

低血糖症发作短暂，一般预后尚好。

低血糖反复发作、历时较久且缺糖较重者可造成中枢神经系统不可逆性损伤，而遗留有相应后遗症。重症低血糖失于有效治疗者可很快导致死亡。

六、预防调护

（一）预防

1. 提高警惕

提高对低血糖诊断的警惕性，对就诊的有神志异常、偏瘫、抽搐等症状的患者，必须常规做急诊血糖检测，避免漏诊、误诊。

2. 加强教育

饮食不规律是诱发低血糖最重要的原因，因此对糖尿病患者必须加强健康教育，特别是饮食教育。饮食要规律，要定时定量，准备好要进食的食物才能应用降糖药物，如有进食减少或进餐后呕吐者，应减少降糖药物的使用，避免低血糖的发生。同时需反复多次向患者和陪护人员交代胰岛素和其他降糖药物的使用方法，避免因剂量错误和方法错误而诱发低血糖。此外，应叮嘱患者随身携带一些应急食物如糖块、巧克力等，一旦确定患者发生低血糖反应，应立即口服。

3. 合理用药

宜使用短效磺脲类降糖药物，最好选用二甲双胍、胰岛素增敏剂等不易引发低血糖的药物，临床应用研究表明，胰高血糖素样肽类药物能较好地预防低血糖反应。如使用易在体内蓄积的药物或应用长效的磺脲类降糖药物或长效胰岛素时，应从小剂量开始，逐渐增加剂量，谨慎地调整剂量；要加强血糖的监测，有条件的建议应用24小时动态血糖监测，可以发现许多常规血糖监测方法不能发现的低血糖，特别是夜间无症状性低血糖，可有效地预防低血糖反应的发生。对老年长期糖尿病患者应适当放宽对血糖的控制范围，建议空腹血糖在 8.1mmol/L 左右，餐后血糖在 11.1mmol/L 左右，尤其对晚餐的血糖不宜控制过低。

4. 适当运动

运动时，应注意不能空腹，先补充适量的食物，防止出现低血糖；若有清晨空腹运动的习惯，应在运动之前的几日监测血糖水平，保证血糖处于正常水平范围内，可进食碳水化合物，防止运动过程中出现低血糖。同时要随身携带糖果，在出现四肢无力、头晕、出冷汗、饥饿感等低血糖症状时，可食用避免低血糖，并应暂停运动。

（二）调护

1. 密切观察患者病情

医护人员交接班时，首先应详细了解以及记录患者病情，明确患者的心理状态、药物使用、饮食以及运动情况，并对患者的精神活动情况进行观察。夜间值班时，要加强病房的巡视，并了解患者主诉，尤其是年龄大、诊断糖尿病血糖不稳定、合并糖尿病肾病患者，应加强血糖水平的监测，防止出现低血糖昏迷情况，提高治疗的有效性。

2. 心理引导

一些患者在明确自己疾病后，或者表现为担忧害怕，或者表现为不重视，并未对疾病的有效治疗抱有期望，一些患者在治疗过程中，遵医行为不良，认为疾病较难治愈，自暴自弃。医护人员应了解患者的这些心态表现，耐心向患者解释病情的具体情况，增强患者治疗疾病的信心和勇气，并告知患者具体的治疗方案，有利于患者积极主动配合治疗。

3. 血糖监测

糖尿病患者治疗过程中，血糖监测是疾病治疗以及调整降糖药的重要指标。因此需加强对患者的监测，对患者的用药情况以及饮食情况进行及时调整，一旦确诊低血糖应及时给予对症治疗，防止病情恶化，及时抢救患者。

4.饮食指导

糖尿病患者在治疗调护过程中，饮食治疗是最基本的措施。给予患者合理的饮食有利于控制体重水平，防止低血糖、高血糖，改善高血压以及脂代谢紊乱情况。患者应定时、定量饮食，并保证饮食的营养搭配均衡。

七、专方选要

[组成] 黄芪、白术、党参、知母、葛根、天花粉、丹参、红花。

[辨证加减] 有便秘、口臭症状的患者，加服大黄；血糖相对高的患者，加芡实、覆盆子；食量大、易饥饿的患者，加服熟地；血压高的患者，加服石决明、夜交藤；心烦口渴症状严重的患者，加服生石膏。

[功效] 健脾除湿，活血化瘀。

[用法] 1剂/日，早晚水煎服。

[临床应用] 用本方治疗糖尿病低血糖患者30例，患者低血糖完全得到控制14例（46.67%），低血糖基本得到控制16例（53.33%），低血糖控制率达100%。

[出处] 刘莉，王加伟.糖尿病低血糖中医治疗临床分析 [J]. 中国卫生产业，2013（24）：38-39，41.

八、研究进展

低血糖在糖尿病患者的日常血糖管理中很常见，越来越多的研究认为低血糖在认知功能障碍的发病机制中起到重要作用。严重的低血糖与认知功能障碍可能存在双向关系，造成低血糖与认知功能障碍互为加重的恶性循环后果，但具体的作用机制尚未明确。这种双向关系会造成低血糖与认知功能障碍互为加重的恶性循环。因此临床医生面临的挑战是平衡严格血糖控制目标的同时，避免药物不良反应，特别是低血糖。应通过制定适合患者的个体化管理策略，并优化降糖药物对血糖的控制，以尽量减少低血糖风险，打破低血糖与认知功能障碍的恶性循环，可选择低血糖风险低且同时具有神经保护功能的降糖药物。另外，低血糖致认知障碍的机制复杂，目前尚不明确，且反复发作的非严重低血糖与认知功能障碍的关系还存在争论，仍需进一步的研究。

低血糖除导致患者感觉不适外，还会影响人的心理状态、社会功能，降低幸福感和生活质量。低血糖发生时所带来的不适体验及对生命的潜在威胁可能导致患者产生的恐惧感称为低血糖恐惧感。我国学者通过中医情志护理提高2型糖尿病患者的自我管理水平，从而控制血糖水平，降低患者对低血糖的恐惧感。中医情志护理注重护患之间的沟通，关注患者的感受并通过言语开导缓解患者的紧张、恐惧情绪。通过移情易性、情志相胜、顺情解郁等方式鼓励患者培养兴趣爱好；向患者讲解低血糖的原因；引导患者适当发泄以化解悲观、抑郁等情绪，让患者认识到问题的根源后找到解决方法，从而降低患者的低血糖恐惧。

低血糖依然是糖尿病患者治疗过程中的严重并发症之一，西医治疗糖尿病起效迅速，能够在短时间内纠正血糖，改善低血糖症状，但如果药物剂量、饮食或运动控制不良，很容易导致低血糖的发生。中医在控制血糖方面多为调理脏器功能，具有双向调节血糖作用，调节作用温和，低血糖发生较少，安全性高。中药降血糖的缺点是效果较慢，由于糖尿病患者个人体质不同，且在治疗过程中需随患者病症发展及时调整中药的种类、剂量，效果差异较大，且无法批量投入治疗。临床治疗糖尿病引发的低血糖多以西医治疗为主，部分中医医院辅以中医调理。目前中医对糖尿病低血糖症的研究文献较少，希望在未来会有更多的中医对糖尿病低血糖症做深入研究，并且结合西医疗法，中西医结合，各取所长，服务于广大患者。

主要参考文献

［1］中国 2 型糖尿病防治指南（2020 年版）［J］. 中国实用内科杂志，2018，38（4）：292-344.

［2］马运涛，吴深涛. 吴深涛治疗顽固性低血糖症 4 法［J］. 江苏中医药，2013，（4）：14-16.

［3］American Diabetes Association. 1. Improving care and promoting health in populations： standards of medical care in diabetes-2020［J］. Diabetes Care, 2020, 43 Suppl 1： S7-S13. DOI： 10. 2337/dc20-S001.

［4］OKABAYASHI T, SHIMA Y, SUMIYOSHI T, et al. Diagnosis and management of insulinoma［J］. World J Gastroenterol, 2013, 19（6）：829-837.

［5］贾彦春，何庆，卫红艳，等. 18 例胰岛素瘤的诊疗分析及文献复习［J］. 天津医药，2016，44（11）：1301-1304.

［6］Lucidi P, Porcellati F, Bollig B, et al. Prevention and management of severe hypoglycemia and hypoglycemia unawareness： incorporating sensor technology［J］. Curr Diab Rep, 2018, 18（10）：83. DOI： 10. 1007/s11892-018-1065-6

［7］Miller ME, Williamson JD, gerstein HC, et al. Effects of randomization to intensive glucose control on adverse events, cardiovascular disease, and mortality in older versus younger adults in The ACCORD Trial［J］. Diabetes Care, 2014, 37（3）：634-643. DOI： 10. 2337/dc13-1545.

［8］Heinemann L, Freckmanng, Ehrmann D, et al. Real-time continuous glucose monitoring in adults with type 1 diabetes and impaired hypoglycaemia awareness or severe hypoglycaemia treated with multiple daily insulin injections（HypoDE）： a multicentre, randomised controlled trial［J］. Lancet, 2018, 391（10128）：1367-1377. DOI： 10. 1016/S0140-6736（18）30297-6.

第八章 糖尿病慢性并发症

第一节 糖尿病周围神经病变

糖尿病周围神经病变（diabetic peripheral neuropathy，DPN）是指在排除其他原因的情况下，糖尿病患者出现与周围神经功能障碍相关的症状，是糖尿病所致神经病变中最常见且中医药极具治疗优势的慢性并发症之一，其主要临床特征为四肢远端感觉、运动障碍，表现为肢体麻木、挛急疼痛，肌肉无力和萎缩、腱反射减弱或消失等。按其临床表现分为双侧对称性多发神经病变及单侧非对称性多发神经病变。该病早期呈相对可逆性，后期发展为顽固性难治性神经损伤。中医文献对糖尿病周围神经病变无确切的记载，大致归属于"痹证""痿证""血痹"等。2010年由国家中医药管理局颁布的《22个专业95个病种中医诊疗方案》中将本病的中医病名正式确定为"消渴病痹证"并在全国推广使用。

一、病因病机

（一）西医学认识

高血糖是导致糖尿病周围神经病变发生的主要原因。DPN确切的发病机制尚不完全清楚，是多因素共同作用的结果，包括以下几种。

（1）血管病变　主要是糖尿病微血管病变，导致神经缺血、缺氧。

（2）代谢紊乱　高血糖所致的代谢紊乱干扰了神经组织的能量代谢，使其结构和功能发生改变。主要包括：①多元醇代谢通路活性增高。长期高血糖使山梨醇在细胞内大量积聚，造成神经组织对肌醇摄取减少，最终使Na^+，K^+-ATP酶活性下降，神经细胞肿胀、变性、生理功能降低，传导速度减慢，节段性脱髓鞘和轴突消失，感觉神经损伤先于运动神经。②蛋白质糖基化使神经细胞结构和功能受损。③脂代谢异常，早期可使逆行传导减慢，随后可形成永久性病理变化。④血浆β-内啡肽样免疫活性物质（其下降与神经传导速度减慢呈正相关，故血浆β-内啡肽在某种程度上可代表周围神经病变的程度）下降。

（3）神经生长因子（是维持感觉神经元和交感神经元正常功能所必需的）减少。

（4）与遗传因素、自身免疫功能及血液流变性改变有关。

（二）中医学认识

1.病因

（1）气血不和，血行凝滞　《读医随笔》曰："气虚不足以推血，则血必有瘀。"又如《灵枢·百病始生》中所云"汁沫与血相搏，则并合凝聚不得散，而成积矣"。DPN即是由于消渴日久导致气虚、阴虚及阳虚，又与瘀血互为因果，最终因气血不和、血行凝滞、脉络痹阻发为本病。

（2）气阴两虚，血脉瘀滞　病乃由消渴病迁延不愈发展而来，然消渴原本阴虚燥热，耗气伤津，病程日久，阴伤气耗，终致气阴两虚，且病久入络，终致血脉瘀滞。《医林改错》有云："元气既虚，必不能达于血管，血管无气，必停留而瘀。"《血证论·发渴》曰："瘀血发渴……则气为血阻，不得上升，水津因不能随气上布。"气阴亏虚，阴虚内热，耗津灼液，导致血瘀，瘀血阻滞脉络，筋、脉、肉、皮失于濡养而出现凉、麻、痛、痿等表现。

（3）阳虚寒凝，经脉痹阻 《读医随笔》曰："阳虚必血滞。"消渴病日久，阴损及阳，最终导致阴阳两虚。阳虚寒凝，瘀阻脉道，气血运行不畅，经脉痹阻；阳不达于四末，四肢失于温养，故见四肢厥冷不温、麻木疼痛。元阳亏损，温煦不足，肌肉筋脉失于温养发为本病。

（4）脏腑失常，筋肉失养 诸多医家在临床辨治DPN时，认为病变多累及肺、脾、胃、肝、肾，其中尤以肾为关键。《灵枢·五变》云："五脏皆柔弱者，善病消瘅。"肺为水之上源，主宣肃，如肺燥阴亏，津液不足，或津液失于输布，则皮毛失于濡润；脾主运化、主四肢，脾胃为后天之本，脾虚则气血生化不足、肢体无主；胃热则灼伤肺津，燥热由生；肾之阴阳为一身阴阳之根本，肾阴不足，肝失涵养，宗筋不利；脾肾亏虚，水湿停留，泛滥肌肤，可导致水肿等发生。

2.病机

DPN的病机有虚有实、虚实错杂。虚有本与变之不同。虚之本在于阴津不足，虚之变在于气虚、阳损。虚之本与变，既可单独在糖尿病性神经病变的发生发展中起作用，也可相互转化，互为因果；既可先本后变，也可同时存在。实为痰与瘀，既可单独致病，也可互结为果。就临床实际情况来看，患者既可纯虚为病，所谓"气不至则麻""血不荣则木""气血失充则痿"，又可虚实夹杂，但一般不存在纯实无虚之证。虚实夹杂者，在虚实之间，又多存在因果标本关系。常以虚为本，阴虚为本中之本，气虚、阳损为本中之变；而以实为标，痰浊瘀血，阻滞经络。

DPN病位主要在肌肤、筋肉、脉络，以气虚、阴虚或气阴两虚为本，或由此导致肢体脉络失荣而表现为以虚为主的证候，或由此导致的脏腑代谢紊乱产生的病理产物瘀血、痰浊相互交阻，留滞于肌肤、筋肉、脉络，表现为本虚标实之候。但无论是以虚为主还是本虚标实，瘀血贯穿DPN始终。

DPN病机是动态演变的过程，基本上随着糖尿病的发展按照气虚夹瘀或阴虚夹瘀→气阴两虚夹瘀→阴阳两虚夹瘀的规律而演变，阴亏是发生DPN的关键；气虚是迁延不愈的症结；阳虚是发展的必然趋势；血瘀是造成本病的主要原因。本病大致可以分为4个阶段。

（1）麻木为主期 多由于肺燥津伤，或胃热伤阴耗气，气阴两虚，血行瘀滞；或气虚血瘀，或阴虚血瘀；或气阴两虚致瘀，脉络瘀滞，肢体失荣。临床可见手足麻木时作，或如蚁行，步如踩棉，感觉减退等。

（2）疼痛为主期 气虚血瘀、阴虚血瘀，迁延不愈；或由气损及阳，或阴损及阳，阳虚失煦，阴寒凝滞，血瘀为甚；或复因气不布津，阳不化气，痰浊内生，痰瘀互结，痹阻脉络，不通则痛。临床上常呈刺痛、钻凿痛或痛剧如截肢，夜间加重，甚者彻夜不眠等。

（3）肌肉萎缩为主期 多由于上述两期迁延所致。由于久病气血亏虚，阴阳俱虚；或因麻木而肢体活动长期受限，血行缓慢，脉络瘀滞，肢体、肌肉、筋脉失于充养，则肌肉日渐萎缩、肢体软弱无力。常伴有不同程度的麻木、疼痛等表现。

（4）与糖尿病足（DF）并存期 由于DPN常与糖尿病微血管病变、大血管病变互为因果，因此，DPN后期往往与DF同时存在。一旦病至此期，则病情更为复杂，治疗当与DF的治疗互参互用，择优而治。

二、临床诊断

（一）辨病诊断

1.诊断要点

（1）病史 有明确的糖尿病病史。

（2）在诊断糖尿病时或之后出现的神经病变。

（3）临床症状和体征与糖尿病周围神经病变的表现相符。

①症状：主要是疼痛、麻木、感觉异常等。疼痛呈刺痛、灼痛、钻凿痛，位于深处，似在骨髓深部，或剧痛如截肢，或痛觉过敏，不得覆被，痛每于夜间就寝后数小时加重，白天或行走后减轻，疼痛多呈对称性；感觉异常有蚁走、虫爬、发热、触电样感觉，往往从远端脚趾上行可达膝以上，分布如袜套或手套样，感觉常减退。

②体征：四肢远端手套、袜套样痛觉、温度觉减退，跟腱反射、膝反射常减弱或消失；上肢肌腱反射消失为多见而严重；震动觉、位置觉消失或减低，尤以深感觉减退较明显；另有皮肤菲薄、干燥、脱屑，指、趾甲增厚失去光泽等表现。

（4）有临床症状（疼痛、麻木、感觉异常等）者，以下5项检查（踝反射、针刺痛觉、震动觉、压力觉、温度觉）中任1项异常；无临床症状者，5项检查中任2项异常，临床诊断为糖尿病周围神经病变。

（5）排除诊断　需排除其他病因引起的神经病变，如颈腰椎病变（神经根压迫、椎管狭窄、颈腰椎退行性变）、脑梗死、格林－巴利综合征、严重动静脉血管病变（静脉栓塞、淋巴管炎）等，尚需鉴别药物尤其是化疗药物引起的神经毒性作用以及肾功能不全引起的代谢毒物对神经的损伤。如根据以上检查仍不能确诊，需要进行鉴别诊断的患者，可做神经肌电图检查。

（6）糖尿病远端对称性多发性神经病变的临床诊断主要依据临床症状疼痛、麻木、感觉异常等。临床诊断有疑问者，可以做神经传导功能检查。

（7）诊断分层　见表8-1。

2.相关检查

主要包括物理学检查、神经传导速度

表8-1　诊断分层特征表

诊断	特征
确诊	有DSPN的症状或体征，同时存在神经传导功能异常
临床诊断	有DSPN的症状及1项体征为阳性，或无症状但有2项以上（含2项）体征为阳性
疑似	有DSPN的症状但无体征或无症状，但有1项体征阳性
亚临床	无症状和体征，仅存在神经传导功能异常

（NCS）等。

（1）腱反射及震动觉的检查　DPN的患者早期出现腱反射尤其是下肢远端反射（踝反射）的消失。震动觉检查常用128Hz音叉进行检查。将振动的音叉末端置于双足踇指背面的骨隆突处各测试3次，在患者闭眼的状况下，询问能否感觉到音叉的振动。3次中2次以上回答错误则判为振动觉缺失，3次中2次以上回答正确则判为振动觉存在。

踝反射检查时根据踝反射情况分为反射亢进、减弱及正常，反映下肢深感觉的功能情况。国外提倡将这两项检查作为检测指标，但正常老年人也可以出现对称性下肢远端震动觉的消失，缺乏特异性。

（2）痛觉及温度觉检查　痛觉检查是通过测定足部对针刺疼痛的不同反应，初步评估末梢感觉神经的功能情况。温度觉通过特定的仪器测定足部对温度变化感觉的敏感性。

（3）S-M单丝触觉试验　用S-M单丝轻触其皮肤并使其弯曲，则皮肤表面所承受的压力为10g。检查时在患者双足背皮肤无甲处各触碰4次，记录未能感知的次数，≥5次者很可能患有DPN。

（4）神经传导速度　感觉神经传导速度减慢最为敏感，下肢重于上肢，远端重于近端。神经电生理检查适用于经检查后高度怀疑 DPN 的患者；可评估周围有髓鞘的粗纤维神经传导电信号的能力。若神经髓鞘、郎飞结节及轴索病变，则检查结果异常。通常检测正中神经、尺神经、腓总神经、胫神经及腓肠神经等。运动神经传导速度减慢出现较晚，诊断意义较大。

（5）形态学检查　皮肤活检：取直径 3mm 的皮肤，观察表皮内神经纤维密度及平均神经分支长度。主要评估细神经纤维病变。神经活检：外踝后方的腓肠神经是常用的活检部位。此检查只反映某一时刻、某一根神经的某一个位点上的信息，而不能反映完整的神经反应环的功能。

（6）其他检查方法　体感诱发电位的改变可以反映轴突、Schwann 细胞受损情况，以及中枢传导径路上的损害，是检测周围神经病变的一项敏感指标。

（二）辨证诊断

1.气虚血瘀证

临床证候：手足麻木，如有蚁行，肢末时痛，多呈刺痛，下肢为主，入夜痛甚；气短乏力，神疲倦怠，自汗畏风，易于感冒，舌质淡暗，或有瘀点，苔薄白，脉细涩。

辨证要点：手足麻木，如有蚁行，肢末时痛，多呈刺痛，下肢为主，入夜痛甚，伴有气虚及血瘀证。

2.阴虚血瘀证

临床证候：腿足挛急，肢体麻木，酸胀疼痛，或小腿抽搐，夜间为甚；五心烦热，失眠多梦，皮肤干燥，腰膝酸软，头晕耳鸣；口干少饮，多有便秘，舌质嫩红或暗红，苔花剥少津，脉细数或细涩。

辨证要点：腿足挛急，肢体麻木，酸胀疼痛，或小腿抽搐，夜间为甚，伴有阴虚证。

3.寒凝血瘀证

临床证候：肢体麻木不仁，四末冷痛，得温痛减，遇寒痛增，下肢为著，入夜更甚；神疲乏力，畏寒怕冷，倦怠懒言，舌质暗淡或有瘀点，苔白滑，脉沉紧。

辨证要点：肢体麻木不仁，四末冷痛，得温痛减，遇寒痛增，下肢为著，入夜更甚，伴有阳虚寒凝证。

4.痰瘀阻络证

临床证候：麻木不止，常有定处，足如踩棉，肢体困倦，头重如裹，昏蒙不清，体多肥胖，口黏乏味，胸闷纳呆，腹胀不适，大便黏滞。舌质紫暗，舌体胖大有齿痕，苔白厚腻，脉沉滑或沉涩。

辨证要点：麻木不止，常有定处，足如踩棉，伴有痰浊中阻证。

5.肝肾亏虚证

临床证候：肢体痿软无力，肌肉萎缩，甚者痿废不用，腰膝酸软，骨松齿摇，头晕耳鸣，舌质淡，少苔或无苔，脉沉细无力。

辨证要点：肢体痿软无力，肌肉萎缩，甚者痿废不用，伴有肝肾亏损证，以"虚"为主。

6.气阴两虚兼瘀证

临床证候：肢体麻木，肢端时痛，多呈刺痛或灼热疼痛，下肢为主，或小腿抽搐，入夜为甚，气短乏力，神疲倦怠，自汗畏风，五心烦热，腰膝酸软，头晕耳鸣，便秘，舌质暗红，或有瘀斑，苔薄白或少苔，脉细数或弦细涩。

辨证要点：肢体麻木，肢端时痛，多呈刺痛或灼热疼痛，气短乏力，自汗畏风，五心烦热，头晕耳鸣，便秘，舌质暗红，或有瘀斑，以"气虚"和"阴虚"兼"瘀血"为主。

7.阴阳两虚兼瘀证

临床证候：四肢欠温，甚或厥冷，麻木不仁，隐隐作痛，迁延不愈，神疲乏力，形寒怯冷，面容憔悴，腰膝酸软，食少纳呆，腹泻或便秘，夜尿频多，或潮热盗汗，舌质暗淡，舌下络脉瘀紫，舌体胖大有齿痕，苔白厚腻，脉沉滑或沉涩。

辨证要点：四肢欠温，甚或厥冷，麻木不仁，形寒怯冷或潮热盗汗，舌质暗淡，舌下络脉瘀紫，以"阴虚"和"阳虚"兼"瘀血"为主。

三、鉴别诊断

（一）西医学鉴别诊断

本病应与其他原因引起的多发性神经炎相鉴别。

1. 中毒性末梢神经炎

该神经病变通常可由酗酒、尿毒症、环境毒素、医源性（医源性中毒性神经病变）或其他代谢产生的毒素所引起。常有药物中毒或农药接触史，疼痛症状较突出。药物以脂肪烃（正己烷、戊烷、汽油）、芳香烃（苯、苯乙烯、丁基甲苯、乙烯基甲苯）、氯化烃（三氯乙烯、二氯甲烷），以及二硫化碳、磷酸三邻甲酚等脂溶性较强的溶剂为多见。有机溶剂对神经系统的损害大致有三种类型：第一种为中毒性神经衰弱和自主神经功能紊乱，患者可有头晕、头痛、失眠、多梦、嗜睡、无力、记忆力减退、食欲不振、消瘦，以及多汗、情绪不稳定、心跳加速或减慢、血压波动、皮肤温度下降或双侧肢体温度不对称等表现；第二种为中毒性末梢神经炎，大部分表现为感觉型，其次为混合型，可有肢端麻木、感觉减退、刺痛、四肢无力、肌肉萎缩等表现；第三种为中毒性脑病，比较少见，见于二硫化碳、苯、汽油等有机溶剂的严重急、慢性中毒。

2. 感染性多发性神经根神经炎

急性感染性多发性神经根神经炎又称格林－巴利综合征，本病为急性起病，进行性对称性的弛缓性瘫痪性疾病。病程早期可有不同程度的感染表现。严重者常伴有颅神经麻痹及呼吸肌瘫痪。本症一年四季均可发病。本病确切病因迄今未明，目前多认为是与感染有关的自身免疫性疾病。本病患者体内存在着抗某种病原体的特异性IgG和IgM。病原体除常见的呼吸道和肠道病毒外，还有EB病毒、巨细胞病毒、柯萨奇病毒、埃可病毒、流感病毒和肝炎病毒，肺炎支原体以及空肠弯曲菌等对本病的发病亦有重要作用。在患者的血清中检测出抗周围神经组织抗体，该抗体可引起脱髓鞘病理变化。有人认为本病也是一种由细胞免疫介导的疾病。约55%的患者于神经系统症状出现前1~3周有前驱感染史（如上呼吸道感染、腹泻、风疹等），常见发病诱因为淋雨、涉水、外伤等，绝大多数患者急性起病，体温正常，1~2周神经系统病情发展至高峰，持续数日，多在2~4周开始恢复。个别患者起病缓慢，3~4周病情达高峰。主要表现如下。

（1）运动障碍　双下肢无力而后呈上行性瘫痪，也有呈下行性瘫痪，瘫痪呈对称性，受累部位可见肌萎缩，手足肌肉尤其明显，腱反射和腹壁反射减弱或消失。

（2）颅神经麻痹　患者常有运动颅神经麻痹，常见Ⅶ、Ⅸ颅神经受累，患者表现为吞咽困难、进食呛咳、颜面无表情。

（3）呼吸肌瘫痪　重症患者常伴呼吸肌瘫痪，依受累程度分一度、二度、三度瘫痪。

（4）自主神经功能障碍　患者常有出汗过多或过少，肢体发凉，阵发性面红，心率增快，重症可有心律不齐，血压升高或不稳。

（5）感觉障碍　发病初期可有感觉障碍如痛、麻、痒等，或有手套、袜套或根性感觉障碍，多数患者抬腿诉疼痛，Laseque征阳性。诊断要点为：①急性发病、不发热，可见于上行性、对称性、弛缓性瘫痪，少数为下行性瘫痪，腱反射减低或消失；②四肢有麻木或酸痛等异常感觉，呈手套样、袜套样感觉障碍，但一般较运动障碍为轻；③可伴有运动性颅神经障碍，常见面神经、吞咽神经、迷走神经受累；④病情严重者常有呼吸肌瘫痪；⑤脑脊液可有蛋白、细胞分离现象。

3. 结节性多动脉炎

结节性多动脉炎又称为结节性动脉周围炎和坏死性动脉炎、多脉管炎等，是一种致命性疾病，一般多为年轻人发病，男性多于女性，男女之比为2~4：1。其临床病变过程发展较快，病变范围广泛，通常累及全身动脉系统，临床表现复杂多变，根据病变累及部位或器官的不同而表现各异。其特征为小动脉及中等动脉的全层均有显著的炎性病变，好发于动脉分支处，引起病变范围内多发的动脉瘤形成、血栓形成和梗死、纤维蛋白样坏死。临床比较少见，但危害性大，治疗困难。

4. 脊髓空洞症

脊髓空洞症是一种缓慢进行性脊髓退行性病变，其病理特征是脊髓灰质内的空洞形成及胶质增生。临床表现为受损节段内的浅感觉分离、下运动神经元瘫痪和自主神经功能障碍，以及受损节段平面以下的长束体征。如病变位于延髓者，称延髓空洞症；如病变同时波及脊髓和延髓者，称球脊髓空洞症。以颈胸段多见，可累及脑干延髓。临床主要症状是受累脊髓节段平面内的皮肤浅感觉分离，以及受累平面以下的长束症状。多见于20~30岁青年，男女之比为3：2。因体表浅感觉分离，患者常发生指端灼、割、刺伤无痛感而就诊，随病情发展逐渐出现手部肌肉萎缩，下肢出现上运动神经元性瘫痪。临床表现为以下几点。

（1）感觉障碍　空洞部位脊髓支配区域浅感觉分离；痛温觉丧失，触觉存在；病变平面以下束性感觉障碍。

（2）运动障碍　因脊髓前角细胞受累，手部小肌肉骨间肌、鱼际肌及前臂尺侧肌萎缩和束颤，严重萎缩时呈爪样手；随病变发展可出现上肢其他肌肉及肩脚带肌、肋间肌萎缩；病变平面以下表现为上运动神经元瘫痪，肌张力增高，腱反射亢进，病理征阳性。

（3）自主神经功能障碍　因脊髓侧角受损，致皮肤营养障碍，如皮肤增厚、指端发紫、肿胀、顽固性溃疡、多汗或无汗；下颈段侧角受累，可出现霍纳综合征。

（4）约20%的患者发生关节损害，由于关节痛觉缺失，常因磨损破坏引起脱钙，活动异常而无痛感称Charcot关节。病变波及延髓可出现球麻痹。部分患者常合并脊柱侧弯、弓形足、颅底凹陷、脑积水等。

辅助检查可见：①腰穿脑脊液压力及成分早期多正常，后期蛋白可增高；②椎管脊髓碘水造影可见脊髓增宽；③脊髓CT或MRI可助确诊，尤其是MRI可排除骨质影响，不需注射造影剂，即可清晰显示空洞的部位、形态、长度范围，是目前诊断脊髓空洞症的最佳方法。

（二）中医学鉴别诊断

1. 与痹证相鉴别

痹证是由于风、寒、湿、热等邪气闭阻经络，影响气血运行，导致肢体筋骨、关节、肌肉等处发生疼痛、重着、酸楚、麻木，或关节屈伸不利、僵硬、肿大、变形等症状的一种疾病。轻者病在四肢关节肌肉，重者可内舍于脏。

2. 与痿证相鉴别

消渴病痹证也可发展为痿证。痿证指由于五脏受损，精津不足，气血亏耗，肌肉筋脉失养所致的肢体筋脉弛缓，软弱无力，不能随意运动，或伴有肌肉萎缩的一种病证。临床以下肢痿弱较为常见。消渴病痹证是由消渴病引起，临床表现以肢体麻、凉、痛为主。如果病情发展至肢体肌肉萎缩，也可归属痿证论治。

3. 与颤证相鉴别

颤证是以头部或肢体摇动颤抖，不能自制为主要临床表现的一种病证。轻者表现为头摇动或手足微颤，重者可见头部振摇，肢体颤动不止，甚则肢节拘急，失去生活自理能力。

四、临床治疗

（一）提高临床疗效的要素

1. 识证明病，病证合参，规范诊疗

首先要根据病史、症状、体征及辅助检查，明确疾病诊断（即明病），其次在疾病明确的前提下，准确识证，即通过望闻问切四诊合参，方能辨证施治。本病主要病机是以气虚、阴虚、阳虚失充为本，以瘀血、痰浊阻络为标，瘀血以其不同的程度而贯穿于本病整个病程的始终。临证当首辨其虚实，虚当辨气虚、阴虚、阳虚之所在；实当辨瘀与痰之所别，但总以虚中夹实最为多见。辨证施治，证分五型，贴近临床，切合实用。治疗在辨证施治、遣方择药前提下，以益气养阴、温经通阳、化瘀通络、宣痹止痛为治疗本病的基本大法，活血化瘀应贯穿治疗全过程，取其"以通为补""以通为助"之义。

2. 洞察主症，抓准病机

消渴病痹证以麻、凉、痛、痿四大症为主要临床特点，据四大症主次、轻重程度找准"本"、辨析"标"、依机立法、依法遣方、理法方药、君臣佐使、丝丝入扣、一线相贯。切忌对号入座、生搬硬套！

3. 内外合治，协同增效

发挥中医外治优势，补内治之不足，"外治之理即内治之理，外治之药即内治之药"。中药外治，简、便、廉、捷、验，故外治法千载而不衰。治疗中可根据具体情况随证加减，并参照相关法规和临床经验确定药物剂量，建议将内服汤剂煎后的药渣再煎后熏洗患处，以期达到内外同治、异曲同工的目的。重内服，决不可轻外治，内外合治，殊途同归，异曲同工，事半功倍。

4. 中医辨证与西医辨病相结合

DPN 患者中 50% 以上的患者无临床症状，待临床症状出现，其神经的病理性损害多已不可逆。电生理检查神经传导速度的减慢在临床无症状时就已经存在。仅仅凭借中医传统的四诊合参，必然会出现漏诊。并且传统的神经电生理检查主要反映的是有髓大纤维的远端传导功能，不能反映 DPN 早期小的神经纤维和无髓自主神经纤维的功能变化及中、慢传导速度纤维的传导特征，因此，其临床诊断的阳性率要远低于 DPN 的实际患病率。在临床确诊糖尿病时，就要详查神经系统受累情况，并定期检查神经传导速度、SSR 等神经电生理指标，以获得早期诊断，有利于重新认识症状与证型的形成机制，体现中医整体观念，发挥中医治疗优势。

5. 中医药综合治疗，多靶点作用

本病为慢性病程，且大多发现时病程已较长，临床表现较为复杂，临证要分清虚实、辨明寒热，或攻或补，或清或温，或攻补兼施，或寒热并用，并考虑患者年龄、体质、疾病程度、病程时间等；临床诊治时采用单一的中医治疗方法往往难以达到理想的效果。因此，将有效的治疗方法进行有机结合形成综合治疗方案，包括中药汤剂、中成药、针灸、推拿、中药熏洗、离子导入等，可明显提高疗效，改善患者临床症状及相关指标。

（二）辨病治疗

1. 对因治疗

（1）血糖控制　严格控制血糖并保持血糖稳定是预防和治疗 DPN 的基石。DPN 的治疗首先是积极控制血糖，在饮食、运

动等疗法的基础上，酌情合理选用口服降糖药及胰岛素，使血糖控制在正常或接近正常。

（2）纠正多种代谢紊乱　纠正体内糖、脂肪、蛋白质代谢紊乱。高血压、高血脂、吸烟都是DPN的危险因素，应严格控制血压、血脂，戒烟。

2. 针对发病机制治疗

（1）神经修复　糖尿病周围神经病变的神经损伤通常伴有节段性脱髓鞘和轴突变性，其修复往往是一个漫长的过程，如修复轴突变性最长需要18个月。主要通过增强神经细胞内核酸、蛋白质以及磷脂的合成，刺激轴突再生、促进神经修复。常用药有甲钴胺等。

（2）抗氧化应激　通过抑制脂质过氧化，增加神经营养血管的血流量，增加神经Na^+、K^+-ATP酶活性，保护血管内皮。常用药如α-硫辛酸等。

（3）改善微循环　提高神经细胞的血供及氧供。常用药如前列腺素E_1、己酮可可碱、山莨菪碱、西洛他唑、活血化瘀类中药等。

（4）改善代谢紊乱　通过可逆性抑制醛糖还原酶而发挥作用。新一代醛糖还原酶抑制剂如依帕司他等。

（5）其他　如神经营养，包括神经营养因子、C肽、肌醇、神经节苷脂和亚麻酸等。

3. 对症治疗

（1）传统抗惊厥药　主要有丙戊酸钠和卡马西平。

（2）新一代抗惊厥药　主要有普瑞巴林和加巴喷丁。

（3）三环类抗抑郁药　常用阿米替林、丙咪嗪和新型抗抑郁药西肽普兰等。

（4）阿片类止痛药　主要有羟考酮和曲马多等。

（5）局部止痛药　主要用于疼痛部位较为局限者。如硝酸异山梨酯喷雾剂、三硝酸甘油酯贴膜剂可使局部疼痛及烧灼感减轻；辣椒素可减少疼痛物质的释放；局部应用5%的利多卡因贴片也可缓解疼痛。

（三）辨证治疗

1. 辨证论治

（1）气虚血瘀证

［治法］补气活血，化瘀通痹。

［方药］补阳还五汤（《医林改错》）合黄芪桂枝五物汤（《金匮要略》）加减：生黄芪、当归、桂枝、赤芍、川芎、地龙、桃仁、红花、鸡血藤、首乌藤、生姜、大枣。

［加减］病变以上肢为主者加桑枝、桂枝尖；以下肢为主者加川牛膝、独活。

（2）阴虚血瘀证

［治法］滋阴活血，柔筋缓急。

［方药］芍药甘草汤（《伤寒论》）合四物汤（《太平惠民和剂局方》）加味：生白芍、生甘草、生地黄、当归、川芎、木瓜、川牛膝、炒枳壳。

［加减］腿足挛急，时发抽搐者，加全蝎、蜈蚣；五心烦热者加地骨皮、胡黄连。

（3）寒凝血瘀证

［治法］温经散寒，通络止痛。

［方药］当归四逆汤（《伤寒论》）加减：当归、炮附子、赤芍、桂枝、细辛、通草、干姜、制乳香、制没药、大枣、甘草。

［加减］以下肢、尤以足疼痛为甚者，可酌加川续断、牛膝、鸡血藤、木瓜等活血祛瘀之品；若加吴茱萸、生姜，又可治本方证内有久寒，兼有水饮呕逆者。

（4）痰瘀阻络证

［治法］化痰活血，宣痹通络。

［方药］指迷茯苓丸（《证治准绳》）合活络效灵丹加减：茯苓、姜半夏、炒枳壳、

炒白术、生薏仁、当归尾、丹参、制乳香、制没药。

[加减] 胸闷呕恶，口黏者加藿香、佩兰，枳壳易枳实；肢体麻木如蚁行较重者加独活、防风、僵蚕；疼痛部位固定不移者加白附子、白芥子、延胡索、鸡血藤等。

（5）肝肾亏虚证

[治法] 滋补肝肾，填髓充肉。

[方药] 壮骨丸（《丹溪心法》）加减：龟甲、黄柏、知母、熟地黄、山萸肉、生白芍、锁阳、怀牛膝、全当归、炒枳壳。

[加减] 肾精不足明显者加牛骨髓、菟丝子；阴虚明显者加枸杞子、女贞子。

（6）气阴两虚兼瘀证

[治法] 益气养阴，活血通络。

[方药] 参芪地黄汤（《杂病源流犀烛》）合桃红四物汤（《医宗金鉴》）加减：太子参、生黄芪、生地黄、山萸肉、牡丹皮、茯苓、泽泻、桃仁、红花、川芎、赤芍。

[加减] 五心烦热者，多属阴虚，加枸杞子、女贞子等。

（7）阴阳两虚兼瘀证

[治法] 滋阴温阳，活血通络。

[方药] 济生肾气丸（《济生方》）合补阳还五汤（《医林改错》）加减：炮附子、肉桂、熟地黄、山萸肉、牡丹皮、茯苓、泽泻、桃仁、川芎、赤芍。

[加减] 冷痛者加川乌、续断、牛膝、木瓜等。

2. 外治疗法

（1）药物外治法

1）熏洗（蒸）法（参考中华中医药学会 2007 年颁布的《糖尿病中医防治指南》、2010 年《中华中医药杂志》发布的《糖尿病周围神经病变中医诊疗规范初稿》中的糖痛外洗方进行熏洗）

[处方] 透骨草、桂枝、花椒、艾叶、木瓜、苏木、红花、赤芍、白芷、川芎、川乌、草乌、生麻黄、白芥子。

[操作方法] 上药水煎取汁，每袋 300ml，应用时 300ml 加水稀释至 4000ml，置于足浴器内，先用热气熏蒸患处，待水温至 38~42℃时即浸没患处（下肢于膝关节下 1/3，上肢肘关节下 1/3），每日 1 次，每次 30 分钟，14 天为 1 个疗程。

[适应证] 适用于各种证型的熏洗治疗，对血瘀、阳虚、寒凝者尤为适宜。

[注意事项] 应注意避免烫伤，每次熏洗后用柔软毛巾擦干，并注意保暖。肢端皮肤过敏、破溃者禁用。

2）离子导入治疗

[处方] 川乌、草乌、透骨草、白芥子、鸡血藤、赤芍、川牛膝、延胡索、红花，水煎浓缩。

[操作方法]

①治疗前准备离子导入治疗机、中药导入液、沙袋、治疗巾、毛巾、配电盘。护士着装整齐，洗手、戴口罩。核对患者姓名、诊断、医嘱、部位。评估局部皮肤状况，协助患者取合适体位，铺治疗巾，遵医嘱选择穴位。连接电源，将中药导入液滴于棉垫上，套在锌片外，放置于备穴，沙袋压覆。

②打开电源开关，由弱到强逐步调节输出频率，选择强度，并不断询问患者感觉及耐受性，调节完毕，定时 30 分钟。

③治疗完毕后，关闭开关、切断电源、毛巾擦干皮肤，再次评估患者局部皮肤及症状。协助患者整理衣着，安排患者舒适体位或回房休息，整理物品，清洗消毒后归位，洗手、记录并签字。做好记录，整理用物并消毒。注意嘱患者一定注意预防灼伤等。

[适应证] 适用于各种证型，对气虚血瘀证、寒凝血瘀证疗效尤为显著。

[注意事项] 治疗期间需专人护理，观察局部皮肤情况，酌情调节频率及强度。有对导入液中药成分过敏者须调整方剂，

必要时停止该项治疗。皮肤破溃者禁用。

（2）非药物外治法

1）针灸疗法

［适应证］各种证型，依"盛则泻之，虚则补之，热则疾之，寒则留之，陷下则灸之"的基本理论原则，分型施治。

［禁忌证］空腹血糖≥10mmol/L、局部皮肤有破损、晕针、体质虚弱者。

①体针

气虚血瘀证：取穴以气海、血海、足三里为主穴，可配合三阴交、曲池、内关。手法：施捻转平补平泻法。每日1次，10~15日为1个疗程。

阴虚血瘀证：取穴以肝俞、肾俞、足三里为主穴，可配合三阴交、太溪、曲池、合谷。手法：施捻转平补平泻法。每日1次，10~15日为1个疗程。

寒凝血瘀证：取穴以肾俞、命门、腰阳关、关元为主穴，可配合环跳、阳陵泉、绝骨、照海、足临泣。手法：施捻转平补平泻，出针后加灸。每日1次，10~15日为1个疗程。

痰瘀阻络证：取穴以胃俞、曲池、脾俞、足三里为主穴，可配合三焦俞、三阴交、丰隆、解溪、太冲。手法：施捻转平补平泻，出针后加灸。每日1次，10~15日为1个疗程。

肝肾亏虚证：取穴以肝俞、脾俞、肾俞为主穴，可配合足三里、三阴交、太溪、太冲、承山、伏兔。手法：中等刺激，主穴用补法，加灸，每日1次，10~15日为1个疗程。

②梅花针：取穴以脊柱两侧为主，病变在上肢者加刺臂内、外侧、手掌、手背及指端点刺放血。病变在下肢者加刺小腿内、外侧、足背以及足趾端点刺放血。手法：中度或重度刺激。

③粗针：取穴为神道透至阳、命门透阳关、中府、足三里、手三里、合谷、环跳、绝骨。手法：神道透至阳、命门透阳关用0.8mm直径粗针，留针2小时，余穴强刺激不留针。每日1次，10日为1个疗程。

④耳针：取穴为肝、脾、肾、臀、坐骨神经、膝、神门、交感。每次选2~3穴。手法：中强刺激，留针15~30分钟。每日1次，10日为1个疗程。

⑤电针：取穴为髀关透伏兔、风市透中渎，风市透伏兔，阳陵泉。手法：用26号长针从髀关斜向伏兔穴，进针3~4寸；从风市斜向中渎穴，进针3~4寸；从风市斜向伏兔穴进针3~4寸，阳陵泉直刺；并接上脉冲电流，选用疏密波，电流温度以患者能忍受为止，通电15~20分钟。每日1次，10日为1个疗程。注：进行针刺治疗时，应在血糖达到良好控制的前提下进行，谨防针后感染。

根据病情需要和临床症状，可选用以下设备：多功能艾灸仪、数码经络导平治疗仪、针刺手法针灸仪、特定电磁波治疗仪及经络导平治疗仪、智能通络治疗仪等。

2）推拿疗法

［适应证］适用于各种证型。

［禁忌证］合并严重骨科疾病等不适合推拿者。

［处方］上肢麻痛：拿肩井肌、揉捏臂臑、手三里、合谷部肌筋，点肩髃、曲池等穴，搓揉肩肌来回数遍。每次按摩时间20~30分钟，每日1~2次，14次为1个疗程。

下肢麻痛：拿阴廉、承山、昆仑肌筋，揉捏伏兔、承扶、殷门部肌筋，点腰阳关、环跳、足三里、委中、承山、解溪、三阴交、涌泉等穴，搓揉腓肠肌数十遍，手劲刚柔相济，以深透为度。每次按摩时间20~30分钟，每日1~2次，14次为1个疗程。

3. 成药应用

（1）血府逐瘀胶囊

［组成］炒桃仁、红花、赤芍、川芎、

麸炒枳壳、柴胡、桔梗、当归、地黄、牛膝、甘草。

［功能］活血祛瘀，行气止痛。

［适应证］消渴病痹证各临床证型中伴见瘀血痹阻，症见痛如针刺、痛处固定者可酌情选用。

［用法］每次 6 粒，每日 2 次，口服。1 个月为 1 个疗程。

［注意事项］忌食辛冷食物；孕妇禁用。

［出处］河南中医，2015，6：1407-1409.

（2）筋骨痛消丸

［组成］丹参、鸡血藤、香附、乌药、川牛膝、桂枝、威灵仙、秦艽、白芍、地黄、甘草。

［功能］活血行气，温经通络，消肿止痛。

［适应证］用于寒凝血瘀引起的消渴病痹证见疼痛、肿胀、活动受限等症。

［用法］每次 6g，每日 2 次，温开水送服。30 日为 1 个疗程。

［注意事项］孕妇禁服；属阳热证患者不宜使用。

［出处］中医学报，2014，8（29）：1122-1124.

（3）木丹颗粒

［组成］黄芪、醋延胡索、三七、赤芍、丹参、川芎、红花、苏木、鸡血藤。

［功能］益气活血，通络止痛。

［适应证］消渴病痹证属气虚血瘀证，临床表现为四肢麻木、疼痛及感觉异常，神疲乏力、懒言、自汗，舌质淡、苔薄白，脉细涩等。

［用法］每次 7g，每日 3 次。饭后 30 分钟温开水冲服。4 周为 1 个疗程，连续服用 2 个疗程。

［注意事项］请遵医嘱。

［出处］中国糖尿病杂志，2014，22（8）：715-717.

（4）通心络胶囊

［组成］炒桃仁、红花、赤芍、川芎、麸炒枳壳、柴胡、桔梗、当归、地黄、牛膝、甘草。

［功能］活血祛瘀，行气止痛。

［适应证］消渴病痹证各临床证型中伴见瘀血痹阻，症见痛如针刺、痛处固定者可酌情选用。

［用法］每次 6 粒，每日 2 次，口服。1 个月为 1 个疗程。

［注意事项］忌食辛冷食物；孕妇禁用。

［出处］浙江中医杂志，2014，49（12）：926.

（5）糖脉康颗粒

［组成］炒桃仁、红花、赤芍、川芎、麸炒枳壳、柴胡、桔梗、当归、地黄、牛膝、甘草。

［功能］活血祛瘀，行气止痛。

［适应证］消渴病痹证各临床证型中伴见瘀血痹阻，症见痛如针刺、痛处固定者可酌情选用。

［用法］每次 6 粒，每日 2 次，口服。1 个月为 1 个疗程。

［注意事项］忌食辛冷食物；孕妇禁用。

［出处］浙江中医杂志，2014，49（12）：926.

（四）医家诊疗经验

1. 林兰

林兰教授认为糖尿病痛性神经病变是糖尿病周围神经病变中症状明显，并严重影响患者正常生活和工作的类型。糖尿病痛性神经病变以气阴两虚为本，脉络瘀滞为标，本虚标实、虚实夹杂为特点。《临证指南医案》指出："凡痛证，初起在气伤经，当以治气理血为主；久病在血伤络，当以治血活血为先。"故林教授认为，诸痛之证，大凡因于寒者十之七八，因于热者不过十之二三而已。治疗当以补其不足，通其所滞，通补并行，采取益气养阴、活血化瘀法，配合温经祛湿通阳药物。林教授喜用如下药物：太子参、黄芪、山药、白芍、当归、川芎、丹参、茯苓、白术、枳实、檀香、生地黄、熟地黄、山茱萸、女贞子、枸杞子、川牛膝、桂枝、桃仁、土鳖虫等。

2. 庞国明

庞国明教授提出DPN是消渴日久，耗伤气阴，阴阳气血亏虚，血行瘀滞，脉络痹阻所致，属本虚标实证，以气血亏虚为本，瘀血阻络为标。病机主要为气虚、阴虚、阳虚为本，瘀血、痰浊阻滞为标，瘀血贯穿始终。临证当首辨虚实，虚当辨气虚、阴虚、阳虚所在；实当辨瘀与痰之别，当总以虚中夹实多见，治疗当在辨证施治、遣方用药前提下，酌情选加化瘀通络之品，取其"以通为补""以通为助"之义。

3. 仝小林

仝小林教授依据糖尿病的发展变化将其分为郁、热、虚、损4个阶段，损指络脉损伤，包括脉损与络损。络脉损伤多饮消渴病日久，耗伤气阴，阴阳气血虚弱，营卫不调，气血运行不畅，血行瘀滞，脉络痹阻所致。因此，糖尿病并发症及络脉损伤的基本病机为本虚标实，本虚表现为气血阴阳不足，标实则为气滞、血瘀、痰凝、膏浊等。仝教授用黄芪桂枝五物汤治疗糖尿病周围神经病变，取其补经络之气血以疗久病经络之虚；辛温以散经络之寒，和营以通血痹，从而治疗络脉之空虚、血瘀、气滞、寒凝。临床应用时加入鸡血藤、夜交藤等以增强通络祛风疗痹之功。

五、预后转归

DPN患者由于丧失痛温觉，容易发生烫伤、冻伤、刺伤等，微循环改变可导致糖尿病足，最后的结局可能是截肢，是糖尿病致残的主要原因。

早期积极干预，可以改善预后，可以显著降低微血管并发症的发生，对于早期DPN的患者，积极的治疗干预可以有效改善症状并延缓DPN的进一步进展。

六、预防调护

（一）预防

1. 一般治疗

控制血糖，纠正血脂异常，控制高血压。

2. 定期进行筛查及病情评价

（1）在诊断糖尿病后应至少每年检查一次DPN。

（2）对于糖尿病病程长，或合并有眼底病变、肾病等微血管病并发症的患者，应每3~6个月复查一次。

3. 加强足部护理

选择透气性良好、质软的、合脚的鞋袜，经常检查并取出鞋内异物。患者应每日洗脚，水温不宜过高。防止足部干裂。

（二）调护

1. 心理护理

关心开导患者，使患者对自己的病情有一个正确的认识，解除不必要的恐惧、焦躁和消极悲观情绪，树立战胜疾病的信心，积极配合治疗，控制血糖，减少此病的发生及发展。

2. 密切观察病情

糖尿病周围神经病变以对称性远端多发性神经病较多，观察有无双足疼痛及感觉异常，夜间是否加重及有无肌肉无力和萎缩；四肢远端有无呈手套、袜套样感觉，同时做好体检，看有无腱反射减低或消失，如有以上症状，及时报告医生，给予对症治疗，防止疾病发展。

3. 加强足部护理

（1）足部检查 每天观察双足，注意足部皮肤颜色、温度改变；检查趾间、趾甲、足底皮肤有无水肿、鸡眼、红肿、甲沟炎、溃疡、坏死等；评估足部感觉减退、麻木、刺痛的程度；足背动脉搏动有无减弱、皮肤是否干燥等。

（2）促进足部血液循环　冬天注意保暖，避免使用热水袋保暖，防烫伤皮肤而引起感染；经常按摩足部；每天进行适度运动，如散步、骑车等，以促进血液循环。

（3）选择合适的鞋袜　患者应选轻巧柔软、大小适中的鞋；袜子以弹性好、透气及散热性好的棉毛质地为佳。保持足部清洁，避免感染，勤换鞋袜，每日用中性皂水或温水泡脚，水温不超过37℃，时间20分钟，洗净后用清洁柔软的毛巾轻轻擦干。

（4）预防外伤　指导患者不要赤脚或穿拖鞋走路，以防扎伤；足部有疾患，应及时治疗。

七、专方选要

1.降糖通络片

[组成] 黄芪、赤芍、水蛭、地龙、桃仁、红花、丹参、川芎、桂枝、葛根等。

[功能] 益气养阴，降糖活血。

[适应证] 气虚血瘀型2型糖尿病周围神经病变。

[用法] 口服，一次6片，一日3次。

[注意事项] 忌食辛辣、油腻食物。

[出处] 北京中医药，2018，8（37）：792-794.

2.糖痛外洗方

[组成] 川芎、红花、赤芍、白芍、桂枝、川椒、艾叶、川乌、草乌、苏木、透骨草、干姜、白芥子、生甘草。

[功能] 温经活血，宣痹通络，缓急止痛。

[主治] 消渴病痹证（糖尿病周围神经病变）瘀血阻络所致的凉、麻、痛、痿诸症。

[用法] 上药共为粗末，装无纺布袋，每袋200g，每日取药袋1个，溶于3000ml温水中，浸洗双腿、足与双手，温度以40℃为宜，浸泡20~30分钟，早、晚各1次，10日为1个疗程。

[加减] 阴亏灼痛者去辛温诸药，生白芍加量，再加生地、地骨皮。阳虚甚显，入夜痛重，肢冷如冰者加细辛，重用川乌、草乌，桂枝易替肉桂。

[注意事项] 水温不可太高，以42℃以下为宜，以免烫伤皮肤，最好让健康人帮助试水温；本方仅限外洗，禁内服。

[出处] 河南大学学报：医学版，2005（2）：57-58.

八、研究进展

（一）病因病机

庞国明教授指出消渴病痹证其病机是动态演变的过程，认为此病是因为耗伤气血阴阳，气血两虚，阴阳失衡，最终血滞不行而经脉拘紧。林兰教授指出，DPN是由于糖尿病久病不愈、耗伤正气，引起气血不足、营卫不调、络脉空虚、气血运行不畅、气血凝滞而成。赵进喜教授认为，其发病机制与消渴病日久、耗气伤阴、日久阴阳俱虚、气虚无力推动血液运行、脉络痹阻、血虚不能濡养肢体、阳气不能布达四末、久病损伤肝肾、筋骨失养有关。陈晶莹认为，消渴病久，耗气伤阴，阴阳气血亏虚，久病入络，经脉痹阻，气血运行不畅，脉络失养，而致机体乏力、麻木、疼痛。秦玖刚则认为，其病因病机为消渴病经久不愈耗伤肝肾之阴，阴血亏虚，血不荣经而挛急疼痛；阴虚内热煎熬阴津，血运迟缓，闭阻脉络而发为本病。

（二）治法探讨

根据DPN的病机特点，目前多数医家采用"益气养阴，活血祛瘀"为主要治法，以下两项统计分析支持此观点。李翠娟等运用中国期刊全文数据库（CNKI），检索1979~2010年中医药治疗DPN论文417篇，共用药208味，使用药物频次共计4524次，其中使用频次在100次以上按照使用频率排序：黄芪、当归、川芎、地龙、鸡血藤、丹参、红花、赤芍、牛膝、桃仁、桂枝、生地、葛根、白芍、水蛭。按中药学功效分类统计分析发现，活血化瘀药居于首位，其次为补气药、补阴及补血药。张浩选用万方全文数据库进行检索，选择1998~2010年中医药治疗DPN论文共102篇，方中共用药138种，使用药物频次1141次，其中使用频次最高的包括黄芪、赤芍、牛膝、桂枝、当归、鸡血藤、桃仁、白芍、川芎、红花、地龙、丹参等。按照中药学分类，活血化瘀药居于首位，其次是补血药和补气药。主要使用成方包括：①活血祛瘀法：补阳还五汤、血府逐瘀汤；②温补脾肾、温经散寒法：当归四逆汤、黄芪桂枝五物汤；③养血活血法：桃红四物汤。另外，多数医家采用自拟方进行治疗，多采用活血通络、益气养阴法。

（三）中药研究

1. 中成药研究

谢欣选取采用木丹颗粒（黄芪、延胡索、三七、赤芍、丹参、川芎、红花、苏木、鸡血藤）治疗DPN；侯英等在常规降糖、降压、调脂的基础上采用九虫丹（黄芪、葛根、鸡血藤、郁金、地龙、水蛭、桂枝、茯苓、生地）治疗DPN；方朝晖等在糖尿病基础治疗的同时，采用芪归糖痛宁颗粒（黄芪、当归、生地、延胡索、葛根、鸡血藤、威灵仙）治疗DPN。

2. 复方研究

近年来多项随机对照试验表明，采用补阳还五汤、血府逐瘀汤、当归四逆汤、黄芪桂枝五物汤等经典方剂加减治疗DPN

取得了显著疗效。王松珍等采用补阳还五汤加减（黄芪、当归、川芎、赤芍、鸡血藤、伸筋草、地龙、红花、牛膝、茯苓、山药、白芍、甘草）治疗DPN患者43例，对照组41例采用维生素B$_1$联合弥可保治疗，治疗组总有效率90.0%，对照组总有效率77.7%，两组比较差异有统计学意义（$P < 0.01$）。王本东等选取DPN患者195例，其中对照组98例采用饮食控制、注射胰岛素及口服甲钴胺综合治疗；实验组97例，在对照组治疗基础上加用黄芪桂枝五物汤，4周后治疗组总有效率92.8%，对照组总有效率74.5%，2组比较差异有统计学意义（$P < 0.05$）。李旭选取68例DPN患者随机分为2组，对照组在常规控制血糖基础上采用维生素B$_1$、维生素B$_6$治疗；治疗组在对照组基础上加用当归四逆汤（当归、桂枝、细辛、白芍、通草、川芎、干姜、大枣、甘草），结果综合疗效治疗组优于对照组（$P < 0.05$）。

主要参考文献

［1］中华医学会糖尿病学分会. 中国2型糖尿病防治指南（2020年版）［J］. 中华糖尿病杂志，2021，13（4）：315-409.

［2］中国医师协会中西医结合医师分会内分泌与代谢病学专业委员会. 糖尿病周围神经病变病证结合诊疗指南［J］. 中医杂志，2021，62（18）：1648-1656.

［3］袁艺，肖丹，赵波. 中医药综合治疗糖尿病周围神经病变临床研究［J］. 中医学报，2014，8（29）：1122-1124.

［4］周强，彭智平，赵锡艳，等. 仝小林基于"络病"理论运用黄芪桂枝五物汤治疗糖尿病周围神经病变经验［J］. 安徽中医学院学报，2013，32（2），44-46.

［5］陶子甜，刘丰林，杨娜，等. 降糖通络片的质量标准研究［J］，中医研究，2013，9（26）：67-70.

[6] 庞国明. 纯中药治疗2型糖尿病实践录 [M]. 北京: 中国中医药出版社, 2019.

第二节　糖尿病泌汗异常

消渴病汗证,即西医所讲的糖尿病泌汗异常(diabetic sweating dysfunction),是发生糖尿病自主神经病变时,汗腺功能失常而出现的汗液排泄异常。糖尿病汗腺功能异常,多表现为上半身尤其是手足部、面部、胸部甚者全身大量汗出,其发病率约为60%,严重影响患者的生活质量。其病因病机主要是由于消渴日久、阴津亏虚或气虚不固,导致腠理开阖失司,进而发生汗液排泄异常增多。排汗异常包括自汗、盗汗两类,其中白昼时时汗出,动则益甚为自汗;寐中汗出,醒来自止为盗汗。如《丹溪心法》曰:"自汗属气虚、血虚……盗汗属血虚、阴虚。"患病日久伤阴耗气,导致气阴俱损,甚则阴阳两亏,精、气、神衰惫,日久则病情恶化,向"脱证"发展,严重影响患者的睡眠质量、威胁患者的健康。中医药治疗盗汗有见效快,不良反应小,愈后不易复发等优势。

一、病因病机

(一)西医学认识

目前没有糖尿病泌汗异常的具体发病机制,但关于糖尿病神经病变的发病机制,目前认为包括以下几个方面。

1.高糖毒性作用

慢性高血糖是糖尿病神经病变的主要因素,高血糖及其后发的一系列代谢紊乱直接或间接作用于神经组织而引起神经病变。在体外,高糖促进神经细胞凋亡,抑制神经细胞生长。

2.山梨醇/还原型辅酶Ⅱ(NADPH)途径

在糖尿病高血糖的情况下,葡萄糖会更多地通过多元醇途径进行代谢,这条代谢途径会利用醛糖还原酶将葡葡糖转化为山梨醇,NADPH作为协同分子也会参与其中,在这个病理生理过程中不但会产生大量的山梨醇,而且会消耗大量的NADPH。山梨醇的大量积累会导致细胞损伤,而NADPH的大量消耗会减少谷胱甘肽的含量,引起内皮细胞的损伤。在糖尿病自主神经病变的动物模型中发现,使用醛糖还原酶抑制剂可以逆转自主神经的轴突萎缩。同样机体也有一套自身的平衡机制,它可以利用山梨醇脱氢酶将山梨醇转化为果糖,减少神经轴突的萎缩。

3.氧化应激

氧化应激是指机体在遭受各种有害刺激时,自由基的产生和抗氧化防御之间严重失衡,从而导致组织损伤氧自由基包括活性氧自由基(ROS)及活性氮自由基(RNS),这两种自由基主要在线粒体产生,因此线粒体为高血糖诱导氧化应激首先受损的结构。DM中氧自由基的增多包括两个方面:氧自由基的生成增多及清除减少。高血糖可诱导线粒体传递电子生成过多,从而产生过多的超氧化物,进而促进氧化应激反应;高血糖可引起多元醇己糖胺途径和蛋白酶激酶C的活动增加,这些途径均能增加ROS的产生,从而引起细胞内蛋白与脂质的氧化及硝基化,最终造成神经细胞损害;同时过多产生的ROS也可引起RNS的生成增多,并且糖代谢中$NADP^+$转化为NADPH的过程,消耗谷胱甘肽,也损害了细胞的抗氧化防御功能;高血糖亦可引起终末糖基化产物(AGE)的生成增加,从而加重细胞内各种蛋白及酶的糖基化,引起神经细胞损害。

(二)中医学认识

1.病因

中医认为消渴病汗证多因病后体虚,

或因病致郁，或嗜食辛辣等原因所引起。临证施治首当识证明因，才能有的放矢。

（1）病后体虚 久患体虚，伤阴耗气，气虚则肌表疏松，表虚不固，腠理开泄而致自汗；或阴津亏虚，阴虚不敛，阴不入于阳则盗汗。

（2）因病致郁 消渴久病，因病而烦，心情抑郁，忧思恼怒，伤肝化火，横逆犯脾，肝脾不调，肝失疏泄，脾失常运，津布无序，随泄随出，或为自汗，或为盗汗。

（3）嗜食厚味 素体肥胖，痰湿或湿热之体，复因嗜食辛辣，尤其是酗酒厚味，以致蕴湿生热，湿热郁蒸，逼津外泄或为自汗，或为盗汗。

2.病机特点

（1）其本为虚，其标为瘀 消渴病汗证的根本原因为"虚"和"瘀"，络脉损伤是该病的发病基础。消渴病汗证无论自汗、盗汗，皆由阴阳失调、脉道不通、血行不畅、腠理不固、玄府开阖失度致使汗液外泄失常所致。

（2）积热内生，耗气伤津 消渴初发者，饮食无节，损伤脾胃，内生痰浊水湿，郁积化热，或五志过极化火，煎熬脏腑阴液，而蒸腾汗出，而成肺胃燥热证或湿蕴热蒸证；消渴日久，阴液干涸，气无所依，同时阴亏阳亢，化火食气，阴液不能内藏，外泄为汗，则成阴虚火旺、气阴两虚证。

（3）痰湿内生，郁久化热 脾虚生痰乃糖尿病汗证的发病之本，痰湿内生，伤于肌表或阻滞经络或困阻脾胃，致气机阻滞，失于宣泄，郁久化热，湿热熏蒸，卫外失固，腠理开而汗大泄；或痰性黏涩，裹夹津液，使其渗泄失常而致汗。

总之，阳气亏虚，推动无力，卫气布散乏力；津液营阴亏虚，卫气布散乏源；痰、湿、瘀、热等邪阻滞导致卫气布散不畅，汗道不通，引起泌汗异常。

二、临床诊断

（一）辨病诊断

参考中华医学会糖尿病分会发布的《中国2型糖尿病防治指南》（2020年版）。

（1）符合糖尿病诊断。

（2）患者的泌汗异常症状各异，或多汗，或全身不规则出汗，如上身出汗，下身无汗，或半边身出汗，另半边身无汗，或表现为躯干节段性感觉神经障碍伴多汗等。味觉出汗是糖尿病多汗的少见症状，表现在进餐时及进餐后，头、面、颈部弥漫性大量出汗。

（3）自主神经功能相关检查异常。

（二）辨证诊断

参照中华中医药学会糖尿病分会发布的《糖尿病中医防治指南》（2007年版），根据患者整体情况、局部特点及舌象、脉象四诊合参，分以下5个证型进行施治。

1.表虚不固证

临床证候：以自汗为主，伴神倦无力、面色少华、手足欠温、易于感冒，舌质淡、苔薄白，脉沉弱。

辨证要点：以自汗为主，伴神倦无力，舌质淡、苔薄白，脉沉弱。

2.气阴亏虚证

临床证候：汗出较多，疲倦乏力，气虚为主者，以自汗为主，静时汗出，进食或稍动加重，多为全身汗出，以头面部为主；阴虚为主者，以盗汗为主，睡中汗出，醒即汗止，通身大汗，甚则透衣湿被，口干多饮，手足心热；舌质淡、苔少，脉沉细或细数。

辨证要点：汗出较多，疲倦乏力，口干多饮，气虚为主者，以自汗为主；阴虚为主者，以盗汗为主；舌质淡、苔少，脉沉细或细数。

3. 肝郁化火证

临床证候：情志不畅，因病致郁，心情抑郁，或心烦易怒，怒则汗出，面红，手心红，手足心热，或失眠多梦，梦后盗汗，纳呆，腹胀，舌质淡暗，或舌边红赤，苔薄白，脉弦缓或弦数。

辨证要点：怒则汗出，面红，舌质淡暗，舌边红赤，苔薄白，脉弦。

4. 湿热郁蒸证

临床证候：形体肥胖，蒸蒸汗出，汗黏而臭，酗酒后盗汗如注，透衣湿被，口苦口臭，小便色黄，大便黏滞不爽，舌红，苔薄黄，脉弦数。

辨证要点：蒸蒸汗出，汗黏而臭，口苦口臭，舌红，苔薄黄，脉弦数。

5. 营卫不和证

临床证候：时自汗出，周身汗出或以头部、胸部、局部汗出为主，或但头汗出，可兼见肢体酸楚或身体微热。舌质淡，苔薄白，脉浮缓。

辨证要点：时自汗出，周身或局部汗出为主，舌质淡，苔薄白，脉浮缓。

三、鉴别诊断

（一）西医学鉴别诊断

1. 与甲状腺功能亢进症相鉴别

甲状腺功能亢进症是由多种原因引起的甲状腺激素分泌过多所至的一组常见内分泌疾病。主要临床表现为：多食、消瘦、畏热、多汗、心悸、激动等高代谢症候群，神经和血管兴奋增强，以及不同程度的甲状腺肿大和眼突、手颤、颈部血管杂音等为特征，严重的可出现甲亢危相、昏迷，甚至危及生命。结合甲状腺功能及血糖检查，与本病不难鉴别。

2. 与结核病相鉴别

结核病症见发热、盗汗、咳嗽、咯血、胸痛等，伴全身不适、倦怠、乏力、容易烦躁，心悸、食欲减退、体重减轻、妇女月经不正常等轻度毒性和自主神经紊乱的症状。结合胸片、结核菌素试验及血糖等相关检查，与本病不难鉴别。

（二）中医学鉴别诊断

1. 与其他疾病所致自汗相鉴别

自汗是由于阴阳失调、腠理不固，而致汗液外泄失常的病证。其中白昼汗出，动辄尤甚者，称为自汗，可见于多种疾病。而消渴病汗证是继发于消渴的疾病，有多食、多饮、多尿、消瘦等症状，二者不难鉴别。

2. 与其他疾病所致盗汗相鉴别

盗汗是以入睡后汗出异常，醒后汗泄即止为特征的一种病证。中医认为盗汗多为阴虚内热所致，可见于多种疾病。消渴病汗证为继发于消渴的疾病，根据病因、临床特点二者可以鉴别。

四、临床治疗

（一）提高临床疗效的要素

1. 虚多实少，明辨虚实

消渴病汗证虚多实少，以虚为主，虚者十居七八，或以气虚为主，或以阴虚为主。治当以益气养阴为治疗大法，据气阴互根、互生互用之理，临证时当据情权变，或以益气为主兼顾养阴，或以养阴为主兼顾益气，辅以调和营卫。实证者仅十占二三，其治或清肝泄热，或化湿和营；虚实夹杂者，则应虚实兼顾。

2. 久治不愈，责之于瘀

本病因瘀血而发者，如《医林改错·血府逐瘀汤所治之症目》曰："竟有用补气、固表、滋阴、降火服之不效，而反加重者，不知血瘀亦令人自汗、盗汗，用血府逐瘀汤。"盗汗顽固不愈者，也非常重视活血化瘀法的运用，常配合应用水蛭、地龙、丹参、鬼箭羽等活血化瘀之药。

（二）辨病治疗

1. 一般治疗

改善生活方式，包括饮食治疗、运动、戒烟、限酒、限制盐摄入、控制体重等。

2. 控制血糖

血糖控制应遵循个体化原则。血糖控制目标：糖化血红蛋白（HbA$_{1c}$）不超过7%。对老年患者，HbA$_{1c}$控制目标可适当放宽至8.0%。

3. 控制血脂

进行调脂药物治疗时，推荐降低LDL-C作为首要目标，非HDL-C作为次要目标。有动脉粥样硬化性心血管疾病（ASCVD）病史或eGFR < 60ml/（min·1.73m^2）等极高危患者LDLC水平小于1.8mmol/L，其他患者应小于2.6mmol/L。

（三）辨证治疗

1. 辨证论治

（1）表虚不固证

［治法］益气固表止汗。

［方药］玉屏风散（《究原方》）加减：黄芪、防风、炒白术、仙鹤草、太子参、五味子、炙甘草。

［加减］气虚甚者重用黄芪30~60g以补气强卫；兼阴虚者加麦冬、沙参以养阴敛汗；兼阳虚者加附子以温阳敛汗；汗出如注者加麻黄根、煅龙骨、煅牡蛎以固涩敛汗；半身或局部出汗者可配合四逆散（柴胡、白芍、枳壳、甘草）调畅气机以止汗。

（2）气阴亏虚证

［治法］益气养阴，收敛止汗。

［方药］生脉散（《医学启源》）合仙鹤止汗方：太子参、麦冬、五味子、仙鹤草、浮小麦、炙甘草。

［加减］气虚甚者，加生黄芪30~60g以益气固表；阴虚甚者，加生地黄30g、沙参30g以滋阴敛汗。

（3）肝郁化火证

［治法］调和肝脾，清热除烦。

［方药］丹栀逍遥散（《校注妇人良方》）加减：牡丹皮、炒栀子、柴胡根、全当归、生白芍、云茯苓、炒白术、苏薄荷、淡豆豉、仙鹤草、甘草。

［加减］自汗为主者加浮小麦，盗汗为主者加生地黄。

（4）湿热郁蒸证

［治法］化湿清热，调中布津。

［方药］连朴饮（《霍乱论》）加减：川黄连、川厚朴、炒栀子、淡豆豉、姜半夏、生芦根、石菖蒲、炒枳壳、炒白术、仙鹤草、葛根、甘草。

［加减］湿热重者加龙胆草、黄芩，大便秘结者加生大黄、枳实。

（5）营卫不和证

［治法］调和营卫，固表止汗。

［方药］桂枝加龙骨牡蛎汤（《金匮要略》）加减：桂枝、白芍、煅龙骨、煅牡蛎、生姜、大枣、炙甘草。

［加减］自汗严重时酌加麻黄根、浮小麦。

2. 外治疗法

（1）重型盗汗者，可取等量煅龙骨粉、五倍子，用凉开水调成糊状，敷脐部，外用纱布固定，每日1次。适用于表虚不固、气阴亏虚型盗汗。

（2）自汗过多者，以麻黄根、煅牡蛎、煅赤石脂、煅龙骨适量，上药为末，用绢袋包裹，将皮肤擦干后，将此粉适量扑于汗出较多的体表，每日1次。适用于表虚不固、营卫不和型自汗。

（3）重型盗汗者，取黄柏、苍术、五倍子适量，共研成细末，用凉开水调制成2块药饼，置于两乳部后外用纱布固定，每日1次。适用于湿热郁蒸型盗汗。

（4）耳穴压豆治疗。主穴：脾、心、胰胆、内分泌、三焦、神门；配穴：便秘者加便秘点、大肠点，便溏者加小肠，肝脾不和、腹胀、嗳气者加肝，口苦者加胆，血压高者加降压点。适用于肝郁化火、湿热郁蒸型多汗。

（四）医家诊疗经验

1. 倪青

倪青教授运用活血化瘀法治疗糖尿病泌汗异常，取得了很好的效果。临床分5型论治：热盛伤津，瘀血内阻，痰热互结证，治以清热化痰，方用大柴胡汤合桃红四物汤加减；气虚血瘀证，治以益气和胃、活血化瘀，方用补阳还五汤加减；阴虚血瘀证，治以滋阴清热、活血化瘀，方用青蒿鳖甲汤合血府逐瘀汤加减；阳虚血瘀证，治以益气固表、活血化瘀，方用黄芪桂枝五物汤合玉屏风散加减；湿邪夹瘀证，治以理脾化湿、活血化瘀，方用藿朴夏苓汤或三仁汤合血府逐瘀汤加减。[计叶，倪炎炎，倪青. 从瘀论治糖尿病泌汗异常. 北京中医药，2022，7：766-788.]

2. 庞国明

庞国明教授认为消渴病汗证虚多实少，将消渴病汗证分为以下证型论治：气虚卫弱，表虚不固证，治以益气固表，选用玉屏风散；气阴亏虚证，治以益气养阴，方用生脉饮合仙鹤止汗方；肝郁化火证，治以调和肝脾，清热除烦止汗，方用丹栀逍遥散加减；湿热郁蒸证，治疗时选用具有化湿清热、调中布津、津运汗止的连朴饮加减。[庞国明，王志强. 庞国明论糖尿病性泌汗异常临床证治. 光明中医，2017，32（9）：1238-1239.]

3. 亓鲁光

亓鲁光教授治疗消渴病汗证分以下四型：①肺胃燥热证：治以清泻肺胃止汗，方以白虎汤加减。②阴虚火旺证：治以滋肾降火，养阴敛汗，佐以安神，方取生脉散义。③气阴两虚证：治以健脾滋肾、养阴益气、固表敛汗，方选益气固本汤（亓鲁光教授自拟方）合生脉散加减。④湿热蕴蒸证：治用黄连温胆汤以清热祛湿止汗，临床多能取得良好疗效。[雷欣好，王露露，韩丽，等. 亓鲁光教授辨治糖尿病多汗经验. 四川中医，2013，31（12）：17-18.]

4. 马迪

马迪教授将糖尿病汗证分为肺热津伤、肺卫不固、气阴两虚、肝肾阴虚、阴阳两虚、脾胃湿热、阴津亏虚，分别用消渴方、玉屏风散合桂枝龙骨牡蛎汤、生脉散合当归六黄汤、麦味地黄丸合当归六黄汤、金匮肾气丸、三仁汤、增液汤等方加减治疗，临床疗效显著。[马迪，张芸，吴燕. 糖尿病汗出异常的中医辨治体会. 云南中医学院学报，2014，37（5）：84-87.]

5. 魏子孝

魏子孝教授临床辨治消渴病汗证，常分以下证型：①阴虚火旺证：治以滋阴降火，多用当归六黄汤加减；如阴虚甚者，则予滋阴力强之玉女煎或大补阴丸加减。②气虚、卫表不固证，以玉屏风散为基础方，如伴中气不足者，则以补中益气汤加减论治，兼阴虚者则以生脉散为主方。③表里阳气虚衰、津液不通证：用桂枝加附子汤加减治疗，用达到温阳散寒、固表止汗之目的。④阴阳两虚证：当温补肾阳，固守阴液，使阴阳和合而止汗，多以二仙汤或青娥丸合升降散加减。⑤湿热内阻证：治疗时总以清热化湿、疏利气机为原则，不同部位选择不同方剂，如湿热偏于中焦者，可选用胃苓汤、黄连温胆汤加减；偏于下焦者，可选用四妙散、龙胆泻肝汤类加减。[李宏红，张广德. 魏子孝治疗糖尿病多汗症经验. 北京中医药，2010，29（11）：834-836.]

五、预后转归

汗为心之液，由精气所化，不可过泄，

过则为害。汗出日久，则耗气伤阳，以致出现气阴两虚或阴阳两虚之候，临证当谨察早治以防微杜渐。庞国明教授及其团队应用民间验方治疗本病，愈人数千，在此基础上，结合中医辨证论治，立法遣方，独具匠心。只要辨证准确、内外合治，定会达到见效快、疗效好、愈后不易复发的目的。

六、预防调护

（一）预防

避风寒，及时增减衣服，保持内衣干燥。

（二）调护

1. 饮食调理

药补不如食补，建议消渴病汗证属虚者吃甲鱼、猪肝、木耳、菠菜等补虚之品。气阴虚弱者宜食泥鳅汤：用泥鳅120g，热水洗去黏液，剖腹去除肠脏，用油煎至金黄色，加水2碗煮至半碗，放入精盐少许调味，饮汤吃肉，每日1次。小儿则分次饮汤，不吃鱼，连服3~5天，有补气益阴之效，治疗小儿盗汗，功效显著。亦可食用糯米煲猪肚：每次用糯米500g，猪肚1个，把米放入猪肚内，用线结扎，加水适量，共煲1小时，调味后喝汤，再将糯米晒干捣碎，分10次煮粥食用，每日1次，有补中益气、敛阴止汗之效。邪热郁蒸型者宜饮豆豉酒：豆豉250g，米酒1000g，先把豆豉炒香，放入米酒中浸泡3~5天后饮用，每次2汤匙，每日2次，有和血益气、解热除烦之效。对表虚不固者宜饮红枣乌梅汤：取红枣15枚，乌梅10枚，水煎服，每日1次，连服10天，有益气敛阴止汗之效。阴虚火旺者可取大蒜、瓜蒌各1个，先将大蒜捣烂，再与瓜蒌同煎，每日1~2次，本方滋阴清热，可治阴虚盗汗。对汗出日久，阴损及阳者，可食用韭菜炒鲜虾：每次用韭菜150g，鲜虾（去壳）250g，加油急火共炒，熟后，加盐调味食用，每日1次，有补虚助阳、固泄止汗之效。[王志强. 庞国明教授辨治盗汗经验. 中华中医药杂志，2010，25（11）：1814-1815.]

2. 汗出部位护理

及时擦拭汗液，保持皮肤干燥。汗出较多者扑粉治疗：①轻粉方：川芎、藁本、白芷各30g，米粉50g，上药为末，用绢袋包裹，将皮肤擦干后，将此粉适量扑于汗出较多的体表，用于汗出过多者。②红粉方：麻黄根、煅牡蛎各30g，煅赤石脂、煅龙骨各15g，上药为末，用绢袋包裹，将皮肤擦干后，将此粉适量扑于汗出较多的体表，用于自汗过多者。[王志强，岳瑞文，何孟霞. 中医药治疗消渴病汗证研究进展. 云南中医中药杂志，2019，40（5）：81-83.]

3. 情志调理

重视情志护理，避免情志刺激，树立战胜疾病的信心。

七、专方选要

1. 仙鹤草汤

庞国明教授在遣方用药时，以灵活运用专药仙鹤草为主帅，仙鹤草止血见长，止汗奏奇，以"血汗同源"故也，用于临床，屡获奇效，因此仙鹤草为治汗证必用、常用、重用之品，用量60~120g，甚者可用至260g。因自汗、盗汗均以腠理不固、津液外泄为共同特征，常常在辨证论治基础上酌加浮小麦、麻黄根、五味子、煅龙骨、煅牡蛎等固涩敛汗之品，以增强止汗的功能。[庞国明，王志强. 庞国明论糖尿病性泌汗异常临床证治. 光明中医，2017，32（9）：1238-1239.]

2. 当归六黄汤

当归六黄汤出自《医宗金鉴》，功能滋阴清热、收敛止汗，由当归、生地、熟地、麻黄根、黄连、黄柏、黄芩、五味子、浮小麦、煅龙骨、煅牡蛎组成，治疗消渴汗证亦疗效显著，总有效率高达93.33%。［吴颖. 当归六黄汤加味治疗消渴并汗证临床观察. 浙江中医杂志，2016，51（10）：746.］

3.补阳还五汤

补阳还五汤出自《医林改错》，由生黄芪、当归尾、赤芍、地龙、川芎、红花、桃仁组成。功能益气养阴、活血化瘀。高普教授认为糖尿病多汗证的基本病机为气阴两虚，气血瘀滞，当以益气养阴、活血化瘀为治法，应用补阳还五汤为主方，随证加减，疗效显著。［尹丽媛. 高普运用补阳还五汤治疗糖尿病多汗症经验. 中国社区医师，2014，30（29）：102-104.］

4.桂枝加龙骨牡蛎汤

桂枝加龙骨牡蛎汤出自《金匮要略》，由桂枝、白芍、煅龙骨、煅牡蛎、生姜、大枣、炙甘草组成。功能调和营卫、固表止汗。张红应用加味桂枝龙骨牡蛎汤治疗糖尿病汗证26例，不仅可有效缓解患者症状，且有助于较好地控制血糖。［张红. 加味桂枝龙骨牡蛎汤治疗糖尿病汗证临床观察. 北京中医药，2011，30（3）：216-217.］

主要参考文献

［1］尹丽媛. 高普运用补阳还五汤治疗糖尿病多汗症经验［J］. 中国社区医师，2014，30（29）：102-104.

［2］张翕宇，王鹤亭，谢春光. 从"卫气布散失常"论治糖尿病泌汗异常［J］. 中医药导报，2014，24（9）：11-13.

［3］黄俊臣. 当归六黄汤治疗糖尿病多汗症临床观察［J］. 中医药临床杂志，2015，27（2）：198-199.

［4］吴颖. 当归六黄汤加味治疗消渴并汗证临床观察［J］. 浙江中医杂志，2016，51（10）：746.

［5］朱万玲，杨莎莎. 钱秋海补清滋温法治疗自汗临床经验［J］. 山东中医杂志，2014，33（7）：595-596.

［6］马金英，常道儒，朱立鸣. 桂枝龙骨牡蛎汤加减临床应用体会［J］. 现代中医药，2014，34（3）：72-73.

［7］高红勤. 桂枝加附子汤汗证治验［J］. 中国中医药信息杂志，2014，21（1）：103-104.

［8］张晋. 周文泉运用柴胡龙骨牡蛎汤合玉屏风散治疗多汗症经验［J］. 中华中医药杂志，2013，28（1）：137-139.

［9］王志强，武楠，翟纪功，等. 综合治疗消渴汗症270例［J］. 河南中医，2013，33（11）：1915-1916.

［10］李伟. 除汗敷脐贴治疗糖尿病泌汗异常31例［J］. 中医外治杂志，2014，23（4）：12-13.

［11］王惠中. 耳穴压豆治疗糖尿病泌汗异常30例临床观察［J］. 现代中医药，2016，36（5）：60-61.

第三节　糖尿病肾脏疾病

糖尿病肾脏疾病（diabetic kidney disease，DKD）是指由糖尿病所致的慢性肾脏疾病（chronic kidney disease，CKD），是糖尿病主要的微血管并发症之一。临床特征为蛋白尿、高血压、水肿及进行性肾功能损害。我国糖尿病引起的慢性肾脏病（CKD）已占住院人数的1.1%，已成为终末期肾病（ESRD）的主要病因。随着糖尿病患者基数的不断增长，我国住院患者中糖尿病相关CKD的发病率已经超过肾小球肾炎相关CKD，跃居CKD首要病因。

一、病因病机

（一）西医学认识

目前DKD发病机制尚不完全明确，主

要是由环境和遗传因素共同参与的复杂疾病。目前普遍认为，DKD 的发生和发展与遗传因素、炎症反应、糖代谢机制紊乱、血流动力学改变、氧化应激等诸多因素有关。

1. 遗传是重要背景

遗传易感性已被认为是 DKD 发生、发展的重要因素，目前进行的各种研究都是在寻找或确定其易感基因。

2. 免疫炎症是重要推手

通过比较分析中国汉族人群和高加索人群 DKD 患者肾小球全基因组表达谱的异同，证实免疫炎症通路在不同人种 DKD 的发生发展中均发挥重要作用。越来越多的证据表明，即使在疾病早期，包括巨噬细胞和 T 细胞在内的免疫细胞也会在肾小球和间质沉积，其中 T 细胞在 2 型糖尿病 DKD 发展中起着核心作用。

3. 糖代谢异常是重要原因

非酶糖基化及糖基化终产物（AGEs）是慢性高糖状态下葡萄糖分子游离醛基与蛋白质、脂类、核糖发生系列非酶性生化反应后的最终产物，AGEs 通过肾脏清除，因此当 AGEs 积聚时可造成肾小球基底膜结构改变、细胞外基质增生等导致肾脏损害。

4. 血流动力学是重要作用

糖尿病患者肾脏血流动力学改变如肾小球高压、高滤过、高灌注等在 DKD 的发生发展中发挥重要作用。高血糖可引起肾素血管紧张素醛固酮系统（RAAS）、内皮系统异常激活以及血浆渗透压和肾小球滤过率增高，进一步造成系膜基质增多、肾小球基底膜增厚、血管上皮细胞受损，最终导致肾小球和肾小管间质损害。

5. 氧化应激是重要机制

机体氧化应激与 DKD 的发生发展密切相关，氧化应激引起的 ROS 生成过多后抑制三磷酸甘油脱氢酶活性，同时激活了与糖尿病微血管病变发生发展相关的所有信号传导通路，并促进炎症因子、促炎症因子及黏附因子等的基因表达，加速肾损伤。

（二）中医学认识

中医虽无本病的病名，但对其认识有着悠久的历史，其属消渴病变证，归为"水肿""尿浊""关格"等范畴，目前中医规范病名为"消渴病肾病"。

1. 病因

消渴病肾病为消渴病的并发症之一，其病因应在消渴病发病的基础上进一步分析认识。若消渴病患者未能及时调治，去除病因，或经失治、误治，或治不得法，病情加重，极易并发本病。病因总结起来有以下几方面。

（1）禀赋不足　肾为先天之本，肾中精气不足或亏虚，易致本病。《灵枢·五变》曰："五脏皆柔弱者，善病消瘅。"詹锐文等认为：先天禀赋不足，脏腑虚弱，瘀、湿、痰、浊毒内生可致本病。消渴患者，亦可因禀赋不足、肾中精气不足或亏虚，肾失封藏，精微下泄或气化失司，水液潴留而致水肿，或肾精亏少，燥热内生，毒热灼伤肾络以致本病。

（2）饮食失节　患者不节饮食，嗜食肥甘厚味，酒饮辛辣，湿热内蕴，损伤脾胃，可致消渴病。《素问·奇病论》："此人必数食甘美……甘者令人中满……转为消渴。"因膏粱厚味化燥化热，病久失治，发为肾劳。消渴日久，饮食失宜，损伤脾胃，可致脾虚失运，脾气虚弱，则升清降浊失调，致水谷精微下注，而脾不健运，运化水湿失司，则致水肿。

（3）情志失调　患者长期精神压抑，抑郁焦虑，情志失调，五志过极，郁而化火，暗耗阴血，消灼津液，发生消渴病。《临证指南医案·三消》云："心境愁郁，内火自燃，乃消证大病。"在《灵枢·五变》中有如下描述："怒气上逆，积于胸中，致气血逆流，血脉不通，化热消肤，为消瘅。"刘完素提出"消渴可致精神耗乱，过度致燥热郁盛"。患者长期处于精神紧张、过度忧思可造成其肝失疏泄，肝气郁结，从而化火伤阴；而肝属木，脾属土，可见肝克脾，进而损伤脾脏，脾失运化导致肝火旺盛，损伤肾脏，肾失封藏诱发精微下注，形成消渴病肾病。

（4）劳欲过度　消渴患者，不节房事，劳欲过度耗泄肾中精气，虚火内生，燔灼阴液，肾阴亏乏，消渴日重，并发本病。《诸病源候论·消渴病诸候》曰："房室过度，至令肾气虚耗，下焦生热，热则肾燥，燥则渴。"房劳最易伤肾，可致肾阴亏竭，加重消渴，并发本病，正如《丹溪心法》所云："真水不竭，安有所谓渴哉。"

（5）药物误用　消渴病，病程长且缠绵难愈，病者过服温燥之品，制燥制热，耗伤气津，或误用肾毒性药物，毒损肾脏，引发本病。《诸病源候论·消渴候》："少服五石诸丸散，积经年岁，石热结于肾中，使人下焦虚热。及至年衰血气减少，不能复制于石，石热独盛，则肾为之燥。"过服温燥刚烈之药，以致肾燥作渴，日久发生消渴病肾病。

2. 病机

DKD 患者由糖尿病并发为本病，气阴耗伐、五脏内虚更甚，终致阴损及阳，阴阳两虚。糖尿病患者本身多有燥热、瘀血、痰浊等病理因素夹杂，则发展为 DKD，亦有诸多标实的病理因素存在。由此可见，DKD 患者总体病机为本虚标实，虚实夹杂。

（1）病位广泛，中心在肾　《圣济总录》说："消渴病久，肾气受伤，肾主水，肾气虚惫，气化失常，开阖不利，水液聚于体内而出现水肿。"强调肾气虚衰，气化失常是 DKD 发病之关键。DKD 之病本在肾，肾元不足是 DKD 发生发展的内在因素与主要矛盾，涉及肝、脾、肺、心，终可致五脏俱病。早期肾气虚为主，临床期常见痰、热、郁、瘀，晚期气血阴阳俱虚，肾元衰败，浊毒内留，终致三焦壅塞，气机逆乱，而成关格危候。

（2）本虚标实，虚实互见　DKD 病机概括来说为本虚标实。虚、瘀、湿、浊是 DKD 的四大病机。虚为 DKD 四大病机之首，另外，瘀血是 DKD 病程中因虚所产生的病理产物，又可作为新的致病因素作用于人体。

本虚是指气阴两虚、五脏内虚，终末期阴损及阳，阴阳两虚。涉及脏器主要有脾肝肾，尤以脾肾两脏亏虚为根本。①气阴两虚：气阴两虚为 DKD 的基本病机，且贯穿于 DKD 发病过程的始终。消渴病的基本病机为气阴两虚，燥热灼伤肺胃肾之气阴，消渴病肾病为其慢性并发症之一，在其病因作用下，气阴两虚更甚。②肝肾阴虚：肝藏血，主疏泄，体阴而用阳；肾藏精，主封藏，内寄元阴元阳；精血同源、藏泄互用、阴阳承制。肝肾阴虚，精血不能上承目，或阴虚火旺灼伤目之血络，可致两目干涩、眼底出血、视物模糊；甚或阴虚不能敛阳，肝阳上亢，可致头晕耳鸣、血压偏高。③脾肾气虚：脾主运化水谷精微，以升为健，为胃行其津液；肾主藏精，亦主水，调节全身水液代谢。脾肾两虚，脾气亏虚，不能固摄，或肾气亏虚，不能藏精，可致精气下泄而出现蛋白尿；脾虚不能运化水液，水湿内停，泛溢肌肤，则为水肿。若肾气虚衰，不能蒸腾气化水液，水液潴留，亦可发为本病水肿之症。④阴阳两虚：消渴病肾病终末，患者机体阴液耗竭，阴损及阳，阴阳两虚，患者病情危重。

标实则为痰浊、水湿、瘀血。瘀血是 DKD 病程中因虚所产生的病理产物，又可作为新的致病因素作用于人体。湿、浊潴留也是 DKD 病程中不可忽视的病理环节。①瘀血：瘀血包括离经之血，或血运不畅，阻滞经脉脏腑之血。DKD 患者气阴两虚，气虚不能推动血运；内生燥热，血热搏结，皆可致瘀血。瘀血既为病理因素，又为致病因素，阻滞肾脏经络气血运行。DKD 患者长期血糖控制不良，高糖多尿，血液浓缩，血流缓慢，产生瘀血，而血黏稠度增高，微循环障碍，致肾脏灌注量不足，缺血缺氧。②痰浊：消渴肾病者，脾肾气虚，津液输布失常，水湿内停，内生燥热，炼液为痰，痰浊凝聚，又可致病。《丹溪心法》谓："诸病多因痰而生。"又因机体阴虚血少，阴虚火灼，炼津为痰，形成恶性循环。③水湿：消渴病肾病者，五脏内虚，机体水液代谢失常，潴留体内或泛溢肌肤，发为水肿。在本病晚期肾气亏虚精关不固，蛋白精微失守而下泄尿中。如此日久，更耗脾之气阴、肾之阴阳，使水湿内停加剧。阳虚之体易寒化为寒湿，阴虚之体易热化为湿热。

（3）机随期转，动态演变　临床上，DKD 的病机常随分期的变化而呈现出动态演变的过程。该病的发病机制按照气虚或阴虚—气阴两虚—阴阳两虚规律动态发展，但贯穿疾病发展全过程的关键是气阴两虚，瘀、痰、湿、浊内阻是导致糖尿病肾病发生、发展的重要因素。DKD 病变初期为气虚或阴虚为主要病机，日久伤及肝肾，气阴两虚，经脉失养，由虚致瘀，络脉瘀阻为主；中期在初期基础上，肾元进一步亏虚，阴损及阳而致脾肾气血阴阳俱虚，络脉瘀阻为主；晚期在中期基础上，病情继续发展，脏腑功能受损，血脉瘀阻，浊毒内停，变证蜂起。

二、临床诊断

（一）辨病诊断

1.诊断要点
DKD 通常是根据 UACR 升高和（或）eGFR 下降，同时排除其他 CKD 而做出的临床诊断。

（1）有明确糖尿病病史。

（2）尿白蛋白　尿白蛋白 / 肌酐比值（ACR）≥ 3mg/mmol（30mg/g）或尿白蛋白排泄率（AER）≥ 30mg/24h（20μg/min）。因尿白蛋白排泄受影响因素较多，需在 3~6 个月内复查，3 次结果中至少 2 次超过临界值，并且排除影响因素，如 24 小时内剧烈运动、感染、发热、充血性心力衰竭、明显高血糖、怀孕、明显高血压、尿路感染，可做出诊断。

（3）糖尿病视网膜病变。

（4）排除其他原因引起的肾损害。

2.病理诊断
2010 年肾脏病理学会研究委员会首次提出了 DKD 病理分级标准在 1 型糖尿病和 2 型糖尿病患者中均适用。根据肾脏组织光镜、电镜及免疫荧光染色的改变对肾小球损害和肾小管 / 肾血管损伤分别进行分级、分度和评分。

肾小球损伤分为 4 级：

I 级：肾小球基底膜增厚。

IIa 级：轻度系膜增生。

IIb 级：重度系膜增生。

III 级：一个以上结节性硬化（Kimmelstiel-Wilson nodule，K-W 结节）。

IV 级：弥漫性肾小球硬化。

（二）辨证诊断

根据《糖尿病肾脏疾病中医诊疗标准（2011 年）》并结合临床实际应用，分为四个主证，三个兼证，三个变证。

1.主证
（1）气阴两虚证

临床证候：肾气亏虚，固摄失常则尿浊，气虚则神疲乏力、气短懒言，阴虚咽干口燥，头晕多梦，或尿频尿多，手足心热，心悸不宁，舌体瘦薄，质红或淡红，苔少而干，脉沉细无力。

辨证要点：尿浊，神疲乏力，咽干口燥，手足心热，舌体瘦薄，质红或淡红，苔少而干，脉沉细无力。

（2）肝肾阴虚证

临床证候：肝阴不足则眩晕耳鸣，两目干涩，阴虚内热则五心烦热，肾阴虚则尿浊，腰膝酸痛，小便短少，舌红少苔，脉细数。

辨证要点：尿浊，两目干涩，腰膝酸痛，舌红少苔，脉细数。

（3）气血两虚证

临床证候：气虚不能固摄则尿浊，气虚则神疲乏力，气短懒言，血虚则面色淡白或萎黄，头晕目眩，唇甲色淡，心悸失眠，腰膝酸痛，舌淡脉弱。

辨证要点：尿浊，神疲乏力，气短懒言，面色萎黄，唇甲色淡，舌淡脉弱。

（4）脾肾阳虚证

临床证候：肾阳不足则尿浊，神疲畏寒，腰膝酸冷，小便清长或短少，夜尿增多，肢体浮肿，脾阳虚则面色㿠白，或五更泄泻，舌淡体胖有齿痕，脉沉迟无力。

辨证要点：尿浊，腰膝酸冷，神疲畏寒，肢体浮肿，舌淡体胖有齿痕，脉沉迟无力。

2. 兼证

（1）血瘀证

临床证候：痛有定处，夜间加重，肢体麻木、刺痛，或偏瘫，肌肤甲错，口唇紫暗。舌质暗淡或有瘀斑，舌下脉络色紫怒张，脉涩或结代。

辨证要点：痛有定处，肌肤甲错，口唇紫暗。舌质暗淡或有瘀斑，舌下脉络色紫怒张，脉涩或结代。

（2）湿热证

临床证候：胸脘烦闷，头重且沉，口苦口黏，纳呆泛恶，渴饮不多，大便黏滞，小便黄赤，灼热涩痛。舌红苔黄腻，脉濡数或滑数。

辨证要点：口苦口黏，纳呆泛恶，大便黏滞。舌红苔黄腻，脉濡数或滑数。

（3）湿浊证

临床证候：水肿，肢体困重，胸闷腹胀，便溏，呕恶纳呆，口腻味臊。舌淡胖苔白腻或浊腻，脉濡或缓。

辨证要点：水肿，呕恶纳呆，口腻味臊。舌淡胖苔白腻或浊腻，脉濡或缓。

3. 变证

（1）浊毒犯胃证

临床证候：恶心呕吐频发，头晕目眩，周身水肿，或小便不行，舌质淡暗，苔白腻，脉沉弦或沉滑。

辨证要点：恶心呕吐，周身水肿，舌质淡暗，苔白腻，脉沉弦或沉滑。

（2）溺毒入脑证

临床证候：神志恍惚，目光呆滞，甚则昏迷，或突发抽搐，鼻衄齿衄，舌质淡紫有齿痕，苔白厚腻腐，脉沉弦滑数。

辨证要点：昏迷或突发抽搐，衄血，舌质淡紫有齿痕，苔白厚腻腐，脉沉弦滑数。

（3）水气凌心证

临床证候：气喘不能平卧，畏寒肢凉，大汗淋漓，心悸怔忡，肢体浮肿，下肢尤甚，咳吐稀白痰，舌淡胖，苔白滑，脉疾数无力或细小短促无根或结代。

辨证要点：气喘不能平卧，心悸怔忡，肢体浮肿，舌淡胖，苔白滑，脉疾数无力或细小短促无根或结代。

三、鉴别诊断

（一）西医学鉴别诊断

1. 与肾盂肾炎相鉴别

糖尿病容易发生泌尿系统感染，肾盂肾炎急性发作常有寒战高热、腰痛、尿频、尿急、尿痛等症状，临床较易鉴别；而慢性肾盂肾炎多呈无症状性菌尿，或仅表现为尿容量增加而尿频率减少，或伴少尿。对糖尿病患者出现蛋白尿应做尿细菌培养，以资鉴别。

2. 与坏死性肾乳头炎相鉴别

本病临床鉴别比较困难，常继发于严重的泌尿系统感染及血管病变引起的肾乳头血供障碍，早期临床可见坏死肾乳头脱落、肾绞痛、血尿，严重者常有脓毒血症或急性肾衰竭。而糖尿病性肾病一般以蛋白尿为主，极少有镜下血尿和脓尿，检查可加以鉴别。

3. 与肾动脉和肾小动脉硬化症相鉴别

本病临床鉴别困难，需做肾组织活检加以鉴别。其病理特征为：肾小动脉透明样变，透明样物质沉积于肾小动脉基膜，使基膜增厚。当肾小动脉狭窄，影响供血时，可产生高血压。

4. 与系膜增生性肾炎和膜性肾病相鉴别

本病与糖尿病并存者约占20%，当出现以下情况时，应进一步做肾组织活检加以鉴别。

（1）1型糖尿病患者在早期（6年以内）就出现蛋白尿。

（2）出现持续性蛋白尿，但无视网膜病变。

（3）肾功能急骤恶化者。

（4）镜下血尿，伴红细胞管型者。

5. 与功能性蛋白尿相鉴别

剧烈运动、发热、原发性高血压、心功能不全等均可引起尿蛋白增加，可通过详细询问病史、临床表现以及实验室等相关检查以协助诊断。

（二）中医学鉴别诊断

1. 与鼓胀相鉴别

鼓胀系指肝病日久，肝脾肾功能失调，气滞、血瘀、水停于腹中所导致的以腹胀大如鼓，皮色苍黄，脉络暴露为主要临床表现的一种病证。消渴病肾病以水肿为主要临床表现，兼见有小便带泡沫，无腹胀如鼓及腹壁脉络暴露。二者不难鉴别。

2. 与癃闭相鉴别

癃闭又称小便不通、尿闭，是以小便量少，点滴而出，甚则闭塞不通为主症的一种疾患。消渴病肾病以水肿为主要临床表现，发展至浊毒壅盛也可见小便不通而发生癃闭，且消渴病肾病兼见尿浊，而癃闭则无，二者不难鉴别。

四、临床治疗

（一）提高临床疗效的要素

1. 勤求古训，博采众长

医圣张仲景在《伤寒杂病论·自序》中指出："勤求古训，博采众长。"中医典籍、经书时书，可谓汗牛充栋、宝库极丰。我们更要有严谨的治学态度和良好的治学方法，要多读书、读原著、读经典等，从先贤著作的字里行间中，寻找病因、病机、治法、方剂、用药等，成为"有所突破"的理论依据。中医古籍对糖尿病肾病的治疗有很多宝贵经验值得我们去借鉴。如《罗氏会约医镜》曰："肾消，小便甜者为重，是生气泄，脾气下陷于肾中，为土克水也，治宜脾肾两补，或中时用归脾汤加升麻，早夜服六味、八味之类。"提出应脾肾双补升陷而泌别清浊。《济阴纲目》云："治下消者，宜滋其肾，兼补其肺，勿专执本经而治也。"《素问病机气宜保命集》中提到："肾消者，病在下焦，初发为膏淋，下如膏油之状，至病成而面色黧黑，形瘦而耳焦，小便浊而有脂。治法宜养血。以肃清分其清浊而自愈也。"这里的养血除滋阴养血外应有活血养血之意，瘀血去、新血生而脉络通、三焦畅。对于古籍治疗方法的继承和发扬，为糖尿病肾病病因病机探讨及经方验方疗效深入系统研究奠定基础。

2. 守机论治，早期防治

消渴病肾病的发展是一个动态演变的过程，基本特点为本虚标实，本虚为气（脾气虚、肾气虚）阴（肝肾阴虚）两虚，标实为湿热浊瘀。所及脏腑以肾、肝、脾为主，病程较长，兼证、变证蜂起。本病发病初期，阴虚为本，涉及肝肾；消渴日久，阴损耗气，以致肾气虚损；后期阴损及阳，伤及脾肾，脾肾阳虚，水湿潴留；病至晚期，肾阳衰败，浊毒内停，水湿泛滥。消渴病肾病微量蛋白尿是脾肾气虚第一个临床标志，消渴病肾病临床蛋白尿是肾气虚损向肾元虚损转换的临床标志，消渴病肾病尿毒症期是肾元虚损、毒瘀湿痰互结的临床标志，随着蛋白尿的增加、肾功能下降，肾元虚损逐步加重，病机转换阴损及阳、阴阳俱虚、肾脏功能俱败。故消渴病肾病最佳治疗切入点为微量白蛋白尿不稳定期、微量白蛋白尿期和临床蛋白尿期，针对此三期治疗体现中医学"既病防变"的中心思想，既是提高中医学临床疗效的关键，也是延缓消渴病肾病临床进展到GFR下降到肾衰竭期的最佳治疗阶段。结合中医学辨证论治特色应用，针对三期应用益气健脾、滋补肝肾、气阴双补、补气温阳之法，并重视肾气虚向肾阳虚病机转换过程，可以获得临床疗效。

3. 重视补脾益肾，不忘活血化瘀

脾主摄纳，运化水谷精微，补充先天，濡养诸脏，脾虚不能散精，则精微物质无以正常输布，故口干多饮、消谷善饥、小便频数；运化失司，则清浊不分，精微不能摄纳而湿浊下泄，故精微随尿液排出，出现尿浊、尿甜、肢肿、头晕、乏力、蛋白尿等；如《圣济总录》云："消渴饮水过度，脾土受湿而不能有所制……聚为浮肿胀满成水也。"又云："消渴病久，肾气受伤，肾主水，肾气虚衰，气化失常，开阖不利，水液聚于体而出现水肿。"肾主藏精，肾虚则封藏失司，精微下注。由脾及肾，肾虚失于收藏固摄，致精微物质从小便排出；肾虚气化失司，浊毒内生，则浮肿少尿。故在消渴病肾病治疗中，补脾益肾至关重要，补脾气以固下脱之阴津，补肾元以摄欲漏之精微。消渴病肾病为消渴病持续而来，久病多瘀，"瘀"易与毒结、湿结、热结，形成"毒瘀互结""湿瘀互结""瘀热互结"之候。湿热不去，蛋白不消；浊毒不除，脾气不健；瘀血不去，元气不复。故治疗整个过程中，活血化瘀贯穿始终，瘀滞除而脉络畅，使血糖易降，蛋白易消。

4. 中西合璧，延缓进展

对于消渴病肾病临床期24小时尿蛋白定量 ≥ 6g，肾小球滤过率 ≤ 30ml/min的患者，属于消渴病肾病临床诊治艰难期，此期治疗困难重重，变证丛生，心脑血管事件发生率明显增加。中医学证候复杂多变，水湿痰凝饮停、热郁瘀毒内生互结，标实之候越重，本虚越重，获取疗效难度、中医辨证难点明显增加。针对此时治疗以减慢进入肾脏替代治疗的时间为原则，西医以稳定血压、血糖、稳定心功能，中医学辨证论治特别重视GFR下降造成容量负荷过重的饮停痰凝之候如胸水、腹水、心包积液、肺水肿等证，在辨证论治过程中特别重视本虚如肾气虚、肾阳虚、阴阳俱虚之变，辨清本虚基础上分别加用利水化饮之剂。根据容量负荷变化，特别重视透析替代治疗前准备工作，在保证医疗安全、减少医疗纠纷的情况下，合理进行中医辨证论治治疗。

5. 内外同治，多途给药

中医外治法是中医治疗的重要组成部分。清代医家吴师机在《理瀹骈文》中指出"外治之理即内治之理，外治之药即内治之药，所异者法耳"。中医药采用辨证论治指导下的内治法，以及中药沐足、针刺、穴位贴敷、灌肠等外治法，在改善糖尿病肾脏疾病的肾功能、临床症状和延缓疾病的进展等方面取得了肯定的疗效。中药足浴法治疗疾病的过程中，药物的气味可以通过皮肤、腠理及足部丰富的穴位等途径进入体内，并循经入络，直达病所，发挥药效，起到发汗利水、消肿、活血通经的作用。不仅能够使水邪去、水肿消，燮理阴阳，并且能够促进肾脏血液循环、扩张血管、激发机体自身的调节功能，消除蛋白尿、降血压、降血脂。针刺和穴位贴敷通过疏通经脉、调理气血、穴位刺激等作用改善临床症状。中药灌肠法通过超滤与弥散作用，将灌肠液中的有效成分进入血液循环，进行离子交换，从而清除体内尿素氮、血肌酐等毒素，并且可通过泻下作用，减轻水肿，降低毒素。这些外治法具有副作用较小、费用低廉、操作简单方便、易于推广等优势，且能调节机体阴阳平衡、有效控制和延缓病情的进展，疗效肯定。

（二）辨病治疗

可参考中华医学会内分泌病学分会颁发的《2019 年糖尿病肾脏疾病临床防治指南》及改善全球肾脏病预后组织 KDIGO《CKD 评估与管理临床实践指南（2012）》。

1. 一般治疗

改善生活方式，包括饮食治疗、运动、戒烟、限酒、限制盐摄入、控制体重等，有利于减缓 DKD 进展，保护肾功能。

2. 控制血糖

DKD 患者的血糖控制应遵循个体化原则。血糖控制目标：糖化血红蛋白（HbA$_{1c}$）不超过 7%。eGFR < 60ml/（min·1.73m^2）的 DKD 患者 HbA$_{1c}$ < 8%。对老年患者，HbA$_{1c}$ 控制目标可适当放宽至 8.5%。根据 CRF（肾小球滤过率）选择相应的降糖方案。

3. 控制血压

对伴有 DKD，尤其是白蛋白尿的患者，血压应控制在 130/80mmHg 以下，但舒张压不宜低于 70mmHg，老年患者舒张压不宜低于 60mmHg。在无禁忌证情况下，ACEI 或 ARB 为 DKD 首选降压药。

4. 控制血脂

进行调脂药物治疗时，推荐降低 LDL-C 作为首要目标，非 HDL-C 作为次要目标。推荐 DKD 患者血脂治疗目标为：有动脉粥样硬化性心血管疾病（ASCVD）病史或 eGFR < 60ml/（min·1.73m^2）等极高危患者 LDLC 水平小于 1.8mmol/L，其他患者应小于 2.6mmol/L。

（三）辨证治疗

1. 辨证论治

（1）主证

1）气阴两虚证

[治法] 益气养阴。

[方药] 参芪地黄汤（《杂病源流犀烛》）加减：党参、生黄芪、熟地黄、山萸肉、怀山药、菟丝子、丹皮、茯苓、泽泻、丹参、川芎。

[加减] 水肿明显者加玉米须，茯苓改为茯苓皮；尿频多者加桑螵蛸。

2）肝肾阴虚证

[治法] 滋补肝肾。

[方药] 杞菊地黄丸（《医宗金鉴》）加减：枸杞、菊花、熟地、山萸肉、山药、茯苓、泽泻、丹皮。

[加减] 阴虚明显者加金樱子；水肿明显者加猪苓。

3）气血两虚证

[治法] 补气养血。

[方药] 当归补血汤（《内外伤辨惑论》）合济生肾气丸（《济生方》）加减：黄芪、当归、熟地黄、山药、山茱萸、茯苓、丹皮、泽泻。

[加减] 怕冷明显者加附子、肉桂；水肿明显者茯苓改为茯苓皮，泽泻加量。

4）脾肾阳虚证

[治法] 温肾健脾。

[方药] 附子理中丸（《太平惠民和剂局方》）合真武汤（《伤寒论》）加减：附子、干姜、党参、白术、茯苓、白芍、甘草。

[加减] 怕冷明显者附子加量，可加肉桂；水肿明显者可加玉米须、大腹皮。

（2）兼证

1）血瘀证

[治法] 活血化瘀。

[方药] 血府逐瘀汤（《医林改错》）加减：柴胡、桔梗、当归、生地、桃仁、红花、赤芍、枳壳、川芎、川牛膝、甘草。

[加减] 腰痛明显者可加续断、杜仲。

2）湿热证

[治法] 清热化湿。

[方药] 四妙丸（《丹溪心法》）合枳术丸（《内外伤辨惑论》）加减：黄连、苍术、薏苡仁、川牛膝、枳实、石韦、萆薢。

[加减] 小便灼热刺痛明显者可加黄柏清下焦湿热。

（3）湿浊证

[治法] 利水化浊。

[方药] 五苓散（《伤寒论》）合五皮饮（《证治准绳》）加减：泽泻、桂枝、猪苓、白术、茯苓、陈皮、大腹皮、桑白皮。

[加减] 恶心明显者可加姜半夏、生姜；便溏明显者可加山药、莲子。

（3）变证

1）浊毒犯胃证

[治法] 降逆化浊。

[方药] 旋覆代赭汤（《伤寒论》）加减：旋覆花、代赭石、甘草、党参、半夏、生姜、大枣。

[加减] 小便不通者可加淡竹叶、灯心草、通草；恶心明显者可加姜竹茹。

2）溺毒入脑证

[治法] 开窍醒神，镇惊息风。

[方药] 菖蒲郁金汤加减：石菖蒲、郁金、炒栀子、连翘、鲜竹叶、竹沥、灯心草、菊花、丹皮。

[加减] 出血者可加地榆炭、茜草、小蓟；抽搐者可服用紫雪丹。

3）水气凌心证

[治法] 温阳利水，泻肺平喘。

[方药] 葶苈大枣泻肺汤合苓桂术甘汤加减：茯苓、葶苈子、大枣、桂枝、白术、甘草、附子、干姜。

[加减] 胸闷胸痛者可加用薤白、瓜蒌；大便不通者可加用大黄。

2. 外治疗法

（1）药物外治法

1）中药灌肠法

[处方] 牡蛎（先煎），大黄，丹参，蒲公英。

[操作方法] 采用水煎方式将药物熬制成400ml药液，之后分为两袋，每袋200ml。令患者将大便排尽，使用温水为其清洗肛周部位并涂抹适量润滑油。取膝胸位，若患者不耐受或年龄较大可取左侧位，并在其臀下位置垫上棉垫，并将臀部向上抬高10cm。将之前备用的200ml中药药液加热至温热状态，37℃左右，后倒入空液体瓶内。将去掉头皮针的输液器，插入14号导尿管。在患者臀部下方垫好治疗巾、橡胶单，并将输液管中的空气排出，将输液器关闭。将导尿管前端润滑，缓慢插入至患者肛门，期间观察患者耐受情况。导尿管插入深度控制在25cm左右，将输液器开关打开，滴速调整为200滴/分钟。灌肠结束后关闭输液器，将导尿管缓慢拔出。令患者保持左侧卧位15分钟，之后可改为仰卧位，但期间仍需将臀部抬高10cm，持续0.5~1小时。灌肠治疗每天1次，4周为1个疗程。

[适应证] 糖尿病肾脏疾病肾功能异常者各种证型。

［注意事项］近期行痔疮手术，肛周脓肿及腹泻者禁用。

［出处］中医学报，2015（2）：180-182.

2）穴位贴敷法

［处方］丹参，大黄，红花，白芥子。

［操作方法］上述药物研末，用醋调和，选穴：肾俞、肺俞、关元、足三里，每次贴敷2~3小时，每天1次，2周为1个疗程，连续治疗2个疗程。

［适应证］糖尿病肾脏疾病见水肿患者。

［注意事项］观察局部皮肤情况，有过敏者调整方剂，皮肤破损溃疡者禁用。

［出处］四川中医，2019（4）：121-123.

3）中药熏洗法

［处方］麻黄，细辛，荆芥，红花，桃仁，当归，桂枝，防风，杏仁，益母草，丹参，葛根。

［操作方法］先将药加水浸泡20分钟，煮沸后再煮10分钟，将双足放至足盆上先熏，待药液温度降至35~40℃时开始泡足，浸泡中逐渐加入热水，使水温维持在40℃左右，水面在踝关节10cm以上，最好至足三里穴，每次浸泡20分钟，每天1次，4周为1个疗程。

［适应证］糖尿病肾脏疾病见水肿各种证型患者。

［注意事项］水温不可太高，42℃以下为宜，以免烫伤皮肤，最好让健康人帮助试水温；治疗期间需要专人护理，有条件者建议使用恒温桶设定药液温度。有糖尿病足，足部破溃烂严重者慎用。

［出处］中医外治杂志，2021（6）：14-15.

4）穴位注射法

［处方］黄芪注射液。

［操作方法］取双侧肾俞、足三里穴。选择适宜的消毒注射器和针头，抽取1ml黄芪注射液，在穴位局部消毒后，右手持注射器对准穴位，快速刺入皮下，然后将针缓慢推进，达一定深度后产生得气感应，如无回血，便可将药液注入，隔日1次，4周为1个疗程。

［适应证］糖尿病肾脏疾病气阴两虚型。

［注意事项］严格消毒，防止感染，如注射后局部红肿、发热等，应及时处理。

［出处］上海针灸杂志，2013（9）：729-730.

5）敷药法

［处方］芒硝，大黄粉，乳香，没药，冰片，肉桂。

［操作方法］将上药研磨成细粉，装入自制药袋中，根据水肿范围确定选择大、小药袋。嘱患者平卧，保持水肿下肢伸直，将药袋平铺于水肿处，用系带上下捆扎小腿部，以松紧适宜为度，尽量全部覆盖水肿部位。嘱患者外敷时减少下床活动，活动不便时可解下药袋，保证每日药袋外敷3小时。视药袋中药物的湿结成块程度决定是否更换药袋，若经过手动重复摇匀后，药袋中有超过70%的药物凝结成块，即可更换新药袋。2天更换1次药袋，7天为1个疗程，共治疗2个疗程。

［适应证］糖尿病肾脏疾病见下肢水肿各种证型。

［注意事项］皮肤破溃感染者禁用。

［出处］世界中西医结合杂志，2017（10）：1425-1428.

（2）非药物外治法

1）针刺法

［处方］第一组穴位：中脘、足三里、血海、地机、天枢、支沟、太溪、白环俞、肾俞、膏肓俞、阴陵泉、中极；第二组穴位：脾俞、风池、胃俞、胰俞、志室、三阴交、涌泉、肺俞、肝俞、丰隆、膈俞、三焦俞、复溜。

［操作方法］分两组腧穴，针刺得气后平补平泻，留针30分钟。两组均以4周为

1个疗程。

［适应证］糖尿病肾病脾肾阳虚、浊毒犯胃型。

［注意事项］为了防止血肿的发生，针刺前应仔细检查针具，针尖有钩的不能使用。针刺时一定要注意仔细察看皮下血管走行，避开血管再行针刺。

2）耳穴压豆法

［处方］胰胆、内分泌、脾、肾、膀胱穴。

［操作方法］耳廓常规75%乙醇消毒，然后用镊子将粘有1粒王不留行籽的方形小胶布（0.6cm×0.6cm）对准耳穴，贴紧后以拇指和食指置于耳廓的正面和背面进行对压按揉，手法由轻到重，至患者有胀、酸感或微感刺痛及耳廓发热为度。每次贴压一侧耳穴，嘱患者每日餐前按压耳穴处3分钟。每隔3天换药1次，贴压另一侧耳穴，共治疗12周。

［适应证］糖尿病肾病各种证型。

［注意事项］耳廓皮肤有炎症或冻伤者不宜采用。

3）穴位埋线法

［处方］脾俞、足三里、肾俞、胰俞为主穴；配穴：血瘀证加血海、膈俞，痰湿证加丰隆，阴虚证加三阴交。

［操作方法］患者取舒适体位，常规消毒，采用注线法，使用8号一次性注射针头，用消毒镊子将0.5~1cm长2/0号羊肠线置于一次性注射针头前端内，快速刺入选定穴位皮下，进针深度1~1.5cm，局部有酸胀麻感，即得气后用0.3mm粗细40mm长的一次性针灸针插入针管内，将羊肠线推入穴位后，拔出注射针头，针眼处用创可贴覆盖。6小时后可以淋浴，不影响任何活动。每10天穴位埋线1次，治疗3个月。

［适应证］糖尿病肾病气阴两虚及湿浊证。

［注意事项］有出血倾向及皮肤感染者慎用。

3. 成药应用

（1）百令胶囊

［组成］发酵冬虫夏草菌粉。

［功能］补肺肾，益精气。

［适应证］糖尿病肾病脾肾阳虚型。

［用法］口服，一次2~6粒，一日3次。慢性肾功能不全：一次4粒，一日3次。8周为1个疗程。

［注意事项］忌辛辣、生冷、油腻食物。

［出处］新中医，2020（10）：56-59.

（2）黄葵胶囊

［组成］黄蜀葵花。

［功能］清利湿热，解毒消肿。

［适应证］糖尿病肾病湿热内蕴型。

［用法］口服，一次5粒，一日3次；8周为1个疗程。

［注意事项］饭后服用。

［出处］中国中西医结合肾病杂志，2020（4）：353-354.

（3）益肾化湿颗粒

［组成］人参、黄芪、白术、茯苓、泽泻、半夏、羌活、独活、防风、柴胡、黄连、白芍、陈皮、炙甘草、生姜、大枣。

［功能］阳补脾，益肾化湿，利水消肿。

［适应证］糖尿病肾病湿浊型。

［用法］开水冲服，一次1袋，一日3次。2个月为1个疗程。

［注意事项］忌食辛辣刺激食物；阴虚火旺者慎用。

［出处］中国中西医结合肾病杂志，2022（5）：384-387，471-472.

（4）六味地黄丸

［组成］熟地黄、酒萸肉、牡丹皮、山药、茯苓、泽泻。

［功能］滋阴补肾。

［适应证］糖尿病肾病气阴两虚型。

［用法］口服，大蜜丸（无糖型），一次1丸，一日2次。

［注意事项］忌不易消化食物；感冒发热患者不宜服用。

［出处］江苏中医药，2019（1）：86-89.

（5）金匮肾气丸

［组成］地黄、山药、山茱萸（酒炙）、茯苓、牡丹皮、泽泻、桂枝、附子（制）、牛膝（去头）、车前子（盐炙）

［功能］温补肾阳，化气行水。

［适应证］糖尿病肾病脾肾阳虚型。

［用法］口服，一次 20 粒（4g）~25 粒（5g），一日 2 次。

［注意事项］忌食生冷物。

［出处］吉林中医药，2019（2）：186-190.

（6）尿毒清颗粒

［组成］大黄、黄芪、桑白皮、苦参、白术、茯苓、白芍、制何首乌、丹参、车前草等。

［功能］通腑降浊，健脾利湿，活血化瘀。

［适应证］用于慢性肾功能衰竭，氮质血症期和尿毒症早期，中医辨证属脾虚湿浊证和脾虚血瘀证者。可降低肌酐、尿素氮，稳定肾功能，延缓透析时间。对改善肾性贫血、提高血钙、降低血磷也有一定的作用。

［用法］温开水冲服，一日 4 次，6、12、18 时各服 1 袋，22 时服 2 袋，每日最大服用量 8 袋，也可另定服药时间，但两次服药间隔勿超过 8 小时。

［注意事项］应在医生指导下按主治症状用药，按时、按量服用；按肾功能衰竭程度，采用相应的肾衰竭患者饮食，忌豆类食物；服药后大便呈半糊状为正常现象，呈水样需减量使用；本品可与对肾功能无损害的抗生素、化学药降压、利尿、抗酸、降尿酸药合用；忌与氧化淀粉等化学吸附剂合用。

［出处］中医临床研究，2018（16）：80-81.

（7）十一味益肾降糖片

［组成］黄芪、生地黄、白术、山药、山茱萸、鬼箭羽、益母草、泽泻、怀牛膝、车前子、防风。

［功能］益气养阴。

［适应证］消渴病肾病气阴两虚型。

［用法］口服，一次 5~10 片，一日 3 次。12 周为 1 个疗程。

［注意事项］忌食辛辣刺激食物。

［出处］世界中西医结合杂志，2018（12）：1711-1714.

（四）医家诊疗经验

1. 张大宁

张大宁教授认为，DKD 发生发展过程中，肾虚血瘀湿浊仍是贯穿始终的根本病机所在，故以肾炎方为基本方组方加减。因 DKD 患者多以蛋白尿为主症，故常加以煅牡蛎、益智仁、芡实等固涩之品以益肾固精。［张勉之，张大宁. 张大宁治疗糖尿病肾病的临床经验. 中华中医药杂志，2016（8）：3141-3143.］

2. 张琪

张琪教授治疗糖尿病肾病，根据不同阶段特点采用分期与分型辨证相结合的方法，将本病分为三个主证和三个兼证辨证，三个主证为气阴两虚型、脾肾两虚型和脾肾虚衰型，三个兼证则以糖尿病肾病夹瘀血、夹湿浊、晚期以湿浊（毒）瘀血互结为常见，较符合本病发展规律。［王晓光，王亚丽，张佩清. 张琪教授辨治糖尿病肾病经验介绍. 新中医，2005（3）：20-21.］

3. 庞国明

庞国明教授认为，DKD 是 DM 的常见并发症之一，其病位主在脾肾，病性为本虚标实，本虚以气血阴阳虚为主，标实以湿浊瘀结为主。治疗中要根据不断演变的病机规律，明辨病证，分期治疗，合理遣方，内外同治，协同增效，有效延缓 DKD 的进展。在整个 DKD 的治疗过程中，注重内外治相结合，对于使用的中药汤剂，嘱患者除了内服以外，用药渣熏洗下肢或足部，起到内外合治、异曲同工之妙，尤其是下肢浮肿或伴有肢体凉、麻、痛的患者，用之往往效如桴鼓。[庞国明，娄静. 庞国明主任医师糖尿病肾病临床证治. 光明中医，2017（22）：3231-3232，3240.]

五、预后转归

糖尿病肾脏疾病预后不良。多数患者就诊时临床表型较重，复诊率低，其可能的原因与患者对此类慢性非传染性疾病的认识程度较低、知晓率低以及就诊时机晚有关，加之糖尿病肾脏疾病临床表型与病理类型对应关系复杂，存在一对多或多对一的关系，在大多数情况下，临床表型可以反映疾病的严重程度和进展情况，但在少数或特定情况下，临床表型与疾病严重的程度不完全相符。一般认为，糖尿病肾病发展到 4 期临床显性蛋白尿期后，其病程将不可逆也不能终止，不治疗时肾小球滤过率每月下降 1ml/min。从出现蛋白尿到死于尿毒症平均间隔 10 年。DKD 仍然是当前严重危害人类健康的重大疾病，需要我们特别关注。

六、预防调护

（一）预防

DKD 的防治分为三个阶段。第一阶段为预防 DKD 发生，包括早期筛查、改变生活方式、控制血糖和血压等。第二阶段为早期治疗，出现白蛋白尿或 eGFR 下降的 DKD 患者，予以综合治疗（如优化降糖、降压，合理使用 ACEI/ARB 药物等），减少或延缓 ESRD 的发生。第三阶段为针对晚期 DKD 的综合治疗，包括 ESRD 的肾脏替代治疗、防治 ESRD 相关并发症、减少心血管事件及死亡风险，改善生活质量、延长寿命。

DKD 的防治应强调积极筛查、早期发现、综合干预。2 型糖尿病和 1 型糖尿病（病程超过 5 年）患者应每年至少检查尿常规、UACR 和血肌酐（计算 eGFR）一次。重视对 DKD 危险因素的干预，包括高血糖、高血压、肥胖（尤其是腹型肥胖），避免肾毒性药物及食物、蛋白质摄入过多。

（二）调护

1. 膳食指导

（1）总热量　每日摄入的总热量应使患者维持或接近理想体重，肥胖者可适当减少热量，消瘦者可适当增加热量。

（2）蛋白质摄入　对于非透析 DKD 患者，蛋白质摄入大约应为 0.8g/(kg·d)。肾病患者应避免高蛋白饮食，控制蛋白质每日摄入量不超过总热量的 15%。对透析患者，常伴有蛋白能量消耗增加，适当增加蛋白摄入有利于保存肌肉容量及功能。由于蛋白质的摄入减少，摄入的蛋白质应以生物学效价高的优质蛋白质为主，可从家禽、鱼等动物蛋白中获得。

（3）钠、钾摄入　推荐 DKD 患者限制盐的摄入，少于 6g/d，但不应低于 3g/d。对于合并高钾血症的患者，还需要限制钾盐摄入。饮食中钠、钾的摄入需个体化，根据患者的合并症情况、使用药物、血压及血生化检查进行调整。

2. 运动指导

（1）根据病情选择合适的有氧运动方式，如太极拳、气功、八段锦、五禽戏、散步、快走、慢跑、游泳等；运动项目的选择要与患者的年龄、病情、经济、文化背景及体质相适应。

（2）每周进行 2 次轻度或中度阻力性肌肉运动。

（3）运动选择在饭后 1 小时（第一口饭记时）左右。

（4）特色功法　降糖益肾养生功。

七、专方选要

1. 安肾饮

［组成］黄芪、怀山药、天花粉、蝉蜕、益母草、番石榴。

［功能］益气养阴，活血利水。

［适应证］糖尿病肾病气阴两虚型。

［用法］每日 1 剂，水煎服。

［出处］中医药导报，2010，16（3）：26-28.

2. 救肾灌肠方

［组成］大黄、生牡蛎、薏苡仁、制附子、败酱草、蒲公英、槐米。

［功能］补脾益胃，利水降浊。

［适应证］糖尿病肾病晚期兼有湿浊型。

［用法］每日 1 剂，水煎灌肠。

［出处］四川中医，2012，10：64-66.

八、研究进展

1. 分型辨证论治

高彦彬教授将 DKD 辨为 3 个证型论治。肝肾气阴两虚，肾络瘀滞型者，治法以养阴益气、通络化瘀为主；脾肾两虚、肾络瘀阻型，治以温肾健脾、益气活血为主；气血阴阳俱虚、肾络瘀结、浊毒内停治以益气养血、化瘀散结、通腑泄浊为主。

马居里教授将 DKD 辨证分为 5 型：气阴两虚证者，以参芪地黄汤为主调治；阴虚火旺证者，以一贯煎加减；阴阳两虚证者，以济生肾气加真武汤加减；燥热证者以芩连四物汤加减；瘀血证者，以当归芍药合桃红四物加减。

2. 分期辨证论治

姚源璋教授分早、中、晚三期治疗 DKD，认为本病早期多肝肾气阴两亏，日久致瘀阻血络；中期阴损及阳，脾肾两虚，肾虚脾阳不振，运化失司，湿停瘀阻；晚期阴损及阳，气血阴阳衰败，痰湿瘀浊毒诸邪实阻于内。

亓鲁光教授结合 DKD 阴虚为本，燥热为标，日久阴损及阳的病机，将 DKD 分为五期辨证论治：肝肾不足，气阴两虚期；脾肾两虚、阳气亏虚期；湿浊滞留、上逆犯胃期；肾虚血瘀、脉络痹阻期；水气上逆、凌心射肺期。

3. 分期分型论治

张琪教授提出 DKD 不同阶段发病特点不同，当分期分型辨证结合考虑，将 DKD 总结为三个主型，分别对应早期、临床期和晚期的临床特点，其中，早期属气阴两虚证，治以六君子汤调补脾胃气阴；中期属脾肾两虚证治以八味肾气丸调阴和阳；晚期属脾肾虚衰证，脏腑阴阳亏虚，治以参芪地黄汤补脾肾阴阳。同时三期又分别有血瘀、湿浊、浊毒瘀血互结三种兼并证，当随证治之。

吕仁和教授提倡将 DKD 分为分期、分型、分度、分候论治，将 DKD 分为早、中、晚三期，在早期阶段有四型六候，四型以脏腑功能失调，阴阳虚衰为其基本病机，根据其脏腑病位不同，阴阳表现有别，具体分为肝肾阴虚型、肺肾阴虚型、脾肾阳虚型、肝脾肾阴阳俱虚型。

李芮发现早期 DKD 处于微蛋白尿期，肾功能轻度受损，进展期出现临床大量蛋白尿，肾功能处于 CKD 3B 期；终末期则以肾功能严重衰竭为主。三期中医证候分布各有特点：早期以气阴两虚证为主，并可兼杂血瘀证；进展期以脾肾气虚证为主，兼证以血瘀证和水湿盛多见；终末期以脾肾阳虚证为主，并呈血瘀、水湿、痰浊兼杂重症。

主要参考文献

［1］Zhang L，Long J，Jiang W，et al. Trends in

chronic kidney disease in China [J]. NEngl J
Med, 2016, 375 (9): 905-906.

[2] Zhang L, Long J, Jiang W, et al. Trends in
chronic kidney disease in China [J]. N Engl
J Med, 2016, 375 (9): 905-906.

[3] 高彦彬, 刘铜华, 南征, 等. 糖尿病肾脏
疾病中医诊疗标准 [J]. 世界中西医结合杂
志, 2011 (6): 548~552.

[4] 闫璞, 刘晓峰, 王世东, 等. 吕仁和教授
诊治糖尿病、糖尿病肾病及肾病综合征的
常用药物分析 [J]. 世界中医药, 2017, 12
(1): 3033.

[5] 高彦彬, 赵慧玲. 糖尿病肾病的中医诊治
[J]. 北京中医药大学学报（中医临床版）,
2009, 16 (05): 36-37.

[6] 赵莉, 马居里. 马居里扶正祛邪辨证分型
治疗糖尿病肾病阴 [J]. 实用中医内科杂
志, 2014, 28 (11): 8-9.

[7] 孟加宁, 姚源璋. 姚源璋教授治疗糖尿病
肾病经验介绍 [J]. 中国中西医结合肾病杂
志, 2017, 8 (01): 6-8.

[8] 王晓光, 王亚丽, 张佩清. 张琪教授辨治
糖尿病肾病经验介绍 [J]. 新中医, 2015
(03): 20-21.

[9] 李俊美. 吕仁和教授治疗糖尿病肾病的经
验 [J]. 四川中医 2009, 27 (5): 1-3.

[10] 李芮, 王会玲, 等. 糖尿病肾病患者不同
分期中医证候特点及证型分布的临床调
查 [J]. 中国中西医结合肾病杂志, 2016,
(7): 599-602.

第四节　糖尿病心脏病

糖尿病心脏病是指由糖尿病所致的慢
性心脏疾病, 包括冠状动脉粥样硬化性心
脏病（冠心病）、糖尿病心肌病和糖尿病心
脏自主神经病变。糖尿病患者有 70%~80%
死于心血管并发症, 与非糖尿病患者相比,

男性糖尿病患者心血管疾病死亡和充血性
心力衰竭发生的危险性增加 2 倍, 女性增
加 3 倍。除了发生率和病死率增加之外, 糖
尿病患者冠状动脉损害的程度要明显严重,
且常呈现弥漫性病变。其临床体征: 休息
时心动过速、无痛性心肌梗死、直立性低
血压、猝死等。糖尿病心脏病属于中医
"胸痹""胸痛""真心痛"范畴。

一、病因病机

（一）西医学认识

糖尿病心脏病的发病机制复杂, 到目
前未有统一的说法, 可能涉及心肌细胞代
谢障碍、心肌纤维化、自主神经病变和干
细胞等多种因素。西医学认为糖尿病心脏
病与胰岛素抵抗、高血糖、高血压、脂质
代谢紊乱、纤溶凝血机制异常、炎症因子、
细胞因子、肾素血管紧张素系统的激活等
因素的参与有关。

1. 糖代谢紊乱

作为心血管疾病独立危险因子, 糖代
谢紊乱对心血管疾病的发生有促进作用。
糖化血红蛋白值每增加 1% 则冠心病的危险
性增加 10%, 每下降 1%, 糖尿病血管并发
症事件的风险比及死亡率均下降 21%。其
发病机制可能为: 葡萄糖毒性作用, 氧化
应激反应, 血管内皮的损害。

2. 脂质代谢紊乱

糖尿病患者易并发血脂紊乱, 通常
表现为甘油三酯水平升高, 低密度脂蛋白
水平和高密度脂蛋白水平的降低; 甚至
有专家指出低密度脂蛋白水平的升高是冠
心病的主要危险因子, 应将糖尿病患者的
LDL-C 水平控制在 2.6mmol/L 以下, 若
合并冠脉狭窄或行冠脉血运重建者, 将
LDL-C 水平控制在 1.7mmol/L 以下。

3. 高血压

高血压诱发糖尿病心脏病的可能原因:

通过其加速 AS 的进程，以及增加心脏后负荷导致心肌肥厚，继之心腔扩大实现的。此外，心血管事件的发生尚与高血压导致的冠脉血流储备相对减少、血流动力学异常以及血管机械性改善等因素关系密切。

4. 胰岛素抵抗和高胰岛素血症

胰岛素抵抗是众多代谢性疾病和心血管疾病的共同始动因素和致病基础，胰岛素抵抗及其伴随的高胰岛素血症是心血管疾病的独立危险因子，可促进血管壁结构改变和动脉粥样硬化的形成，也可加重心肌能量代谢紊乱，直接造成左心室结构和功能损伤。其发病机制可能为：脂蛋白异常，促进平滑肌细胞增生，促进纤溶，促进内皮增生。

5. 纤溶凝血机制异常

糖尿病时血糖升高能使患者的凝血活性增高而抗凝和纤溶活性降低，血小板功能异常，内皮细胞受损，也能使血液流变学发生改变，容易引起血栓形成，导致冠状动脉狭窄或闭塞从而引起心绞痛的发作。

6. 慢性炎症反应

目前大量研究发现许多炎症因子与糖尿病及并发症有一定的联系，糖尿病也是一种慢性炎症性疾病，如超敏 C 反应蛋白、白介素 –6 等与内皮细胞炎症过程有关，长期慢性的炎症刺激可以导致冠状动脉粥样硬化的发生，机制为：促使黏附在血管内皮细胞上的白细胞、血小板增多，进一步促进血凝；抑制扩血管活性物质的产生和释放，刺激缩血管活性物质的产生和释放；促使基底膜及血管壁在血清成分渗入内皮的情况下发生增厚。

7. 肾素 – 血管紧张素系统调节异常

在糖尿病状态下，血管紧张素 II 通过多条通路，调节多种细胞的代谢、生长、增殖和分化，引起心肌细胞肥大，心肌微血管病变和间质纤维化，影响心功能，在糖尿病性心脏病发病中起到重要作用。

此外，超氧化物歧化酶（SOD）活性下降、血浆半胱氨酸（HCY）、蛋白激酶（PKC）代谢异常、血管紧张素转换酶（ACE）基因多态性、神经内分泌激素、微量白蛋白尿、遗传因素等都与糖尿病心脏病的发病有关。

（二）中医学认识

中医虽无本病的病名，但对其认识有着悠久的历史，其属消渴病变证，可将其归为"胸痹""胸痛"等范畴，目前中医规范病名为"消渴病心病"。

1. 病因

消渴病心病，为糖尿病迁延日久，累及心脏，因心气阴虚或心脾两虚，致痰浊、瘀血内阻心络，或素体心阴阳亏虚，或久病而致心肾阳虚。发病初期为心之气阴不足、心脾两虚，心脉失养，或脾虚痰浊闭阻，胸阳不振；渐至伤及肝、肾，血瘀阻塞心络，心之络脉细急；病变晚期，心气衰微，水饮停聚，痰、瘀、水互结，络脉受阻，甚或阴损及阳，阴竭阳绝，阴阳离决。

本病主要因消渴病日久，失于调治，或迁延发展，阴虚燥热日甚，致气阴两虚，气虚则行血无力，阴虚则虚火灼津为痰，"久病必虚""久病必瘀""久病入络"，心脉失养，瘀血、痰浊阻滞心脉而成。在本病的发生发展过程中，瘀血阻滞发挥着重要作用并贯穿始终。其瘀血的形成主要与下列因素有关：一是阴虚内热致瘀：阴虚燥热，津亏液少，势必不能载血循经畅行，加之瘀热在里，还可化热伤阴，终致阴虚与血瘀并见。二是气虚致瘀：因气为血帅，气虚无力鼓动血行则瘀。三是阳虚致瘀：阳虚则寒，寒则血凝涩导致血瘀。四是气滞血瘀：瘀血内停，津液的运行输布失常，不能发挥其正常的濡养作用，导致消渴病及其并发症的发生发展。因虚致瘀是消渴病特征性改变，其血瘀不仅是病理产物，而且是新病的致病因素。瘀血阻滞是导致消渴病加重，造成并发症的主要原因，若瘀血阻于心脉可致胸痹。瘀血不同程度地贯穿于消渴病的整个过程，在其发病及其演变中起着重要作用。

2.病机

消渴病心病初期临床症状多不明显，仅有缺血性心电图改变。大多数患者可见心悸气短、头晕乏力、胸闷或疼痛；进而胸痛彻背、背痛彻心，甚则心胸猝然大痛；或见晕厥，病变后期肢冷汗出、尿少水肿；重者腹大胀满喘促，不能平卧。根据病机演变和临床症状特征分为以下三个阶段。

（1）发病初期　消渴病经久不愈，心脏气阴耗伤，心阴不足，心火偏旺，心主不宁；或心脾两虚，气血亏虚，心脉失养则心悸、怔忡。脾虚失运，肺失治节，肾气失司，痰浊内生；或因阴虚燥热，灼津成痰，痰浊闭阻，气机不利，胸阳不振，弥漫心胸，发为胸痹。

（2）病变进展期　"久病入络""久病必虚""久病必瘀"，气虚血瘀，血运不畅，或气滞血瘀，心络瘀阻，不通则痛，故胸中刺痛，甚者胸痛彻背、背痛彻心。阴损及阳，心脾阳虚，寒凝血瘀阻闭心脉，则发为胸痹心痛。病情进一步发展，络脉细急，心络瘀塞不通，可见心胸猝然大痛，而发真心痛。

（3）病变晚期　消渴病累及心脏日久，脾虚湿阻，阴阳俱虚，痰湿内盛，血液凝滞，痰瘀稽留脉络，瘀血与痰浊凝聚，壅塞心络；或由虚损至衰微，脏腑血脉瘀阻不通，肺络瘀阻，肺气受遏，失其肃降，心肾阳虚，水邪内停，水饮上凌心肺，则喘息、四肢逆冷青紫、尿少、水肿；重则虚阳欲脱，阴竭阳绝，阴阳离决而见大汗淋漓、四肢厥冷、脉微欲绝等。

3.病位、病性

消渴病心病病位在心，涉及肺、脾、肝、肾。病性为本虚标实，虚实夹杂，以气血阴阳亏虚为本，以气滞、痰浊、血瘀、寒凝为标，本虚标实，虚实夹杂。

消渴病心病是在糖尿病基础上发生发展而成，而阴虚燥热是消渴病的基本病机，随着消渴病的迁延不愈，阴虚燥热日久，必致燥热灼伤肺之阴，致心阴不足，心火偏亢；或心脾两虚，气血亏虚，心脉失养则心悸、怔忡。脾虚失运，肺失治节，肾气失司，痰浊内生；或因阴虚燥热，灼津成痰，痰浊闭阻，气机不利，胸阳不振，发为胸痹。"久病必虚""久病必瘀""久病入络"，气虚血瘀，血运不畅，或气滞血瘀，心络瘀阻，不通则痛，故胸中刺痛，甚者胸痛彻背、背痛彻心；病变晚期，阴损及阳，心肾阳虚，水邪内停，水饮上凌心肺，则喘息、四肢逆冷青紫、尿少、水肿；另外，糖尿病在其漫长的病程中，多因心境恶劣，七情不畅，气机郁滞，导致肝郁脾虚，痰浊内生，心气郁结，血脉瘀阻等病理变化，痰瘀互阻。故本病涉及五脏，但病变主要在心。

二、临床诊断

（一）辨病诊断

1.诊断要点

糖尿病心脏病应根据糖尿病病史、临床表现、理化检查以及心脏功能等全面综合才能做出诊断。

（1）糖尿病冠心病

①糖尿病病史，年龄大于40岁。

②有心绞痛表现，常不典型。心绞痛的典型表现一般为：胸闷痛，心前区不适，常为绞痛、紧缩、压迫或沉重感，疼痛放射至后颈背、左肩、上腹部，持续时间几分钟，休息或舌下含服硝酸甘油片常在30

秒至数分钟内缓解。

③有明显诱因，如劳累、情绪变化。冠心病的诱因很多，除劳累、情绪变化外，还包括饱餐、受寒、阴雨天气等因素。

④心电图有典型或不典型心肌缺血，休息时心电图心肌缺血的意义大于非糖尿病患者。糖尿病心肌梗死大多有不典型心电图，可表现为 ST 段抬高或者非 ST 抬高和有 Q 波或无 Q 波心肌梗死。

⑤心肌梗死可检测到心脏标记物（肌钙蛋白 T 或肌钙蛋白 I，血清酶改变）。

肌钙蛋白 T（cTnT）和肌钙蛋白 I（cTnI）是心肌损伤的特异标记，其特异性和灵敏性均优于目前常用的心肌酶。尤其对微小的、小灶性的心肌梗死的诊断更有价值。认为 cTnT、cTnI 和肌酸激酶及其同工酶（CK、CK-MB）结合起来用于急性心肌梗死诊断是最灵敏、最特异的方法。但骨骼肌疾病和肾衰竭时 cTnT 也可能升高，故 cTnT 的升高要排除对 AMI 的假阳性升高。

⑥具有两条以上冠心病危险因子，如高血压、高脂血症、尿微量白蛋白、高胰岛素血症、吸烟、家族史。

（2）糖尿病心肌病

①症状：糖尿病伴心悸、胸闷、气短、乏力、呼吸困难、发绀、浮肿。

②心电图改变：房室传导阻滞及室内传导阻滞，室性早搏，心房纤颤，左心室扩大，有的只有 ST 改变。

③胸部 X 线摄片：心脏扩大，肺淤血。

④超声心动图：左心室扩大，室壁运动减弱、消失或僵硬，心功能下降。

⑤心功能检查：收缩前期（PEP）延长，左室射血时间（LVET）及 PEP/LVET 比值增加。

⑥除外其他器质性心肌病者。

临床上明确肯定糖尿病心肌病的诊断有时是困难的。糖尿病患者合并高血压或无症状性冠心病者较多，尤其是长期高血压本身可引起左心室增大，甚至导致心力衰竭，与糖尿病的代谢异常引起心肌病变在临床上难以明确区分开来。糖尿病心肌病的诊断可参考下列几点：A. 症状与体征：视心肌病的不同阶段而异。潜在性心肌病临床上平时无症状和体征，但检测 STI 和超声心动图已表明心肌功能减退。早期和晚期心肌病的症状和体征在程度上有差别；胸部 X 线摄片：早期可见心脏轻度增大，晚期可见心脏明显增大，可有肺淤血表现；超声心动图：早期左心室轻度扩大，室壁运动异常。晚期心室腔明显增大，室壁运动弱，左室射血分数 < 50%，EF 斜率降低；放射性核素检查：对发现早期心肌病有帮助，运动试验时左室射血分数降低；心导管检查：对心肌病鉴别诊断帮助不大，主要在于排除冠心病的存在。

2. 相关检查

（1）心电图　左心室各导联的波形呈 ST 段压低，T 波低平或倒置或双相。急性心肌梗死 ST 段抬高，病理性 Q 波或无 Q 波，心动过速，心房纤颤，多源性室性早搏，房室传导阻滞等心律失常改变。

（2）冠状动脉造影　多支冠状动脉狭窄病变是糖尿病合并冠心病的特点，管腔狭窄，直径缩小 70%~75% 以上会严重影响供血，直径缩小 50%~70% 也有一定的临床意义。

（3）超声心动图检查　评价左心室舒张功能。心脏普遍扩大，以左心室为主，并有舒张末期和收缩末期内径增大，室壁运动呈阶段性减弱、消失或僵硬，对心肌病变具有诊断价值。

（4）心功能检查　收缩前期（PEP）延长，左室射血时间（LVET）及 PEP/LVET 比值增加。

（二）辨证诊断

首先要辨别虚实，分清标本。本病以

气血阴阳虚为本，气滞、痰浊、血瘀、寒凝为标。本虚者心胸隐痛而闷，因劳累而发，多属心气不足；绞痛兼见胸闷气短，四肢厥冷，则为心阳不振；隐痛时作时止，缠绵不休，动则多发，则属气阴两虚。标实者闷重而痛轻，兼见胸胁胀痛者多属气滞；胸部窒闷而痛者多属痰浊；胸痛如绞，遇寒则发者，为寒凝心脉；刺痛固定不移，夜间多发，舌紫暗或有瘀斑者，由心脉瘀滞所致。除此之外还有虚实夹杂证，临证时应予详细辨别。虚证当以益气养阴为主，根据兼瘀、痰、寒、水的不同，分别采用活血通络、健脾祛痰、宣痹通阳、祛寒通络、温阳利水等标本同治的原则。病到后期，虚中有实，病情复杂，则宜标本兼顾，攻补兼施。

1.气阴两虚证

临床证候：胸闷隐痛，时作时止，心悸气短，神疲乏力，自汗，盗汗，口干欲饮，舌偏红或舌淡暗，少苔，脉细数或细弱无力或结代。

辨证要点：胸闷隐痛，心悸气短，神疲乏力，舌偏红或舌淡暗，少苔，脉细数或细弱无力或结代。

2.痰浊阻滞证

临床证候：胸闷痛如窒，痛引肩背，心下痞满，倦怠乏力，肢体重着，形体肥胖，痰多，舌体胖大或边有齿痕，舌质淡或暗淡，苔厚腻或黄腻，脉滑。

辨证要点：胸闷痛如窒，心下痞满，肢体重着，痰多，舌体胖大或边有齿痕，舌质淡或暗淡，苔厚腻或黄腻，脉滑。

3.心脉瘀阻证

临床证候：心痛如刺，痛引肩背、内臂，胸闷心悸，舌质紫暗，脉细涩或结代。

辨证要点：心痛如刺，胸闷心悸，舌质紫暗，脉细涩或结代。

4.阴阳两虚证

临床证候：头晕目眩，心悸气短，大汗出，畏寒肢冷，甚则晕厥，舌淡，苔薄白或如常，脉弱或结代。

辨证要点：头晕目眩，心悸气短，畏寒肢冷，舌淡，苔薄白或如常，脉弱或结代。

5.心肾阳虚证

临床证候：猝然心痛，宛若刀绞，胸痛彻背，胸闷气短，畏寒肢冷，心悸怔忡，自汗出，四肢厥逆，面色㿠白，舌质淡或紫暗，苔白，脉沉细或沉迟。

辨证要点：猝然心痛，胸痛彻背，胸闷气短，畏寒肢冷，四肢厥逆，面色㿠白，舌质淡或紫暗，苔白，脉沉细或沉迟。

6.水气凌心证

临床证候：气喘，咳嗽吐稀白痰，夜睡憋醒，或夜睡不能平卧，心悸，动辄加剧，畏寒，肢冷，腰酸，尿少，面色苍白或见青紫，全身水肿，舌淡胖，苔白滑，脉沉细或结代。

辨证要点：气喘，夜睡憋醒，或夜睡不能平卧，心悸，畏寒，肢冷，面色苍白或见青紫，全身水肿，舌淡胖，苔白滑，脉沉细或结代。

三、鉴别诊断

（一）西医学鉴别诊断

1.与非糖尿病性冠心病相鉴别

可通过病史、血糖、糖化血红蛋白检查予以鉴别。可以通过检测有无糖尿病予以区别。

2.与急性心肌梗死应激状态高血糖相鉴别

急性心肌梗死时机体通过大脑垂体－肾上腺系统，促使肾上腺皮质激素大量分泌及肾上腺髓质激素分泌增加，具有拮抗胰岛素作用，使血糖上升，糖耐量减低，但随着病情好转，3～6个月可恢复正常。这时不能误认为是糖尿病引起的心肌梗死，要等病情好转后复查血糖，加以鉴别。

（二）中医学鉴别诊断

1. 与胃痛相鉴别

胃痛疼痛部位在上腹胃脘部，局部可有压痛，以胀痛、灼痛为主，持续时间较长，常因饮食不当而诱发，并多伴有泛酸、嗳气、恶心、呕吐、纳呆、泄泻等消化系统症状。配合 B 超、胃肠造影、胃镜、血尿淀粉酶等检查，可以鉴别。某些心肌梗死亦表现为胃痛，应予警惕。

2. 与胁痛相鉴别

胁痛疼痛部位以右胁部为主，可有肋缘下压痛，可合并厌油、黄疸、发热等，常因情志不舒而诱发。胆囊造影、胃镜、肝功能、淀粉酶检查等有助于鉴别。

四、临床治疗

（一）提高临床疗效的要素

1. 辨病性，明虚实

本病的证候特点多为虚实相兼，虚指阴阳气血亏虚，心络失荣；实指气滞、痰浊、寒凝、瘀血等，阻滞心脉，火邪上扰心络，水气凌心。因此临床上，在扶正时注意滋阴养血、益气养心、健脾护心，祛邪时注意化痰、祛瘀、清热等。

2. 辨病势，治未病

从病机发展趋势初期多为气阴两虚（阴虚燥热，心气阴虚），进一步可发展为阴阳两虚（心脾阳虚，水气凌心，心阳暴脱，肾阳虚衰），瘀血、痰浊痹阻伴随疾病发展的整个过程。积极治疗，阻断疾病的进程，防止心脏病的严重并发症真心痛的发生。

3. 辨缓急，重通络

辨病情缓急，在疾病的发展过程中，由于气血阴阳不足导致络虚失营，筋脉失养，而麻木不仁，或感觉减退，往往易掩盖病情，因此在临床中一定要结合现代心电图及理化检查分清病情的轻重缓急，急

则救其危，缓则治其本。消渴发展到胸痹心痛，心络阻滞、心络细急、心络瘀塞、络虚不营，心络病变贯穿始终，在治疗中要重视通络。

4. 辨病位，调五脏

糖尿病心脏病是在消渴病基础上久治不愈而发生的，是消渴病中后期的并发症。由于心脉不通，心络癥积，心脉失养，心体受损，心用失常，心神不安，形成本病。病位在心，与肺、脾、肝、肾有关。从全身整体上在分清疾病发生的相关脏腑的同时，还要进一步在局部上辨清发病的主体器官心脏的病损部位，分清在心体、心神、心血、心络等病位。单一脏腑虚损者病轻，多脏损伤者病重；心体小部分损伤者病轻易治，大部分合病者病重难治。

（二）辨病治疗

1. 控制危险因素

糖代谢紊乱、高血压、高血脂和吸烟均为心血管疾病的危险因素。

（1）糖尿病基础治疗，配合口服降糖药或胰岛素皮下注射，达到合理的血糖控制（血糖 7~9mmol/L），糖化血红蛋白（$HbA_{1c} < 7.0\%$）达到目标值。

（2）控制高血压。

（3）调节血脂，根据血脂谱检验的指标有针对性地选择降血脂药物。

2. 糖尿病冠心病的治疗

（1）抗血小板治疗，首选水杨酸类药物。抗凝治疗可选普通肝素、低分子肝素。

（2）β 受体拮抗剂在无禁忌证时，不论有无心肌梗死均可应用；若有禁忌证时，可联用长效二氢吡啶类钙通道阻滞剂或长效硝酸盐制剂。

（3）硝酸酯类药物舌下含服或使用硝酸酯类喷雾剂，随后静脉滴注，缓解心绞痛。

（4）钙通道阻滞剂治疗。

（5）冠状动脉重建术治疗。

3.糖尿病急性心肌梗死

（1）一般治疗　急性心肌梗死患者均应进入 CCU 病房，吸氧，心电图和血压监测，解除焦虑。

（2）解除疼痛　首选麻醉镇痛药，如阿片类，也可使用硝酸酯类静脉滴注。

（3）心肌再灌注　应立即进行冠状动脉造影检查，开通梗死相关血管，如 PCI 术或球囊扩张术；溶栓不作为首选推荐。

（4）其他治疗　前壁急性心肌梗死尽早使用 ACE 抑制剂、β受体拮抗剂，可减少急性心肌梗死的死亡率。

（5）并发症处理　严重心律失常、心力衰竭或心源性休克时应及时处理。伴有左心室收缩功能不全者宜用血管紧张素转换酶抑制剂（ACEI）。

4.糖尿病心肌病

（1）非药物治疗　心力衰竭患者限制体力活动，低盐饮食。

（2）钙通道阻滞剂　如维拉帕米、硝苯地平、地尔硫䓬等。

5.心力衰竭的治疗

出现心力衰竭症状选用利尿剂和（或）硝酸甘油；窦性心动过速加用地尔硫䓬；快速房颤可使用洋地黄，避免用血管扩张剂。

（1）一般治疗　生活方式管理、患者教育、体重管理、饮食管理、卧床休息、病因治疗、消除诱因，如感染、发热、贫血、甲状腺功能亢进等。

（2）药物治疗

①利尿剂：包括呋塞米（速尿）、螺内酯（安体舒通）、托拉塞米、布美他尼、托伐普坦。

②RAAS 抑制剂：包括 ACEI 和 ARB 两类。血管紧张素转换酶抑制剂（ACEI）：有卡托普利、贝那普利、雷米普利等，各种 ACEI 对心衰患者的症状、死亡率或疾病进展的作用无明显差异。以小剂量起始，

如能耐受则逐渐加量，开始用药后 1~2 周内监测肾功能与血钾，后定期复查，长期维持，终生用药。

血糖紧张素受体拮抗剂（ARB）：不能耐受者可改用 ARB，但已使用 ARB 且症状控制良好者不须换为 ACEI。研究证实，ACEI 与 ARB 联用并不能使心衰患者获益更多，反而增加不良反应，特别是低血压和肾功能损害的发生，因此目前不主张心衰患者 ACEI 与 ARB 联合应用。

③醛固酮受体拮抗剂：螺内酯。

④血管紧张素受体脑啡肽酶抑制剂（ARNI）抑制剂：沙库巴曲缬沙坦，可用于射血分数保留性心衰和射血分数下降性心衰，心功能 II - III 级患者。

⑤β受体拮抗剂：目前已经临床验证的β受体拮抗剂包括选择性 β_1 受体拮抗剂美托洛尔、比索洛尔与非选择性肾上腺素能 α_1、β_1 和 β_2 受体拮抗剂卡维地洛。

⑥正性肌力药

洋地黄类药物：地高辛、毛花苷 C、毒毛花苷 K 等。

非洋地黄类正性肌力药：多巴胺与多巴酚丁胺、磷酸二酯酶抑制剂：包括米力农、氨力农等。

⑦钠 - 葡萄糖共转运蛋白 2 抑制剂（SGL-2）：已成为慢性心衰患者"新四联（ARNI 或 ACEI/ARB+SGLT2+BB+MRA）"之一，有心血管保护作用。

（3）非药物治疗

①心脏再同步化治疗（CRT）：又称双腔起搏器，可改善患者的心脏功能，提高运动耐量以及生活质量。

②左室辅助装置（LVAD）适用于严重心脏事件后或准备行心脏移植术患者的短期过渡治疗和急性心衰的辅助性治疗。LVAD 的小型化、精密化、便携化已可实现，有望用于药物疗效不佳的心衰患者，成为心衰器械治疗的新手段。

③主动脉内球囊反搏（IABP）可用于冠心病急性左心衰患者，泵功能衰竭导致血流循环不稳定者。

④心脏移植：是治疗顽固性心力衰竭的最终治疗方法。

⑤血液超滤：用于利尿剂抵抗者或急性心衰合并其他脏器衰竭者。

⑥干细胞替代治疗：目前仍处于临床试验阶段，干细胞移植在修复受损心肌、改善心功能方面表现出有益的趋势，但仍存在移植细胞来源、致心律失常、疗效不稳定等诸多问题，尚须进一步解决。

（三）辨证治疗

1. 辨证论治

（1）气阴两虚证

［治法］益气养阴，活血通络。

［方药］生脉散（《内外伤辨惑论》）加减：太子参、麦冬、五味子、三七、丹参。

［加减］口干甚，虚烦不得眠者加天冬、酸枣仁；气短者加黄芪、炙甘草。

（2）痰浊阻滞证

［治法］化痰宽胸，宣痹止痛。

［方药］瓜蒌薤白半夏汤（《金匮要略》）加减：瓜蒌、薤白、半夏、白酒、干姜。

［加减］痰热口苦者加黄连；胸闷者加枳壳；心痛者加降香、丹参。

（3）心脉瘀阻证

［治法］活血化瘀，通络止痛。

［方药］血府逐瘀汤（《医林改错》）加减：桃仁、当归、红花、赤芍、牛膝、川芎、柴胡、桔梗、枳壳、生地黄、甘草。

［加减］心痛甚者加三七、延胡索、丹参；脉结代者可加炙甘草、人参、桂枝。

（4）阴阳两虚证

［治法］滋阴补阳。

［方药］炙甘草汤（《伤寒论》）加减：炙甘草、生地黄、人参、桂枝、生姜、阿胶、麦冬、火麻仁、当归。

［加减］五心烦热者加女贞子、墨旱莲；畏寒肢冷甚者加仙茅、淫羊藿。

（5）心肾阳虚证

［治法］益气温阳，通络止痛。

［方药］参附汤（《校注妇人良方》）合真武汤（《伤寒论》）加减：人参、附子、白术、茯苓、白芍。

［加减］面色苍白、四肢厥逆者加大人参、制附子用量；大汗淋漓者加黄芪、煅龙骨、煅牡蛎。

（6）水气凌心证

［治法］温阳利水。

［方药］葶苈大枣泻肺汤（《金匮要略》）合真武汤（《伤寒论》）加减：葶苈子、制附子、茯苓、白术、人参、白芍、桂枝、五加皮。

［加减］胸腹水者加桑白皮、大腹皮。

2. 外治疗法

（1）药物外治法

［处方］肉桂、檀香各1份，桂枝、丹参、川芎、降香、桃仁、乳香、没药、延胡索、薤白各2份，按比例研细为末，再加入麝香0.2份，以生姜汁，调成糊状，做成直径约1cm的圆形小药饼。

［操作方法］选穴：心俞、足三里；膻中、三阴交；内关、脾俞；心俞、涌泉；膻中、肾俞；内关、脾俞等6组穴位。把小药饼贴于穴位上，每次贴1组，隔天1次，6次为1个疗程，共12天。

［适应证］糖尿病心脏病心脉瘀阻型。

［注意事项］局部皮肤有无起疱、水肿、溃疡等。

［出处］中国医药导刊，2011，13（1）：66-67.

（2）非药物外治法

1）针刺法

①心律失常

［处方］主穴：灵台、神道。配穴：内关、神门。

［操作方法］患者取俯卧位，上述穴位常规消毒，采用毫针，针刺得气行平补平泻手法，持续行针1分钟，留针20分钟。4周为1个疗程。

［适应证］糖尿病心脏自主神经病变患者心率变异性。

［注意事项］为了防止血肿的发生，针刺前应仔细检查针具，针尖有钩的不能使用。针刺时一定要注意仔细察看皮下血管走行，避开血管再行针刺。

［出处］上海针灸杂志，2019，38（6）：588-591.

②冠心病心绞痛

［处方］主穴：巨阙、膻中、心俞、内关。配穴：鸠尾、厥阴俞、膈俞。

［适应证］冠心病心绞痛气滞血瘀型。

［注意事项］捻转手法，久留。为了防止血肿的发生，针刺前应仔细检查针具，针尖有钩的不能使用。针刺时一定要注意仔细察看皮下血管走行，避开血管再行针刺。

［出处］中国民间疗法，2017（3）：57-58.

③慢性心力衰竭

［处方］主穴：心俞、厥阴俞、膻中、内关。配穴：膏俞、肓俞。

［适应证］慢性心力衰竭之气虚血瘀型。

［注意事项］先泻后补或配灸法。为了防止血肿的发生，针刺前应仔细检查针具，针尖有钩的不能使用。针刺时一定要注意仔细察看皮下血管走行，避开血管再行针刺。

［出处］中西医结合心脑血管病杂志，2021，19（24）：4221-4227.

2）耳穴压豆法

［处方］主穴：心、神门、交感、肾；配穴：肝、脾、肺、内分泌。

［操作方法］耳廓常规75%乙醇消毒，然后用镊子将粘有1粒王不留行籽的方形小胶布（0.6cm×0.6cm）对准耳穴，贴紧后以拇指和食指置于耳廓的正面和背面进行对压按揉，手法由轻到重，至患者有胀、酸感或微感刺痛及耳廓发热为度。每次贴压一侧耳穴，嘱患者每日餐前按压耳穴处3分钟。每隔3天换药1次，贴压另一侧耳穴，共治疗12周。

［适应证］糖尿病心脏病气滞血瘀型。

［注意事项］耳廓皮肤有炎症或冻伤者不宜采用。

［出处］中医临床研究，2014，14：38-39.

3）灸法

［处方］心俞、膻中、巨阙、神门、内关等穴。

［操作方法］用艾灸仪于上述穴位施灸，通过加热艾绒，以温热刺激治疗。每次40分钟，每日2次。疗程：1个月。

［适应证］胸痹心痛之寒凝血瘀型。

［注意事项］避免烫伤、水疱。

［出处］世界中西医结合杂志，2017（10）：1425-1428.

3.成药应用

（1）通心络胶囊

［组成］人参、水蛭、全蝎、赤芍、蝉蜕、土鳖虫、蜈蚣、檀香、降香、乳香、酸枣仁、冰片。

［功能］益气活血，通络止痛。

［适应证］冠心病心绞痛属心气虚乏，血瘀络阻证。

［用法］口服，一次4粒，一日3次。

［注意事项］孕妇慎用。

［出处］现代中西医结合杂志，2012，21（14）：1591-1593.

（2）地奥心血康胶囊

［组成］甾体总皂苷。

［功能］活血化瘀，行气止痛。

［适应证］冠心病、心绞痛，以及瘀血内阻之胸痹、眩晕、气短、心悸等。

［用法］口服，一次1~2粒，一日3次。

［注意事项］忌不易消化食物；感冒发热患者不宜服用。

［出处］中国医院药学杂志，1999（8）：34-35.

（3）速效救心丸

［组成］川芎、冰片。

［功能］行气活血，祛瘀止痛。

［适应证］气滞血瘀型冠心病、心绞痛。

［用法］口服，一次4~6粒，一日3次；急性发作时10~15粒。

［注意事项］寒凝血瘀、阴虚血瘀胸痹心痛者不宜单用。有过敏史者慎用。伴有中、重度心力衰竭的心肌缺血者慎用。在治疗期间，心绞痛持续发作，宜加服硝酸酯类药。

［出处］中成药，1995（6）：47.

（4）参松养心胶囊

［组成］人参、麦冬、山茱萸、丹参、酸枣仁、桑寄生、赤芍、土鳖虫、甘松、黄连、五味子、龙骨。

［功能］益气养阴，活血通络。

［适应证］冠心病各种快、慢速心律失常属气阴两虚，心络瘀阻证。症见心悸不安、气短、神疲、失眠等。

［用法］口服，一次2~4粒，一日3次，重者一次6粒。

［注意事项］忌不易消化食物；感冒发热患者不宜服用。

［出处］中国老年学杂志，2013，33（2）：436-437.

（5）芪苈强心胶囊

［组成］黄芪、人参、黑顺片、丹参、葶苈子、泽泻、玉竹、桂枝、红花、香加皮、陈皮。

［功能］益气温阳，活血通络。

［适应证］轻、中度心功能衰竭属阳气虚乏，络瘀水停证。症见心慌气短，夜间

不能平卧，下肢水肿，畏寒肢冷者。

［用法］口服，一次4粒，一日3次。

［注意事项］忌食生冷物。

［出处］新中医，2022，54（9）：85-89.

（6）复方丹参滴丸

［组成］丹参、三七、降香油。

［功能］活血化瘀，理气止痛。

［适应证］气滞血瘀所致的胸痹心痛，症见胸闷、胸痛、心悸、气短等。

［用法］口服，一次10粒，一日3次。

［注意事项］孕妇禁服。

［出处］中国中西医结合杂志，2017，37（1）：17-22.

（四）医家诊疗经验

1. 王行宽

王行宽教授认为消渴病心病乃消渴日久迁延至络脉所致；心肝郁热，痰瘀闭阻，则络脉不畅；肝肾不足，心气亏虚，则络脉不荣，络脉失于濡养，不能运行气血亦导致不通。因此，肝、心、肾三脏功能失调导致心络不通，为消渴病心病的基本病机。早期乃心肝郁热入络，耗散肾阴，郁热扰络，心络失和，心神不安而不寐；日久心肝郁热耗伤肝肾之阴，煎熬津液则成痰，灼伤血络则成瘀，痰瘀闭阻络脉，心络不通，血脉不畅，心用失常而为胸痹；后期肝肾之阴精暗耗，阴液不足，阴精不能化气生血，血虚不能养气，心气虚则心络失养，心阴乏则心络涩滞，终致心体胀大而为心胀。王老自拟清肝泻心汤加减（炒栀子、柴胡、生地、知母、百合、黄连、黄芩、天花粉）来治疗消渴病心病。

2. 吕仁和

吕仁和教授在长期临床实践中总结的六法：对病论治、对病辨证论治、对病分期辨证论治、对症论治、对症辨证论治和对症辨病与辨证相结合合论治的观点来论述消渴病心病：心气阴虚、血脉瘀阻、瘀郁

化热证，用清凉滋补调脉汤治疗；心脾不足、湿停阻脉、瘀郁化热，用清凉化湿调脉汤治疗；心气衰微、血脉瘀阻、瘀郁化热者，用清凉补气调脉饮治疗；心阴血虚、血脉瘀阻、瘀郁化热者，用清凉养阴调脉汤治疗；心气阴虚、肺瘀生水、瘀郁化热者，用清凉补利调脉饮；心脾气虚、血脉瘀阻、血流不畅者，用健脾补气调脉汤；心脾气虚、湿邪停聚、心脉受阻者，用理气化湿调脉汤；心脾肾虚，寒邪内生、阻滞心脉者，用温阳散寒调脉汤；心脾肾虚、寒痰瘀结、心脉受阻者，用温化散结调脉汤；心肾阴阳俱虚，寒湿瘀阻，心脉涩滞者，用滋养温化调脉汤；若气机郁结，加郁金、香附、枳壳等；若神魂不宁，加石菖蒲、远志、酸枣仁等；若风热化毒，加薄荷、荆芥、金银花等。

五、预后转归

糖尿病心脏病是糖尿病最严重的并发症之一。严重时导致心律失常、心力衰竭或猝死。糖尿病和冠心病（胸痹）密切相关，在疾病晚期治疗效果差，后果严重，预防调护尤为重要。胸痹心痛虽属急症、重症，但只要治疗及时正确，患者又能很好配合，一般都能控制或缓解病情。若临床失治、误治，或患者不遵医嘱，失于调摄，则病情进一步发展为真心痛（心肌梗死），预后不佳，但若能及时、正确抢救，也可转危为安。若是真心痛伴脉结代、心悸、喘促如不及时发现、正确处理，甚至可致晕厥或猝死，必须高度警惕。糖尿病患者死于心血管病者高达70%~80%，病程进展快，预后差。

六、预防调护

（一）预防

糖尿病心脏病的防治分为三个阶段。

第一阶段为预防CHD发生，包括早期筛查、改变生活方式、控制血糖和血压、血脂、体重，戒烟等。第二阶段为早期治疗，出现症状，如胸闷痛、心悸、水肿时进行规范的抗心绞痛、抗心衰治疗，规律服药，改变不良的生活习惯，规律生活及运动，调畅心情，防止往并发症的方向转化。第三阶段为针对糖尿病心脏病晚期的综合治疗，包括心肌梗死的冠脉搭桥术、心脏起搏器植入，防止相关并发症、减少心血管事件及死亡风险，改善生活质量、延长寿命。

糖尿病心脏病的防治应强调积极筛查、早期发现、综合干预。2型糖尿病和1型糖尿病（病程超过5年）的患者应每年至少检查尿常规、心电图和大血管彩超一次。重视对危险因素的干预，包括高血糖、高血压、肥胖（尤其是腹型肥胖）、高血脂、高尿酸、吸烟等。

（二）调护

1.膳食指导

（1）总热量　每日摄入的总热量应使患者维持或接近理想体重，肥胖者可适当减少热量，消瘦者可适当增加热量。

（2）蛋白质摄入　蛋白质摄入大约应为0.8g/（kg·d）。若合并糖尿病肾病患者应避免高蛋白饮食，控制蛋白质每日摄入量，不超过总热量的15%。

（3）盐摄入　推荐CHD患者限制盐的摄入少于6g/d，但不应低于3g/d。同时还需要多摄入钾、镁。根据患者的合并症情况、使用药物、血压及血生化检查进行调整。

2.运动指导

（1）根据病情选择合适的有氧运动方式，如太极拳、气功、八段锦、五禽戏、散步、快走、慢跑、游泳等；运动项目的选择要与患者的年龄、病情、经济、文化背景及体质相适应。

（2）每周进行2次轻度或中度阻力性肌肉运动。

（3）运动选择在饭后1小时（第一口饭记时）左右。

（4）特色功法　太极拳、八段锦。

七、专方选要

小陷胸汤

［组成］黄连、清半夏、瓜蒌仁、三七、丹参、生大黄、生山楂、西洋参、生姜。

［功能］清热化痰，祛瘀宽胸。

［适应证］糖尿病心脏病符合痰热互结，瘀血阻滞证型者。

［用法］每日1剂，水煎服。

［出处］《吉林中医药》2012，32（08）：768-769.

主要参考文献

［1］邱俊霖，罗说明，周智广. 糖尿病性心脏病研究进展［J］. 中国动脉硬化杂志，2020，28（08）：679-687.

［2］武俊花. 中西医防治糖尿病心脏病的策略研究［J］. 现代诊断与治疗，2015，26（16）：3632-3633.

［3］吴以岭，魏聪，贾振华，等. 脉络学说概要及其应用：第十三届国际络病学大会［C］. 2017.

［4］Heather L C, Hafstad A D, Haladeg V, et al. guidelines on Models of Diabetic Heart Disease. ［J］. American journal of physiology. Heart and circulatory physiology，2022.

［5］慢性心力衰竭基层诊疗指南（2019年）［J］. 中华全科医师杂志，2019（10）：936-947.

［6］黄晓华，唐名扬，欧登科，等. 心脏再同步化治疗在心力衰竭中的研究进展［J］. 心血管病学进展，2022，43（7）：645-648.

［7］周琼，黄燕，宋昱. 超滤治疗在急性心力衰竭患者中的应用进展［J］. 中华心力衰竭和心肌病杂志，2021，05（2）：145-151.

［8］朱子勤. 糖尿病冠心病中医证候分布及其代谢组学研究［D］. 广东药科大学，2019.

［9］钱秋海，倪青，杨文军. 糖尿病心肌病病证结合诊疗指南（2021-12-31）［J］. 世界中医药，2022，17（12）：1641-1653.

［10］易京红. 运用吕仁和教授"六对论治"思路诊治糖尿病心脏病［J］. 世界中医药，2014，9（03）：340-342.

［11］张杼惠，刘建和，曹蛟，等. 王行宽基于络病理论治疗糖尿病心脏病经验［J］. 中国中医药信息杂志，2021，28（08）：121-123.

第五节　糖尿病胃肠病变

糖尿病性胃轻瘫

糖尿病性胃轻瘫（diabetics gastroparesis，DGP）是由 Kassander 于1958年首先提出来的，即糖尿病胃动力障碍，又称糖尿病胃麻痹，指继发于糖尿病基础上，在没有胃机械梗阻的前提下出现的胃动力低下、胃排空延迟及胃节律紊乱的一种疾病，是糖尿病累及胃肠自主神经病变引起的一类常见胃肠道动力疾病。临床上可见厌食、恶心、早饱、呕吐、腹胀等症状，严重影响患者的生活质量。DGP可引起患者营养不良、药物吸收障碍、血糖不稳、电解质紊乱等，同时可增加心血管疾病、视网膜病变风险。中医依据糖尿病性胃轻瘫的早饱、嗳气或泛酸等临床特点，归属于中医学"消渴"兼"痞满""恶心""呕吐""反胃""积滞"等范畴。

一、病因病机

（一）西医学认识

DGP发病机制尚未明确，多数学者认

为本病与高血糖基础上出现内脏的自主神经病变、肠神经系统病变、高血糖、胃肠道激素分泌异常、Cajal间质细胞（ICC）病变、幽门螺杆菌感染、胃肠肌运动障碍等相关。西医学对于DGP多以饮食治疗为主，必要时采取促动力药物、胃电刺激、手术等改善患者症状。随着糖尿病患者发病率的增加，糖尿病性胃轻瘫也日益受到重视，据报道，糖尿病性胃轻瘫的发生率波动于29.6%~65%之间。研究发现，病程5年以上的糖尿病患者会出现明显胃感觉阈值降低及胃排空延长。

（二）中医学认识

中医文献中虽无糖尿病性胃轻瘫的病名，但对其早有认识。中医学将糖尿病归为"消渴病""消瘅"范畴，而根据糖尿病性胃轻瘫的早饱、嗳气或泛酸等临床特点，归属于中医学"消渴"兼"痞满""恶心""呕吐""反胃""积滞"等范畴；其病位在胃，与脾关系密切。明代孙一奎《赤水玄珠》记载："一日夜小便二十余度……味且甜，饮食减半，神色大瘁。"说明糖尿病患者如果病程久延，可出现饮食减少、精神身体状况下降的情况。《圣济总录·消渴门》曰："能食者，末传脑疽背疮；不能食者，末传中满臌胀。"即是对糖尿病发生胃轻瘫这一过程的认识。又《脾胃论》中有"呕吐哕皆属脾胃虚弱，或寒热所伤，或饮食所伤，致气上逆而食不得下"的记载。《千金翼方》曰："食不消，食则气满，小便数起，胃痹也。"《脾胃论》指出："正如《丹溪心法·附录》云：'处心下，位中央，膜满痞塞，皆土病。'"消渴日久不愈，耗气伤阴，脾胃失于濡养则运化失司，易产生痞满，痰湿之邪阻滞，气机升降失常，则可见呕吐、腹泻等症；久发频发，必伤及络，络乃血聚之处，故久病易致气滞血瘀、胃络瘀阻。因此，本病以脾虚为本，痰浊、血瘀为标，本虚标实是病机特点。综上，DGP的病机与脾胃虚弱、气滞血瘀、痰湿阻滞有关，是一种本虚标实的虚实夹杂证。

二、临床诊断

（一）辨病诊断

1. 诊断要点

（1）有明确的糖尿病病史。

（2）存在持续性嗳气、饱胀、腹痛、厌食、恶心、呕吐等临床症状。

（3）腹部叩诊呈鼓音，肠鸣音减弱。

2. 相关检查

（1）核素显像检测　是临床评价胃动力的金标准，其方法是将放射性标记物与食物混合制成试验餐，受检者服用后，每隔一段时间对胃内示踪剂进行扫描，可形成完整的胃的形态、食物的分布、胃的收缩像，依次判断胃排空功能情况。核素显像准确可靠，重复性强，非侵袭性，符合生理情况，适用于各类食物的监测。

（2）放射线核素呼气试验　是将 ^{13}C 或 ^{14}C 与中链甘油三酯（辛酸）结合后作为标记物与食物混合制成试验餐，^{13}C 在十二指肠被吸收，在肝脏代谢，氧化后形成 CO_2，最后被呼出体外。从进食 ^{13}C 到呼气样本出现 $^{13}CO_2$ 的全部过程中，吸收、氧化、转运、代谢基本恒定，而胃排空是限速步骤，收集受检者呼出气体样本，通过放射性核素比值质谱仪或激光红外线光谱仪检测样本中 CO_2 含量，依次推算胃排空时间。

（3）超声检测　是在进食试验餐后，用超声仪检测胃排空速率，多用于液体排空检查。

（4）胃窦十二指肠动力测试　可见胃窦收缩幅度下降，收缩频率及推动性蠕动减少，MMC Ⅲ 减少或消失，出现孤立性、幽门收缩波。

（5）胃电活动记录 胃电节律失常，主要示胃电过速，其次是节律紊乱及胃电过缓。

（二）辨证诊断

1. 脾胃气虚证

临床证候：脘腹痞满，纳呆食少，稍食即胀，恶心，嗳气，神疲乏力，面色少华，或大便稀溏，舌质淡，苔薄白，脉细弱。

辨证要点：脘腹痞满，纳呆食少，稍食即胀，恶心，嗳气。

2. 胃阴亏虚证

临床证候：脘腹满闷，口燥咽干，不思饮食，食后饱胀，有干呕、呃逆或胃脘部烧灼感，或大便干结，舌红少津，苔薄黄或少苔，脉细数。

辨证要点：脘腹满闷，口燥咽干，不思饮食，食后饱胀。

3. 湿热中阻证

临床证候：口渴多饮，脘腹痞闷，饮而少食，食后饱胀，恶心或干呕，大便干结，溏而不爽，舌淡红，苔黄腻，脉濡数。

辨证要点：口渴多饮，脘腹痞闷，饮而少食，食后饱胀，恶心或干呕。

4. 痰湿中阻证

临床证候：口干渴而不欲饮，脘腹痞闷，腹胀，口苦，恶心或干呕，纳呆便溏，舌淡红，苔腻，脉濡缓。

辨证要点：口干渴而不欲饮，脘腹痞闷，腹胀，口苦，恶心或干呕，纳呆便溏。

5. 肝胃不和证

临床证候：胃脘胀闷，两胁不合，嗳气频作，吞酸烧心，大便不畅，每因情志不遂而加重，舌淡，苔薄白，脉细弦或沉弦。

辨证要点：胃脘胀闷，两胁不合，嗳气频作，吞酸烧心。

三、鉴别诊断

（一）西医学鉴别诊断

1. 与慢性胃扭转相鉴别

慢性胃扭转患者常有非特异性症状如胃部不适、消化不良、烧灼感、上腹胀满或腹鸣，多于餐后诱发。尽管患者很少有胃食管反流的症状，但内镜检查常可发现食管炎。病史亦可辅助鉴别。

2. 与功能性消化不良相鉴别

患者常表现为上腹疼痛、反酸、嗳气、胃灼热、上腹饱胀、恶心、呕吐、食欲减退等。内镜检查则提示完全正常或仅有胃炎。核素显像检测可辅助鉴别。

3. 与消化性溃疡相鉴别

患者常表现为中上腹的疼痛，疼痛性质多呈隐痛、钝痛、刺痛、灼痛或饥饿样疼痛，多伴有胃灼热、反胃、反酸、嗳气、恶心、呕吐等其他胃肠道症状，内镜检查和钡餐检查可以确诊。必要时可行病理检查。与糖尿病无相关性。

（二）中医学鉴别诊断

1. 与胃痛相鉴别

胃痛与消渴胃痞的病位皆在胃脘部，且胃痛常兼胀满，胃痞时有隐痛，应加以鉴别。胃痛以疼痛为主，胃痞以痞塞满闷为主；胃痛者胃脘部可有压痛，胃痞者则无压痛。

2. 与鼓胀相鉴别

鼓胀与消渴胃痞同为腹部病证，且均有胀满之苦，鼓胀早期易与胃痞混淆。鼓胀腹部胀大膨隆，胀大之形外现；胃痞则自觉满闷痞塞，外无胀大之形。鼓胀按之腹皮紧；胃痞胃脘部按之柔软。鼓胀有胁痛、黄疸、积聚等疾病病史；胃痞可有胃痛、嘈杂、吞酸等胃病病史。B型超声波和纤维胃镜等检查，有助于二病的鉴别。

3. 与胸痹心痛相鉴别

胸痹心痛可有脘腹满闷不舒，消渴胃痞常伴有胸膈满闷，但二者有病在心胸和病在胃脘之不同，应予区别。胸痹心痛属胸阳痹阻，心脉瘀阻，心脉失养为患，以胸痛、胸闷、短气为主症，伴有心悸、脉结代等症状；胃痞系脾胃功能失调，升降失司，胃气壅塞所致，以胃脘痞塞满闷不舒为主症，多伴饮食减少、得食则胀、嗳气则舒等症状。心电图和纤维胃镜等检查有助于鉴别诊断。

四、临床治疗

（一）提高临床疗效的要素

1. 明病辨证，遣方用药

首先要根据病史、症状、体征及辅助检查，明确属于何种疾病（即明病），其次在疾病明确的前提下，准确识证，即通过望闻问切四诊合参，准确识证，方能据证施治。

2. 明确病因，辨证论治

本病为本虚标实、虚实夹杂之证。虚证多为脾胃虚弱，运化功能减退，健运失司，或中气不足，或中阳不振，或胃阴亏虚，失其和降；实证多为因虚致实，使食积、气滞、痰浊、血瘀，阻于中焦脾胃。治疗原则本着急则治其标，缓则治其本，先从祛邪入手，再予以扶正，必要时根据其虚实标本之主次，兼顾同治。祛邪治标常用和胃降逆、消食化滞、理气疏肝、祛痰化浊、活血化瘀等法为主；扶正固本常用益气和胃、温中和胃、滋养胃阴等法。

3. 内外合治，协同增效

"内治之理，即外治之理；内治之药，即外治之药，所异者，法耳""治虽在外，无殊内治也"，外治可与内治并行，更能补内治之不及。

（二）辨病治疗

1. 控制血糖

在运用中医治疗的同时，严格控制血糖并保持血糖稳定是预防和治疗 DGP 的基础。饮食以少食多餐和低脂为宜，呕吐频繁者应注意纠正水、电解质紊乱。

2. 止吐、促动力药

甲氧氯普胺（胃复安、灭吐灵），是中枢、外周多巴胺受体拮抗剂，口服，每次 10mg，每日 3 次。多潘立酮是外周多巴胺 –2 受体拮抗剂，可阻断化学感受器触发区的多巴胺受体，发挥止吐活性，调节胃和小肠平滑肌的动力，且安全性好。西沙必利、莫沙比利，是 5-HT4 受体激动剂，可刺激肠基层神经丛肠胆碱酯能神经元释放乙酰胆碱，从而促进胃肠道蠕动，加速胃与结肠排空，对糖尿病性胃轻瘫与糖尿病性便秘有确定疗效。但应注意其对心脏有负极化影响而导致严重心血管事件，部分国家已禁用。红霉素是胃动素受体激动剂，能够刺激胃肠动力，以治疗糖尿病自主神经病变引起的胃轻瘫，多采用静脉注射 250mg/d。

3. 胃造瘘减压及药物注射幽门括约肌治疗

难治的顽固性呕吐患者必要时可采用胃造瘘减压，放置空肠造瘘行素食饮食。另有报道可以采用内镜下幽门括约肌周围注射左卡尼汀，左卡尼汀减少胆碱能受体释放乙酰胆碱，松弛幽门括约肌以减少排空阻力，对部分患者可以短期缓解症状，长期疗效不佳。

4. 胃电刺激器置入术

这是一种新的治疗手段。其方法有多种，如胃电起搏，目的是产生比正常每分钟 3 次更快的慢波胃电，从而加速胃的排空，改善消化不良症状。还有一种方法是采用四倍基础频率（每分钟 12 次）的高频电刺激，可缓解患者的临床症状，改善胃排空功能。

5. 手术治疗

一般来说，手术对 DGP 的治疗并无确切的益处，已报道的保守性胃部手术，如环形胃肠吻合术、迷走神经切断术以及幽门成形术都不成功。Guy 等报道了 10 年内他们的研究机构中仅有的 2 名做了胃轻瘫选择性手术的糖尿病患者。这 2 名患者只是在进行了广泛的胃部手术，包括胃次全切除术、迷走神经干切断术和胃空肠 Roux-en-Y 吻合术后才观察到有临床症状改善，但并没有完全缓解。因此，对 DGP 患者应尽量避免手术治疗。

（三）辨证治疗

1. 辨证论治

（1）脾胃气虚证

［治法］健脾益气，行气和胃。

［方药］香砂六君子汤加减：党参、白术、茯苓、木香、砂仁、陈皮、枳壳、半夏、甘草。

［加减］气滞重者加佛手、香附；恶心呕吐明显者加竹茹、吴茱萸；便溏者加炒山药、炒扁豆、莲子；纳呆食少者加焦山楂、神曲、麦芽、炒莱菔子。

（2）胃阴亏虚证

［治法］滋阴养胃，行气和中。

［方药］麦门冬汤加减：麦冬、太子参、山药、木香、半夏、大枣、甘草。

［加减］口干者加天花粉；腹胀者加枳壳；大便干结者加生地黄、玄参、火麻仁。

（3）湿热中阻证

［治法］清热化湿，和胃降浊。

［方药］半夏泻心汤加减：半夏、黄连、黄芩、干姜、党参、茯苓、厚朴、炙甘草、大枣、甘草。

［加减］湿重者加藿香、紫苏梗；热重者加竹茹、黄连；脘痞甚者加枳壳、大腹皮；纳呆者加佩兰、炒麦芽。

（4）痰湿中阻证

［治法］祛湿化痰，顺气宽中。

［方药］平胃散合二陈汤加减：苍术、厚朴、陈皮、半夏、茯苓、甘草。

［加减］脘痞甚者加枳实、莱菔子；纳呆者加鸡内金、炒麦芽。

（5）肝胃不和证

［主症］胃脘胀闷，两胁不合，嗳气频作，吞酸烧心，大便不畅，每因情志不遂而加重，舌淡，苔薄白，脉细弦或沉弦。

［治法］疏肝理气，健脾和胃。

［方药］柴胡疏肝散加减：柴胡、青皮、陈皮、白术、白芍、枳壳、香附、炒麦芽、炒谷芽。

［加减］嗳气频作者加旋覆花（包煎）、沉香；脘胁胀痛者加郁金、延胡索；口苦泛酸者加黄连、吴茱萸；气滞血瘀者加丹参、当归；肝血虚者加枸杞子、女贞子、墨旱莲。

2. 外治疗法

（1）药物外治法

①隔药灸

［处方］梁门、关门、滑肉门。

［操作方法］药饼制作根据补中益气汤加味，药物组成为黄芪、当归、柴胡、升麻、党参、陈皮、甘草、槟榔、乌药，将上述药物碎成粉末，用姜汁调匀，略成糊状，捏压成厚约 5mm、直径约 2cm 的药饼。将药饼放在穴位上，用点燃后的艾条进行悬灸。每个穴位灸 10 分钟，共灸 60 分钟。每日 1 次，每周 5 次，共治疗 6 周。

［适用证］脾胃虚寒型。

［注意事项］使用前评估患者药物过敏史及腹部皮肤情况，告知患者有烧灼感或其他不适应停止药灸。治疗过程中如发现局部皮肤出现皮疹、瘙痒应停止治疗，严重者报告医生及时处理。

②中药热奄包外敷

[处方]菟丝子、山药、丹参、吴茱萸、苍术、厚朴、枳实、黄连、莱菔子。

[操作方法]以上中药配制成细微的粉末，装入30cm×20cm的布袋内，扎紧袋口，放入微波炉内，火力选择中高火，时间为3分钟，加热后热奄包平铺于患者中脘穴，时间为15~20分钟，避免餐后1小时治疗，每天2次，30天为1个疗程。

[适用证]糖尿病性胃轻瘫各种证型。

[注意事项]避免餐后1小时治疗。

（2）非药物外治法

①针灸治疗

[处方]足三里、内关、中脘、胃俞、脾俞、气海、关元、公孙穴。

[操作方法]每次取4~5穴，常规皮肤消毒后，选用直径0.35mm、长25~40mm毫针，直刺，行平补平泻法，每次留针20~30分钟。每日1次，交替取穴。

[适应证]糖尿病性胃轻瘫各种证型。

[注意事项]妊娠期，存在凝血功能障碍者禁用。

3. 成药应用

（1）香砂养胃丸

[组成]木香、砂仁、白术、陈皮、茯苓、半夏（制）、香附（醋制）、枳实（炒）、豆蔻（去壳）、厚朴（姜炙）、广藿香、甘草、生姜、大枣。

[功能]温中和胃。

[适用证]脾虚气滞型。

[用法]口服，一次8丸，一日3次。

[注意事项]①忌生冷油腻食物。②胃痛症见胃部灼热、隐隐作痛、口干舌燥者不宜服用本药。③服药3天后症状无改善，或服药期间症状加重，应去医院就诊。④按照用法用量服用，小儿及年老体虚患者应在医师指导下服用。⑤长期连续服用，应向医师咨询。⑥本品宜用温开水送服。⑦对本品过敏者禁用，过敏体质者慎用。

[出处]中国慢性病预防与控制，2007，15（4）：353-353.

（2）健脾丸

[组成]党参、白术（炒）、陈皮、枳实（炒）、山楂（炒）、麦芽（炒）。

[功能]健脾开胃。

[适用证型]脾胃虚弱证。

[用法]口服，一次8丸，一日3次。

[注意事项]①忌食生冷油腻不易消化食物。②不适用于急性肠炎腹泻者，主要表现为腹痛、水样大便频繁，或发热。③不适用于口干、舌少津，或手足心热，脘腹作胀，不欲饮食者。④服药3天症状无改善，或出现其他症状时，应立即停用并到医院诊治。⑤孕妇及哺乳期妇女慎用。⑥小儿用法用量，请咨询医师或药师。⑦对本品过敏者禁用，过敏体质者慎用。⑧本品性状发生改变时禁止使用。⑨儿童必须在成人监护下使用。

[出处]山西中医，2018，34（1）：26-28.

（3）补中益气丸

[组成]炙黄芪、党参、炙甘草、白术（炒）、当归、升麻、柴胡、陈皮。辅料为生姜、大枣。

[功能]补中益气。

[适用证型]脾气不足证。

[用法]口服，一次8~10丸，一日3次。

[注意事项]①高血压患者慎服。②本品宜空腹或饭前服为佳，亦可在进食同时服。③服药2周或服药期间症状无改善，或症状加重，或出现新的严重症状，应立即停药。④药品性状发生改变时禁止服用。⑤请将此药品放在儿童不能接触的地方。

[出处]基层医学论坛，2013，（31）：4177.

（4）二十一味舒肝和胃丸

[组成]当归、白芍、柴胡、香附（醋

炒）、郁金、延胡索、茯苓、白术、山药、陈皮、山楂、麦芽、神曲、白豆蔻、厚朴、枳实、大黄、红花、川芎、甘草、木香。

［功能］舒肝解郁，健脾和胃。

［适用证型］肝胃不和证。

［用法］打碎制丸，口服，一次6g，一日2~3次。

［注意事项］孕妇慎服，忌食辛辣油腻食物。

［出处］广西中医药，2022，3：21-23.

（四）医家诊疗经验

1.林兰

林兰教授将本病辨证分为：①气虚食滞型，治以健脾和胃，消食化滞。方选香砂六君子汤合保和丸加减。②痰湿中阻型，治以除湿化痰，理气和中。方选平胃散合温胆汤加减。③胃阴亏虚型，治以滋阴益胃，和中降逆。方选益胃汤或麦门冬汤加减。④中焦虚寒型，治以健脾温中，和胃降逆。方选良附丸合理中汤加减。⑤瘀血内阻型，治以化瘀通络，理气止痛。方选丹参饮合失笑散加味进行治疗。［王泽，王秋虹，林兰等. 林兰教授治疗糖尿病胃轻瘫经验拾粹. 四川中医，2019，37（7）：8-11.］

2.仝小林

仝小林教授把本病分为疾病可分为急性期和缓解期。急性期主要以胃气上逆、脾胃阳虚为主，脾胃阳虚是急性期的主要证型，治以温补脾胃，降逆止呕，方选小半夏汤加减；缓解期的常见中医辨证分型：①中焦壅滞，寒热错杂，治以辛开苦降、燮理中焦，方选半夏泻心汤加减。②中焦虚寒，脾肾阳衰，治以温阳散寒、益气健脾，方选附子理中汤加减。③脾胃虚弱，痰湿阻滞，治以降逆和胃、化痰下气，方选旋覆代赭汤加减。［逄冰，周强，李君玲等. 仝小林教授治疗糖尿病性胃轻瘫经验. 中华中医药杂志，2014，（29）7：2247-2249.］

3.庞国明

庞国明教授认为本病当分四型：①痰湿中阻型，治以祛湿化痰、顺气宽中，方选平胃散合二陈汤加减。②肝胃不和型，治以疏肝和胃、理气消滞，方选柴胡疏肝散加减。③胃阴亏虚型，治以滋阴养胃、行气消痞，方选麦门冬汤加味。④脾胃虚弱型，治以补气健脾、升清降浊，方选补中益气汤加减。［王志强，李丽花. 庞国明治疗糖尿病性胃轻瘫临床经验. 内蒙古中医药，2013，16（4）：103-104.］

五、预后转归

DGP见于大多数糖尿病患者，是临床常见病，其不仅增加患者痛苦，并可延迟食物和降糖药物的吸收及排空，影响胰岛素的代谢，导致降糖药物及胰岛素的作用与血糖水平不匹配，进而影响糖尿病的血糖控制；糖尿病胃肠运动障碍还可引起代谢紊乱，反复出现不明原因的低血糖发作等，严重影响患者的生活质量。早期发现（尤其是临床无症状者）并及时治疗，对糖尿病病情的控制，延缓其并发症的发生、发展，具有重要的临床意义。

六、预防调护

（一）预防

（1）要增强体质，提高机体的防御能力。

（2）积极控制血糖、血压，纠正血脂异常。

（3）定期进行筛查及病情评价，在诊断为糖尿病后应至少每年检查一次糖尿病相关并发症。

（4）饮食以少食多餐，营养丰富，清淡易消化为原则，不宜饮酒及过食生冷、辛辣食物，切忌粗硬饮食，暴饮暴食，或饥饱无常；应保持精神愉快，避免忧思恼怒及情绪紧张；注意劳逸结合，避免劳累，病情较重时，需适当休息。

（二）调护

1. 膳食指导

根据患者标准体重、现有体重、年龄及活动量，计算每日饮食量，以达到热量摄入与能量消耗间的平衡，保持理想体重，进餐要定时、定量，早、中、晚三餐食量分配各为1/3，避免饱餐。治疗初期将每日3大餐分为6~7小餐，分别在早晨、中午、下午、临睡前进餐，餐间安排2~3次点心，以减少餐后高血糖，同时避免餐前饥饿感，病情平稳后（恶心、呕吐、上腹饱胀等症状减轻），重新改为每天3餐。适量限制纤维素的摄入。在症状缓解、血糖控制良好后，可以恢复高纤维素膳食。高纤维素膳食延缓胃排空时间，而DGP患者的胃排空时间已经延长，故需降低食物中纤维素的含量。胃轻瘫时固体食物排空受阻较液体食物更明显。因此，膳食搭配时最好将固态食物匀浆化，或多进食流质，必要时完全进食流质，有助于改善胃肠道症状与控制血糖。

2. 运动疗法

饭后适当运动，避免饭后卧床休息，运动方式以散步、打太极拳为宜。

3. 辨证施护

建立良好的沟通渠道，正确评估患者的心理状态，关心体贴患者，正确引导患者调整心态，消除社会心理紧张刺激，保持乐观情绪，增强患者战胜疾病的信心，面对现实，以最佳的心态，主动配合治疗护理。脾胃虚弱者可适当服用山药以达药食同源的目的。

七、研究进展

（一）中医病因病机

祝谌予将本病归结于"气""脾""郁"，认为其发生源于消渴日久或情志不遂或久服药物累及脾胃所致。

蔡淦认为本病的病机为消渴日久，气阴耗伤，脾胃虚弱，运化失职而导致湿热蕴结，气滞血瘀，胃络瘀阻，病位在中焦脾胃。

林兰教授认为本病的病机总属本虚标实，虚实夹杂，脾胃气虚为病之本，食滞、湿热、血瘀为病之标。

门九章教授认为本病的重要病机为脾胃阳虚。

仝小林院士提出糖尿病分为郁 - 热 - 虚 - 损4个阶段，即"郁态""热态""虚态""损态"4种状态，认为糖尿病胃肠病变为虚、损阶段的一种表现，是郁、热发展到一定阶段损伤脏腑所致，中焦气机逆乱是其基本病机。

岳仁宋教授基于玄府理论认为，糖尿病性胃轻瘫以"伏邪内扰，胃强脾弱，升降失调"为病机根本。

谢晶日教授提出糖尿病性胃轻瘫"木土皆郁"之脏腑辨证观，"精浊相掺"之痰、脂、瘀病因观。

（二）辨证思路

现代医家对糖尿病性胃轻瘫的辨治可谓众说纷纭，但总体来说可分为虚实两端：①虚证：包括脾虚、胃阴虚、气阴两虚等。②实证：包括肝郁、胃热、痰湿寒凝阻滞、食积等。在临床研究中，随不同医师的辨证分型不同，用药不同，仍具有较好的疗效，究其原因在于，不管学者们如何分类糖尿病胃轻瘫，但均是依"证"而治，因人施治。

（三）治法探讨

蔡淦教授认为本病以虚实夹杂为多，虚以气阴亏虚为主，实主要为湿热内蕴，瘀血阻络，治疗上调脾为先，务求于本；

尤重湿热，善于清化；祛瘀有法，不伤阴液。

仝小林院士提出 DGP 当分病论治，即分为暴吐病和痞满病。暴吐病急则治标，以止呕为要，以呕吐这一症状为"靶"，治疗应当以直达"靶"所为主要策略，以止呕为主要目标，治法以辛开苦降、降逆胃气止呕为主，选用止呕的精方靶药，方必精而简，药当专而宏，可以小半夏汤合苏连饮为主方。痞满病缓则治本，辨证分治。提出该病属于"虚态""损态"，当根据辨证分而治之，以燮理中焦、恢复中焦大气运转是基本治法，辛开苦降、寒热虚实并治为主要治法，临床常用方为小半夏汤及泻心类方等。

岳仁宋教授认为本病发病为"伏邪内扰，胃强脾弱，升降失调"，致使水谷之津液精微不得布散，阻滞中焦而成痞，故其治疗上既当补脾助脾又当驱逐伏邪，以助脾运毒摄邪，散精祛浊为治疗大法。

（四）分型论治

2017 年消渴病胃痞（糖尿病性胃轻瘫）中医诊疗方案中，将 DGP 分为 5 型：①肝胃不和证：治以疏肝和胃，方选柴胡疏肝散合丹参饮加减。②脾胃虚弱证：治以补气健脾，方选黄芪建中汤加。③痰湿中阻证：治以祛湿化痰，顺气宽中，方选二陈汤合平胃散加减。④胃阴亏虚证：治以滋阴养胃，方选益胃汤加减。⑤寒热错杂证：治以寒热平调，方选半夏泻心汤加减。

吕仁和教授提出的 DGP"六对论治"理论，根据"整体观"与辨证论治的思想，将难治性 DGP 分为饮食积滞证、痰湿内阻证、肝郁气滞证、脾胃虚弱证、胃阴不足证，分别选用保和丸、平胃散合二陈汤、四逆散合越鞠丸、补中益气汤、麦门冬汤进行加减治疗，为主症不显的难治性 DGP 提供了行之有效的治疗思路。

仝小林院士根据缓病痞满阶段，分为寒热错杂证、脾虚湿蕴证、阳虚寒凝证，治疗代表方为半夏泻心汤、橘皮竹茹汤、香砂六君子汤加减。

（五）中药研究

1. 寒热错杂痞满证，半夏泻心汤化裁

刘旭等研究显示半夏泻心汤联合丹参饮可改善糖尿病性胃轻瘫患者的空腹血糖、胃动素水平以及胃胀、恶心、嗳气等症状。

2. 寒温并用治痞满，乌梅丸证疗效显

杨月花等研究显示，乌梅丸可改善糖尿病性胃轻瘫患者的恶心呕吐、胃脘痞闷、厌食、嗳气泛酸、胃腹疼痛、腹泻、便秘等症状，且可改善 2hPG、FPG、HbA$_{1c}$ 水平，改善胃排空功能。余旭彪研究显示，乌梅丸可以增强胃蠕动及排空，提高胃排空速率，更好地改善患者的生活质量。

3. 脾气不升胃失降，升阳益胃汤加减

赵晓敏等研究显示，升阳益胃汤联合针刺原穴治疗可改善糖尿病性胃轻瘫脾胃气虚证患者的症状，改善血浆胃泌素含量、血浆胃动素含量水平。

（六）中医特色外治疗法

针灸治疗是中医的特色，依据经络循行和辨病部位，针药互补，激发人体的正气，达到"正气存内，邪不可干"的效果。缪慧璇将 60 例 DGP 患者随机分为两组，针刺组予健脾和胃止呕针法，药物组给予多潘立酮片口服，1 个疗程后两组患者症状均有显著好转，针刺组总有效率高于药物组，且不存在长期服用药物产生依赖性的缺点。李艳和张磊将脾胃气虚型 DGP 患者分为隔药灸三门穴治疗组、隔药灸常规穴位（足三里、天枢、中脘）对照 1 组和莫沙必利对照 2 组进行治疗，结果发现治疗组在胃轻瘫主要症状指数量表评分及胃排空率改善方面优于两个对照组，临床疗效明显。

主要参考文献

[1] LANGWORTHY J, PARKMAN H P, SCHEY R. Emerging strategies for the treatment of gastroparesis [J]. Expert Rev Gastroenterol Hepatol, 2016, 20（4）: 1-9.

[2] Cho N H, Shaw J E, Karuranga S, et al. IDF Diabetes Atlas: Global estimates of diabetes prevalence for 2017 and projections for 2045 [J]. Diabetes Research and Clinical Practice, 2018, 138: 271-281.

[3] 余旭彪, 徐海虹, 陈丽芳, 等. 乌梅丸加减方治疗糖尿病胃轻瘫寒热错杂证51例 [J]. 浙江中医杂志, 2021, 11: 807.

[4] 王蕊, 杨正飞. 针灸治疗糖尿病胃轻瘫作用机制探析 [J]. 山东中医杂志, 2022, 4: 370-375.

[5] 王琪, 王伟, 张华. 中医药治疗糖尿病胃轻瘫临床研究概况 [J]. 中国民族民间医药, 2022, 10: 52-55.

[6] 王振刚, 罗夏敏, 龙春莉, 等. 中医药防治糖尿病胃轻瘫诊疗进展 [J]. 广西中医药, 2022, 3: 75-78.

[7] 王德昕, 谢晶日. 中医中药中医药治疗糖尿病胃轻瘫的研究进展 [J]. 医学综述, 2022, 13: 2689-2694.

[8] 张红梅, 赵锡艳, 逄冰, 等. 仝小林辨治糖尿病胃轻瘫经验 [J]. 中国民间疗法, 2022, 14: 14-17.

[9] 于文彦, 吴攀峰, 芮君, 等. 基于网络药理学探讨补中益气汤治疗糖尿病胃轻瘫的作用机制 [J]. 浙江中西医结合杂志, 2022, 8: 703-709.

[10] 刘旭. 半夏泻心汤合丹参饮治疗糖尿病性胃轻瘫的临床疗效 [J]. 内蒙古中医药, 2022, 8: 11-12.

[11] 杨月花, 刘全中, 丁靖, 等. 乌梅丸治疗糖尿病胃轻瘫寒热错杂型的临床疗效观察 [J]. 广州中医药大学学报, 2016, 01: 12-16.

[12] 张瑶, 时昭红, 李阳, 等. 糖尿病胃轻瘫中西医结合诊治进展 [J]. 中华中医药杂志, 2019, 34（2）: 702-704.

[13] 杨茂艺, 胡志鹏, 岳仁宋. 岳仁宋基于玄府理论探讨糖尿病胃轻瘫经验 [J]. 中国中医基础医学杂志, 2020, 05: 698-700.

[14] 胡可馨, 刘殿龙, 崔述生. 崔述生分期论治糖尿病胃轻瘫经验 [J]. 中医药导报, 2021, 7: 209-213.

[15] 刘燕燕, 李霞, 门九章, 等. 门九章运用"大病以胃"治疗糖尿病胃轻瘫经验 [J]. 中医临床研究, 2022, 14: 42-44.

[16] 张红梅, 赵锡艳, 逄冰, 等. 仝小林辨治糖尿病胃轻瘫经验 [J]. 中国民间疗法, 2022, 14: 14-17.

[17] 杨先达, 谢晶日, 王海强, 等. 谢晶日辨治糖尿病胃轻瘫经验 [J]. 上海中医药杂志, 2019, 08: 31-33.

[18] 王泽, 王秋虹, 林兰. 林兰教授治疗糖尿病胃轻瘫经验拾粹 [J]. 四川中医, 2019, 07: 8-11.

[19] 梁晓春. 祝谌予治疗糖尿病胃轻瘫经验 [J]. 北京中医药, 2019, 9: 876-878.

[20] 广东省中医院. 消渴病胃痞（糖尿病性胃轻瘫）中医诊疗方案（2017年版）[J]. 中国实用乡村医生杂志, 2017, 24（8）: 71-72.

[21] 郑宝燕. 自制中药热奄包改善糖尿病肾病患者胃轻瘫症状的疗效及护理效果 [J]. 糖尿病新世界. 2018（10）: 120-122.

[22] 官雯雯, 韩亚亮, 汤智慧, 等. 糖尿病胃轻瘫的临床治疗研究进展 [J]. 解放军医学院学报, 2021, 42（11）: 1216-1219.

[23] 孙建华, 王军媛, 张军. 隔药灸治疗脾胃气虚型糖尿病胃轻瘫的疗效观察 [J]. 上海针灸杂志, 2019, 38（7）: 745-749.

[24] 高文澜, 林琳, 郑亚江. 蔡淦治疗糖尿病性胃轻瘫经验 [J]. 浙江中医杂志, 2021, 56（2）: 90-92.

糖尿病性便秘

糖尿病患者长期处于高血糖状态下，会导致肠黏膜上皮细胞损伤，肠道敏感性降低，出现大肠自主神经功能紊乱而发生便秘，临床以排便次数减少、排出困难及粪质坚硬为主要特点。便秘不仅可引起患者腹胀、腹痛、肛裂、痔疮，还会导致其血压升高、心律失常，进而使胰岛素的对抗激素（如肾上腺素、肾上腺皮质激素、胰高血糖素等）分泌增加，成为血糖升高的诱因。用力排便甚至会出现失明、脑血管破裂、猝死等一些严重并发症，严重增加患者的痛苦与经济负担。中医古籍对其病名无直接记载，主要归属于"消渴病""便秘"范畴。

一、病因病机

（一）西医学认识

糖尿病患者并发便秘的因素较多，如饮食因素、精神心理因素、缺乏锻炼、忽视排便信号、血糖因素、自主神经病变、药物因素等。主要发病机制如下。

1. 高血糖渗透作用致吸收水分减少

糖尿病患者血糖一直处于较高水平，致使机体常处于缺水状态，而大肠中水分的减少导致大便干结，从而造成了排便困难。长期的高血糖可使蛋白质代谢紊乱，蛋白质呈负平衡，致使患者腹肌张力不足，排便无力，从而加剧了排便困难。

2. 自主神经病变致肠道收缩无力

自主神经功能在糖尿病发展过程中容易出现障碍，从而抑制了胃肠蠕动。自主神经病变可能是引起糖尿病排便异常的主要因素，当病变累及大肠时，则出现大肠功能异常或结肠无力，导致便秘。

3. 胃肠相关激素的紊乱

根据胃肠相关激素生理作用的不同，可将其分为兴奋性与抑制性两类。兴奋性胃肠激素包括胃泌素、胃动素、P物质以及胆囊收缩素；抑制性胃肠激素包括血管活性肠肽、胰高血糖素以及生长抑素等。而在糖尿病患者体内，常存在胃肠相关激素水平紊乱的问题。当患者肠道内抑制性激素的作用强于兴奋性激素的作用时，其肠胃的收缩则受到影响，胃肠动力低下，从而引发便秘。

4. 结、直肠，肛门功能障碍

糖尿病引起的内脏自主神经病变，导致进餐时不能刺激神经、体液对结肠的信号起反应，不能引起十二指肠、结肠反射的集体运动，出现大肠传导功能异常或结肠无力，表现为便秘。胃肠起搏细胞亦与糖尿病性便秘关系密切，研究发现糖尿病大鼠结肠组织内 ICC（结肠 Cajal 间质细胞）表达减少，说明糖尿病性便秘与结肠组织内 ICC 表达减少有关。

5. 肠道菌群的失调

肠道菌群紊乱是便秘发生和进展的重要原因，而便秘也会进一步加重患者肠道菌群紊乱，这是一个互相促进的过程，从肠道菌群多样性和种类分布结果来看，便秘患者通常会出现乳杆菌、双歧杆菌和拟杆菌属等减少，而条件致病菌（如铜绿假单胞菌、空肠弯曲杆菌等）明显增加。研究表明，肠道菌群失调可以通过影响细菌代谢产物 5- 羟色胺（5-HT）、脂多糖（LPS）的含量从而影响肠道蠕动，最终对糖尿病便秘的发生产生影响。

6. 运动缺乏致肠蠕动减慢

糖尿病患者后期容易出现肢体麻木、视力下降、感觉迟钝以及脑梗死等伴发病症，特别对于卧床或活动量较少的老年体弱患者，由于肠道蠕动的减弱，往往容易出现便秘。

7. 药物、饮食及心理因素

糖尿病患者如长年服用某些药物也可

引发便秘，这类药物包括含钙、铝的抗酸剂、麻醉镇痛剂、抗胆碱能药物、抗惊厥剂、抗抑郁剂、硫酸钡、铋剂、利尿剂等。

糖尿病患者进食量少，且食物构成中往往缺乏纤维素或水分，减少了结肠蠕动的刺激，是出现便秘的原因。

糖尿病属于内分泌代谢病症，由于其病程较长，容易出现紧张、焦虑，甚至忧郁等不良心理情绪，增加了盆底肌群的紧张度，造成了支配排便行为的相关肌肉出现不协调，同时这些不良情绪，经大脑皮层对自主神经系统造成影响，特别是副交感神经，抑制了胃肠道的蠕动与其内消化液的分泌，从而引发便秘。

8. 忽视排便信号

患者由于治疗或环境等因素影响，当出现便意时有时进行克制和忍耐而不立即排便，久而久之会使排便反射逐渐消失，继而导致便秘。

（二）中医学认识

糖尿病性便秘是西医学病名，属中医学"消渴病""便秘"范畴，中医古籍对其病名虽无直接记载，但对其症状有诸多相关描述。如《秘传证治要诀及类方》云："三消，小便既多，大便必秘。"《诸病源候论·大便难候》云："渴利之家，大便亦难。"《素问·举痛论》曰："热气留于小肠，肠中痛，瘅热消渴，则坚干不得出，故痛而闭不通矣……"指出糖尿病患者大便有坚硬、干结的特点；《金匮要略》云："消谷引食，大便必坚，小便即数。"《证治准绳·消渴卷》亦提到"三消小便既多，大便必秘"。可见古代医家早已认识到消渴日久，阴津亏耗，肠失濡润，可出现便秘症状。

1. 饮食不节

平素嗜食肥甘，发为消渴，以致脾胃运化失职，湿热内蕴，化燥伤津，肠道失润，大便难下而便秘。《兰室秘藏·大便燥结门》曰："若饥饱失节，劳役过度，损伤胃气，及食辛热厚味之物，而助火邪，伏于血中，耗散真阴，津液亏少，故大便秘结。"

2. 素体脾虚，气血两亏

脾气虚则清阳不升，浊阴不降，脾虚失运，则津液不能化生输布于肠道，大便干结难下。肺主气，肺与大肠相表里，脾虚失运，肺气壅滞，气机升降失常，大肠传导无力，糟粕难下而便秘。脾为后天之本，脾伤则气血生化乏源，气虚大肠传导无力，血虚不能滋润大肠或气虚血瘀与大肠而发病。

3. 郁怒伤肝

患者久坐少动，气机郁滞，肝郁乘脾，脾胃不健生痰湿；忧思过度，耗伤心脾，脾失健运，气郁日久化热伤阴，阴亏肠道失润而发病。肝郁与脾虚相互作用，影响饮食水谷的运化，最终导致便秘。

4. 消渴日久，久病及肾

肾主五液而司二便，肾阴不足，则肠道失润，大便干结；肾阳不足，大肠失于温煦而传输无力；阳虚阴寒内生，阳气不通，寒阴留于胃肠，津液不行，故肠道难于传送而大便不通；肾精不足，不能化阴生津，元气不足，气不化津，血络瘀阻，津液不能内渗大肠以润肠燥而发便秘。

5. 消渴日久，失治误治

阴虚为消渴发生的基本病因，消渴日久，阴虚燥热，燥热最易伤气，若妄用寒凉攻下，热虽消而气阴伤，气虚则大肠传导无力；阴津伤则肠道失润，以发便秘。如张隐庵在《侣山堂类辨·消渴论》中云："脾不能为胃行其津液，肺不能通调水道，而为消渴者，人但以凉润之药治渴，不知脾喜燥而肺恶寒。"本病病位在肠，与肺、胃、肾相关，脏腑之间又常常相互影响。如隋代巢元方在《诸病源候论》中曰："大便难者，由五脏不调，阴阳偏有虚寒……肾脏受邪，虚而不能制小便，则小便利，津液枯燥，肠胃干涩，故大便难。"消渴病是一种病及多个脏腑的疾病，影响气血的正常运行，且阴虚内热，津液耗伤，亦使血行不畅而致血瘀。阴虚内热，耗津灼液为瘀，或病损及阳，阳虚则寒凝致瘀，或气虚血运无力致血瘀或久病入络，瘀血阻络，脏腑经络失去其滋养作用，功能减退，气血不畅，津液不行，则肠道失润，糟粕内停而发病。

二、临床诊断

（一）辨病诊断

1. 病史

有明确的糖尿病病史，参考国际卫生组织制定的慢性功能性便秘罗马 III 标准，需排除肠道本身和全身器质性病因以及其他因素导致的便秘，国际上目前对慢性功能性便秘的诊断参考标准已更新为罗马 IV 标准。

（1）必须满足以下两点或两点以上。

①超过 25% 的排便感到费力。

②超过 25% 的排便为干球粪或硬粪。

③超过 25% 的排便有不尽感。

④超过 25% 的排便有肛门直肠梗阻 / 堵塞感。

⑤超过 25% 的排便需要手法辅助（如用手指协助排便、盆底支持）。

⑥每周排便少于 3 次。

⑦不使用缓泻药几乎没有松散大便。

（2）IBS（肠易激综合征）诊断依据不充分。

诊断前症状出现至少 6 个月，近 3 个月满足以上标准。

国内比较公认的慢性功能性便秘的诊断标准是 2013 年版《慢性便秘诊疗指南》：有结肠传输试验、肛门直肠测压、球囊逼出试验、排粪造影、精神心理评估等。

2. 辅助检查

（1）结肠传输试验　随标准餐顿服不透 X 线的标记物（如直径 1mm、长 10mm 的标记物 20 个），简易法于 48 小时时拍摄腹部 X 线片 1 张，若 48 小时时大部分标记物在乙状结肠以上，可于 72 小时时再摄片 1 张。根据标记物的分布计算结肠传输时间和排出率，判断是否存在结肠传输延缓、排便障碍。该方法简易、价廉、安全。采用核素法可检测结肠各节段的传输时间，但因价格昂贵而难以普及。

（2）测压法　肛门直肠测压能评估肛门直肠动力和感觉功能，监测用力排便时盆底肌有无不协调收缩、是否存在直肠压力上升不足、是否缺乏肛门直肠抑制反射、直肠感觉阈值有无变化等。对难治性便秘患者，可行 24 小时结肠压力监测，如结肠缺乏特异性推进性收缩波、结肠对睡醒和进餐缺乏反应，则有助于结肠无力的诊断。

（3）球囊逼出试验　可反映肛门直肠对球囊（可用水囊或气囊）的排出能力，正常人可在 60 秒内排出球囊。球囊逼出试验作为功能性排便障碍的筛查方法简单、易行，但结果正常并不能完全排除盆底肌不协调收缩的可能。

（4）排粪造影　通常采用 X 线法，即将一定剂量的钡糊注入直肠，模拟生理性排便活动，动态观察肛门直肠的功能和解剖结构变化。主要用于与便秘相关肛门直肠疾病的诊断，如直肠黏膜脱垂、内套叠、直肠前突、肠疝（小肠或乙状结肠疝）、盆底下降综合征等。磁共振排粪造影具有能同时对比观察盆腔软组织结构、多平面成像、分辨率高、无辐射等优点。对难治性排便障碍型便秘，排粪造影结果是外科决定手术治疗方式的重要依据。

（5）其他检查　肛门测压结合腔内超声检查能显示肛门括约肌有无局部张力缺

陷和解剖异常，为手术定位提供线索。应用会阴神经潜伏期或肌电图检查，能分辨便秘是肌源性还是神经源性。

（二）辨证诊断

本病主要指有明确的糖尿病，且出现便秘症状，临床以排便次数减少、排出困难及粪质坚硬为主要特点。

1. 气虚便秘证

临床证候：大便干结，或便质不硬但临厕努争乏力，便难解出，汗出气短，面白神疲，倦怠乏力，舌淡苔白，脉虚弱。

辨证要点：便质不硬但临厕排便困难，汗出气短，倦怠乏力以气虚为主者。舌淡苔白，脉虚弱。

2. 阴虚肠燥证

临床证候：大便干结如羊粪，形体消瘦，头晕耳鸣，盗汗颧红，腰膝酸软，失眠多梦，舌红少津，脉细数。

辨证要点：大便干燥如羊粪，盗汗颧红，舌红少津，脉细数。

三、鉴别诊断

（一）西医学鉴别诊断

凡有排便困费力，排便次数减少，粪便干结、量少，可以诊断为便秘者均需相鉴别。但要区别器质性便秘和功能性便秘，需仔细询问患者病史和症状，排便频率、排便时间、粪便性状（包括粪便形成、数量、硬度、有无黏液和脓血等），体格检查特别是肛门指检常能帮助了解粪便嵌塞、肛门狭窄、痔疮或直肠黏膜脱垂和直肠肿块等，加上粪便和血常规检查是排除结、直肠和肛门器质性病变的重要又简单的方法。辅助检查有助于便秘的诊断与鉴别诊断。

（二）中医学鉴别诊断

本病应与肠结相鉴别：两者皆为大便秘结不通。但肠结多为急病，因大肠通降受阻所致，表现为部疼痛拒按，大便完全不通，且无矢气和肠鸣音，严重者可吐出粪便。便秘多为慢性久病，因大肠传导失常所致，表现为腹部胀满，大便干结艰行，可有矢气和肠鸣音，或有恶心呕吐，食纳减少。

四、临床治疗

（一）提高临床疗效的要素

1. 明病辨证，合理遣方用药

首先要根据病史、症状、体征及辅助检查，明确属于何种疾病。其次在疾病明确的前提下，准确识证，即通过望闻问切四诊合参。准确识证，方能据证施治。

2. 四诊昭彰，切中病机

本病为本虚标实、虚实夹杂之证。虚证多为素体脾虚、气血两亏，运化功能减退，健运失司，或中气不足，或中阳不振，或胃阴亏虚，失其和降；消渴日久、久病及肾，肾阴不足，则肠道失润，大便干结困难；肾阳不足，大肠失于温煦而传输无力。实证多为因虚致实，或郁怒伤肝，使食积、气滞、痰浊、血瘀阻于中焦脾胃，连及大肠，致其传导无力，治疗原则本着急则治其标、缓则治其本，先从祛邪入手，再予以扶正，必要时根据其虚实标本之次，兼顾同治。

3. 内外合治，协同增效

本病属于本虚标实，以气阴亏虚为本，燥热、瘀血为标，治疗提倡采取综合措施，在控制血糖的基础上，针对其便秘的原因及症状，采取标本兼治、内服、外治、内外治结合等方法，疗效显著。

（二）辨病治疗

1. 一般治疗

（1）控制血糖　合理选用降糖药物，

尽可能将时间点血糖、糖化血红蛋白控制至目标水平，定期自我监测血糖。

（2）膳食和饮水　增加纤维素和水分的摄入，推荐每日摄入膳食纤维25~35g，每日至少饮水1.5L。

（3）加强运动　饭后适量运动有助于控制血糖、加速胃肠道排空、增强腹肌力量，还能帮助调节心理平衡，有效消除压力，缓解抑郁焦虑情绪，改善睡眠。

（4）建立良好的排便习惯　结肠活动在晨醒和餐后时最为活跃，建议患者在晨起或餐后2小时内尝试排便，排便时集中注意力，减少外界因素的干扰。只有建立良好的排便习惯，才能真正完全解决便秘问题。

2. 对症治疗

（1）通便药　选用通便药时应考虑循证医学证据、安全性、药物依赖性以及效价比。避免长期使用刺激性泻药。容积性泻药（膨松药）通过滞留粪便中的水分，增加粪便含水量和粪便体积起通便作用，主要用于轻度便秘患者，服药时应补充足够的液体。常用容积性药物包括欧车前、聚卡波非钙、麦麸等。渗透性泻药可在肠内形成高渗状态，吸收水分，增加粪便体积，刺激肠道蠕动，可用于轻、中度便秘患者，包括聚乙二醇、不被吸收的糖类（如乳果糖）和盐类泻药（如硫酸镁）。聚乙二醇口服后不被肠道吸收、代谢，其含钠量低，不良反应少。乳果糖在结肠中可被分解为乳酸和乙酸，促进生理性细菌的生长。过量应用盐类泻药可引起电解质紊乱，老年人和肾功能减退者应慎用。刺激性泻药作用于肠神经系统，增强肠道动力和刺激肠道分泌，包括比沙可啶、酚酞、蒽醌类药物和蓖麻油等。短期按需服用比沙可啶安全有效。因在动物实验中发现酚酞可能有致癌作用，该药已被撤出市场。动物实验显示，长期使用刺激性泻药可能

导致不可逆的肠神经损害，长期使用蒽醌类泻药可致结肠黑变病，后者与肿瘤的关系尚存争议。建议短期、间断使用刺激性泻药。

（2）促动力药　作用于肠神经末梢，释放运动性神经递质、拮抗抑制性神经递质或直接作用于平滑肌，增加肠道动力，对STC有较好的效果。有研究表明，高选择性5-羟色胺4受体激动剂普卢卡必利能缩短结肠传输时间，安全性和耐受性良好。

（3）促分泌药　包括鲁比前列酮、利那洛肽，可刺激肠液分泌，促进排便。如莫沙必利可以调节胃肠功能，促进肠蠕动，使水分和脂肪滴更易被干结的大便吸收，而大便更易排出，进而缓解便秘；马来酸曲美布丁对胃运动和肠运动均有调节作用，可改善结肠平滑肌张力低下，而对张力增加的结肠平滑肌则可降低张力、减少振幅，故对胃肠功能紊乱引起的食欲不振、腹胀、腹痛、腹鸣、便秘等症状有缓解作用。

（4）灌肠药和栓剂　通过肛内给药，润滑并刺激肠壁，软化粪便，使其易于排出，适用于粪便干结、粪便嵌塞患者临时使用。便秘合并痔者可用复方角菜酸酯制剂。

（5）营养或修复神经药　有研究发现在控制血糖的基础上，给予甲钴胺、维生素B_1等B族维生素联合其他对症治疗药物治疗糖尿病顽固性便秘，疗效显著。醛糖还原酶抑制剂（依帕司他）可减轻有髓神经纤维的损伤，改善微血管的损伤。

（6）严重便秘者可给予灌肠。

3. 手术治疗

真正需接受外科手术治疗的糖尿病性便秘者尚属少数。当患者症状严重影响工作和生活，且经一段时间严格的非手术治疗无效时，可考虑手术治疗，但必须严格掌握手术适应证。术前应行相关检查以全面了解肠道和肛门直肠功能以及形态学

异常的严重程度，包括结肠镜检查、钡剂灌肠造影、结肠传输试验、排粪造影、肛门直肠压力测定、球囊逼出试验，必要时可行盆底肌电图或盆腔多重造影等特殊检查。对经检查明确显示存在形态和（或）功能异常者，有针对性地选择手术方式。STC患者可选择结肠全切除术或结肠次全切除术，也可行结肠旷置术或末端回肠造口术。排便障碍型便秘患者的手术主要针对直肠内脱垂和直肠前突治疗，主要手术方式有吻合器痔环切术、经腹直肠悬吊术、经肛吻合器直肠切除术、经肛腔镜切割缝合器直肠前突加黏膜固定术、传统经直肠或阴道直肠前突修补术。对于盆底痉挛综合征患者，应慎重选择手术治疗。当多种形态学改变同时存在时，手术治疗主要病变的同时还应治疗合并的病变。目前手术治疗存在一定的复发率和并发症发生率。术后应给予必要的药物巩固治疗。

（三）辨证治疗

1. 辨证论治

（1）气虚便秘证

[治法] 益气通便。

[方药] 黄芪汤（《金匮翼》）加减：黄芪、火麻仁、陈皮、生白术。

[加减] 腹中冷痛、小便清长加肉苁蓉、锁阳。

（2）阴虚肠燥证

[治法] 滋阴清热、润肠通便。

[方药] 增液承气汤（《温病条辨》）加减：玄参、生地黄、麦冬、芒硝、大黄。

[加减] 面色少华，口唇色淡者加当归、何首乌。

2. 外治疗法

（1）药物外治法

①中药穴位贴敷

[处方] 芒硝30g、枳实30g、厚朴30g。

[操作方法] 诸药用粉碎机打成细粉，用开水调成糊状，放置于纱布上，直接外敷神阙穴，每24小时更换1次。

[适应证] 糖尿病便秘。

[注意事项] 随时观察敷贴部位变化，以防过敏。

（2）非药物外治法

①电针治疗

[处方] 大肠俞、天枢、承山、上巨虚。

[操作方法] 上述4穴，得气后联通电针仪，连续波留针30分钟。上述联合治疗方法坚持1周为1个疗程，连续4个疗程。

[适应证] 各种证型糖尿病便秘。

[注意事项] 治疗期间适当调节生活规律与饮食结构，如定时作息、减少刺激性饮食。

②推拿治疗

[处方] 脾俞、胃俞、大肠俞等背俞穴。

[操作方法] 采用点、按、揉、擦等手法，力度以患者能忍受为度。然后在腹部顺时针推拿，沿小肠—升结肠—横结肠—降结肠走向，采用揉、推、按等手法。每次30分钟，10天为1个疗程。

[适应证] 各种证型糖尿病便秘。

③耳针治疗

[处方] 大肠、三焦、皮质下、交感、直肠下段、便秘点等穴位。

[操作方法] 将王不留行籽耳穴贴压上述主穴，配以肝、脾、肺、胃、内分泌等穴位。

[适应证] 各种证型糖尿病便秘。

[注意事项] 嘱患者勿过饥或过饱，以免引起晕针。

④埋线治疗

[处方] 双侧天枢、足三里、上巨虚等穴位。

[操作方法] 患者取侧卧位，局部皮肤常规消毒，用无菌镊子夹取一段1cm羊肠

线，放入针头前端，后接针灸针，将针头快速刺入双侧天枢、足三里、上巨虚、承山穴的肌层，深 1.0~1.5cm，再将针芯向前推进，边推针芯，边退针管，把羊肠线埋入穴位中，用棉签按压针孔片刻，检查无出血后贴上敷贴。

［适应证］各种证型糖尿病便秘。

［注意事项］嘱患者勿过饥或过饱，以免引起晕针。

3. 成药应用

（1）麻子仁丸

［组成］厚朴、大黄、枳实、杏仁、麻子仁等。

［功效］润肠泻热，行气通便。

［适应证］糖尿病便秘属肠胃燥热者及脾约便秘证，症见大便干结，小便频数，苔微黄少津。

［用法］每次 9g，每日 1~2 次，温开水送服。

［注意事项］密封储藏，有对其中成分过敏者禁用。

［出处］中国中医药现代远程教育，2016，24：60-61.

（2）复方芦荟胶囊

［组成］芦荟、青黛、朱砂、琥珀。

［功效］清肝泻热，润肠通便，宁心安神。

［适应证］糖尿病便秘属心肝火盛者，症见大便秘结、腹胀腹痛、烦躁失眠。

［用法］口服，一次 1~2 粒，一日 1~2 次。

［注意事项］不宜长期服用，哺乳期妇女及肝肾功能不全者慎用。

［出处］庞国明，倪青，张芳．当代内分泌疾病研究精华［M］．科学出版社，2021.

（3）便通胶囊

［组成］白术（炒）、肉苁蓉、当归、桑椹、枳实、芦荟。

［功效］健脾益肾，润肠通便。

［适应证］糖尿病便秘属脾肾不足，肠腑气滞者。症见大便秘结或排便乏力，神疲气短，头晕目眩，腰膝酸软等。

［用法］口服，一次 3 粒，一日 2 次。

［注意事项］

①忌食辛辣刺激性食物。

②不宜在服药期间同时服用温补性中成药。

③心脏病、肝脏病、糖尿病、肾病等慢性病严重者应在医师指导下服用。

④严格按用法用量服用，小儿、年老体弱患者，应在医师指导下服用。

⑤服药 3 天后症状未改善，或出现其他严重症状时，应到医院就诊。

⑥对本品过敏者禁用，过敏体质者慎用。

［出处］庞国明，倪青，张芳．当代内分泌疾病研究精华［M］．科学出版社，2021.

（四）医家诊疗经验

1. 仝小林

仝小林教授将糖尿病的自然演变过程分为郁、热、虚、损四大阶段。郁证阶段主用承气类。热证阶段实热便秘用承气类；湿热泄浊用葛根芩连汤；以热毒大便秘结为主用大黄黄连泻心汤。至于虚证阶段，糖尿病胃肠病主要发生在这个阶段，临床表现为便秘者居多，体质较实者适宜用大柴胡汤；大便不干但难解，证属气虚便秘者宜用黄芪建中汤合麻子仁丸；大便干燥如羊屎，宜用麻子仁丸。（仝小林，刘文科，王佳，等．糖尿病郁热虚损不同阶段辨治要点及实践应用．吉林中医药，2012，05：442-444.）

2. 庞国明

庞国明教授认为消渴病发生，气虚是其迁延不愈的症结，气阴两虚是其发展的枢机阶段，阴阳两虚是其发展的必然趋势。依据糖尿病患者气阴两虚、燥热内结、肠道失润的特点，采用益气养阴、运肠通便之法，自制降糖通便丸治疗，方中生白术健脾益气，生地黄养阴清热、止渴生津，二药共为君；火麻仁润肠通便，桃仁润燥滑肠，用于肠燥便秘，二药共起"增水行舟"之功，配合油当归补血活血以运肠通便，为臣药；生大黄荡涤肠胃，推陈出新，又能下瘀血，清瘀热。枳实善破气除痞、消积导滞，枳实与白术相配，二药一缓一急，一升一降，一补一泻，共为佐助之药；生甘草能补脾益气，调和诸药。（王凯锋，高言歌，庞国明. 降糖通便丸治疗糖尿病性便秘63例疗效观察. 世界中西医结合杂志，2018，9：1314-1317. ）

五、预后转归

糖尿病性便秘见于大多数糖尿病患者，是临床常见病，其不仅增加患者的痛苦，并可延迟食物和降糖药物的吸收及排空，影响胰岛素的代谢，导致降糖药物及胰岛素的作用与血糖水平不匹配，进而影响糖尿病的良好控制；糖尿病胃肠运动障碍还可引起代谢紊乱，反复出现不明原因的低血糖发作等，严重影响患者的生活质量。早期发现（尤其是临床无症状者）并及时治疗，对糖尿病病情的控制，延缓其并发症的发生、发展，具有重要的临床意义。

六、预防调护

（一）预防

（1）控制血糖。

（2）合理饮食，增加蔬菜、五谷杂粮、豆类等食物纤维摄入比例；多饮水，保证机体水分充足；忌过食辛辣燥热的食物，如辣椒、胡椒等，以免耗伤阴津，加重便秘。

（3）按时排便。

（4）适量运动。坚持一定量的有氧运动，如慢跑、散步、打太极拳等，可以增强体质，降压降脂，促进肠蠕动，预防便秘。

（二）调护

（1）腹部按摩。右手掌心放在右下腹部，左手放在右手背上，从下腹部沿顺时针方向按摩至右季肋部，再向下按摩到左部，反复按摩 5~10 分钟，每天做 1 次，数日可见效。

（2）心理护理。主动与患者沟通，给予健康教育，使之正视本病，保持愉快的心情，预防便秘。

（3）忌滥用泻药，以防加重病情。

七、专方选要

1. 润通方

组成：肉苁蓉，玄参，黄精，决明子，瓜蒌仁，杏仁，当归，知母，桃仁，莱菔子，牛膝，枳壳，升麻。应用该方治疗 2 周后，治疗组 38 例中治愈 27 例，有效 10 例，无效 1 例，总有效率为 97.37%。[裴琴. 润通方治疗糖尿病便秘疗效观察. 上海中医药杂志，2012（10）：46-47.]

2. 益气滋阴润燥方

组成：黄芪，玄参，麦冬，当归，火麻仁，生地黄，柏子仁，陈皮，枳壳。应用该方治疗 2 周后观察组总有效率达 94.92%。明显优于对照组的 77.97%。[赵明刚. 益气滋阴润燥方内服联合香军散穴位贴敷治疗糖尿病便秘 59 例疗效观察. 国医论坛，2018（3）：35-36.]

八、研究进展

糖尿病性便秘是临床常见病症，属于比较棘手的糖尿病并发症之一，重度便秘甚至属于顽固性难治便秘，可不同程度地影响患者生存质量，不利于血糖控制，对有心、脑、肾等并发症的患者可能加重病情或促使其发病，危害较大，必须给予足够重视。目前对于本病的研究已经取得了一些阶段性的成果。

（1）在发病机制上，有研究发现，糖尿病小鼠结肠嘌呤能神经递质 -P2Y1 受体 -SK3 通道信号通路明显增强，抑制了结肠平滑肌细胞的兴奋性，对结肠收缩的抑制作用增强，导致结肠动力障碍的发生。PDGFRα+ 细胞 /SK3 通道作为结肠中 ENS-PDGFRα+ 细胞 /SK3- 平滑肌抑制性调节轴的重要组成部分，在糖尿病中发生了功能性上调，对结肠抑制作用增强导致了结肠动力障碍的发生，最终引发慢传输型便秘。此项研究打破了传统对于糖尿病慢传输型便秘机制研究的思维框架，将关注的焦点集中于 ENS-PDGFRα+ 细胞 /SK3 通道 - 平滑肌抑制性调节轴，通过对于 PDGFRα+ 细胞、SK3 通道以及 P2Y1 受体的表达和功能的研究，探讨了 ENS-PDGFRα+ 细胞 /SK3 通道 - 平滑肌抑制性调节轴在结肠传输障碍中的作用，旨在揭示糖尿病慢传输型便秘的机制，同时也为临床上慢传输型便秘的防治提供了新的潜在治疗靶点。

（2）在治疗上，除了益生菌联合膳食纤维以外，健康粪便菌群移植也是近年来的研究热点，国内外也有较多粪便菌群移植方式治疗顽固型便秘的成功案例，但对大多数慢性便秘或轻中度便秘患者而言，益生菌联合膳食纤维（尤其是水溶性膳食纤维）将是治疗的重要手段。

主要参考文献

［1］万燕萍，欧国琴. 中医护理技术在糖尿病便秘患者中的应用［J］. 当代护士：学术版（中旬刊），2016，23（2）：8-9.

［2］朱延涛，楼百层，王菁. 中医药治疗糖尿病便秘研究进展［J］. 新中医，2018，50（10）：26-28.

［3］王伟臣，罗亚男，岳仁宋. 针刺治疗糖尿病性便秘的临床研究［J］. 中国民间疗法，2016，24（4）：24.

［4］刘宇，张瑞凤，李如意，等. 40 岁以上 2 型糖尿病患者便秘与早期动脉粥样硬化的相关性［J］. 上海医学，2016，39（1）：1-5.

［5］陈红英，沙建飞，顾永伟，等. 参地术香汤加减治疗糖尿病结肠轻瘫便秘 36 例临床观察［J］. 南通大学学报：医学版，2015，35（4）：303-304.

［6］朱尔靓. 中医药干预糖尿病患者便秘的临床研究［D］. 南京中医药大学，2017.

［7］陈凤英，薛翠青. 糖尿病患者便秘防治进展研究［J］. 糖尿病新世界，2018，21（9）：195-196.

［8］刘响. 肠道菌群失调促进慢性便秘发生的机制研究［D］. 天津医科大学，2018.

［9］谢振年，李东冰，贾小强，等. 焦虑和抑郁在慢传输型便秘患者发病过程中的作用评估初探［J］. 世界中医药，2013，（9）：1033-1035.

［10］Brian E Lacy，Fermin Mearin I. Bowel Disorders［J］. gastroenterology，2016，150：1393-1407.

［11］中国慢性便秘诊治指南（2013，中华医学会外科学分会结直肠肛门外科学组、中华医学会消化病学分会胃肠动力学组）［J］. 胃肠病学，2013，18（10）：605-612.

［12］宋妮娜. PDGFRα+ 细胞 /SK3 通道在糖尿病慢传输型便秘中的作用及其机制研究［D］. 上海交通大学，2018.

［13］张薛磊，田宏亮，马春联，等. 阶段性菌群移植治疗顽固性便秘疗效观察［J］. 中华胃肠外科杂志，2017，20（12）：1355-1359.

糖尿病性腹泻

糖尿病性腹泻是一种临床综合征，发生于无明确基础胃肠道疾病的糖尿病患者，因此是一种排除诊断。它的临床特点在不同的患者表现不同，可能在于其发病机制复杂多样，因此不是所有的患者都适合于同一种治疗方法。有这一病症的患者大都有长期的糖尿病病史以及相关的并发症，几乎所有患者都有周围神经和自主神经病变的证据，而自主神经病变被认为是本病基本的发病机制。

糖尿病性腹泻属中医"消渴"并证的"泄泻"范畴，它多是由于消渴失治或病程迁延所致。

一、病因病机

（一）西医学认识

糖尿病性腹泻的发病机制尚不明确，普遍认为主要与下列机制有关。

1. 胃肠道神经病变

糖尿病性腹泻患者常有外周及肠神经细胞的侵袭性退化及神经细胞凋亡，其病机为：①多元醇通路激活：长期高糖状态激活葡萄糖醛酸还原酶，大量生成山梨醇和果糖，一方面使神经细胞水肿变性坏死，另一方面降低 Na^+，K^+-ATP 酶活性，从而影响神经的传导功能。②非酶促蛋白质糖基化：葡萄糖与蛋白质分子非酶促聚合形成糖基化终产物，再结合 RAGE 受体生成氧自由基，产生神经细胞毒性。③氧化应激反应：长期高血糖状态导致线粒体内 O_2^- 产生过多，引起氧化应激反应，进一步激活多元醇途径、非酶促蛋白质糖基化途径，产生神经细胞毒性。

2. 胃肠道平滑肌病变

有实验表明糖尿病大鼠模型的胃肠道平滑肌细胞易发生排列紊乱细及胞溶解，

胃肠道微血管易发生内皮细胞损伤和管壁破坏，影响胃肠道的收缩与传递功能。此外，研究表明，糖尿病患者的结肠 Cajal 间质细胞（ICCs）数量明显减少且出现空泡样改变，导致胃肠道"肠神经–ICCs–平滑肌细胞"的网络结构紊乱，可影响胃肠运动，但其机制仍有待进一步研究。

3. 胃肠道激素分泌紊乱

胃泌素可促进胃肠平滑肌收缩，胃动素（MTL）可促进胰液、胃蛋白酶的分泌，增加胃肠蠕动；P 物质（SP）可促进胰液分泌量增加、收缩胆囊、增强肠运动；而生长抑素（SS）的作用主要是抑制胃动素及胃泌素的分泌、抑制胃肠运动；血管活性肠肽（VIP）亦可松弛胃肠平滑肌，减缓胃肠蠕动。实验表明，糖尿病动物模型血浆中 MTL、SS、VIP 增加，SP 降低，而结肠黏膜中 SS、VIP 降低，SP 增加，导致胃肠蠕动增加，加重腹泻。

4. 胃肠道菌群失调

研究表明，糖尿病患者的肠道菌群失调，导致腹胀、腹痛、腹泻。而长期腹泻又会加重肠道菌群失调，形成恶性循环。

5. 其他因素

胃肠道微血管病变、胰腺外分泌不足、胆汁排泄障碍、药物、焦虑抑郁状态均可导致或加重糖尿病性腹泻。

（二）中医学认识

1. 病因

（1）饮食失节，脾胃虚弱　糖尿病是一种与饮食习惯和饮食质量密切相关的疾病，若饮食不节，过食肥甘辛辣，湿热内生，脾运失职，气机逆乱而为病。张从正《儒门事亲·三消之说当从火断》曰："不减滋味，不戒嗜欲，不节喜怒，病已而复作。能从此三者，消渴亦不足忧矣。"《圣济总录·消渴》云："消渴饮水过度，内浸脾土，不能制水，故胃胀则为腹胀之疾也。"刘元素认为"今消渴者，脾胃极虚，益宜温补，其服寒者，耗损脾胃，本气虚之，而难治之"，《素问·经脉别论》云："饮入于胃，游溢精气，上输于脾，脾气散精，上归于肺，通调水道，下输膀胱。水精四布，五经并行。"津液来源于饮食物，其生成和运行靠胃的"游溢精气"和脾的"散精"作用，一方面使津液上归于肺，另一方面将津液布散全身。由此可见，脾在津液代谢过程中具有重要的地位。消渴患者或饮食不节，或治疗不当，或久病缠绵，或思虑过度均能致脾胃虚损，脾虚运化失健，土虚不能制水，精微不化而生湿，水湿内停，下迫大肠而致腹泻。故脾胃虚弱是发病的关键。

（2）情志刺激，肝气郁滞　肝主疏泄，调畅情志，脾胃运化功能有赖于肝之疏泄，不良情绪长期刺激，易致气机郁滞，肝失条达，横犯脾胃。《灵枢》云："怒则气上逆，胸中蓄积，血气逆流，髋皮充肌，血脉不行，转而为热，热则消肌肤，故为消瘅。"《血证论》云："木之性主于疏泄，食气入胃，全赖肝木之气以疏泄之，而水谷乃化。"《景岳全书·飧泄》："凡遇怒气便作泄泻者，必先以怒时挟食，致伤脾胃，故但有所犯，即随触而发，此肝脾二脏之病也，盖以肝木克土，脾气受伤而然。"思虑过度，脾气受伤，土虚木贼，可使气机升降失调，肠道功能失常，清浊不分，相杂而下，形成泄泻。

（3）脾虚日久，累及肾阳　肾为先天之本，脾为后天之本，脾阳根植于肾阳，若脾胃虚弱，水谷精微生化不足，无以滋养肾之阴阳，肾阳无力温煦而发为本病。《景岳全书·泄泻》曰："肾为胃关，开窍于二阴，所以二便之开闭，皆肾脏所主，今肾中阳气不足，则命门火衰，阴气极盛之时，则令人洞泄不止也。"《医方集解》："久泻皆由命门火衰，不能专责脾胃。"消渴之

病，病本于肾，或年老肾亏之人，或泄泻日久，脾阳不振，日久脾病及肾，命门火衰，肾阳虚不能助脾胃运化水湿、腐熟水谷，则清浊不分，水入肠间而泄泻。且肾开窍于二阴，又为胃之关，关门不固，亦致泄泻。

2. 病机

消渴主病机为阴津亏损，燥热偏盛，病久气阴两伤，阴阳俱虚，病变脏腑着重在于肺、脾（胃）、肾，而以脾肾为主，疾病后期而致脾胃气虚，脾失健运，谷气下泄，脾肾阳虚，肾阳虚衰不能温养脾胃，中焦虚寒而致泄泻，多为久泻，久泻多虚，或虚中夹实。故脾胃虚弱是发病的关键，或脾虚湿盛，或肝气乘脾，或命门火衰，熟腐无权，总属脾胃运纳不健，小肠受损和大肠传导失常所致。

二、临床诊断

（一）辨病诊断

1. 诊断要点

（1）病史　有明确的糖尿病病史。

（2）临床特点　腹泻多数是间歇性的，间或大便正常，甚至便秘，发作时腹痛轻微或不伴腹痛。腹泻可达一日5~20次，大便量多、稀，每日可达200~1600g，棕色，有臭味；有些患者有时在夜间腹泻，大便失禁也较常见。

（3）伴随症状　患者同时有周围神经病变表现如腱反射的消失，触觉、振动感、位置感等的消失或减弱，肌力减弱，感觉麻木等，和（或）自主神经病变的表现，如瞳孔对光反射消失而对距离调节保存，小便失禁，阳痿，出汗不良，位置性低血压等。

2. 相关检查

（1）消化道钡餐透视　随标准餐顿服不透X线的标记物（如直径1mm、长

10mm 的标记物 20 个），根据标记物的分布计算结肠传输时间和排出率，判断是否存在结肠传输延缓、排便障碍。本病钡剂通过时间可加快或延长。

（2）纤维结肠镜　通过肛门插入逆行向下可检查到直肠、乙状结肠、降结肠、横结肠、升结肠和盲肠以及与大肠相连的一小段小肠（回盲末端）。不但可以清楚地发现肠道病变，还可对部分肠道病变进行治疗。

（3）肌电图提示神经传导速度减慢。

（4）大便常规检查及致病菌培养阴性。

（二）辨证诊断

糖尿病性腹泻主要表现为便次增多，便质稀溏、完谷不化，甚则泻如水样。常为间歇性，多不伴有腹痛，偶伴有脂肪泻或里急后重感，可以发生在任何时间，但通常以夜间及早晨多见。

1. 脾胃虚弱证

临床证候：脘腹痞闷，时缓时急，喜温喜按，纳呆食少，腹满肠鸣，身倦乏力，四肢不温，少气懒言，大便溏薄，舌质淡，苔薄白，脉濡缓。

辨证要点：脘腹痞闷，时缓时急，腹满肠鸣，身倦乏力，大便溏薄。

2. 脾虚湿阻证

临床证候：脘腹痞闷，呕逆，时作时止，身重肢倦，纳呆，口淡不渴，面色少华，倦怠乏力，大便溏薄，小便不利，舌质淡，边有齿痕，脉濡弱。

辨证要点：脘腹痞闷，身重肢倦，纳呆，口淡不渴，大便溏薄。

3. 肝脾不和证

临床证候：胃脘胀满，胸闷嗳气，恶心、呕吐，大便不畅，得嗳气、矢气则舒，或情绪紧张时腹痛泄泻，腹中雷鸣，攻窜作痛，舌淡红，苔薄白，脉弦。

辨证要点：胃脘胀满，胸闷嗳气，得嗳气、矢气则舒，或情绪紧张时腹痛泄泻。

4. 脾肾阳虚证

临床证候：黎明之前腹部作痛、肠鸣即泄、泻后则安，不思饮食、食不消化，畏寒肢冷，腰膝酸软，甚则大便失禁，舌质淡暗，苔薄白，脉细弦。

辨证要点：黎明之前腹部作痛、肠鸣即泄、泻后则安，畏寒肢冷。

三、鉴别诊断

（一）西医学鉴别诊断

1. 与肠易激综合征（IBS）相鉴别

IBS 也可表现为腹泻、便秘或腹泻与便秘交替出现，其特征为：女性较多见，30~40 岁为发病高峰期，主要症状以腹痛、腹胀为主，腹痛便后可缓解，且以下腹痛、脐周痛为主，同时还可兼有恶心、呕吐、反酸等上消化道病变表现。

2. 与肠道传染性疾病相鉴别

肠道传染性疾病主要有细菌性痢疾、霍乱、病毒性腹泻等。这些疾病除有腹泻的表现外，全身症状明显，如发热、脱水，甚至休克，且发病可表现出明显的季节性，大便多为黏液便、脓血便等，大便常规检查白细胞增多，伴急性腹痛。

3. 与急性胃肠炎相鉴别

急性胃肠炎多有进食不洁食物、暴饮暴食等明显诱因，其起病急、病程短，伴发肠炎的患者可出现腹泻表现。

（二）中医学鉴别诊断

1. 与痢疾相鉴别

两者均系大便次数增多，粪质稀薄的病证。痢疾以腹痛，里急后重，便下赤白脓血为主症，而泄泻以大便次数增多，粪质稀薄，甚至泻出如水样为主症，其大便中无脓血，也无里急后重，腹痛也有或无。

2. 与霍乱相鉴别

霍乱是一种卒然起病，剧烈上吐下泻，吐泻并作的病证。其发病特点是来势急骤，变化迅速，病情凶险，起病时常先突然腹痛，继则吐泻交作，所吐之物均为未消化之食物，气味酸腐热臭，所泻之物多为黄色粪水，或如米泔，常伴恶寒发热，部分患者在吐泻之后，津液耗伤，迅速消瘦，或发生转筋，腹中绞痛，若吐泻剧烈，则见面色苍白、目眶凹陷、汗出肢冷等津竭阳衰之危候。而泄泻只以大便次数增多，粪质稀薄，甚至泻出如水样为主症，一般起病不急骤，泻水量不大，无米泔水样便，津伤较轻，无危证。

四、临床治疗

（一）提高临床疗效的要素

1. 七情过度疏泄为先

肝主疏泄，助胃主受纳水谷和脾的运化之功，脾得肝之疏泄，运化功能方健，所谓"土得木而达"。肝与脾胃之间，在生理上相互协调，木有疏土之功，土有培木之用；同时，在病理上也相互影响，故临床多见情志不遂，导致肝气郁结，疏泄失司，进而使脾胃升降失常，或情志刺激太过，郁怒伤肝，致肝气偏旺，横逆犯胃，胃失和降者。糖尿病性腹泻与七情过度密切相关，故疏肝行气之法甚为常用。

2. 祛湿升阳愈泄泻

糖尿病患者之久泻以湿热中阻，脾胃亏虚最为常见。湿热泄泻者，泻下急迫，或泻而不爽，色黄褐或带黏液，气味臭秽，肛门灼热，烦躁口渴，小便短赤，舌苔黄腻，脉滑数或濡数。法以清热利湿，方用葛根芩连汤加减。经云："清气在下，则生飧泄。"脾虚气馁，易致清气下陷，若单用化湿祛邪之法，则忽略了久泻正虚的一面，宜用升补之法，补中有升，清气得升，脾运来复，则浊阴自降，可加入升麻，引清阳之气上行阳道，以间接达到止泻目的。

3. 因虚致泻尤当辨

临床所见的很多顽固性腹泻患者，多因糖尿病迁延日久，脾胃虚弱，升降失常，气机阻滞所致，此为因虚致泻之证。治若升其阳，则为无米之炊，升提乏源；故宜补益元气、益气扶中，方可使中州得振，升降得复，而泄泻自止。而对年老体弱、久病体虚者，治疗时还需注意用药不可峻补，以防气留滞中，应缓治图效，做到补而毋滞，才能达到不治泻而泻自止之效。

（二）辨病治疗

1. 控制血糖

合理选用降糖方案，尽可能将空腹血糖、餐后血糖、糖化血红蛋白控制至目标水平，定期自我监测血糖。

2. 饮食调理

（1）宜采用少油、少渣、高蛋白、高维生素半流质柔软质食物。少量多餐，每日 5~6 次。

（2）根据患者情况，酌情补充热量。

（3）排便次数正常后，短期内不宜采用生拌蔬菜及含纤维多的蔬菜。

（4）禁忌酒类、辛辣食品、坚硬果类等。

3. 改善自主神经功能

临床上使用维生素 B_1、B_{12} 治疗糖尿病周神经病变，其可参与核酸、蛋白质及卵磷脂的合成并促进髓鞘形成及轴突再生，能促进神经细胞中核酸、蛋白质及脂质的合成，故能改善自主神经功能。因此可对糖尿病肠病患者常规应用。维生素 B_1 100mg、维生素 B_{12} 5mg，肌内注射，每日 1 次，2 周为 1 个疗程。也可静脉滴注甲钴胺注射液。

4. α_2- 肾上腺素类药物

可乐定是一种 α_2- 肾上腺素类药物短促

效剂，可直接兴奋肠黏膜上皮细胞 α_2 肾上腺素能受体，增强肠壁水、电解质的吸收，也具有一定的调节胃肠功能及直肠肛门内、外括约肌功能的作用，可减少大便量及腹泻次数，可用于治疗糖尿病性腹泻。

5. 生长抑素类似物（SMS201-995）

醋酸曲肽有增加胃肠道吸收功能、抑制有强烈致腹泻作用的胃肠激素的作用。能抑制有强烈致泻作用的胃肠道激素，如胃动素、舒血管肠肽素等；并能直接抑制刺激性水、电解质的分泌，增强胃肠道的吸收功能，改善营养状况。糖尿病性腹泻患者应用此类药后，腹泻次数和粪便量都明显减少，同时营养物质吸收障碍也得到改善。开始剂量每日 2 次，每次用 50mg，皮下注射。3 天后剂量增加为每次 75mg，每日 2 次。可长期使用。副作用包括嗜睡、恶心及呕吐等，一般较轻微，患者可耐受。

6. 5- 羟色胺（5-HT）受体拮抗剂

糖尿病可导致肠道自主神经系统 ENS 异常，并且肠管内 5-HT 增多。研究发现，昂丹司琼作为 5- 羟色胺 3（5-HT3）受体拮抗剂，能够减短结肠转运时间，增加结直肠顺应性，提高结直肠扩张时的痛阈并增加小肠对水、电解质的吸收，改善排便急迫感，产生成形大便，可治疗糖尿病性腹泻。

7. 抗胆碱能药

与 M- 胆碱受体结合，从而阻断乙酰胆碱与受体的结合，抑制腺体的分泌与胃肠的运动，松弛平滑肌，解除血管尤其是微血管的痉挛。适用于胃肠通过过速而致腹泻的糖尿病患者。一般用 654-2，口服，每次 10~20mg，每日服 3 次；也可静脉用药，前 3 天每次 10~20mg 加入溶液 250~500ml 中滴注，每日 1 次；之后如患者能耐受可逐渐加量至每日 60~80mg。654-1 及阿托品都较少应用。使用本药应注意其副作用，

一般有口干、面红、视近物模糊（轻度扩瞳）、心率加速等。由于本药的平滑肌松弛作用，可能引起或加重尿潴留，产生排尿困难，或加重胃轻瘫等。由于其对腺体的抑制作用，可能影响胰岛素的分泌而引起血糖的波动，颅内压增高、脑出血急性期及青光眼患者禁用。

8. 微生态制剂

双歧杆菌进入肠道后可与其他厌氧菌一起在黏膜表面形成保护屏障，抑制细菌过度繁殖和侵袭，且能在人体内合成多种维生素，调节自主神经功能紊乱，恢复和维持肠道内微生态系统的稳定与平衡，有效防治肠道功能紊乱。

9. 对症处理

非特异性止泻药如地芬诺酯、苯乙哌胺。前者可直接作用于肠道平滑肌，通过抑制肠黏膜感受器，消除局部黏膜的蠕动反射而减弱肠蠕动，同时增加肠的节段性收缩，使内容物通过延迟。口服每次 2.5~5mg，每日 2~4 次。后者阻止乙酰胆碱和前列腺素的释放，从而抑制肠蠕动，延长内容物滞留时间；并能减少肠道水、电解质的分泌，有很强的抗分泌性腹泻的作用；同时能增加肛门括约肌的张力，抑制大便失禁和便急。成人首次服 2 粒，以后每次腹泻后服 1 粒，每日总量不超过 8 粒。

（三）辨证治疗

1. 辨证论治

（1）脾胃虚弱证

[治法]健脾益气，升阳止泻。

[方药]补中益气汤（《内外伤辨惑论》）加减：黄芪、白术、党参、陈皮、升麻、柴胡、炙甘草等。

[加减]形寒肢冷、心悸、自汗、脉浮大按之弱或沉细结代者加附子、人参；气虚臂痛、体软痰涎、头目晕重、身如虫行

者加半夏、茯苓。

（2）脾虚湿阻证

［治法］益气健脾，渗湿止泻。

［方药］参苓白术散（《太平惠民和剂局方》）或七味白术散（《小儿药证直诀》）加减：人参、白术、茯苓、炒山药、白扁豆、砂仁、薏苡仁、桔梗、炙甘草、藿香、木香、葛根等。

［加减］脾虚明显、久泻不愈、倦怠乏力者，加黄芪，重用人参以益气健脾、燥湿化痰；湿阻气滞明显、脘腹胀满、纳差者，加川朴、苍术、山楂以健脾燥湿止泻、行气除满；肝郁明显、胸胁胀满、纳差者，加柴胡、枳实以疏肝理气解郁；肾阳虚衰、形寒肢冷、腰膝酸软者，加补骨脂、吴茱萸以温肾健脾、固涩止泻。

（3）肝脾不和证

［治法］抑肝扶脾。

［方药］痛泻要方（《丹溪心法》）加减：炒白术、炒白芍、陈皮、防风、党参、黄芪、茯苓、焦山楂、炙甘草等。

［加减］腹胀重者加厚朴、香附；腹痛重者加延胡索、郁金；血便者加三七粉；恶心、呕吐者加旋覆花（包煎）、代赭石。

（4）脾肾阳虚证

［治法］温补脾肾，固脱止泻。

［方药］理中丸（《伤寒论》）合四神丸（《证治准绳·类方·泄泻门》）加减：人参、炒白术、干姜、附子、补骨脂、吴茱萸、肉豆蔻、五味子、炙甘草等。

［加减］腹胀、腹部隐痛、食欲不振者加陈皮、焦三仙、山药、砂仁、乌药、延胡索；脐周经常隐隐作痛、肠鸣似流水声者，加桂枝、杭白芍、泽泻；腰痛酸软疲乏无力者，加川断、杜仲。

2.外治疗法

（1）药物外治法

中药敷脐

［处方］吴茱萸、公丁香、肉桂、黄连，药物晒干研细末。

［操作方法］中药打粉，用陈醋调粉，倒入布袋中，加热，敷于脐部30~50分钟，每剂用4天，8天为1个疗程。

［适应证］脾肾阳虚证。

［注意事项］将纯净干燥食盐填于脐旁1.5寸双侧天枢穴，上置双孔艾灸盒，将艾炷点燃施灸，每日1次，每次15分钟，艾灸后清洁局部皮肤，确认皮肤无破损后行穴位贴敷。将药粉用生姜汁调成糊状，置于专用敷贴胶布中，敷贴于腹部两侧天枢穴。每日1次，每次敷贴4小时，连续治疗15天。

［出处］福建中医药，2019，50（5）：2.

（2）非药物外治法

①针刺疗法

［处方］脾俞、肾俞、大肠俞、天枢、足三里、关元、气海。

［操作方法］施捻转补法，使患者出现酸胀感且针感向腹部放散，1次/天，每次留针30分钟。4周为1个疗程。

［适应证］脾肾阳虚证。

［注意事项］患者在过于饥饿、劳累及精神过度紧张时，不宜立即进行针刺；对身体虚弱、气血亏虚的患者，针刺时手法不宜过强，并尽量让患者采取卧位。不宜深刺，要注意掌握一定的角度和深度，不宜大幅度提插、捻转和长时间留针，以免伤及重要的组织器官。

［出处］吉林中医药，2019，39（4）：538-540.

②艾灸疗法

［处方］中脘、天枢、关元、足三里。

［操作方法］患者取仰卧位，用温和灸法，每穴灸5~7分钟，每日治疗1次，10次为1个疗程。

［适应证］脾肾阳虚证。

［注意事项］施灸前，应选择正确的体位，要求患者的体位舒适能持久，而且

能暴露施灸部位；施灸者的体位要求稳定能精确操作；施灸中注意观察患者的神色，防止晕灸，如发生晕灸，立即停灸，按晕针处理。一般在患者精神紧张、大汗后、劳累后或饥饿时不宜艾灸，以防晕灸；注意防止艾火脱落而烫伤皮肤或烧坏衣被。如因施灸不慎灼伤皮肤，局部出现小水疱，可嘱患者保护好水疱，不要擦破，任其吸收。如水疱较大，可用消毒毫针在水疱底部刺破，放出液体，外涂烫伤膏或万花油；施灸后，将残余的艾条插入灭火管内或将其浸入水中，以彻底熄灭，以免复燃。

［出处］实用中医内科杂志，2002，16（1）：48-48.

3. 成药应用

（1）四神丸

［组成］肉豆蔻（煨）、补骨脂（盐炒）、五味子（醋制）、吴茱萸（制）、大枣（去核）。

［功效］温肾散寒，涩肠止泻。

［适应证］肾阳不足所致的泄泻，症见肠鸣腹胀、五更溏泄、食少不化、久泻不止、面黄肢冷。

［用法］口服，一次9g，一日1~2次。

［注意事项］

①忌烟、酒及辛辣、油腻、鱼虾海鲜类食物。

②不宜在服药期间同时服用滋补性中药。

③高血压、心脏病患者慎用。有肝病、糖尿病、肾病等慢性病严重者应在医师指导下服用。

④因服用或注射某种药物后出现荨麻疹等相似的皮肤症状者属于药物过敏（药疹），应立即去医院就诊。

⑤服药后大便次数增多且不成形者，应酌情减量。

⑥发热体温超过38.5℃的患者，应去医院就诊。

⑦孕妇慎用，儿童、哺乳期妇女、年老体弱及脾虚便溏者应在医师指导下服用。

⑧严格按用法用量服用，本品不宜长期服用。

⑨服药3天症状无缓解，应去医院就诊。

⑩对本品过敏者禁用，过敏体质者慎用。

［出处］实用中西医结合临床，2007，7（4）：2.

（2）乌梅丸

［组成］乌梅肉、花椒、细辛、黄连、黄柏、干姜、附子（制）、桂枝、人参、当归。

［功能］缓肝调中，清上温下。

［适应证］久痢，蛔厥，厥阴头痛。症见腹痛下痢、颠顶头痛、时发时止、躁烦呕吐、手足厥冷。

［用法］口服，一次6g，一日1~3次。

［注意事项］本品含有马兜铃科植物细辛，在医生指导下使用，定期复查肾功能。

［出处］云南中医中药杂志，2010（1）：2.

（3）蒲元和胃胶囊

［组成］延胡索、香附、乳香（制）、蒲公英、白矾（煅）、甘草。

［功能］行气和胃止痛。

［适应证］慢性胃炎、萎缩性胃炎、胃及十二指肠溃疡、反流性食管炎等病，有效解除胃痛、胃酸、胃胀、烧心、恶心、嗳气、反酸、食欲不振、功能性消化不良、黑便、腹泻等症状。

［用法］口服，饭后半小时服用，一次4粒，一日3次，6周为1个疗程。

［注意事项］

①忌食生冷油腻不易消化食物。

②不适用于脾胃阴虚，主要表现为口干、舌红少津、大便干。

③不适用于肝肾阴虚，主要表现为口

干、急躁易怒、头晕血压高。

④本品不宜久服，服药3天，症状不减轻或加重者，应立即停药并到医院就诊。

⑤按照用法用量服用，小儿、年老体弱者应在医师指导下服用。

⑥对本品过敏者禁用，过敏体质者慎用。

［出处］齐鲁药事，2011，30（8）：2.

（4）附子理中丸

［组成］附子（制）、党参、白术（炒）、干姜、甘草。

［功能］温中健脾。

［适应证］脾胃虚寒，脘腹冷痛，呕吐泄泻，手足不温。

［用法］口服，一次1丸，一日2~3次。

［注意事项］

①忌不易消化食物。

②感冒发热患者不宜服用。

③有高血压、心脏病、肝病、糖尿病、肾病等慢性病严重者应在医师指导下服用。

④孕妇慎用，哺乳期妇女、儿童应在医师指导下服用。

⑤吐泻严重者应及时去医院就诊。

⑥严格按用法量服用，本品不宜长期服用。

［出处］中医临床研究，2015，7（1）：2.

（5）参苓白术丸

［组成］人参、白术（麸炒）、茯苓、山药、薏苡仁（炒）、莲子、白扁豆（炒）、砂仁、桔梗、甘草。

［功能］健脾、益气。

［适应证］体倦乏力，食少便溏。

［用法］口服，一次6g，一日3次。

［注意事项］

①泄泻兼有大便不通畅，肛门有下坠感者忌服。

②服本药时不宜同时服用藜芦、五灵脂、皂荚或其制剂。

③不宜喝茶和吃萝卜以免影响药效。

④不宜和感冒类药同时服用。

⑤高血压、心脏病、肾脏病、糖尿病严重者及孕妇应在医师指导下服用。

⑥本品宜饭前服用或进食同时服。

［出处］医药导报，1999，18（4）：222.

（四）医家诊疗经验

1. 赵进喜

赵进喜教授重视体质辨证，临床观察发现糖尿病性腹泻可发生于少阳肝郁、太阴脾虚、少阴肾虚体质之人，或为阳明胃热体质之人。少阳肝郁体质之人，多发肝郁气滞、肝脾不调，治以疏肝理气、健脾止泻，方药常以痛泻要方、柴芍六君子汤、逍遥散等方化裁；太阴脾虚体质之人，多发脾虚湿困、统摄无权，治当健脾除湿、升阳止泻，方药可用参苓白术散、胃苓汤等方化裁；少阴肾虚体质之人，多发肾阳不足、固藏无权，治当补肾温阳、固脱止泻，方药可用四神丸、赤石脂禹余粮丸、桃花汤等方化裁；至于湿热内蕴、脾失健运者，多见于太阴脾虚体质之人，治当清热除湿、健脾止泻，方用葛根芩连汤、甘草泻心汤、平胃散等方化裁。

2. 朱国茹

朱国茹教授认为糖尿病性腹泻多因消渴久病体虚，或饮食不节，或情志郁怒，脏腑功能失调所致，多为久泻，久泻多虚，或虚中夹实。指出脾虚湿盛是根本病机，故健脾益气是治疗根本，临床常用七味白术散、参苓白术散为主方加减，以益气养胃，健脾利湿止泻。又指出肝郁脾虚、脾肾阳虚为主要病机。消渴情志不畅，肝失疏泄，横逆犯脾，脾失健运，升降失调而发泄泻。则宜调和肝脾，在健脾益胃的基础上佐以疏肝柔肝理气之品，以调畅中焦气机，增强脾胃的运化功能，常选参苓白术散加痛泻要方为主方。若曾过用滋阴苦寒之品，损伤脾肾之阳，或高龄患者，肾阳虚衰不能温煦脾胃，则见食欲不振、精神倦怠、四肢欠温、大便溏泻或完谷不化、脉虚数或无力等，一派脾肾阳虚之象。故治宜温补脾肾，选方可予理中汤合四神丸加减。

五、预后转归

糖尿病性腹泻是糖尿病自主神经病变影响消化系统的表现，是糖尿病常见的慢性并发症之一，糖尿病腹泻顽固难治，发病机制尚不明确，可影响降糖药物的吸收，也可影响情绪和睡眠，使胰岛素拮抗激素分泌增多，影响血糖的控制，进而又加重肠病，重者可引起水电解质紊乱。

六、预防调护

（一）预防

（1）控制血糖。

（2）合理膳食，注意食品卫生，忌过食辛辣、燥热、寒凉食物，如辣椒、胡椒等，以免寒邪直中，伤及脾阳，导致腹泻。

（二）调摄

（1）腹泻严重者可禁食或清淡流质饮食，早期禁牛奶、豆浆等易产气的流质饮食。

（2）根据病情调整饮食 排便次数减少，症状缓解后改为低脂流质饮食，如低脂少渣、细软易消化的食物，如面片、烂面条等。腹泻停止后，可少食多餐，以利于消化，应食用易消化食物，仍应适当限制粗纤维食物。

（3）禁酒，忌肥腻、坚硬及粗纤维食物、忌生冷瓜果、油脂多的点心和冷饮。

（4）心理护理 主动与患者沟通，给予健康教育，使之正视本病，保持愉快的心情。

七、专方选要

1. 白术芍药散

[组成] 姜黄连 9g，葛根 9g，茯苓 15g，防风 20g，陈皮 15g，炒白芍 20g，炒白术 30g。

[功能] 补脾柔肝，祛湿止泻。

[适应证] 肝脾不和证。

[用法] 作汤剂，水煎服。

[出处] 中医药临床杂志，2017, 29（9）: 1480-1482.

2. 葛芪二术汤

[组成] 葛根 20g，黄芪 20g，白术、苍术各 15g，芍药、茯苓、厚朴、木香、泽泻、陈皮各 10g，甘草 5g，干姜 3g。

[功能] 益气健脾，渗湿止泻。

[适应证] 脾虚湿阻证。

[用法] 作汤剂，水煎服。

[出处] 四川中医，2010, 28（10）: 74-75.

3. 温阳益气活血方

[组成] 制附子（先煎）、甘草、人参各 10g，干姜、桂枝、柴胡各 8g，白术、山茱萸、茯苓、枳壳、赤芍各 15g，丹参 20g。

[功能] 温补脾肾，固脱止泻。

[适应证] 脾肾阳虚证。

[用法] 作汤剂，水煎服。

[出处] 新中医，2014, 46（11）: 97-99.

主要参考文献

[1] 郝後倩，董蕾，赵菊辉，等. 2型糖尿病患者小肠移行性复合运动规律的研究 [J]. 诊断学理论与实践，2006, 04: 323-326.

[2] 刘晓玲. 昂丹司琼治疗糖尿病腹泻临床观察 [J]. 内蒙古中医药，2011, 5: 44-45.

[3] 陈亮. 丽珠肠乐联合谷维素治疗糖尿病性腹泻12例疗效观察 [J]. 吉林医学，2011, 32（35）: 7494-7495.

[4] 张静毅. 糖尿病腹泻中医诊治研究述评 [J].

中国中医基础医学杂志, 2013, 19 (5): 604–604.

第六节 糖尿病神经源性膀胱

糖尿病神经源性膀胱（diabetic neurogenic bladder，DNB）又称糖尿病神经源性膀胱尿道功能障碍（neuropathic vesicourethral dysfunction of diabetic，NVUDD）。糖尿病神经源性膀胱是临床常见糖尿病慢性并发症之一。其临床表现为膀胱残余尿增多、尿潴留、充盈性尿失禁等。流行病学研究显示，DNB 作为糖尿病引起的泌尿系统并发症，发病率高达 40%~80%，即使在血糖控制良好的情况下发病率仍约 25%，呈世界流行性。本病早期症状不明显，如治疗不及时，可并发尿路感染，严重者可致急性肾功能衰竭、败血症等系统性疾病。DNB 在古籍中没有十分明确的记载，根据本病的症状可归属于中医学"癃闭""淋证""小便不利"范畴，是消渴病变证之一。其主症包括尿频尿急、尿意频频、小便淋漓不尽，次症包括精神不振、畏寒、腰膝酸软，肢体轻度浮肿、运动后有虚弱感等。

一、病因病机

（一）西医学认识

目前对 DNB 的病因及病理生理学特征仍缺乏统一明确的认识。DNB 发病机制尚不明确，其可能与高血糖毒性、氧化应激损伤、膀胱结构重塑、神经功能障碍等相关。广泛认为糖尿病对下尿路功能的影响是多因素的。膀胱逼尿肌生理的改变、神经元受损、尿路上皮功能障碍均是主要的参与因素。

1. 膀胱逼尿肌生理的改变

逼尿肌生理的改变被认为是由多个不同机制引起的，比如细胞内连接和兴奋性的改变、胆碱能受体的密度和分布、细胞内信号传导以及遗传基因的改变，研究表明所有这些因素可诱导膀胱组织成分和顺应性的变化。基于糖尿病模型的动物研究结果，膀胱逼尿肌平滑肌收缩力随着时间推移而改变，可表现为收缩力降低、无变化或增加。相关研究使用链脲霉素破坏胰岛 β 细胞而诱导糖尿病啮齿类动物模型并揭示了膀胱功能改变的时间依耐性。在使用氯化钾和氯化氨甲酰甲胆碱刺激膀胱逼尿肌平滑肌时，其收缩力相应降低，同时这与高血糖的病程长短和血糖水平有关。由于胆碱能受体密度的增加，膀胱逼尿肌对胆碱能激动剂的反应增强。链脲霉素诱导的糖尿病大鼠模型的膀胱逼尿肌收缩力增强可能与神经递质释放的增加、钙通道活动和钙离子敏感性有关。

2. 神经元受损

膀胱功能的神经元控制涉及自主神经、躯体传入和传出神经通路之间的一个比较复杂的相互关系。躯体和自主神经性病变均参与并引起糖尿病性膀胱病的膀胱功能障碍。高血糖通过损害神经元来表现出它的毒性作用。糖尿病导致的代谢性紊乱可以引起轴突的退行性变和神经传导的损害，从而表现为膀胱感觉功能低下。膀胱充盈诱导的逼尿肌扩张而激活传入神经是膀胱诱发正常排尿的一个重要的感觉功能。在膀胱充盈过程中感觉功能的降低导致膀胱过度扩张，反复的膀胱过度扩张可以引起糖尿病患者膀胱的收缩功能降低。神经营养因子能持外周神经元的生长和存活，因此，有假说认为失去神经营养因子对外周神经的支持与糖尿病患者支配膀胱的神经退行性改变有关。

3. 尿路上皮功能障碍

尿路上皮起到一个联系神经、结缔组织、肌肉组织的感受器的功能，因而控制膀胱的功能。尿路上皮也可以释放介质影响传入神经并参与导致糖尿病性膀胱病的各种异常表现。在病理情况下缓激肽和 ATP 能明显促进尿路上皮释放前列腺素 $F_{2\alpha}$ 和 E_2。除此之外，尿路上皮胆碱能 M_2 和 M_3 受体的增加被认为是引起糖尿病患者逼尿肌过度活动的病理机制。糖尿病患者膀胱尿路上皮的异常主要通过改变相关介质和感觉神经纤维兴奋性来影响下尿路功能，从而导致逼尿肌不稳定性和膀胱容量的改变。

4. 尿道功能异常

正常储尿和排尿功能需要膀胱和尿道外括约肌的协调来完成。在糖尿病病情进展过程中，尿道传入神经元呈现过度兴奋的病理改变，长期高血糖可引起尿道外括约肌功能障碍，进而增加膀胱出口阻力增加，损害尿道平滑肌松弛功能和一氧化氮的反应性。糖尿病患者可以出现逼尿肌括约肌协同失调，从而导致膀胱壁的重塑和参与尿量的增加，因此加重糖尿病性膀胱病的膀胱逼尿肌收缩力受损。

(二)中医学认识

1. 病因

糖尿病神经源性膀胱为消渴病的并发症之一，故其病因应在消渴病发病的基础上进一步分析认识。糖尿病神经源性膀胱表现为癃或闭或劳淋，其病位在膀胱，与肺、脾、肾、肝、三焦等脏腑相关。总结起来有以下几方面。

(1)饮食失节湿热下注 过食辛辣肥腻，酿湿生热，湿热不解，下注膀胱，或湿热素盛，肾热下移膀胱，或下阴不洁，湿热侵袭，膀胱湿热阻滞，气化不利，小便不通，或尿量极少，而为本病。

(2)情志失调肝气郁结 肝郁气滞七情所伤，引起肝气郁结，疏泄不及，从而影响三焦水液的运行和气化功能，致使水

道通调受阻，形成本病。且肝经经脉绕阴器，抵少腹，这也是肝经有病，可导致本病的原因。所以《灵枢·经脉》提出："肝足厥阴之脉，……是主肝所生病者，……遗溺、闭癃。"

(3)病久体虚开阖失司 《圣济总录》云："消渴日久，肾气受伤，肾主水，肾气衰竭，气化失常，开阖不利。"消渴病患者以阴虚为本，日久失治，则阴损及阳，导致肾阳不足，命门火衰，不能蒸腾气化，最终导致膀胱功能失调，出现气化无权或开阖失司，即所谓"无阳则阴无以生，无阴则阳无以化"。

2. 病机

本病与肺、脾、肾、肝及三焦密切相关。肺在水液代谢中具有重要作用。肺失治节，敷布无权，三焦为之滞塞，膀胱气化不利，必然引起膀胱开阖失常，即肺气无权，则肾水终不能摄，治肾者必治肺，肺肾二脏母子相关，金水相生是水液代谢输布的重要脏器，若肺、肾二者功能失调均可直接影响膀胱的功能。牛永义认为其发病机制为在肾气亏虚、命门火衰的基础上（如外感六淫、内伤七情、饮食不节、房劳过度等原因）诱发肺、脾、肾、三焦功能失常而发生本病。肺不能通调水道，脾不能升清降浊，肾不能化气行水而致膀胱气化失常，导致癃闭。可将此病的病因病机归为消渴日久，肾气受损为本，气滞、血瘀水停等因素为标而致病，属本虚标实。

二、临床诊断

(一)辨病诊断

1. 诊断要点

(1)病史 有明确的糖尿病病史。

(2)临床特点 其临床表现为膀胱残余尿增多、尿潴留、充盈性尿失禁等。

2. 相关检查

（1）B超检查　膀胱残余尿＞150ml。

（2）血流动力学检查　膀胱收缩无力，膀胱内排尿压低于15cmH_2O；尿流速度（最大尿流率）小于10ml/s；逼尿肌与尿道外括约肌协调不全；最高膀胱内压1.47kPa以下；膀胱依从性0.49kPa以下；逼尿肌1.47kPa以上的无抑制收缩；排除由于前列腺增生、膀胱结石、肿瘤、外伤所致尿潴留。

（二）辨证诊断

1. 膀胱湿热证

临床证候：尿频、急迫，尿道口灼热、涩痛，时有口干，舌苔黄腻，脉滑数。

辨证要点：尿频、灼热，舌苔黄腻，脉滑数。

2. 血瘀水停证

临床证候：尿频，急迫、灼热、涩痛，舌苔黄腻、舌色暗，舌下静脉迂曲，瘀点瘀斑，脉滑数或脉沉弦涩。

辨证要点：尿频，舌苔黄腻、舌色暗，舌下静脉迂曲，瘀点瘀斑，脉滑数。

3. 肝气郁滞证

临床证候：尿浊，神疲乏力，气短懒言，咽干口燥，头晕多梦，或尿频尿多，手足心热，心悸不宁，舌体瘦薄，质红或淡红，苔少而干，脉沉细无力。

辨证要点：尿浊，咽干口燥，舌体瘦薄，舌质红，苔少而干，脉沉细无力。

4. 脾肾亏虚证

临床证候：尿浊，神疲乏力，气短懒言，面色淡白或萎黄，头晕目眩，唇甲色淡，心悸失眠，腰膝酸痛，舌淡脉弱。

辨证要点：尿浊，神疲乏力，气短，舌淡脉弱。

5. 肾阳不足证

临床证候：尿浊，神疲畏寒，腰膝酸冷，肢体浮肿，下肢尤甚，面色㿠白，小便清长或短少，夜尿增多，或五更泄泻，舌淡体胖有齿痕，脉沉迟无力。

辨证要点：尿浊，畏寒，小便清长或短少，舌淡体胖有齿痕，脉沉迟无力。

三、鉴别诊断

（一）西医学鉴别诊断

1. 与前列腺增生症相鉴别

本病发生于50岁以上男性，有排尿困难、尿潴留，严重者引起肾、输尿管扩张积水。直肠指诊、膀胱镜检查、膀胱造影可明确诊断。

2. 与膀胱颈梗阻相鉴别

本病女性有排尿困难和尿潴留，肛门周围皮肤及会阴部感觉正常，膀胱镜检查或尿流动力学检查可鉴别。

3. 与先天性尿道瓣膜相鉴别

本病多见于小儿，有排尿困难、尿潴留。尿道镜检查或尿道造影可鉴别。

4. 与女性压力性尿失禁相鉴别

本病患者逼尿肌功能正常，尿道阻力降低，膀胱颈抬高试验阳性，膀胱尿道造影可见膀胱尿道后角消失，膀胱颈位置降低。

5. 与尿道狭窄相鉴别

本病可为先天性或后天性，以排尿困难为主要表现。尿道探子检查有明显狭窄段，尿道造影可明确诊断。

6. 与膀胱颈部梗阻相鉴别

本病可见排尿困难，多伴有排尿疼痛，在排尿过程中可突然发生尿流中断现象。超声检查可见强回声。膀胱区平片见不透光阴影。膀胱镜检查可明确结石大小、数目。

7. 与膀胱癌相鉴别

位于膀胱颈部、三角区附近的带蒂肿瘤因堵塞尿道内口可引起排尿困难、尿潴留等症状。但患者一般有间歇性无痛性血尿，尿脱落细胞检查可发现癌细胞。膀胱癌可见膀胱区充盈缺损，膀胱镜检查可直接明确肿瘤的部位、大小、数目，并可同时取活组织检查。

（二）中医学鉴别诊断

1. 与关格相鉴别

关格是小便不通和呕吐并见的一种病证。癃闭主要是指以排尿困难，全日总尿量明显减少，甚则小便闭塞不通为主症的一类病证。二者皆有小便不通，故需鉴别。关格必有呕吐，而癃闭一般无呕吐症状，只以小便量极少或全无为特征。二者的关系是癃闭可发展为关格，而关格不一定都是由癃闭发展而来，还可由水肿、淋证发展而成。

2. 与转胞相鉴别

转胞为脐下急痛、小便不通证，或有呕吐，为妇科病范畴，因妊娠胎气下压膀胱。癃闭以排尿困难、小便量少为特点，无脐下急痛等表现。

四、临床治疗

（一）提高临床疗效的要素

1. 脾气亏虚，升降失调

脾虚与消渴的关系十分密切。《灵枢·本脏》曰："脾脆，则善病消瘅。"明确指出脾气亏虚是发生消瘅的重要病因。《灵枢·口问》曰："中气不足，溲便为之变。"指出脾气不足可导致小便频多。《本草经疏》曰："脾得补而中自调矣，消渴者，津液不足之候也。气回则津液生，津液生则渴自止也。"指出补气则津生，消渴自止。DCP 是由糖尿病发展而来，而脾在 DCP 发病中的作用极为重要。脾为"后天之本""气血生化之源"，五脏六腑皆赖其养。《素问·经脉别论》曰："饮入于胃，游溢精气，上输于脾，脾气散精，上归于肺，通调水道，下

输膀胱，水精四布，五经并行。"脾胃居中州，为气机升降之枢纽，脾胃强健，则清阳上升，浊阴下降，小便通畅。若脾气亏虚，脾主运化及升清的功能失常，导致升降乖戾，可加重 DNB 的发展。脾位于上，膀胱位于下，脾主升清，膀胱主降浊。李东垣《脾胃论》云："盖胃为水谷之海，饮食入胃，而精气先输脾归肺，上行春夏之令，以滋养周身，乃清气为天者也，升已而下输膀胱，行秋冬之令，为传化糟粕，转胃而出，乃浊阴为地者也。"若脾胃升降失常，枢机不利，饮食不入，糟粕不出，清阳不升，浊阴不降，气血生化无源，脏腑组织器官失其所养，其病乃作。脾气亏虚，清气不能上升，则浊阴难以下降，故小便不利，或癃或闭；脾气亏虚，气虚下陷，不能固摄，又可出现小便遗溺，即《灵枢·口问》所谓"中气不足，溲便为之变"。脾之运化失权，升清无力，水谷精微下输膀胱则尿多且甜，故《类证治裁·三消论》指出："小水不臭反甜者，此脾气下脱症最重。"《素问·太阴阳明论》云："脾病，筋骨肌肉皆无气以生，故不用焉。"而排尿功能有赖于膀胱肌肉的收缩，脾虚则膀胱肌萎缩不用，膀胱收缩无力故排尿困难。有报道，通过观察益气补肾、活血降浊类中药配合针刺治疗糖尿病神经源性膀胱的疗效，发现益气降糖方可有效改善膀胱壁厚度及膀胱残余尿量，疗效显著。

2. 肾气亏虚，膀胱气化不利

《金匮要略·消渴小便不利淋病脉证并治》曰："男子消渴，小便反多，以饮一斗，小便一斗，肾气丸主之。"开补肾治消渴之先河。《景岳全书·三消干渴》曰："凡治消之法，最当先辨虚实。无论上、中、下三消，宜急治肾，必使肾气渐充，精气渐复，则病自愈。"张介宾云："三消证，多从火治，是固然矣。然以余论之，则三焦之火多有病本于肾，而无不由乎命门。"

其论述将"消渴本乎肾"的学说向前推进了一步。肾主水，与膀胱相表里，共司二便，膀胱的贮尿和排尿功能皆赖于肾的气化。《素问·五常政大论》曰："其病癃闭，邪伤肾也。"《素问·灵兰秘典论》曰："膀胱者，州都之官，津液藏焉，气化则能出矣。"小便的司职属于膀胱，正常排尿有赖于膀胱与三焦的气化功能，肾阳是膀胱和三焦气化的原动力。肾阴虚损，膀胱开阖不利，可发生癃闭。"无阴则阳不化也"，患者消渴日久，阴损及阳，命门火衰，阳不化气，膀胱开阖失司则病发癃闭。《景岳全书》说："阳不化气，则水精不布，水不得火，则有降无升，所以直入膀胱，而饮一溲二，以致泉源不滋，天壤枯涸者，是皆真阳不足，火亏于下之消症也。"有学者通过分析近年来中西医结合治疗糖尿病神经源性膀胱的临床研究，发现临床多从肾、脾、肺三脏进行治疗，其中肾脏是关键，还应考虑气虚、阴虚、阳虚及血瘀等因素。

3. 瘀血内阻，贯穿始终

《景岳全书·小便不通》云："凡癃闭之症，或以败精，或以槁血，阻塞水道而不通也。"指出肾精不足、瘀血内停可致癃闭。脾虚推动无力可致瘀；肾虚不能濡养血脉可致瘀；气机失调，血行无序亦可致瘀。瘀血既是脏腑虚怠及功能失调的病理产物，又作为新的致病因素加重肾阳亏虚，阻滞气机，进一步影响脏腑功能，成为新的致病因素。瘀血内阻于肾，肾失主水之职，浊阴不能正常外泄，可致癃闭；内阻于脾，不能升清降浊，亦可致癃闭；内阻于肺，肺失宣降，不能散津布液，小便量少，甚则闭塞不通。瘀血蕴结膀胱，形成相互胶结之势，使疾病更加缠绵难愈。

（二）辨病治疗

西医治疗原则：控制血糖至理想水平。药物治疗：抗凝药、抗胆碱酯酶药、活性维生素 B_{12} 制剂、酚妥拉明、胃肠动力促进剂、肌醇等。泌尿外科处理原则：在有肾功能不全和或肾积水时首先需留置尿管，并进行持续引流，有时甚至需进行直接的肾脏引流，以达到最大限度的肾功能恢复。在肾功能恢复满意情况下可考虑进行改善膀胱储尿要求的处置。运用简单合理的手段解决膀胱排空问题，预防及治疗感染。

（三）辨证治疗

1. 辨证论治

（1）膀胱湿热证

［治法］清利湿热。

［方药］八正散加减。木通、车前子、萹蓄、瞿麦、滑石、栀子、大黄、甘草梢、灯心草。

［加减］苔黄厚腻，湿热内盛，可酌加黄柏、苍术。

（2）血瘀水停证

［治法］化瘀利水。

［方药］抵当汤合五苓散加减。水蛭、虻虫、大黄、桃仁、桂枝、泽泻、茯苓、猪苓、白术。

［加减］小腹胀满重者加大腹皮。

（3）肝气郁滞证

［治法］理气疏肝，通调气机

［方药］沉香散加减。沉香、石韦、滑石、王不留行、当归、冬葵子、白芍、甘草、橘皮。

［加减］小便不利者酌加车前子、泽泻；小腹胀满重者酌加大腹皮。

（4）脾肾亏虚证

［治法］健脾益肾。

［方药］无比山药丸加减。熟地黄、山药、山萸肉、茯苓、泽泻、肉苁蓉、菟丝子、五味子、赤石脂、巴戟天、杜仲、牛膝。

［加减］少腹坠胀者，可配合补中益气

汤加减；腰膝酸软、怕冷甚者，可配合右归丸加减治疗；舌红少苔者，可配合知柏地黄丸加减治疗。

（5）肾阳不足证

[治法]温补肾阳，通阳利水。

[方药]金匮肾气丸（汤）加减。熟地、山药、山萸肉、丹皮、茯苓、泽泻、肉桂、制附子先煎。

[加减]尿闭重者酌加王不留行、车前子。

2. 外治疗法

（1）针刺配合温灸

[操作方法]主穴：关元、中极、水道、阴陵泉、三阴交。配穴：肝郁者加太冲，血瘀者加血海，脾虚者加足三里，肾虚者加太溪。操作：患者取仰卧位，先叩诊下腹部，检查膀胱的充盈程度，以便决定下腹部穴位针刺角度和深浅，切勿损伤膀胱。选用无菌不锈钢毫针，皮肤常规消毒，中极向曲骨方向透刺至曲骨，双侧水道向曲骨方向斜刺1~1.3寸，关元向下斜刺0.8~1寸，小幅度捻转提插，使针感向会阴部放射并引起小腹收缩、抽动为佳；其余穴位直刺，按证型不同补虚泻实，用电针仪左右水道穴接一路输出，关元、中极接一路输出，采用低频疏密波，以患者舒适为宜，每次30分钟。同时点燃约25g大小的艾炷放入12cm×10cm温灸盒中，置于下腹部正中进行温灸，使关元、中极、水道诸穴处于温灸之内，以皮肤潮红为度，及时调整灸温，避免皮肤灼伤。每日1次，10次为1个疗程。休息7天后继续治疗，共治疗2个疗程。

[适应证]辨证取穴，适用于临床各证型。

[注意事项]操作前嘱患者排尿，再叩诊下腹部，检查膀胱的充盈程度，以便决定下腹部穴位针刺角度和深浅，切勿损伤膀胱。

（2）针刺联合中药热敷

[操作方法]针刺取穴：三阴交、关元、肾俞、水道、膀胱俞、气海、中极、阴陵泉。操作：选择以上穴位进行针刺，得气后留针半小时，每隔10分钟行针1次，每天1次，治疗15天。热敷药：莪术、丹参、干姜、川芎、香附、海金沙、白花蛇舌草、半枝莲、炮姜、肉桂、当归、桂枝、黄芪、麻黄、冰片、甘草。操作：上药研为粉末，每2天用1剂。用200ml黄酒混合之后分2袋装，每次使用前蒸热，并用毛巾包裹，置于膀胱部位热敷，以皮肤稍微发红但不烫为准，每次1小时，每天2次，治疗15天。

[适应证]适用于临床各证型。

[注意事项]操作前嘱患者排尿，再叩诊下腹部，检查膀胱的充盈程度，以便决定下腹部穴位针刺角度和深浅，切勿损伤膀胱；药物热敷前一定要用手背测试热敷药袋温度，防止皮肤烫伤。

（3）耳穴贴压联合针灸

[操作方法]耳穴贴压取穴：交感、肺、脾、肾、膀胱、三焦，每次选2~3穴。耳穴贴压方法：清洁耳穴周围皮肤，选取相应耳穴，将胶布剪成0.5cm×0.5cm大小，中间置白芥子1粒成药贴，以探棒将药贴敷贴于所选穴位上，用食、拇指循耳前后按压至酸沉麻木，或疼痛烧灼为得气，一般按压3分钟，一次选穴3~5个；每日按压4次，每次每穴3分钟，刺激量以最大耐受量为准；2天换贴1次，两耳交替进行，耳贴脱落者及时更换；针刺取穴：三阴交、关元、中极、气海、膀胱俞、肾俞；手法：使用0.25mm×40mm毫针，严格消毒，用补法，留针15~20分钟。同时予艾条灸关元穴与气海穴20分钟。1天1次，2周为1个疗程。

[适应证]适用于肾阳不足、脾肾亏虚证。

［注意事项］针刺操作前嘱患者排尿，排尿时用双手压迫小腹，尽可能地排空尿液；耳朵局部破溃及耳部皮肤病病患者禁用耳穴贴压。

（4）穴位贴敷法

［药物处方］温阳利水方：冰片3g，乳香6g，没药6g，吴茱萸4g，小茴香6g。

［操作方法］取穴：膀胱俞、肾俞、气海、关元以及中极。将全部中药粉碎成粉末混匀，将25g药粉加入白醋40~50ml，将其调制成硬膏状，将其放置在敷贴内，并贴在所选穴位，保留时间为4~6小时，每天1次，4周为1个疗程。

［适应证］适用于肾阳不足证。

［注意事项］皮肤对所用药物及敷贴过敏者慎用；所选穴位周边皮肤有皮肤病或溃疡者禁用。

（5）中药高位保留灌肠联合针刺法

［药物处方］组成：桑螵蛸，覆盆子，金樱子，菟丝子，龙骨，益智仁，石菖蒲，乌药，泽泻，茯苓，白茅根，肉桂。加减：若偏于气虚，小便不畅者加用黄芪、党参、白术、柴胡、升麻；肾阳虚者加用巴戟天、肉苁蓉；有血瘀者加用丹参、红花、川芎、益母草。

［操作方法］上药水煎留汁200ml加入肠道冲洗袋内，放置35℃，灌肠时将患者左侧卧位，抬高臀部30cm，将灌肠器的软质导管前段润滑，缓慢插入25cm左右，持续缓慢滴入药液，中间变化体位，让灌肠药液从降结肠逆流入横结肠、升结肠，充分保证药液在肠道的存留时间，10分钟后患者改为平卧10分钟，再改为右侧卧位并抬高臀部保持15分钟，每天1次，2周为1个疗程；每日针刺三阴交、涌泉1次，刺法：涌泉穴直刺1寸，三阴交穴沿胫骨后缘，与皮肤呈90°直刺入，深1~1.5寸，行重提轻插之补法，灸5~15壮，温灸10~30分钟。治疗2周。

［适应证］适用于肾阳不足证。

［注意事项］有严重肠道疾病如肿瘤、溃疡出血等者禁用。

（6）按摩法

［操作方法］可采用少腹、膀胱区按摩法，以食指、中指、无名指三指并拢，按压中极穴；或用揉法或摩法，按顺时针方向在患者下腹部操作，由轻而重，用力均匀，待膀胱成球状时，用右手托住膀胱底，向前下方挤压膀胱，再用左手放在右手背上加压使排尿。

［适应证］适用于虚证：肾阳不足证、脾肾亏虚证、肝气郁滞证。

［注意事项］操作手法宜轻柔为主。

3. 成药应用

（1）八正合剂

［组成］川木通、车前子、萹蓄、瞿麦、滑石、大黄、栀子、灯心草、甘草。

［功能］清热，利尿，通淋。

［适应证］用于湿热下注，小便短赤，淋沥涩痛，口燥咽干。

［用法］口服，一次15~20ml，一日3次，用时摇匀。

［注意事项］

①淋证属于肝郁气滞或脾肾两虚，膀胱气化不行者不宜使用。

②本品含苦寒通利药，孕妇忌用。

③服药期间饮食宜清淡，忌油腻之品及烟酒等刺激物品，以免助湿生热。

④本品苦寒，易伤正气，久病体虚者、儿童及老年人慎用，即使体质壮实者，也当中病即止，不可过量，久服。

⑤注意多饮水，避免过度劳累。

［出处］中国处方药，2018，16（1）：118-119.

（2）五苓片

［组成］泽泻、茯苓、猪苓、白术、肉桂。

［功能］温阳化气，利湿行水。

［适应证］用于阳不化气、水湿内停所致的水肿，症见小便不利、水肿腹胀、呕逆泄泻、渴不思饮。

［用法］每次 4~5 片，每日 3 次。

［注意事项］

①湿热下注，气滞水停，风水泛滥所致水肿不宜。

②痰热犯肺，气喘咳嗽者不宜。

③湿热下注、伤食所致泄泻不宜。

④本品所含温热及渗利药物，孕妇慎用。

⑤服药期间，不宜进食辛辣、油腻和煎炸类食物，以免助湿生热。

［出处］河北中医，2013，（11）：1696.

（3）萆薢分清丸

［组成］粉草、益智仁、乌药、石菖蒲、甘草。

［功能］分清化浊，温肾利湿。

［适应证］用于肾不化气、清浊不分所致的白浊、小便频数。

［用法］口服。一次 6-9g，一日 2 次。

［注意事项］

①膀胱湿热壅盛所致小便白浊及尿频淋沥涩痛者不宜使用。

②服药期间忌食生冷、油腻、辛辣刺激食物。

［出处］现代药物与临床，2017，32（12）：2442-2445.

五、预后转归

糖尿病神经源性膀胱属于糖尿病慢性并发症之一，病程缠绵难愈，严重影响了糖尿病患者的预后，对患者心理、经济及家庭多方面都带来了极大的负担。疾病发展的早期泌尿系症状并不明显，多以糖尿病高血糖症状表现为主，超声检查膀胱残余尿无或者小于30ml，此阶段若积极的治疗，严格控制血糖，加以中医辨证施治，一般可以阻断疾病的进展，预后良好。一

旦患者出现小便无力、排尿困难等，超声检查膀胱残余尿大于 60ml，则预示着疾病发展至缓慢进展的中后期，此期对患者进行准确的辨证，采用中西医结合、多样化、个体化的治疗方法往往可以延缓疾病进展，改善症状，提升患者生活质量。若患者出现小便点滴而出，同时肾功能异常，则提示预后不良。糖尿病神经源性膀胱的防治关键在于早发现、早治疗，但DNB 早期症状不明显，往往被忽视，如治疗不及时，可并发尿路感染，严重者可致急性肾功能衰竭、败血症等系统性疾病。

六、预防调护

（一）预防

预防糖尿病神经性膀胱首先要控制好血糖，糖化血红蛋白控制在 7% 以下，并要维持血糖稳定，避免血糖较大波动。在血糖良好控制的同时，患者要定期进行神经肌电图检查及泌尿及生殖系统检查。男性要定期进行肛门直肠指诊，检查肛门括约肌的张力和主动运动等，女性要定期检查是否盆腔器官脱垂等。另外，糖尿病患者日常科学地进行提肛运动对预防糖尿病神经性膀胱有一定效果，避免不良的排尿习惯（如憋尿等），对预防神经源性膀胱也非常重要，定时定量饮水排尿，对预防神经源性膀胱有帮助。

中医在辨证的基础上，将中药和具有药用价值的食物进行搭配，辅以调料，制成药膳，既取药物之性，又用食物之味，相得益彰，相辅相成，对防治糖尿病神经性膀胱的发生有一定的作用。

1. 天花粉麦门冬饮

天花粉 15g，麦门冬 15g，生石膏 30g。将 3 味中药共入锅中，加适量水，水煎。每日 3~5 次，代茶饮。用于糖尿病神经源性

膀胱肺胃热盛者。[中国民间疗法，2011，19（5）：74.]

2. 姜附炖狗肉

熟附片 30g，生姜 150g，狗肉 1000g，大蒜、菜油、葱各适量。将狗肉洗净切成小块姜片备用。将熟附片放入砂锅中，煎熟 2 小时后，放入狗肉、大蒜、生姜、菜油等，再加水适量炖熟，至狗肉炖烂即成。每日 2 次，食肉饮汤。适用于糖尿病神经源性膀胱肾阳不足者。[东方食疗与保健，2009，（12）：1.]

3. 莲肉糕

莲子肉、怀山药、粳米各 120g，茯苓 60g，木糖醇少量。将莲子肉、山药、粳米分别炒熟。和茯苓共研为细面，加白糖调匀，加水做糕，上蒸笼即可。每日 2 次，食用。适用于糖尿病神经源性膀胱证属脾肾虚者。[东方药膳，2018，（12）：66.]

4. 竹叶粥

鲜竹叶 30~45g，石膏 15~30g，粳米 50~100g，木糖醇少许。竹叶与石膏加水煎煮，取汁与粳米、砂糖少许共煮，先以武火煮开，再用文火熬成稀粥即可食用。适用于糖尿病神经源性膀胱证属里热蒸迫者。[国医论坛，2006，21（1）：50-51.]

（二）调护

1. 心理护理

给患者讲明糖尿病目前尚无根治办法，良好的血糖控制可延缓各种并发症的出现。帮助患者树立战胜疾病的信心，稳定情绪，保持愉快的、积极的生活态度，完善自我保健，用平衡的心态依从治疗。

2. 留置导尿

有尿潴留、尿失禁伴肾积水者，给予留置导尿。鼓励患者多饮水，尽量避免膀胱冲洗。但如有尿液浑浊、有沉淀物、膀胱有出血时，须进行膀胱冲洗。

3. 膀胱功能训练

白天定时开放导尿管，3 小时开放 1 次，夜间持续引流，训练 4~12 周，使膀胱逐渐形成有规律的扩张和收缩后拔掉导尿管，指导患者定时排尿。无论有无尿意 3 小时排尿 1 次，并尽量使膀胱排空。排尿后饮水 200~400ml，如排空不畅，可以辅助一些措施，如缓慢而有力的收缩和放松腹肌及会阴肌 20~30 次，同时压迫耻骨联合上部，行腹部膀胱区热敷、按摩、听流水声、温水冲洗会阴部等。

七、研究进展

DNB 由于发病隐匿、早期无明显症状导致 DNB 受到患者和医生的忽视，其研究远远落后于糖尿病其他并发症的研究，发病机制目前还没有统一的共识。目前认为 DNB 的发病主要与以下因素有关：胆碱能受体、内皮源性一氧化氮（NO）、氧化应激作用、神经生长因子、神经免疫因素、必需脂肪酸代谢异常、ROCK 通道等。糖尿病以时间方式影响膀胱的性质和功能。病理改变包括肌肉神经和尿道上皮。

中医依据 DNB 主要临床症状将其归属于"消渴""淋证""癃闭""小便不利"等范畴，国家中医药管理局统称为"消渴病淋证"。对 DNB 的病机论述古今多有阐发，其中以吕仁和教授"三期""六对"论治 DNB 最有代表性。吕仁和教授认为 DNB 病分三期：虚损期、虚劳期、虚衰期。虚损期以阴虚为本，燥热为标，阴液重损，肝肾亏虚，以致膀胱气化不利；虚劳期心脾亏虚，中气下陷，运化失常，水失制约；虚衰期肾元损伤，经脉失养客于膀胱。综合各家学说 DNB 的病机特点为：虚实夹杂，标本并存；五脏受损，特别是脾肾阳虚为发病之本，三焦功能失常，气化失司为致病重要环节，湿热、血瘀既为病理产物，又为致病因素影响膀胱气化功能。

主要参考文献

[1] TANG F，CHENG Z，WEN XX，et al. Effect of continuous care intervention on the quality of life in patients with neurogenic bladder dysfunction [J]. J Int Med Res，2019，47（5）：2011-2017.

[2] YUAN Z，TANNG Z，HE C，et al. Diabrtic Cystopathy：a review [J]. J Diabetes，2015，7（4）：442-447.

[3] 薛博瑜，吴伟. 中医内科学 [M]. 3 版. 北京：人民卫生出版社，2016.

[4] 杨楠，肖艳. 中西医治疗糖尿病神经源性膀胱的研究进展 [J]. 新疆中医药. 2018，36（5）：138-140.

[5] 靳鸽，冯志海，李先行，等. 中医药辨治糖尿病神经源性膀胱研究进展 [J]. 光明中医，2021，36（13）：2154-2158.

[6] 王世东，肖永华，傅强，等. 吕仁和教授辨治糖尿病神经源性膀胱经验 [J]. 现代中医临床，2016，23（3）：4-8.

[7] 王宝凤，华文进. 中西医结合治疗糖尿病神经源性膀胱临床进展 [J]. 光明中医，2021，36（23）：4096-4099.

[8] 靳鸽，冯志海，李先行，等. 中医药辨治糖尿病神经源性膀胱研究进展 [J]. 光明中医，2021，36（13）：2154-2158.

第七节　糖尿病性高血压

糖尿病性高血压是糖尿病常见的慢性并发症，也是糖尿病所特有的全身性血管病变的一部分。糖尿病患者中的高血压发病率明显高于非糖尿病患者。在糖尿病的合并疾病中，有 1/3 伴随有高血压，对心血管的危险性远远大于一般患者。因此，及时有效地控制 2 型糖尿病合并高血压患者的血糖与血压水平是降低心脑血管病发病率和病死率的有效方法。

中医学认为，糖尿病属"消渴""消瘅"范畴。高血压属中医学"眩晕""头痛"范畴。糖尿病性高血压属"消渴兼眩晕"范畴。临床表现为多饮、多食、多尿、消瘦、头痛、眩晕、失眠多梦、心烦易怒等。消渴病失治或误治，病情迁延，导致气阴两虚，阴阳俱衰，脏腑虚损，变证百出。糖尿病合并高血压便是其中变证之一。

一、病因病机

（一）西医学认识

据世界卫生组织报道，糖尿病患者中高血压患病率为 20%~40%，为普通人群的 1.5~2 倍。世界各国糖尿病患者中高血压发病率普遍增高，合并高血压的糖尿病患者死亡率也明显升高。糖尿病、高血压共生现象病因、病机尚未完全明确，糖尿病性高血压患者一般高血压晚于糖尿病出现，其病因病机主要有胰岛素抵抗学说、肾源性高血压学说、糖尿病患者高血糖导致高血压机制、有机物盐同向转运体形成糖尿病合并高血压机制、肠 - 胰岛轴形成糖尿病合并高血压机制、内皮细胞功能受损等。

（二）中医学认识

1. 病因

（1）情志失调　精神过度刺激，郁郁寡欢，思虑太过，怒气难平，郁怒伤肝，肝疏泄条达功能失常，肝郁气结，以致郁久化火，消灼肺胃阴津而发消渴，郁火下行，乃伤肝肾之阴；肾水不足，无以滋养肝木，营阴不足而亏于下，虚阳上浮而越于上，阴虚生风，肝风内动，风阳上扰，上行于脑，发为头痛，眩晕。

（2）肾精亏虚　年老体衰肾精亏虚，或先天不足、身体虚弱多病损肾精气，或房事过度肾精亏损，导致虚火内焰，肺胃燥热，耗伤阴津，而发消渴；肾藏精生髓，脑为髓之海，肾精亏损，肾精化生脑髓不足，而出现眩晕，或因肾阴精亏，无以滋养肝木，营阴不足而亏于下，虚阳上浮而越于上，阴虚生风，肝风内动，风阳上扰，上行于脑，发为头痛、眩晕，或燥热耗伤肝肾阴津，痰瘀中阻，肝肾亏虚于下，清阳不升，失其濡养，濡养不足，而发眩晕；加之痰瘀阻于脑络，不通而痛，发为头痛。

（3）饮食不节　嗜酒过度，过食辛辣、香燥、肥甘厚腻之品，损伤脾胃，以致脾运化失司，热积于内，胃火灼盛而灼伤胃阴，津液不足，而不能上布于肺，导致肺燥伤津，消谷耗阴，发为消渴；脾胃损伤，脾胃健运失司，也导致津液运行不畅，也引起水谷精微化生不足，清阳不升，头窍精气空虚，而发眩晕、耳鸣、头痛。

2.病机

（1）一般起病缓慢，进展缓慢，肝阳上亢者，亦可发病较急。

（2）本病病位，初起在肝、脾，继而影响至心、肾，最终导致心、肝、脾、肾诸脏俱损。

（3）多虚实夹杂，初病多实，久病多虚。实证多以平肝、潜阳、清火、化痰等法以治其标为主。虚证多以补养气血、益肾、养肝、健脾等法以治其本为主。

（4）病机演变，糖尿病性高血压是在糖尿病基础上产生的并发症，糖尿病为本，高血压为标，病机为消渴日久，津伤阴耗，肝肾精血不足，髓海不充。因情志刺激，怒极伤肝，肝气郁而化火，灼伤肝肾之阴导致肝阳上亢。或因素体阳盛，稍有外因气血随之上冲。或因肝肾阴亏，阴不潜阳，上犯颠顶，扰及清窍。或因饮食不节，嗜食肥甘厚腻，伤及脾胃，聚湿生痰，郁而化热，伤津耗气，阻滞中焦，清阳不升，

肝阳上亢。

二、临床诊断

（一）辨病诊断

1.诊断要点

（1）病史　有明确的糖尿病病史，糖尿病诊断参照中华医学会糖尿病学分会制定的《中国2型糖尿病防治指南》（2020年版）。参照原卫生部疾病控制局高血压联盟（中国）国家心血管病中心的《中国高血压防治指南》（2019年修订版）高血压诊断标准。

（2）临床特点　糖尿病性高血压是临床常见的糖尿病慢性并发症之一。糖尿病患者如果连续经过3次非同日测定（一般间隔2周），收缩压≥140mmHg及（或）舒张压≥90mmHg，二者有一项经核实即可诊断为患有糖尿病性高血压。

2.相关检查

（1）FPG、2hPG、HbA1C升高，达到糖尿病诊断标准。

（2）心电图和超声心动图检查，判断有无左心室肥厚。

（3）尿蛋白、尿糖、血肌酐、尿素氮，了解有无早期肾脏损害，以及高血压是否由肾脏疾患引起。

（4）眼底检查，眼底动脉硬化程度反映高血压的严重程度及客观反映周身小血管病变的损伤程度。

（5）血脂、血尿酸、血黏度、血钙，排除由肾脏疾病引起的高血压，判断是否存在某些危险因素及合并症。

（二）辨证诊断

1.肝肾阴虚证

临床证候：尿频量多，浑如脂膏，头痛眩晕，失眠多梦，腰膝酸软，耳鸣健忘，遗精，舌红少津，脉弦细数。

辨证要点：尿如脂膏，腰膝酸软，舌红少津。

2. 肝阳上亢证

临床证候：头胀痛，眩晕，耳鸣如蝉，烦躁易怒，口苦口干，面红目赤，小便频数。每因情志刺激或精神紧张时头痛，眩晕发作或加重，舌红少苔，脉弦数。

辨证要点：头胀痛，口苦面赤，耳鸣如蝉，每因精神刺激发作或加重，脉弦。

3. 痰阻阳亢证

临床证候：形体略胖，面部虚浮，脘痞头重，昏蒙，口渴不甚，心烦易怒发无定时，偶见精神抑郁，大便不爽，口有秽臭，舌质红苔黄腻，脉弦滑。

辨证要点：形体略胖，脘痞头重，昏蒙，舌苔黄腻，脉弦滑。

三、鉴别诊断

（一）西医学鉴别诊断

糖尿病性高血压主要与其他疾病引起的继发性高血压以及原发性高血压相鉴别。诊断时应注意患者有无糖尿病病史和糖尿病的治疗经过，以及糖尿病与高血压发病的前后顺序、病情变化间的相互关系。

（二）中医学鉴别诊断

1. 与厥（真）头痛相鉴别

本病突发剧烈头痛，面白汗出，恶心呕吐，血压显著升高等，其症状较风眩严重而凶险。

2. 与虚眩相鉴别

本病临床表现以眩晕、疲乏、脉弱等为主，血压不高反低。

3. 与眩晕相鉴别

本病多为突发剧烈眩晕，有恶心呕吐、耳鸣、水平性眼球震颤，血压多在正常范围。

四、临床治疗

（一）提高临床疗效的要素

1. 明确标本缓急，治疗分清主次

糖尿病性高血压，糖尿病为本，高血压为标。多数患者先见本病，随病情发展而出现并发症。但也有与此相反者，如有些中老年患者"三多一少"的症状不明显，有时竟被忽略，常因血压升高而发现本病。根据治病必求其本的原则，一旦辨明本病与标证的关系治疗时不可舍本逐末，忽略对本病的治疗而应标本同治。在运用滋补肝肾、平肝潜阳、清热化痰、息风等药物治疗时，还应采用饮食疗法及其他综合治疗方法调理脾胃或清燥润肺，以求取得较好的临床疗效。

2. 权衡中西药的优势，最大限度地做到安全高效用药

有效地控制血压可延缓糖尿病患者血管并发症的发展。西药降压药在临床运用中具有降压作用快，疗效可靠，血压易于控制的特点。但其诸多副作用又影响了临床使用，从而使糖尿病性高血压的治疗变得十分复杂。近年来随着中医对糖尿病并发症的日益重视，中医中药在治疗糖尿病性高血压方面显示了明显的优势。一些复方、单方制剂不仅有明显的降低血糖、降低血压作用，还有抗氧自由基、抑制细胞因子合成及释放作用。因此临床运用中、西药物时要权衡利弊，分清标本、缓急以及病情轻重，在辨证辨病基础上正确使用。

（二）辨病治疗

1. 血压控制的目标

糖尿病患者血压控制的目标在 130/80mmHg 以下；妊娠糖尿病合并高血压患者血压控制收缩压为 110~129mmHg，舒张压为 65~79mmHg。糖尿病患者血压≥130/80mmHg 就应该开始干预；若 24 小时尿蛋白≥1g，则血压应控制在 125/75mmHg 以下。

2. 药物治疗的原则

主张从小剂量单药开始治疗，一般不主张超常规加大剂量，常规剂量单药治疗无效，则可采取联合用药；用药在强调治疗达标的同时，应兼顾对靶器官的保护和并发症的预防；应尽量避免药物副作用，避免对靶器官的不良影响和对代谢的不利影响。

3. 降压药物

一线降压药物为利尿剂、钙通道阻滞剂（CCB）、血管紧张素转换酶抑制剂（ACEI）、血管紧张素Ⅱ受体拮抗剂（ARB）、β受体拮抗剂。

4. 降压药物联合用药方案

联合用药可减少单药大剂量带来的副作用，以及发挥协同作用、抵消副作用、综合保护靶器官作用等。目前推荐的联合用药方案包括五种。血管紧张素转换酶抑制剂（ACEI），或血管紧张素Ⅱ受体拮抗剂（ARB）与利尿剂联用。钙通道阻滞剂（CCB）与β受体拮抗剂联用。血管紧张素转换酶抑制剂（ACEI）与钙通道阻滞剂（CCB）联用。利尿剂与β受体拮抗剂联用。小剂量血管紧张素转换酶抑制剂（ACEI）加小剂量利尿剂联用也值得推荐。

5. 并发症的处理原则

糖尿病合并高血压出现并发症的处理原则是积极控制血糖、血压、血脂水平，24 小时平稳降压，并注重保护心、脑、肾功能。对症治疗脑血管意外、冠状动脉粥样硬化性心脏病、肾功能不全、视网膜病变等病症。

6. 相关危险因素的控制

药物降压应在非药物降压的基础上进行，包括控制体重，预防肥胖或腹型肥胖；减少脂肪和钠盐摄入；补充钙和钾盐；增加运动；戒烟酒；减轻精神压力和保持平衡心理等。饮食与运动干预有助于形成健康的生活方式，纠正机体代谢失衡状态，能够有效遏止高血压的发展进程。

（三）辨证治疗

1. 辨证论治

（1）肝肾阴虚证

[治法] 滋补肝肾。

[方药] 杞菊地黄丸加减：熟地黄、山茱萸（制）、山药、牡丹皮、茯苓、泽泻、枸杞子、菊花。

[加减] 乏力、气短者，加党参、黄精、黄芪；夜眠难寐者，加酸枣仁、合欢皮；心悸者加朱茯神、柏子仁。

（2）肝阳上亢证

[治法] 平肝潜阳。

[方药] 天麻钩藤饮加减：天麻、钩藤、石决明、山栀、黄芩、桑寄生、川牛膝、夜交藤、益母草、杜仲、朱茯神。

[加减] 口苦、目赤甚者，加龙胆草、丹皮；便秘者，加芦荟、蒸首乌。

（3）痰阻阳亢证

[治法] 化痰清热，平肝息风。

[方药] 半夏白术天麻汤加减：姜半夏、白术、天麻、陈皮、茯苓、甘草、生姜、大枣。

[加减] 脘闷不食者，加木香、砂仁；耳鸣重听者，加枸杞、生龙骨。

2. 外治疗法

（1）药物外治法

①外敷法

[处方] 吴茱萸、川芎。

[操作方法] 将吴茱萸、川芎各 15~30g，研成末，以食醋调成糊状，于临睡前敷于两足的涌泉穴上，以纱布包裹固定。次晨取下。

［适应证］糖尿病性高血压肝阳上亢证。

［注意事项］外敷时间不宜过长。

②外洗法

［处方］附子、吴茱萸、透骨草、怀牛膝、急性子、青柏子、罗布麻等量。

［操作方法］水煎成 3000ml，泡足 30 分钟，日 2 次。

［适应证］糖尿病性高血压各证型。

［注意事项］注意水温和中药外用的皮肤刺激作用，以避免皮肤起疱，继发感染。

（2）非药物外治法

①针刺治疗

［处方］百会、曲池、太冲、太溪为主穴。

［操作方法］毫针针刺百会、曲池、太冲，用泻法，针刺太溪，用补法。每次留针 30 分钟。配穴可选用合谷、足三里。头晕甚者，配风池；耳鸣者，配翳风；心悸失眠者，配神门。肝火亢盛见头痛、头胀、目眩、胸闷者，取穴百会、强间、脑户穴。内关、三阴交，用泻法。老年患者取足三里、涌泉和内关，捻转法动留针 20 分钟。

［适应证］糖尿病性高血压肝肾阴虚证。

［注意事项］晕针、皮肤破溃、过敏者慎用。

②耳背割破放血疗法

［处方］耳背血管，耳穴皮质下、内分泌。

［操作方法］于耳背第一或第二条处割治，放血 5~10ml，同时点皮质下、内分泌耳穴，每周 1 次。

［适应证］糖尿病性高血压肝阳上亢及痰阻阳亢证。

［注意事项］皮肤过敏者慎用。

③倒捏脊疗法

［处方］脊柱两旁肌肉，心俞、肝俞、肾俞穴。

［操作方法］由颈向下，沿脊柱两旁提捏肌肉，边推边提边捏，并在心俞、肝俞、肾俞处指压点穴，最后抚摸脊柱两旁，每日 1 次。

［适应证］糖尿病性高血压肝肾阴虚证。

［注意事项］皮肤破溃者慎用。

3. 成药应用

（1）牛黄降压片

［组成］人工牛黄、羚羊角、黄芩提取物、珍珠、决明子、川芎、冰片、白芍、郁金、甘松、水牛角浓缩粉、黄芪、党参、薄荷。

［功能］清心化痰，平肝安神。

［适应证］用于心肝火旺、痰热壅盛所致的头晕目眩、头痛失眠、烦躁不安；高血压见上述证候者。

［用法］口服，一次 2~4 片，一日 1 次。

［注意事项］腹泻者忌服。

［出处］现代药物与临床，2020，35（5）：942-945.

（2）杜仲降压片

［组成］杜仲（炒）、益母草、夏枯草、黄芩、钩藤。

［功能］补肾，平肝，清热。

［适应证］用于肾虚肝旺所致高血压。

［用法］口服。一次 5 片，一日 3 次。

［注意事项］腹泻者忌服。

［出处］现代药物与临床，2018，33（12）：3167-3170.

（3）松龄血脉康

［组成］鲜松叶、葛根、珍珠层粉。

［功能］平肝潜阳，镇心安神。

［适应证］用于肝阳上亢所致的头痛、眩晕、急躁易怒、心悸、失眠；高血压及原发性高脂血症见上述证候者。

［用法］口服。一次 3 粒，一日 3 次。

［注意事项］饭后服用。

［出处］现代中西医结合杂志，2014，23（36）：4098-4101.

（四）新疗法选粹

药物治疗很难使顽固性糖尿病性高血压患者的血压达标，其靶器官损害发生率明显升高，因而积极探寻新型降压疗法具有重要意义。

1.介入治疗

（1）射频消融肾脏交感神经　肾交感神经在血压调节中发挥着重要作用，尤其是长时间调节中，肾动脉壁下浅表位置分布着交感神经传出、传入纤维，肾脏交感神经活性增强与高血压发生、发展密切相关，传出纤维较多，对去甲肾上腺素分泌和产生有激活作用，增多水、钠重吸收，收缩肾血管，降低肾血流量，对肾素醛固酮有激活作用，进而增高血压。过度激活传入神经对中枢神经系统有激活作用，分泌加压素可升高血压。而给予肾交感神经消融治疗属于去交感神经化治疗，在不影响腹部其他脏器状况下，肾脏交感神经被损坏。给予经皮导管肾脏交感神经射频消融术（RSD）治疗，可穿透肾动脉膜，进而毁损外膜神经纤维，发挥微创治疗作用。

（2）置入压力感受器装置　颈动脉窦外膜下存在丰富的压力感受神经末梢。人体动脉血压增高时，会兴奋颈动脉窦压力感受器，从主动脉神经和窦神经传入延髓神经中枢中，抑制心血管交感中枢，兴奋迷走中枢，降低心率和心肌收缩力、心搏出量，扩张血管，降低外周阻力，达到降低血压的目的。此系统包含外部装置、脉冲发生器，将锁骨下埋植脉冲发生器，将导线置入颈动脉。置入压力感受器装置，用电子方式降低血压。

2.基因治疗

顽固性高血压的基因治疗包括正义基因治疗、反义基因治疗。正义基因治疗是将血管舒张基因经相关载体导入患者体内，使其表达特定蛋白，从而降低血压水平。反义基因治疗是通过抑制血管收缩来达到降压目的，疗效显著且持续时间长、安全性高。但目前基因治疗受价格昂贵、载体种类少、操作技术复杂、基因多态性等影响，停留在动物实验阶段，具体临床应用效果有待进一步研究。

（五）医家诊疗经验

1.庞国明

庞国明教授认为浊毒内生是2型糖尿病病程中的变证。阴虚则内热自生，炼液成痰；气虚推动无力，久则津血运行受阻，停滞体内变生湿之邪；热盛伤津，邪热亢盛致阴津亏耗而血行瘀滞，瘀血既久也能变为痰水，形成痰瘀互结；肝郁脾虚，肝失疏泄，经气郁滞，肝气横逆犯脾，脾气虚弱，不能运化水谷，谷精滞血中则变生"糖浊"之邪留滞体内。在2型糖尿病发生发展过程中，无论是因虚，还是因实，最终皆可导致痰、湿、瘀、浊之邪，它们相互交融，日久化腐生变，变则化生"浊毒"。浊毒内生，化腐肌肉则发为脱疽；浊毒上犯颠顶，扰及清窍，痰瘀阻于脑络，脉络不通，而致眩晕、头痛之证。临床常用川牛膝、桃仁、红花、丹参、薏苡仁、皂角刺等化瘀降浊之品，以活血化瘀、祛湿化浊为消渴变证辨治之常法。

2.丁学屏

丁学屏教授认为糖尿病合并高血压多见于肥胖者，肥美之所发也。其病机为生活富裕，长期劳心致湿热久稽，耗伤气阴，脾虚肝旺，痰瘀凝滞，逐生变证。以往文献无代表方可循，自组验方，方中珠儿参、麦冬、五味子、女贞子、山萸肉、知母、葛根益气养阴，润燥清热；黄连卷木、菝葜、泽泻清热祛湿；紫草、鬼箭羽、泽兰清热活血化瘀。

五、预后转归

糖尿病性高血压比非糖尿病性高血压危害更大，伴有高血压的糖尿病患者死亡率明显增高，国外报道较多。Dupree等发现收缩压＞160mmHg的糖尿病患者死亡率较对照组高4倍，收缩压低于这一水平的糖尿病患者仅比对照组高1.5倍。死亡原因主要是心血管并发症。Thygesen等对79例伴高血压的糖尿病患者随访10年，共23人死亡，其中40%死于急性心肌梗死。Ritz等对需要长期人工肾治疗的200名糖尿病患者和200名非糖尿病患者进行配对研究，发现糖尿病患者死于心血管并发症的概率及总的死亡率较对照组高，其原因与高血压密切相关。国内报道也证明，糖尿病性高血压比非糖尿病性高血压发生冠心病的危险性增加4~5倍。

六、预防调护

（一）预防

1. 一级预防

在一般人群中开展健康教育，提高人群对糖尿病性高血压防治的知晓度和参与度，倡导合理膳食、控制体重、适量运动、限盐、戒烟、限酒、心理平衡的健康生活方式，提高人群整体的疾病防治意识。

2. 二级预防

在高危人群中开展糖尿病性高血压筛查、及时发现糖尿病性高血压、及时进行健康干预等，在已诊断的患者中预防并发症的发生。

3. 三级预防

对于已确诊的患者通过控制血糖、血压及血脂，以延缓并发症的进展，降低致残率和死亡率，从而改善生活质量和延长寿命。而对已出现严重并发症者，推荐至相关专科进行治疗。

（二）调护

（1）向患者介绍糖尿病性高血压防治知识，树立治疗疾病的信心。坚持定时、定量服药，使血糖、血压控制在正常水平。防止其他心脑肾血管并发症。

（2）良好的生活习惯　精神舒畅，劳逸适度。生活规律化，保证足够的睡眠时间，避免过度精神紧张，忧思恼怒及疲劳。戒烟酒。

（3）超重或肥胖患者要减重　控制碳水化合物的摄入；减少脂肪的摄入，烹调时尽量使用植物油，胆固醇控制在每日300mg以下，适量摄入蛋白质及微量元素，减少钠盐的摄入，多吃钾、钙丰富而含钠低的食物。

（4）合理运动及锻炼　根据自己的年龄、体质、病情等适量参加运动和体力活动，如散步、慢跑、打太极拳、练八段锦、练保健操等。

七、专方选要

（1）补肾健脾化痰方

［组成］生黄芪、茯苓、生地、山药、苍白术、枸杞子、山萸肉、陈皮、半夏、黄精、翻白草、菟丝子。

［功能］补肾健脾化痰。

［适应证］糖尿病性高血压阴虚阳亢夹瘀证。

［用法］每日1剂，水煎服。

［出处］中西医结合心脑血管病杂志，2018，16（21）：3091-3095.

（2）双降汤

［组成］黄芪、豨莶草、丹参、生山楂、茯苓、当归、赤芍、泽泻、葛根、地龙、川芎、甘草、水蛭。

［功能］益气通络，活血化瘀。

［适应证］糖尿病性高血压气虚血瘀证。

［用法］每日1剂，水煎服。

［出处］四川中医，2019，37（09）：53-56.

八、研究进展

（一）西医学研究进展

流行病学研究证实，糖尿病患者高血压的发病率显著高于非糖尿病患者，40%~50% 的 2 型糖尿病患者患有高血压，而非糖尿病患者高血压的发病率为 20%，当糖尿病合并广泛肾损害时，几乎 100% 患有高血压。

袁昊等研究发现，T2DM 合并高血压患者的 Hcy 和 Cys-C 水平明显上升，认为机体 Hcy 和 Cys-C 水平与 T2DM 病情的严重程度呈正相关。张竞文等研究发现 T2DM 合并高血压患者 Scr、BUN、Hcy、Cys-C 明显上升，表明 T2DM 合并高血压患者往往合并不同程度的肾功能损伤，肾小球过滤作用减退，与曹惠红等研究结果一致。多因素 Logistics 回归分析显示，Hcy 和 Cys-C 是 T2DM 合并高血压的独立危险因素，Hcy 和 Cys-C 高水平表达能够在一定程度上反映 T2DM 合并高血压病的发生与发展。

曹惠红等发现在血压昼夜节律变化的相关因素中，血糖标准差的贡献度最大，年龄次之，糖尿病病程的影响最小，总人群的血糖标准差与 ΔSBP% 显著负相关，揭示了血糖标准差与夜间血压下降率显著相关，最终提示 T2DM 合并高血压患者减少血糖波动幅度，可能有利于维持血压昼夜节律变异率，可能对维持血压的构型结构有益，这与现有研究的结论具有一致性。

刘璟瑜等发现普伐他汀可以有效抑制 T2DM 并发高血压患者炎症因子的表达，减少炎症反应的发生，并能有效地控制患者血脂水平，改善患者的血脂代谢紊乱。亓晓晶等发现卡维地洛作为 β 受体拮抗剂，治疗糖尿病并发高血压时不仅有很好的降压作用，还能够增加胰岛素的敏感性，同时不影响患者的血脂水平，主要原因就是卡维地洛能够同时阻断 α 受体，从而能够中和由于阻断 β 受体而产生的脂质代谢及糖代谢的异常。

徐庆海等发现利拉鲁肽种作为 GLP-1 类似物，可降低 2 型糖尿病合并高血压患者的血糖、血脂、血压，其降压机制为利拉鲁肽能有效促进胰岛素分泌，对血糖具有较强的控制作用，血糖代谢正常则对心血管危害也会降低，因此患者血管病变相应减轻，血压明显下降。

毛瑞雪等研究发现裸燕麦摄入及结构化膳食控制对 2 型糖尿病合并高血压患者均具有降血压作用，两者结合优于单纯的结构化膳食控制，SBP 降低效果更明显，且降压效果不受 BMI 的影响。

（二）中医学研究进展

周志添等用西药常规治疗联合养阴活血汤治疗糖尿病合并高血压，主要组方为太子参、生地黄、钩藤、沙参各 15g，牛膝、川芎、龟甲各 10g，丹参 20g，三七 5g，肝火旺盛者加黄芩、栀子、夏枯草；痰浊上蒙者加石菖蒲、胆南星；五心烦热者加知母、牡丹皮、地骨皮。诸药合用，降糖、降压效果明显，且可完善胰岛素受体的缺陷，扩张外周血管和冠状动脉，以降低患者血小板黏附力，减少血栓形成，从而起到改善患者微循环功能障碍、调节机体新陈代谢的作用，达到显著平肝滋阴、活血化瘀的理想目标。

闫文等实验表明消糖降压汤可有效缓解糖尿病合并高血压患者的临床症状，提高血清 betatrophin，降低 Ang Ⅱ，改善 β 细胞功能。组成为泽兰 30g、天麻 20g、鬼箭羽 30g、钩藤 15g、山萸肉 20g、葛根 20g、丹参 15g、熟地黄 30g，水煎 400ml，每天 2 次分服，共 12 周。患者医证候积分、

HbA$_{1c}$、2hPG、FBG、SBP、DBP、Ang Ⅱ、FINS 均降低，血清 betatrophin、HOMA-β上升。

郭士金将黄芪、熟地黄、生地黄、五味子、骨碎补、淫羊藿、黄精、龙骨等 14 味药物制丸。每次 2g，每天 3 次，连服 2 个月。患者血糖、血压、FINS、HOMA-IR 及 CRP 均显著降低，表明滋肾降糖丸可改善胰岛素敏感性，且有抗炎作用，有效减轻靶器官损害，提高临床疗效，更好地控制血糖及血压。

吴艳等将 100g 生姜捣烂如泥，加入附子、吴茱萸各 20g 及冰片 10g 研末，共同调膏，每晚贴敷涌泉穴，结合情志相胜等中医情志调护，有效改善 T2DM 合并高血压患者的血压、血糖，促进患者自我管理能力的提升，有效改善其生活质量。其缘由与中医情志调理通过情志相胜有效平衡情绪阴阳，促使机体气血调和、气机通达，进而减轻脏腑功能损伤有关；也可能与穴位敷贴治疗中，药物经穴位吸收后发挥益气生津、行气活血的功效有关。

王芳等用改良桃红四物汤联合阿卡波糖、苯磺酸氨氯地平治疗气阴两虚兼血瘀型老年 2 型糖尿病合并高血压患者，患者空腹血糖、餐后 2 小时血糖、糖化血红蛋白、血压均较治疗前明显下降，优于单纯西药组。

徐青云等采用丹参川芎嗪注射液联合厄贝沙坦治疗糖尿病合并高血压，患者 SBP、DBP，FBG、2hPG、HbA$_{1c}$ 均显著下降，明显优于单纯西药组。提示中西医结合治疗可进一步降低血黏度，促进微循环，改善代谢功能。

主要参考文献

[1] 吴婷. 2 型糖尿病合并高血压的治疗进展 [J]. 糖尿病新世界，2018，21（21）：191-193.

[2] 袁昊，冯烈. 血清肌酐及胱抑素 C 水平正常的 2 型糖尿病患者肾小球滤过率水平的变化 [J]. 中国糖尿病杂志，2017，25（2）：144-148.

[3] 张竞文，程琼，谭文. 2 型糖尿病合并高血压病患者胱抑素 C 和同型半胱氨酸的表达及其相关性研究 [J]. 广东医科大学学报，2019，37（2）：121-124.

[4] 曹惠红，李昀昊，陈海冰，等. 2 型糖尿病合并高血压患者血糖波动与血压昼夜节律变异的相关性 [J]. 中华糖尿病杂志，2017，9（1）：46-49.

[5] 刘璟瑜，贺攀峰，何辉，等. 普伐他汀对 T2DM 并发高血压患者血清中炎症因子和血脂的影响 [J]. 重庆医学，2018，47（4）：524-526.

[6] 徐庆海，马颖，吴艳春，等. 利拉鲁肽对 2 型糖尿病合并高血压患者血糖、血压及血脂的影响 [J]. 山东医药，2017，57（21）：77-79.

[7] 毛瑞雪，蔡夏夏，顾娇娇，等. 裸燕麦对 2 型糖尿病合并高血压患者血压的影响研究 [J]. 中国全科医学，2016，19（5）：574-577.

[8] 丁建江，周志添，凌桂娣. 养阴活血汤对糖尿病并高血压患者血压血糖及生活质量的影响 [J]. 四川中医，2016，34（10）：57-59.

[9] 闫文，唐世琪. 消糖降压汤对糖尿病合并高血压患者血清 Betatrophin、Ang Ⅱ 及 β 细胞功能的影响 [J]. 世界中医药，2018，13（4）：915-919.

[10] 郭士金. 滋肾降糖丸治疗 2 型糖尿病合并高血压的疗效评价 [J]. 中医临床研究，2015，7（3）：97-99.

[11] 吴艳，任丽润，方朝晖. 穴位敷贴配合中医情志护理在糖尿病合并高血压患者护理管理中的应用 [J]. 西部中医药，2020，33（6）：129-131.

[12] 王芳，王朴，刘美颖，等. 改良桃红四物

汤治疗老年2型糖尿病合并高血压疗效观察［J］. 北京中医药，2021，40（5）：536-538.

[13] 徐青云. 丹参川芎嗪对2型糖尿病合并高血压的疗效［J］. 深圳中西医结合杂志，2020，30（13）：41-42.

[14] 马龙，郑雨婷. 经导管去肾脏交感神经治疗顽固性高血压的研究进展［J］. 中国循证心血管医学杂志，2017，9（4）：507-509.

[15] 蒋琳琳，王增武. 压力感受性反射激活疗法治疗难治性高血压的进展［J］. 中华高血压杂志，2019，27（9）：826-830.

[16] Repkova MN, Levina AS, Seryapina AA, et al. Towardgene Therapy of Hypertension: Experimental Study on Hypertensive ISIAH Rates［J］. Biochemi-stry（Mosc），2017，82（4）：454-457.

第八节 糖尿病性脑血管病变

糖尿病性脑血管病变，属中医"健忘""呆证"的范畴，表现为智力减退，善忘，呆钝少言，倦怠、嗜卧等。它是指糖尿病本身代谢紊乱和微血管病变所致的大脑功能异常，临床上表现为慢性进展性认知功能障碍。糖尿病患者脑血管病的发生率和死亡率均明显高于非糖尿病患者，而和糖尿病性心脏病、糖尿病性肾病一起被医学界并称为威胁糖尿病患者生命的三大最主要的慢性并发症。所以，对其应积极防治，并延缓其发生和发展。

一、病因病机

（一）西医学认识

糖尿病性脑血管病其主要的病理改变为动脉粥样硬化。其中，颅内大血管病变多发生在大脑中动脉及其分支、椎基底动脉及其分支；颅外以冠状动脉、肾动脉较为突出。可见病变动脉弯曲、变硬，管壁外部有黄色或灰白色粥样硬化斑块。在斑块的横切面上，动脉内膜呈半月形增厚，内腔狭窄，甚至闭塞。光镜下见内膜层增殖伴脂质沉积，内弹力膜破坏分裂，糖尿病性脑血管病的发病机制，直接涉及糖尿病大血管病变的发病机制，其发病机制较为复杂，至今尚未完全阐明。据研究表明，与高胰岛素血症、脂质代谢异常、血小板功能异常、内皮细胞损伤、多元醇途径代谢障碍、凝血异常和血黏度增高、微血管病变等因素密切相关。

（二）中医学认识

1. 病因

（1）积损正衰 年老体衰，肝肾阴虚，肝阳偏亢；或思虑烦劳过度，气血亏损，真气耗散，复因将息失宜，致使阴亏于下，肝阳鸱张，阳化风动，气血上逆，上蒙元神，突发本病。《景岳全书·非风》曰："卒倒多由昏愦，本皆内伤积损颓败而然。"

（2）饮食不节 嗜酒肥甘，饥饱失宜，或形盛气弱，中气亏虚，脾失健运，聚湿生痰，痰郁化热，阻滞经络，蒙蔽清窍。或肝阳素旺，横逆犯脾，脾运失司，内生痰浊；或肝火内炽炼液成痰，以致肝风夹杂痰火，横窜经络，蒙蔽清窍，突然昏仆，喝僻不遂。《丹溪心法·中风》曰："湿土生痰，痰生热，热生风也。"《临证指南医案·中风》云："风木过动，中土受戕，不能御其所胜……饮食变痰……或风阳上僭，痰火阻窍，神识不清。"

（3）情志所伤 五志过极，心火暴盛，或素体阴虚，水不涵木，复因情志所伤，肝阳暴动，引动心火，风火相煽，气血上逆，心神昏冒，遂至卒倒无知。《素问玄机原病式·火类》曰："多因喜怒思悲恐之五志有所过极而卒中者，由五志过极，皆为热甚故也。"

（4）气虚邪中　气血不足，脉络空虚，风邪乘虚入中经络，气血痹阻，肌肉筋脉失于濡养；或形盛气衰，痰湿素盛，外风引动痰湿，闭阻经络，而致㖞僻不遂。《诸病源候论·风偏枯候》曰："偏枯者，由血气偏虚，则腠理开，受于风湿，风湿客于身半，在分腠之间，使血气凝涩，不能润养，久不瘥，真气去，邪气独留，则成偏枯。"

（5）劳欲过度　《素问·生气通天论》说："阳气者，烦劳则张。"烦劳过度，耗气伤阴，使阳气暴张，引动风阳上旋，气血上逆，壅阻清窍；纵欲过度，房事不节，亦能引动心火，耗伤肾水，水不制火，则阳亢风动。

2. 病机

（1）病性特点　本病病性多为本虚标实。在本为阴精、气血亏虚，在标为气、火、痰、瘀内阻于脑。

（2）病位特点　本病病位在脑，与心、肾、肝、脾功能失调密切相关。

（3）病机演变规律　中医学对消渴病引发中风，历代医家阐述极少，但随着医学的发展、疾病的演变，人们对中风发生机制的进一步理解和深入，对消渴病并发脑血管病已形成一致认识。从中风的发生机制反观到消渴病的病因病机，最终都反映了脏腑阴阳失调。中医认为，消渴的主要病机是胃热、肾虚及肺卫津伤，都突出显示了阴虚及阴阳失调的证候，而中风的主要病机为阴虚阳亢，肝风内动，风邪横窜经络，同样也突出了阴虚，人体脏腑阴阳失调，两者在病因病机上相互影响，有着极其相似的共同点。糖尿病合并脑血管病变，多为病情演变过程，即在糖尿病基础上，由于阴阳进一步失调，脏腑虚衰愈甚。

二、临床诊断

（一）辨病诊断

1. 诊断要点

目前尚无统一的诊断标准。糖尿病性脑血管病与非糖尿病脑血管病在临床类型上无特异性差别，可表现为脑出血和脑血栓形成。但是由于糖尿病所特有的代谢紊乱和病理改变所决定，糖尿病性脑血管病又有以下特点：缺血性病变多于出血性病变；中、小血栓和多发性病灶较为多见；年龄多在 50 岁以上，且与血糖水平和病情控制程度有关、脑动脉硬化发病率高，进展快。

2. 相关检查

（1）血糖检查　糖尿病性脑血管病变血糖多增高，常 ≥ 7.8mmol/L（140mg/dl）。有大面积脑梗死和脑出血的患者血糖增高可更明显，可 ≥ 11.1mmol/L（200mg/dl），甚至更高。

（2）脑脊液检查　出血性的糖尿病性脑血管病，脑脊液压力增高。过半数的患者可见血性的脑脊液，镜下可见有大量红细胞，蛋白量也明显超过正常。而缺血性的糖尿病性脑血管病变，脑脊液压力多为正常，其常规检查也多正常。少数有少量白细胞，20% 左右的脑脊液蛋白质含量超过正常。

（3）头颅 CT 和 MRI 检查　CT 和 MRI 检查为诊断糖尿病性脑血管病变的最可靠的方法。缺血性脑血管病变，脑血栓形成者，可发现脑梗死灶及水肿区。出血性脑血管病变，脑出血后，可见血肿部位所呈现的高密度区和占位征象，中线结构及脑室可移位。通过 CT 或 MRI 可以明确血肿的部位、血肿的大小、血肿的形状，以及血肿有无破入脑室等。

（4）脑血管造影　糖尿病性脑血管

变，脑血栓形成患者脑血管造影可见显示梗死处血管突起终止，远端不能充盈。有时可见血栓的缺陷阴影，以及邻近动脉代偿性增多及倒灌注现象。脑出血患者脑血管造影表现与出血部位有关：内囊区出血，造影表现为大脑前动脉及中动脉间距增宽，形成宽的"U"字形，豆纹动脉外移；外囊区出血，正位片见豆纹动脉内移，侧位片示大脑中动脉主干开始段抬高。

（二）辨证诊断

1. 气阴两虚，脉络瘀阻证

临床证候：半身不遂，偏身麻木，口眼歪斜，或语言不利，伴有倦怠乏力，气短懒言，口干口渴，心烦失眠，大便偏干。舌暗红，或有瘀斑，苔薄白，脉弦细无力。

辨证要点：半身不遂，偏身麻木，口眼歪斜，乏力，口干、渴，舌暗红，苔薄白，脉弦细无力。

2. 风痰瘀血，痹阻脉络证

临床证候：半身不遂，偏身麻木，筋脉拘急，屈伸不利，口眼歪斜，或语言謇涩，舌强不利，伴头晕目眩，头重如裹，倦怠乏力，纳呆腹胀。舌质暗淡，舌有瘀斑，舌苔白腻，脉弦滑。

辨证要点：半身不遂，偏身麻木，筋脉拘紧，屈伸不利，口眼歪斜，头晕目眩，头重如裹，舌暗红，苔白腻，脉弦滑。

3. 肝肾阴虚，风阳上扰证

临床证候：半身不遂，偏身麻木；口眼歪斜，言语謇涩，伴头晕目眩，耳鸣如蝉，腰酸腿软，烦躁不安，心慌失眠，口干口苦，尿赤便干，舌红少津，苔少或薄黄，脉弦细或弦细数。

辨证要点：半身不遂，偏身麻木，口眼歪斜，言语謇涩，腰酸腿软，口干口苦，舌红少津，苔少或薄黄，脉弦细或弦细数。

4. 痰热腑实，风痰上扰证

临床证候：突发半身不遂，偏身麻木，

口眼歪斜，舌强不利，语言謇涩，头晕痰多，气粗口臭；烦躁不安，躁扰不宁，或神昏谵语，大便秘结，小便黄赤，舌苔黄厚，脉弦滑有力。

辨证要点：半身不遂，偏身麻木，口眼歪斜，舌强不利，语言謇涩，头晕痰多，气粗口臭，小便黄赤，舌苔黄厚，脉弦滑有力。

5. 气虚痰瘀，阳气闭阻证

临床证候：多见于病程较长，中风后遗症的患者。症见一侧肢体不能自主活动，半身不遂，偏身麻木，手足肿胀，或口眼歪斜，口角流涎，或舌强言涩，语言不利，伴面色㿠白，气短乏力，纳呆腹胀，小便清长。舌质暗淡，舌体胖大，舌有瘀斑，脉沉细或弦细无力。

辨证要点：肢体偏瘫，半身不遂，气短乏力，纳呆腹胀，小便清长，舌质暗淡，舌体胖大，舌有瘀斑，脉沉细或弦细无力。

三、鉴别诊断

（一）西医学鉴别诊断

1. 与围绝经期综合征相鉴别

围绝经期综合征是妇女绝经前后因卵巢功能减退出现性激素波动或减少所致雌激素水平下降引起的以自主神经系统功能紊乱代谢障碍为主的一系列症候群。而糖尿病性脑血管病既往有糖尿病病史，故可鉴别。

2. 与癫痫相鉴别

确定是否为癫痫应详细询问患者本人及其亲属或同事等目击者，尽可能获取详细而完整的发作史，是准确诊断癫痫的关键。此外，脑电图检查，特别是视频脑电图监测对于两病的鉴别有重要的意义。

3. 与阿尔茨海默病（AD）相鉴别

AD起病隐匿，进展缓慢，记忆等认知功能障碍突出，可有人格改变，神经影像学表现为显著的脑皮层萎缩，缺血量表≤4

分支持 AD 诊断。而糖尿病性脑血管病既往有糖尿病病史。

4. 与痴呆综合征相鉴别

痴呆综合征是慢性全面性的精神功能紊乱，以缓慢出现的智能减退为主要临床特征，认知功能障碍是其标志，包括记忆、思维、理解、判断、计算等功能减退和不同程度的人格改变，而没有意识障碍。但糖尿病性脑病血管与一般的痴呆综合征独具某些特点，学习记忆障碍是糖尿病中枢神经系统并发症的主要表现。

（二）中医学鉴别诊断

1. 与厥证相鉴别

厥证也有突然昏仆、不省人事之表现，一般而言，厥证神昏时间短暂，发作时常伴有四肢逆冷，移时多可自行苏醒，醒后无半身不遂、口眼歪斜、言语不利等表现。

2. 与痉证相鉴别

痉证是以四肢抽搐、项背强直，甚至角弓反张为主症，发病时也可伴有神昏，需与中风闭证相鉴别。但痉证之神昏多出现在抽搐之后，而中风患者多在起病时即有神昏，而后可以出现抽搐。痉证抽搐时间长，中风抽搐时间短。痉证患者无半身不遂、口眼歪斜等症状。

3. 与郁证相鉴别

郁证多发于中青年女性，多在精神因素的刺激下发病，呈间歇性发作，不发作时如常人，不能自行缓解，无智能、人格、情感方面、判断力及人格情感的变化。糖尿病脑病可发于各种年龄，且有无精神因素的刺激下可发病的特点。

4. 与痫证相鉴别

痫证发作时起病急骤，突然昏仆倒地，与中风相似。但痫证为阵发性神志异常的疾病，卒发仆地时常口中作声，如猪羊啼叫，四肢频抽而口吐白沫；中风则仆地无声，一般无四肢抽搐及口吐涎沫的表现。

痫证之神昏多为时短暂，移时可自行苏醒，醒后一如常人，但可再发；中风患者昏仆倒地，其神昏症状严重，持续时间长，难以自行苏醒，需及时治疗方可逐渐清醒。中风多伴有半身不遂、口眼喎斜等症，亦与痫证不同。

四、临床治疗

（一）提高临床疗效的要素

1. 明病因病机为疗病基本纲要

消渴病脑病的发病是由于消渴病阴虚燥热日久，伤阴耗气，气阴两虚，气虚运血无力，气虚运化无力，变生痰瘀，阻于脑脉，窍络窒塞，气血不相接续，神机失用；或夹风动肝，风痰瘀血，上犯清空，闭脑卒中；或痰瘀蕴积日久，酿生浊毒，毒损脑络，神机失用。总之，消渴病脑病属于消渴病的合并症，其病位在清窍之脑，涉及肝、肾、心、脾诸脏，病性多为本虚标实，上盛下虚；基本病机为阴阳气血俱虚，痰湿郁瘀或风痰瘀血而致气血逆乱，上犯于脑，脑脉痹阻，神机失用。

2. 辨病抓证求其证治

消渴病脑病的发生发展是有其规律的，消渴病是基础疾病，日久影响脑髓清窍才能发为脑病。消渴病脑病的临床表现多种多样，临床主症偏重不一，且有病期发展之不同，所以临床辨证应遵循其发病基本病机，根据临床主症的不同，辨其病类，抓住证类，循求其证候特点，才能明辨纲目，灵活施治。

3. 把握病因推知治疗要点

消渴日久发展并发脑病是由于虚、痰、瘀、风等诸多病理因素综合影响大脑清窍，神机失用所致。病位在脑，病性本虚标实。临床治疗的关键在于恢复脑髓神机，治疗的重点应是祛除虚、痰、瘀、风等病理因素。

（二）辨病治疗

（1）积极控制高血糖。

（2）积极防治各种感染。

（3）预防各种并发症，如非酮症高渗性昏迷、酮症酸中毒等，故宜注意检查血糖、血浆渗透压、血钠、血酮及CO_2-CP，纠正血糖和血容积的异常，并适当补充等渗或低渗盐水及氯化钾，纠正脱水以预防各种并发症。

（4）积极控制饮食，饮食基本原则是四低（低脂、低胆固醇、低碳水化合物和低热量）饮食。

（5）纠正各种危险因素，如高血压、高血脂、肥胖、各种感染、便秘等。

（三）辨证治疗

1. 辨证论治

（1）气阴两虚，脉络瘀阻证

[治法]益气养阴，活血通络。

[方药]补阳还五汤合生脉饮加减：黄芪、麦冬、五味子、太子参、丹参、赤芍、川芎、当归、地龙、桃仁、红花、葛根、牛膝、天花粉。

[加减]大便干较甚者，可加用生白术以健脾通便。

（2）风痰瘀血，痹阻脉络证

[治法]化痰息风，活血通络。

[方药]半夏白术天麻汤加减：清半夏、白术、天麻、胆南星、丹参、香附、熟大黄、石菖蒲、郁金、钩藤、陈皮、茯苓、白僵蚕。

[加减]筋脉拘紧甚者，可酌加威灵仙以舒筋活络；纳呆腹胀者，可加木香以行气、调中导滞。

（3）肝肾阴虚，风阳上扰证

[治法]滋补肝肾，育阴平肝息风。

[方药]育阴息风通络汤：生地、山萸肉、山药、玄参、白芍、桑寄生、白菊花、生龟甲（先煎）、生牡蛎（先煎）、天花粉、丹参、珍珠母、钩藤、麦冬。

[加减]尿赤者，可加淡竹叶以除烦利尿；大便干者，加火麻仁以润肠通便。

（4）痰热腑实，风痰上扰证

[治法]通腑泄热，化痰通络。

[方药]通腑化痰泻浊汤：全瓜蒌、胆南星、生大黄、芒硝（冲服）、郁金、石菖蒲、天竺黄、鲜竹沥（冲服）、丹参、桃仁、珍珠母、钩藤、莲子心。

[加减]热象明显者加黄芩、栀子以苦寒清热；年老体弱津亏者，加生地黄、麦冬、玄参以养阴生津。

（5）气虚痰瘀，阳气闭阻证

[治法]补气通阳，活血通络。

[方药]补阳还五汤：生黄芪、赤芍、川芎、当归尾、桃仁、红花、地龙、丹参、水蛭、桂枝、泽泻、石菖蒲、远志。

[加减]畏寒肢冷者，加淫羊藿、仙茅以温肾祛寒。

2. 外治疗法

（1）药物外治法

①中药外敷法

[处方]覆盆子、金樱子、菟丝子、五味子、仙茅、补骨脂、桑螵蛸、炒芡实各180g，公丁香、麻黄、肉桂各90g，炮附子、干姜各150g

[操作方法]患者取健侧卧位，暴露骶尾部，先将中药共研细末混匀，每次取药粉约120g，用加热融化的凡士林约60g和陈醋15ml调制成糊状药膏，取上述药膏经微波炉加热2分钟，待冷却至约40℃（用手指触碰不会烫伤患者皮肤为度），用一次性压舌板将药膏以第2骶椎为中心敷于骶尾部，涂抹成约15cm×10cm的长方形；覆盖一次性保鲜膜，局部使用TDP照射，保持药膏温度恒定。每次治疗30分钟，治疗结束后擦干局部，保持皮肤干燥。

[适应证]用于本病下元虚寒证。

［注意事项］凡用溶剂调敷药物时，需随调配随敷用，以防蒸发；过敏体质或对药物、辅料成分过敏者慎用；贴敷部位有创伤、溃疡者禁用；对久病体弱消瘦以及有严重心脏病、肝脏病等的患者，使用药量不宜过大，贴敷时间不宜过久，并在贴敷期间注意病情变化和有无不良反应；注意贴敷时间不宜过长，观察局部情况，若贴敷部位无水疱、破溃者，可用消毒干棉球或棉签蘸温水、植物油或石蜡油清洁皮肤上的药物，擦干并消毒后再贴敷。贴敷部位起水疱或破溃者，应待皮肤愈后再贴敷。若出现过敏反应（包括药物及胶布过敏），可暂停贴敷治疗，对过敏反应明显者可局部涂擦抗过敏软膏。

②穴位注射疗法

［处方］维生素B$_{12}$注射液。主穴：尺泽、曲泽、鱼际、大陵、通里、血海、照海、阴陵泉、三阴交、太溪。配穴：风痰阻络取双侧丰隆、足三里、风池、外关、阴陵泉；肝阳上亢取双侧肝俞、百会、太冲、行间、肾俞；气虚血瘀取双侧足三里、合谷；阴虚风动取双侧肾俞、太冲、绝骨、风池、肝俞。

［操作方法］每次选取3~4个穴位，交替使用。穴注操作：在针刺结束后，选准穴位，局部常规消毒，根据部位选取1ml、5ml一次性注射器，抽取维生素B$_{12}$注射液，血海、阴陵泉、三阴交直刺约1寸，鱼际、尺泽、曲泽直刺约0.5寸，大陵、照海、通里直刺约0.3寸。每个穴位将针迅速刺入皮下，然后缓慢推进，待出现酸麻胀重感时，回抽一下，如无回血，即可将药液注入。每穴注入0.3~0.5ml。出针后以干棉球按压片刻，防止药液流失和渗血，每日1次。每日针刺1次，10次为1个疗程。

［适应证］主穴可用于本病的各种证型，根据不同的证型选取相应的配穴。

［注意事项］对药液中成分过敏者禁用。

（2）非药物外治法

①体针

［处方］口眼㖞斜：取风池、太阳、下关、地仓透颊车、健侧合谷。

失语：取上星透百会、风池，取金津、玉液三棱针点刺放血，加廉泉、通里、天柱。

上肢不遂：曲池、风池、极泉、尺泽、合谷、八邪、肩髃、外关。

下肢不遂：委中、三阴交、环跳、阳陵泉、昆仑。

构音障碍、吞咽障碍（假性球麻痹）：内关、人中、风池、廉泉。

［操作方法］以上诸穴，除特殊刺法外，均用平补平泻手法，隔日1次，每次30分钟至1小时，1~1.5个月为1个疗程。

［适应证］用于本病后遗症期的各种证型。

［注意事项］患者应避免过饥或过饱时行针刺治疗，以防出现晕针情况。

②耳针

［处方］取下屏尖、耳神门、肾、脾、心、肝、眼、胆、缘中、耳尖、瘫痪相应部位、降压沟。

［操作方法］每次取3~5穴，针双侧，用毫针中等刺激。闭证可耳尖放血；后遗症隔日1次。10次为1个疗程，休息5天进入第2个疗程，疗程多少，视病情而定。

［适应证］可用于本病的各种证型。

［注意事项］严重心脏病患者不宜用，更不宜采用强刺激；严重器质性疾病及伴有高度贫血者禁用；外耳患有显著的炎症，如湿疹、溃疡、冻疮破溃等情况禁用；妇女怀孕期间慎用。

③灸法

［处方］取穴：以足阳明经穴为主，辅以太阳、少阴经穴。配穴：言语謇涩配哑门、廉泉、通里；口眼㖞斜配翳风、地仓、颊车、下关、合谷、攒竹、太冲；下肢瘫

痪配环跳、大肠俞、阴陵泉、足三里、承扶、风市、悬钟、三阴交、委中；上肢瘫痪配肩髃、曲池、清灵、手三里、合谷、外关。

[操作方法]治疗时每次选3~5穴，每穴灸1~3分钟，或5~7壮，初病每日灸1次，恢复期隔日灸1次，15次为1个疗程。

[适应证]适用于本病后遗症期的各种证型。

[注意事项]避免烫伤皮肤。

④推拿疗法

[处方]取风池、肩井、天宗、肩髃、曲池、手三里、合谷、环跳、阳陵泉、委中、承山等穴。

[操作方法]手法用推、按、捻、搓、拿、擦等。部位：颜面部、背部及四肢，以患侧为重点。

[适应证]适用于本病恢复期及后遗症期半身不遂的各种证型。

[注意事项]妇女月经期腰骶、腹部及下肢不宜按摩。

3.成药应用

（1）人参再造丸

[组成]红参、黄芪、白术、当归、熟地、首乌、玄参、龟甲、天麻、全蝎、僵蚕、朱砂、琥珀、牛黄、川芎、姜黄、血竭、三七、橘红、青皮、香附、白花蛇等。

[功能]补气养血，舒筋活络，活血化瘀，豁痰开窍，镇肝息风。

[适应证]适用于气虚血瘀、风痰阻络所致的消渴病中风及中风后遗症，症见半身不遂、口眼歪斜、语言謇涩、四肢麻木，或神志昏迷，舌淡红，苔白腻、脉弦滑。

[用法]口服，每次1丸，每日2次，温水送服。

[注意事项]服药期间忌辛辣油腻之品。

[出处]实用中医内科杂志，2012，26：37-38.

（2）偏瘫复原丸

[组成]黄芪、人参、川芎、三七、沉香、肉桂、冰片等。

[功能]补气化瘀通络。

[适应证]适用于气虚血瘀、风痰阻络引起的消渴中风恢复期或中风后遗症，症见半身不遂、口眼歪斜、舌强言謇，偏身麻木，或下肢浮肿、腰膝无力、筋骨疼痛、行走艰难、肌肉拘挛等。西医所谓缺血性或出血性脑血管病的恢复期而见虚象及软瘫者，都可用本方治疗。

[用法]口服，每日2次，每次1丸，温开水送服。

[注意事项]无毒副作用。

[出处]实用中医内科杂志，2020，36：1180-1182.

（3）消栓再造丸

[组成]丹参、三七、血竭、川芎、天麻、白花蛇、安息香、苏合香、沉香、人参等。

[功能]化瘀消栓，豁痰开窍，活络通脉。

[适应证]适用于气虚血滞，风痰阻络引起的消渴中风中经络，症见半身不遂、偏身麻木、语言謇涩、肢体软瘫无力，西医缺血性脑血管病急性期、恢复期及后遗症期有上述气虚血瘀症状，兼有舌质紫暗、脉涩等瘀血之象的患者。而消渴中风中脏腑，症见突然昏倒、半身不遂、肌体瘫软、舌质紫暗，西医出血性脑血管病的恢复期及后遗症期，具有上述气虚血瘀症状者也适用。

[用法]口服，每次1~2丸，每日2次，温开水送服。

[注意事项]孕产妇、哺乳期妇女、月经期妇女禁用。

[出处]黑龙江科技信息，2012，9：75.

（4）龙脑安神丸

［组成］牛角、广犀角、麝香、胆南星、茯苓、钩藤、全蝎、人参、麦冬、桑白皮、芒硝、甘草等。

［功能］清热解毒，豁痰镇痉开窍。

［适应证］适用于本病的高热惊风，中风昏迷，狂证。症见眩晕头痛，面赤目红，或突然昏迷，半身不遂，喉间痰鸣，烦躁不安，大便燥结，小便黄赤，舌苔黄燥，脉弦滑者。西医之脑出血、脑血栓形成等有上述表现者皆适用本方。

［用法］口服，每次服1丸，每日2次，研碎开水送服。

［注意事项］清淡易消化饮食，服药期间忌辛辣油腻之品。

［出处］中国民族民间医药，2018，27：103-104.

（四）医家诊疗经验

1.谢春光

谢春光教授认为糖尿病脑病中医病机为肾精亏虚、脑髓失养、浊瘀阻络，该病以虚为本、以浊瘀伏匿为标。在治疗上主张以益气养阴、固肾生髓、活血化瘀为法，运用参芪复方加减治疗，临床疗效肯定。［陈明秀，李美玲，谢春光.谢春光运用参芪复方加减治疗糖尿病脑病经验.湖南中医杂志，2019，35（3）：30-32.］

2.王旭

王旭教授认为"肾精亏虚为本，痰瘀阻络为标"乃糖尿病脑病病理基础，以"益肾化痰、活血祛瘀"为基本治法，并指导拟定出治疗早期糖尿病脑病的中药制剂"糖脑清颗粒"，由黄精、郁金、石菖蒲、水蛭等组成。全方为肾虚、痰瘀互结的病机而设，益肾填精以治其本，化痰、活血祛瘀以治其标，共奏益肾化痰、活血祛瘀之功。［汤银燕，王旭，肖婧，等.糖脑清颗粒治疗糖尿病脑病（早期）120例疗效观察.内蒙古中医药，2016，12（17）：26-27.］

五、预后转归

糖尿病患者合并脑血管病，不仅给患者自身带来更多的痛苦和不便，生活质量受到影响，也给整个家庭及其社会带来巨大的负担。尽管近年来，人们对糖尿病合并脑血管病的研究逐渐多，对其相关领域的了解也不断深入，在研究方面亦取得了一定的成就，但仍存在一些不足之处，如对其病因研究结果尚无统一认识、发病机制的研究尚处于起步阶段、筛查评估尚未统一标准、治疗主要是药物干预等。总体看来，西医现有的药物对改善糖尿病脑血管病的临床症状和提高生活质量依然有限；糖尿病性脑血管病处于神经科、内分泌科的交叉地带，门诊医生对其诊断不够重视，多数患者处于任其发展的状态，患者认知功能损害将严重影响其生活质量，应引起重视，积极预防糖尿病脑血管病的发病，及时予以治疗。

六、预防调护

（一）预防

（1）应长期治疗和控制糖尿病及其并发症，如高血压、心脏病、高脂血症、脑动脉硬化症等危险因素。

（2）积极消除情绪波动、过度疲劳、用力过猛、用脑不当等诱发因素。

（3）重视和加强对中风各种先兆迹象的发现和预防，及早发现，及早治疗。

（4）控制并减少短暂性脑缺血发作，是预防糖尿病性脑血管病变的最关键的环节。一旦小中风发作，必须立即给予系统的治疗，就有可能避免脑血管病的发生。

（二）调护

1.一般护理

（1）患者的起居应适应四时气候变换，遵循"春夏养阳，秋冬养阴"的原则。

（2）保持病室安静，通风，保持空气新鲜。

（3）病室温度、湿度要适宜。

（4）保持病室环境整洁、阳光充足。

（5）重视患者个人卫生，保持床单位清洁、干燥。

（6）卧床休息，取适宜体位，避免搬动。若呕吐、流涎较多者，可将头偏向侧，以免发生窒息；对烦躁不安者，应加床挡保护。

（7）加强口腔、会阴、眼睛以及皮肤的护理。

（8）病情观察，做好护理记录。

2.用药护理

（1）服中药后避免受风寒，汗出后用毛巾擦干。

（2）服药后观察患者病情的逆顺变化。

（3）服降压药、脱水药时，应观察血压变化，防止头晕，注意安全。

3.饮食护理

（1）饮食宜清淡、易消化、少油腻，多进食新鲜蔬菜，严格糖尿病饮食。

（2）神志昏迷3天以上者或有吞咽困难者用鼻饲法进食，或静脉补充营养和水分以保证营养。

4.情志护理

（1）中风患者应耐心做好情志护理，避免不良刺激。

（2）对神志清醒的患者及家属进行精神安慰，使其积极配合治疗。

5.临症护理

（1）高热者，使用冰袋冰帽。观察有无肺部感染及尿路感染。

（2）尿潴留者，可按摩腹部，虚者可

加艾灸，必要时遵医嘱留置导尿。

（3）便秘者顺时针按摩腹部，医嘱使用缓泻剂麻仁丸、大黄、番泻叶。

（4）大便失禁者应保持床单位清洁；肛周皮肤干燥。久卧床、尿失禁的患者要保持会阴干燥及床单位清洁，勤按摩，勤翻身，勤擦洗，勤观察。

6.并发症护理

（1）肺部感染

①每3~4小时轻轻变动患者的体位并轻拍背部，使肺部分泌物不至于长期积贮，容易排出。

②喂食时要特别小心，尽可能防止肺炎发生。

③如有症状及早应用抗生素。

（2）压疮

①每2小时更换1次体位，在易发压疮的部位放置气圈、海绵垫等，保持皮肤干燥。

②进行局部按摩，以改善血液循环。

（3）急性消化道出血　大部分急性消化道出血患者发生于发病后1周内，表现为呕血或黑便，遵医嘱给予胃黏膜保护剂和止血药物。

七、专方选要

1.糖脑清颗粒

［组成］黄精10g，郁金10g，石菖蒲6g，水蛭3g。

［功能］益肾化痰，活血祛瘀。

［适应证］用于肾精亏虚、痰瘀阻络证的糖尿病脑病。

［出处］中国中医药信息杂志，2016，23（4）：102-103.

2.左归丸

［组成］熟地黄、菟丝子、牛膝、龟甲胶、鹿角胶、山药、山萸肉、枸杞子。

［功能］滋肾补阴。

［适应证］糖尿病脑病髓海不足偏阴虚

者可用。

[出处] 中国临床医生, 2011, 39 (11): 13-15.

八、研究进展

多种经典专方对糖尿病性脑病的认知功能具有改善作用, 如血府逐瘀汤、补阳还五汤、涤痰汤、桃红四物汤、镇肝息风汤、天麻钩藤饮等。

多种单药及其有效成分对糖尿病脑病的神经具有保护作用, 如: 黄芪多糖、红景天苷等。

治疗糖尿病性脑病的中医外治法多种多样, 且其具有不良反应小、用药简便、剂型丰富、价格低廉等优势, 逐渐成为治疗糖尿病性脑病的一大特色, 在临床上越来越受到重视。目前常用的中医外治法包括: 电针、艾灸、火罐、熏洗、膏药、中药塌渍等。

主要参考文献

[1] X. Han, M. Min, J. Wang, et al. Quantitative profiling of neurotransmitter abnormalities in brain, cerebrospinal fluid, and serum of experimental diabetic encephalopathy male rat. 2017.

[2] 杨扬, 闫敏, 张振强, 等. 降糖脑脉宁治疗糖尿病合并脑梗死 70 例 [J]. 中国中医药现代远程教育, 2017, 15 (5): 54-56.

[3] 陈阳. 2 型糖尿病并脑梗死恢复期证候要素分布规律研究 [D]. 山东中医药大学, 2018: 15-17.

[4] 逯巍. 脑梗死恢复期中医体质与证候相关性研究 [D]. 山东中医药大学, 2015: 26-29.

[5] 刘苇苇, 倪青. 糖尿病合并脑梗死的中医药研究进展 [J]. 吉林中医药, 2014, 34 (6): 643-645.

[6] 张会平, 刘宁, 高睿, 等. 桑椹首乌补脑颗粒对老年性痴呆模型大鼠血清 SOD、

MDA 含量及脑组织 B 淀粉样蛋白表达的影响 [J]. 世界中医药, 2016, 2: 288-291.

[7] 杨晓晖, 田文杨. 糖尿病脑病的诊断及处理 [J]. 中华全科医学, 2017, 15 (2): 186-187.

第九节 糖尿病合并脂代谢紊乱

糖尿病是一种常见的慢性疾病, 脂代谢紊乱是糖尿病患者常见的并发症。脂代谢紊乱率随着糖尿病病程的发展而逐渐增高。糖尿病合并脂代谢紊乱主要表现为总胆固醇 (total cholesterol, TC)、三酰甘油 (triacylglycerol, TG)、低密度脂蛋白胆固醇 (low density lipoprotein-cholesterol, LDL-C) 水平升高, 高密度脂蛋白胆固醇 (high density lipoprotein-cholesterol, HDL-C) 水平下降, 是引起糖尿病血管病变的重要危险因素。本病属中医学"消渴血浊""痰证""湿证""瘀证"等范畴。

一、病因病机

(一) 西医学认识

糖尿病是由于机体胰岛素绝对缺乏或胰岛素作用不足而引起血糖异常升高的疾病。同时, 胰岛素还是我们身体内其他两大类物质: 脂肪和蛋白质代谢的主要调控因素。糖尿病患者中, 由于胰岛素的生物调节作用发生障碍, 常伴有脂质代谢的紊乱, 出现脂质代谢紊乱。

(二) 中医学认识

《素问·奇病论》曰: "有病口甘者……此肥美之所发也, 其人必数食甘美而多肥也, 肥者令人内热, 甘者令人中满, 故其气上溢, 转为消渴。"《景岳全书》曰: "消渴者, 其为病之肇端, 皆膏粱肥甘之气, 酒食劳伤之过, 皆肥贵人之病也, 而贫贱

者少有也。"古代文献强调膏粱厚味致病。《素问·经脉别论》云："食气入胃，散精于肝，淫气于筋。食气入胃，浊气归心，淫精于脉，脉气流经，经气归于肺……饮入于胃，游溢精气，上输于脾，脾气散精，上归于肺，通调水道，下输膀胱，水精四布，五经并行。"说明膏脂主要来源于后天饮食水谷精微，而且其输散、运化以脾为主，并在肝、肺、胃、膀胱、三焦等多脏腑的协同作用下共同完成，由此可见脾的运化功能在膏脂的输布代谢中发挥着非常重要的作用。膏浊的主要病理变化为脾虚气弱，失于运化，导致湿邪内生，脂浊无法布散而郁积；脾胃功能失调，水液输布失常，痰湿内聚，浊脂内生，从而形成肥胖，进而导致机体糖脂代谢发生紊乱；或阴虚阳盛，胃火灼烧，又喜食肥甘厚腻，致湿热内蕴，而浊脂内生；或年老体弱，或禀赋不足，正气不足，脏腑功能衰退，气血阴阳亏损，不能化生精微，反生浊脂；或湿浊日久，阻碍气机，变生痰瘀，以致浊、痰、瘀常相兼为病；或肝失疏泄，则脾失健运、气机升降失司，胆汁分泌排泄障碍，无力运化水谷精微而积聚脉中，导致脂代谢异常。本病病位主要在脾、肝、肾三脏，其基本病机为脾失健运，化生湿浊。

二、临床诊断

（一）辨病诊断

1.诊断要点

（1）西医诊断　目前糖尿病的诊断标准参考《中国2型糖尿病防治指南》（2020年版），高脂血症的诊断标准参照《中国成人血脂异常防治指南（2016年修订版）》，同时符合2种疾病诊断的患者即可按照糖尿病合并脂代谢紊乱进行管理。

（2）中医诊断

①病史：a.糖尿病史：患者有糖尿病史；b.血脂代谢紊乱病史：总胆固醇、三酰甘油、低密度脂蛋白胆固醇水平升高，高密度脂蛋白胆固醇水平下降病史。

②依据中医病名内涵与临床表现确定中医病名：中医医学文献里没有糖尿病高脂血症的病名记载，但根据病因病机以及临床特点属于"消渴血浊""痰证""湿证""瘀证"等范畴。

2.相关检查

临床上血脂检测的基本项目以TC、TG、LDL-C和HDL-C为主。

（1）总胆固醇（TC）　TC是指血液中各种脂蛋白所含胆固醇之总和。TC对动脉粥样硬化性疾病的危险评估和预测价值不及LDL-C精准。利用公式计算非-HDL-C和极低密度脂蛋白胆固醇（VLDL-C）时，必需检测TC。

（2）三酰甘油（TG）　TG水平受遗传和环境因素的双重影响，与种族、年龄、性别以及生活习惯（如饮食、运动等）有关。与TC不同，TG水平个体内及个体间变异大，同一个体TG水平受饮食和不同时间等因素的影响，所以以同一个体在多次测定时，TG值可能有较大差异。人群中血清TG水平呈明显正偏态分布。TG轻至中度升高常反映VLDL及其残粒（颗粒更小的VLDL）增多，这些残粒脂蛋白由于颗粒变小，可能具有直接致动脉粥样硬化作用。但多数研究提示，TG升高很可能是通过影响LDL或HDL的结构而具有致动脉粥样硬化作用。调查资料表明，血清TG水平轻至中度升高者患冠心病危险性增加。当TG重度升高时，常可伴发急性胰腺炎。

（3）低密度脂蛋白胆固醇（LDL-C）　胆固醇占LDL比重的50%左右，故LDL-C浓度基本能反映血液LDL总量。影响TC的因素均可同样影响LDL-C水平。LDL-C增高是动脉粥样硬化发生、发展的主要危险因素。LDL通过血管内皮进入血管壁内，在内皮下层滞留的 LDL 被修饰成氧化型 LDL（oxidized low-density lipoprotein，Ox-LDL），巨噬细胞吞噬 Ox-LDL 后形成泡沫细胞，后者不断增多、融合，构成动脉粥样硬化斑块的脂质核心。动脉粥样硬化病理虽表现为慢性炎症性反应特征，但 LDL 很可能是这种慢性炎症始动和维持的基本要素。一般情况下，LDL-C 与 TC 相平行，但 TC 水平也受 HDL-C 水平影响，故最好采用 LDL-C 作为动脉粥样硬化性心血管疾病危险性的评估指标。

（4）高密度脂蛋白胆固醇（HDL-C）HDL-C 能将外周组织如血管壁内胆固醇转运至肝脏进行分解代谢，即胆固醇逆转运，可减少胆固醇在血管壁的沉积，起到抗动脉粥样硬化作用。因为 HDL-C 中胆固醇含量比较稳定，故目前多通过检测其所含胆固醇的量，间接了解血中 HDL 水平。HDL-C 高低也明显受遗传因素影响。严重营养不良者，伴随血清 TC 明显降低，HDL-C 也低下。肥胖者 HDL-C 也多偏低。吸烟可使 HDL-C 下降。糖尿病、肝炎和肝硬化等疾病状态可伴有低 HDL-C。高 TG 血症患者往往伴有低 HDL-C。而运动和少量饮酒会升高 HDL-C。大量的流行病学资料表明，血清 HDL-C 水平与动脉粥样硬化性心血管疾病发病危险呈负相关。

（二）辨证诊断

各个医家对该病的病机认识各不相同，故采取的辨证分型也各不相同。多数学者认为：糖尿病合并高脂血症为本虚标实之证，本虚以肝、脾、肾不足为主；标实以气滞、痰湿、瘀血、浊毒多见。根据血脂异常种类不同，参考《糖尿病合并高脂血症病证结合诊疗指南》，对于糖尿病合并高胆固醇血症、高三酰甘油血症、混合型高脂血症、低高密度脂蛋白胆固醇血症采取不同的辨证。

1. 糖尿病合并高胆固醇血症

（1）阴虚阳亢证

临床证候：眩晕，急躁易怒，面红，口苦，心悸失眠；舌红或紫暗，苔黄，脉弦或弦细而数。

辨证要点：急躁易怒，面红，口苦，舌质红，舌红或紫暗，苔黄，脉弦或弦细而数。

（2）阴阳两虚证

临床证候：形寒怯冷，面白无华，耳鸣腰酸，时有潮热盗汗，四肢欠温，大便溏薄，小便清长；舌体胖嫩，边有齿痕，苔薄白或白腻，脉沉细或细数无力。

辨证要点：形寒怯冷，面白无华，耳鸣腰酸，时有潮热盗汗，舌体胖嫩，边有齿痕，苔薄白或白腻，脉沉细或细数无力。

2. 糖尿病合并高三酰甘油血症

（1）湿热困脾证

临床证候：头晕，口干，口苦，肥胖，疲乏，烦热，大便黏，尿赤；舌红，苔黄腻，脉弦滑。

辨证要点：口干，口苦，肥胖，大便黏，尿赤；舌红，苔黄腻，脉弦滑。

（2）脾虚湿困证

临床证候：食少，腹胀，身体困重，体倦乏力，口干不欲饮，或形体肥胖，胸闷气短，或呕恶脘满；舌淡胖，苔白润或腻，脉濡缓或弦滑。

辨证要点：腹胀，身体困重，体倦乏力，舌淡胖，苔白润或腻，脉濡缓或弦滑。

3. 糖尿病合并混合型高脂血症

（1）气滞痰阻证

临床证候：形体肥胖，头重如裹，胸闷，呕恶痰涎，肢麻沉重，心悸，失眠，口淡，食少；舌胖，苔滑腻，脉弦滑。

辨证要点：形体肥胖，头重如裹，呕恶痰涎，舌胖，苔滑腻，脉弦滑。

（2）血瘀脉络证

临床证候：胸闷气短，胁肋胀痛，痛

处固定不移，头晕，头痛，手颤肢麻；舌质暗或紫暗有瘀点瘀斑，舌苔白腻，脉沉或弦滑。

辨证要点：胸闷气短，胁肋胀痛，舌质暗或紫暗有瘀点瘀斑，舌苔白腻，脉沉或弦滑。

（3）浊毒内蕴证

临床证候：口苦咽干，身重乏力，脘腹满闷，大便干燥或黏滞，皮肤瘙痒或伴有湿疹，或多饮，多尿且浑浊，或易饥多食；舌红苔白浊腻或黄腻，脉弦滑或濡数。

辨证要点：口苦咽干，身重乏力，皮肤瘙痒或伴有湿疹；舌红苔白浊腻或黄腻，脉弦滑或濡数。

（4）脾虚湿困证

临床证候：食少，腹胀，身体困重，体倦乏力，口干不欲饮，或形体肥胖，胸闷气短，或呕恶脘满；舌淡胖，苔白润或腻，脉濡缓或弦滑。

辨证要点：腹胀，身体困重，体倦乏力，舌淡胖，苔白润或腻，脉濡缓或弦滑。

（5）肝肾阴虚证

临床证候：腰膝酸软，头晕目眩，耳鸣，五心烦热，颧赤盗汗，口燥咽干，失眠多梦，女子经少或经闭或不孕，男子遗精；舌红少苔，脉沉弦数。

辨证要点：腰膝酸软，五心烦热，颧赤盗汗；舌红少苔，脉沉弦数。

（6）脾肾阳虚证

临床证候：畏寒肢冷，眩晕，倦怠乏力，便溏，食少，脘腹作胀，面肢水肿；舌淡质嫩，苔白，脉沉细。

辨证要点：畏寒肢冷，便溏，食少，面肢水肿；舌淡质嫩，苔白，脉沉细。

4. 糖尿病合并低高密度脂蛋白胆固醇血症

（1）阴虚血瘀证

临床证候：失眠多梦，五心烦热，腰膝酸软，皮肤干燥，头晕耳鸣，口干多饮；舌质暗红，苔少，脉细数或细涩。

辨证要点：五心烦热，腰膝酸软；舌质暗红，苔少，脉细数或细涩。

（2）气阴两虚证

临床证候：口渴咽干，头晕心悸，倦怠乏力，气短，腰膝酸软，形体消瘦；舌红，苔少，脉细数。

辨证要点：口渴咽干，倦怠乏力，腰膝酸软，形体消瘦；舌红，苔少，脉细数。

（3）脾虚胃热证

临床证候：倦怠乏力，口干口渴，心下痞满，胸脘腹胀，或食后饱满，大便不爽或干结；舌体胖大有齿痕，舌质红，苔薄黄，脉沉弱或滑数。

辨证要点：倦怠乏力，胸脘腹胀，大便不爽或干结；舌体胖大有齿痕，舌质红，苔薄黄，脉沉弱或滑数。

三、鉴别诊断

（一）西医学鉴别诊断

1. 与代谢综合征相鉴别

代谢综合征集聚中心性肥胖、血糖升高、血压升高、血脂异常等多种症状于一身，是以"胰岛素抵抗"为共同病理生理基础的代谢异常症候群。本病除高血糖、脂代谢异常外合并有血压升高、中心性肥胖等症状，故不难鉴别。

2. 与继发性糖脂代谢紊乱相鉴别

继发性高脂血症是指由于其他疾病所引起的糖脂代谢紊乱。如：肥胖、甲状腺功能减退症、肾功能衰竭、肝脏疾病、系统性红斑狼疮、骨髓瘤、脂肪萎缩症、急性卟啉病、多囊卵巢综合征等。此外，某些药物如利尿剂、非心脏选择性β受体拮抗剂、糖皮质激素等也可能引起继发性糖脂代谢紊乱。

（二）中医学鉴别诊断

与单纯肥胖症相鉴别

单纯肥胖症以形体肥胖为主，一般不伴有头晕、头痛、舌质暗淡等血瘀征象。而消渴血浊患者虽大多数患者也具有形体肥胖特征，但临床一般还伴有倦怠乏力、头晕、头痛、心慌、胸闷、舌质暗等血瘀特征。

四、临床治疗

（一）提高临床疗效的要素

1. 控制体重

减轻体重可以有效改善患者高血糖、高血脂、低胰岛素敏感性、胰岛素抵抗等代谢异常状态。

2. 合理饮食

合理饮食是糖尿病合并脂代谢紊乱治疗中的重要环节，饮食上应参照"五谷为养，五果为助，五畜为益，五菜为充"的原则，清单饮食，并控制总体饮食摄入量。

（二）辨病治疗

糖尿病和脂代谢紊乱存在相互影响关系。从发病机制看，两者之间互相影响；从治疗上看，二者也相互促进。临床治疗时，应采取合并用药，并行治疗的原则以达到更好的协同效果。

1. 控制血糖

加强血糖控制，通过糖尿病教育指导患者合理饮食与运动，根据患者血糖情况调整口服降糖药与胰岛素用量，建议患者进行血糖自我监测。

2. 调节血脂

调节血脂，根据患者个体情况，选择不同调节血脂药物，同时嘱患者定期进行血脂检测，监测其血脂水平变化，预防或控制动脉粥样硬化性心血管疾病的发生、发展。

3. 对症支持治疗

根据患者不同情况，积极对症治疗。

（三）辨证治疗

1. 辨证论治

（1）糖尿病合并高胆固醇血症

①阴虚阳亢证

［治法］滋阴潜阳。

［方药］镇肝息风汤（《医学衷中参西录》）加减：白芍、天冬、玄参、龟甲、代赭石、茵陈、牛膝、生龙骨、生牡蛎、生麦芽。

［加减］口渴者可加葛根，有虚热者可加地骨皮。

②阴阳两虚证

［治法］滋阴补阳。

［方药］金匮肾气丸（《金匮要略》）加减：制附子、肉桂、熟地黄、山药、山萸肉、茯苓、泽泻、牡丹皮。

［加减］体虚乏力者可加黄芪、太子参。

（2）糖尿病合并高三酰甘油血症

①湿热困脾证

［治法］清热除烦，健脾利湿。

［方药］绿豆饮（《证治准绳》）加减：绿豆、干葛、黄连、甘草。

［加减］合并牙龈肿痛者可加黄芩，腹部胀满者可加厚朴。

②脾虚湿困证

［治法］运脾祛湿。

［方药］李氏清暑益气汤（《内外伤辨惑论》）加减：黄芪、党参、麦冬、五味子、白术、葛根、泽泻、苍术、青皮、陈皮、黄柏、升麻。

［加减］口中有异味者可加藿香、佩兰。

（3）糖尿病合并混合型高脂血症

①气滞痰阻证

［治法］疏肝解郁，行气化痰。

［方药］加味越鞠丸（《古今医鉴》）化裁：香附、川芎、栀子、苍术、神曲、玄参、黄连。

［加减］舌苔厚腻者可加半夏。

②血瘀脉络证

［治法］活血化瘀，行气止痛。

［方药］血府逐瘀汤（《医林改错》）加减：柴胡、桃仁、枳壳、红花、赤芍、当归、生地黄、牛膝、川芎、桔梗。

［加减］胸痛明显者可加丹参、檀香。

③浊毒内蕴证

［治法］化浊解毒。

［方药］大柴胡汤（《伤寒论》）合升降散（《伤暑全书》）加减：黄连、熟大黄、僵蚕、枳实、清半夏、柴胡、黄芩、干姜、佩兰。

［加减］脘腹满闷重者可见炒苍术、厚朴。

④脾虚湿困证

［治法］健脾化湿。

［方药］参苓白术散（《伤寒论》）加减：薏苡仁、莲子肉、甘草、白扁豆、茯苓、陈皮、党参、白术、山药、丹参、山楂、泽泻、三七粉。

［加减］口中有异味者可加藿香、佩兰。

⑤肝肾阴虚证

［治法］滋补肝肾。

［方药］杞菊地黄丸（《医级》）加减：枸杞子、菊花、熟地黄、酒山萸肉、牡丹皮、山药、茯苓、泽泻。

［加减］五心烦热较甚者可去熟地加生地。

⑥脾肾阳虚证

［治法］温肾壮阳。

［方药］金匮肾气丸（《金匮要略》）加减：山药、茯苓、肉桂、熟地黄、泽泻、制附子、牡丹皮、山茱萸。

［加减］夜尿频多者可加金樱子、桑螵蛸。

（4）糖尿病合并低高密度脂蛋白胆固醇血症

①阴虚血瘀证

［治法］滋阴活血，清热生津。

［方药］芍药甘草汤（《伤寒论》）合血府逐瘀汤（《医林改错》）：赤芍、白芍、炙甘草、当归、生地黄、桃仁、红花、枳壳、柴胡、川芎、桔梗、牛膝。

［加减］失眠甚者可加首乌藤、琥珀。

②气阴两虚证

［治法］益气养阴。

［方药］六味地黄丸（《小儿药证直诀》）合生脉饮（《医学启源》）：熟地黄、山药、山萸肉、茯苓、泽泻、牡丹皮、北沙参、麦冬、五味子。

［加减］乏力甚者可见太子参、黄芪。

③脾虚胃热证

［治法］健脾益气，清泻胃火。

［方药］半夏泻心汤（《伤寒论》）：清半夏、黄芩、黄连、干姜、太子参、炙甘草、生白术、枳实。

［加减］大便干结者可见生大黄。

2.外治法

（1）药物外治法

穴位贴敷法

［处方］芒硝、枳实、厚朴、荷叶、山楂。

［操作方法］上述药物共为细末，姜汁调和后，团如梧桐子大小，置于双侧天枢穴、中脘穴、外陵穴，胶带固定。每日贴敷2小时，60天为1个疗程。

［适应证］糖尿病合并脂代谢异常脾虚胃热证患者。

［注意事项］

①凡用溶剂调敷药物时，需随调配随敷用，以防蒸发。

②过敏体质或对药物、辅料成分过敏者慎用。

③贴敷部位有创伤、溃疡者禁用。

④对久病体弱消瘦以及有严重心脏病、肝脏病等的患者，使用药量不宜过大，贴敷时间不宜过久，并在贴敷期间注意病情变化和有无不良反应。

⑤注意贴敷时间不宜过长，观察局部情况，若贴敷部位无水疱、破溃者，可用消毒干棉球或棉签蘸温水、植物油或石蜡油清洁皮肤上的药物，擦干并消毒后再贴敷。贴敷部位起水疱或破溃者，应待皮肤愈后再贴敷。若出现过敏反应（包括药物及胶布过敏），可暂停贴敷治疗，对过敏反应明显者可局部涂擦抗过敏软膏。

（2）非药物外治法

①针灸法

[处方]胃脘下俞、膈俞、脾俞、胃俞、足三里、丰隆、三阴交、太溪等。

[操作方法]用泻法或平补平泻，留针30分钟，每日1次。

[适应证]糖尿病合并高脂血症。胃热炽盛者加曲池、支沟、合谷；脾虚湿阻加阴陵泉、中脘；肝肾阴虚者加肝俞、肾俞、照海、太冲；气阴两虚者加肺俞、肾俞、章门、关元；阴阳两虚者加命门、气海、关元、太溪、照海等。

[注意事项]皮肤感染较重者禁用。

②耳穴贴压

[处方]胃、脾、胰、饥点、渴点、内分泌。

[操作方法]耳廓常规75%乙醇消毒，然后用镊子将粘有1粒王不留行籽的方形小胶布（0.6cm×0.6cm）对准耳穴，贴紧后以拇指和食指置于耳廓的正面和背面进行对压按揉，手法由轻到重，至患者有胀、酸感或微感刺痛及耳廓发热为度。每次贴压一侧耳穴，嘱患者每日餐前按压耳穴处3分钟。每隔3天换药1次，贴压另一侧耳穴，共治疗12周。

[适应证]糖尿病合并高脂血症。胃热炽盛型加便秘点、大肠；气阴两虚型加肾、三焦、皮质下；阴阳两虚加肾、肝、肺、三焦、膀胱、皮质下。

[注意事项]耳廓皮肤有炎症或冻伤者不宜采用。

3.成药应用

（1）银丹心脑通软胶囊

[组成]银杏叶、丹参、灯盏细辛、绞股蓝、山楂、大蒜、三七、艾片。

[功能]活血化瘀，行气止痛，消食化滞。

[适应证]用于气滞血瘀证，症见胸痛、胸闷、气短、心悸等。

[用法]一次2~4粒，一日3次。

[注意事项]尚不明确。

[出处]中西医结合心脑血管病杂志，2019，14：2081-2088.

（2）血滞通胶囊

[组成]薤白。

[功能]通阳散结，行气导滞。

[适应证]用于高脂血症血瘀痰阻所致的胸闷、乏力、腹胀等。

[用法]一次2粒，一日3次。

[注意事项]尚不明确。

[出处]中西医结合心脑血管病杂志2020，22：3725-3730.

（3）参芪降糖胶囊

[组成]人参茎叶皂苷、五味子、黄芪、山药、地黄、覆盆子、麦冬、茯苓、天花粉、泽泻、枸杞子。

[功能]益气养阴，滋脾补肾。

[适应证]用于气阴两虚证。

[用法]一次3粒，一日3次。

[注意事项]尚不明确。

[出处]新中医，2022，14：91-94..

（4）血脂康胶囊

[组成]红曲。

[功能]除湿祛痰，活血化瘀，健脾消食。

[适应证]高脂血症属脾虚痰瘀阻滞证。

［用法］一次 2 粒，一日 2 次。

［注意事项］

①用药期间应定期检查血脂、血清氨基转移酶和肌酸磷酸激酶；有肝病史者服用本品尤其要注意肝功能的监测。

②在本品治疗过程中，如发生血清氨基转移酶增高达正常高限 3 倍，或血清肌酸磷酸激酶显著增高时，应停用本品。

③不推荐孕妇及乳母使用。

④儿童用药的安全性和有效性尚未确定。

［出处］临床研究，2020，6：33-34.

（四）医家诊疗经验

1. 林兰

林兰教授认为糖尿病高脂血症的发生原因具有多元性，与饮食、内伤、外感、体质诸因素皆相关。患者以体重超标的肥胖者居多，为"痰湿之体"，痰与湿是导致高脂血症的病理基础，湿浊内停，蕴久成痰。主要病位在脾肾，脾肾两虚为本，痰瘀、湿浊为标。辨证论治宜注意该病是以脾肾气虚为本，痰瘀、湿浊、水湿为标之疾，重视健脾益肾，灵活掌握"急则治标""缓则治本""标本兼顾"的辨证论治原则。（倪青. 脾胃肾虚生痰湿祛痰利湿重健脾——治疗糖尿病高脂血症的经验. 辽宁中医杂志，2001，4：195-196.）

2. 闫镛

闫镛教授认为糖尿病合并高脂血症患者以肥胖者居多，为"痰湿之体"，痰与湿是导致高脂血症的病理基础，湿浊内停，蕴久成痰酿瘀，主要病位在脾，脾虚为本，痰瘀、湿浊、瘀血为标，辨证论治宜重视健脾扶正，灵活掌握"急则治标""缓则治本""标本兼顾"的辨证论治原则。糖尿病合并高脂血症临床病变虽然复杂，但只要坚持中医辨证论治的原则，掌握病因病机特点，根据患者不同临床表现和体征，结合病位、病性进行综合分析，就能取得佳效，充分发挥中医药降脂调脂的作用。（张芳. 闫镛教授临床论治糖尿病合并高脂血症经验撷要. 国家中医药管理局、厦门市人民政府. 第十五次全国中医糖尿病大会论文集. 2014：6）

3. 李显筑

李显筑教授认为糖尿病合并脂代谢紊乱为本虚标实之证，阴虚、气虚、阳虚为本，痰浊、脂毒、瘀血为标，本虚标实相合共同导致气机不畅。其中脂毒为阴邪，黏滞难除，滞气碍血，沉蒙闭清，久则蕴生毒邪，脂毒损络。由于阴虚血滞，脂毒内生，脂毒往往夹杂痰浊、瘀血损伤人体络脉，毒损肾络而为糖尿病肾病，毒损目络而致糖尿病视网膜病变，毒损肢络而为糖尿病周围神经病变，毒损脑络而为糖尿病脑血管病变，毒损心络而为糖尿病心血管病变。临床多表现为脾肾气虚、运化无力、气化功能不足，从而出现痰湿内生的各种症状。活化、软坚、消散、渗利、疏通为本病的治疗法则，重在通调血脉气机，自拟"希美宁"治疗糖尿病脂代谢紊乱，药物组成为昆布、莪术、陈皮、当归、水蛭、地龙、黄芪、党参、苍术、郁金、葛根、麦冬、薏苡仁。（安海霞. 李显筑教授治疗糖尿病合并脂代谢紊乱临床经验总结. 中国中西医结合学会. 5TH 全国中西医结合内分泌代谢病学术大会暨糖尿病论坛论文集. 2012：2.）

五、预后转归

对糖尿病合并血脂代谢紊乱预后的判断主要依据以下几个方面。

（1）疾病所处阶段　疾病所处阶段与预后的关系最为密切。新发疾病或病程较短患者，经系统治疗和定期维护下，则疾病预后往往较好。病程长、并发症较多患者则治疗效果往往较差。

（2）饮食与运动控制　患者康复后的饮食与运动控制是影响疾病预后与转归的重要因素，如患者康复后保持合理饮食、适量运动，则疾病转归较好；如患者康复后生活习惯不加改变，继续暴饮暴食，则复发风险较大，预后差。

（3）患者的依从性　患者能否遵照医嘱进行自我控制，能否认真的学会这些方面且持之以恒，能否定期复查、复治，这些都是成功治疗和防止疾病复发的关键，认真执行自我控制，加上医护人员的指导和定期复查，将会大大减少疾病的复发，同时患者能否按照医生的要求，按时复诊，坚持完成各项治疗，也很重要。

总之，影响糖尿病合并血脂代谢紊乱的预后判断是多方面的，主要是根据上述情况综合判断。但有时候，病情比较复杂，一时难以做出判断时，也可以先做基础治疗进行观察，待疾病稳定后再做最后判断。

六、预防与调护

应对患者积极展开健康宣教、病情讨论、饮食指导、心理疏导、观察随访等工作。此外还应结合辨证调护，给予中医特色饮食护理。

七、专方选要

（1）健脾利湿活血方

［组成］茯苓、白术、党参、生地、赤芍、丹参、麦门冬、天花粉、苍术、半夏、泽泻、牛膝、佩兰、厚朴。

［功能］健脾化痰，活血化瘀。

［适应证］糖尿病合并脂代谢紊乱脾虚痰瘀证。

［用法］每日1剂，水煎服。

［出处］天津中医药大学学报，2019，6：558-561.

（2）化痰健脾方

［组成］半夏、黄连、干姜、肉桂、人参、苍术、厚朴、黄芪、茯苓、白术、山药、泽泻。

［功能］化痰除湿，益气健脾。

［适应证］糖尿病合并脂代谢紊乱痰湿体质患者。

［用法］每日1剂，水煎灌肠。

［出处］时珍国医国药，2019，1：118-120.

八、研究进展

辨证论治是中医学的特色，也是中医个体化治疗的优势，对于2型糖尿病合并脂代谢异常的中医证型的研究，不同医家也有不同的观点。徐清华研究T2DM合并脂代谢异常患者中医证候分布规律时，指出2型糖尿病血脂异常以痰湿阻遏和气阴两虚证型最为常见，而其中冠心病发病率较高的为血瘀脉络型及痰湿阻遏型，其次还包括肝肾阴虚、脾肾阳虚等证型。翟永杰将T2DM血脂异常分为痰浊阻遏型、气阴两虚型、脾肾阳虚型、肝肾阴虚型、血瘀脉络型，其中血瘀脉络型、脾肾阳虚病程长于肝肾阴虚型、气阴两虚型、痰湿阻遏型，且认为血瘀脉络型、痰湿阻遏型患者发展为冠心病的可能性大，并且提出本病有向阳虚、血瘀发展的趋势，可以将活血化瘀之法贯穿于治疗本病的始末，亦当重视温阳之法。李董研究T2DM合并高脂血症患者的中医证型分布中发现气阴两虚证型患者最多，其次分别为肝肾阴虚证、脾胃湿热证、阴虚热盛证，其或兼瘀血，或兼痰湿，其所研究110例患者中无阴阳两虚证，而兼证中兼瘀血证患者中比例较高；研究还发现，随着患者年龄越大，气阴两虚证及兼瘀血证的比例也越大，且糖化血红蛋白的水平也与证型之间存在一定的关联，其中脾胃湿热证的糖化血红蛋白水平在所有证型中最高。

针对糖尿病合并脂代谢紊乱的治疗，

徐珊珊认为应从脾胃入手，以健脾和胃、利湿化痰为基本治疗原则。张晶露认为本病治宜补气健脾、除湿化痰，方选参芪玉荷方（党参、荷叶、黄芪、苍术、半夏、白术、玉米须、陈皮、茯苓、生山楂、薏苡仁），临床研究得出该方对于改善糖尿病患者中经西药治疗效果欠佳的高胆固醇血症患者临床症状疗效显著，可明显改善血糖、血脂代谢水平，同时对抑制炎症、改善血管情况也有一定作用。张海生认为本病为本虚标实之证，故治疗当以健脾化湿为法，兼以清热、化瘀，选取健脾化湿方（党参10g、知母10g、苍术15g、葛根20g、黄连10g、鸡内金10g、荷叶9g、茯苓15g、丹参20g、山楂15g、甘草6g、生姜6g）治疗2型糖尿病脂代谢异常脾虚湿困型患者取得了较满意的疗效。

主要参考文献

[1] Weng J. Standards of care for type 2 diabetes in China [J]. Diabetes Metabolism Research and Reviews，2016，32（5）：442-458.

[2] Zhou B. Worldwide trends in diabetes since 1980：apooled analysis of 751 population-based studies with 4.4 million participants [J]. Lancet，2016，387（10027）：1513-1530.

[3] gASSER E. FGF1：a new weap-on to control type 2 diabetes mellitus [J]. Nat Rev Endocrinol，2017，13（10）：599.

[4] Rubino F. Medical research：Time to think differently about diabetes [J]. Nature，2016，533（7604）：459-461.

[5] Enning RJ. Type-2 diabetes mellitus and cardiovascular dis-case [J]. Future Cardiol，2018，14（6）：491-509.

[6] 王栋先，王中琳，王新陆. 血浊理论在高脂血症治疗中的应用探析 [J]. 天津中医药，2020，37（10）：1095-1099.

[7] 徐清华. 2型糖尿病脂代谢紊乱患者中医证型与血清ADPN、ASP关系 [J]. 光明中医，2016，31（18）：2625-2627.

[8] 翟永杰. 2型糖尿病血脂异常中医证型与Hey、ASP、脂联素等指标的相关性研究 [D]. 合肥：安徽中医药大学，2015.

[9] 李董，潘小洁，淦家荣. 2型糖尿病合并高脂血症的中医证型研究 [J]. 中国中医药现代远程教育，2016，14（9）：63-66.

[10] 徐珊珊，龚美蓉，孙亦农. 从脾胃论治单纯性肥胖 [J]. 辽宁中医杂志，2015，42（3）：628-629.

[11] 姜宏. 四逆散加味治疗糖尿病合并血脂异常的临床观察 [J]. 中国中医药科技，2015，22（3）：301-302.

[12] 张晶露. 参芪玉荷方对伴糖尿病经他汀类单药治疗未达标的高胆固醇血症患者糖脂代谢、炎症反应及颈动脉内膜中层厚度的影响 [J]. 现代中西医结合杂志，2020，29（5）：494-498.

[13] 侯宇方. 健脾化湿方对脾虚湿困型2型糖尿病脂代谢异常的临床疗效 [D]. 山西中医药大学，2020.

[14] 匡微. 益气滋阴清热方联合限食疗法对2型糖尿病患者糖脂代谢及胰岛功能的影响研究 [J]. 齐齐哈尔医学院学报，2020，41（6）：696-698.

[15] 路亮. 二仙地黄汤联合预混胰岛素治疗2型糖尿病46例 [J]. 中医研究，2020，33（11）：21-23.

第十节 糖尿病皮肤疾病

糖尿病皮肤感染

糖尿病皮肤感染发病率高，约占皮肤病变的96.8%，是糖尿病最常见的皮肤并发症，可分为真菌感染、细菌感染。糖尿病皮肤感染的发病机制为血糖控制欠佳、局部皮肤脱水、白细胞驱化和吞噬功能减弱、代谢紊乱皮肤细小血管损害、周围神经病变以及淋巴细胞减少等因素导致机体抵抗力下降。古代无明确糖尿病皮肤感染病名，多为消渴兼证之疖、痈、疽、疮、癣等类。

一、病因病机

（一）西医学研究

糖尿病的皮肤感染是糖尿病最常见的并发症，好发于中年，其主要是由于血糖控制不良、糖代谢紊乱和血管神经病变等因素，减低了白细胞趋化、吞噬功能，局部皮肤脱水、皮肤细小血管受损、神经受累及抗体和补体功能低下等致皮肤防御功能降低，加之皮肤组织含糖量增高，有利于细菌等微生物生长繁殖等因素均诱发和参与了皮肤感染性疾病的发生，尤其是高血糖症及酮症酸中毒时更易发生感染。主要感染包括细菌感染和真菌感染。糖尿病患者合并细菌感染的几率是正常人群的3~5倍，其中金黄色葡萄球菌和B族溶血性链球菌感染性疾病较常见，包括脓皮病、丹毒、疖、痈、丹毒、麦粒肿、蜂窝织炎和周围血管疾病等，感染严重者可致坏疽和筋膜炎，可危及患者生命。此外，其他致病菌如微细棒状杆菌感染可致红癣，铜绿假单胞菌感染可致趾间和甲下感染及外耳道炎等。糖尿病患者因血糖水平升高，出现念珠菌感染频发，主要致病菌为白念珠菌和近平滑念珠菌，可表现为口角炎、甲沟炎和间擦疹等，女性常见外阴及乳房下念珠菌感染，男性常见念珠菌性包皮龟头炎。皮肤癣菌病的常见致病菌为毛癣菌属，然而临床并未见糖尿病患者足癣发病率显著升高，肥胖会加重皮肤癣菌在皮肤皱褶处的感染。甲真菌病在糖尿病患者中多见，主要致病菌为白念珠菌及毛癣菌。临床表现为指（趾）甲变黄、甲板增厚和远端剥

离等。另外，病毒感染多为带状疱疹，临床中也比较常见。疱疹面积较大，周围红肿范围扩散程度较高，因此治疗起来较为复杂。

（二）中医学认识

古代虽无糖尿病皮肤感染病名记载，但多本古医籍均有消渴兼证之疖、痈、疽、疮、癣等类，早在《诸病源候论·消渴候》中说："其病变多发痈疽。"《儒门事亲·刘河间三消论》中也指出："夫消渴者，多变……疮癣、痤痱之类。"这些古医籍均记载了糖尿病易合并的疖、痈、疽、癣等类。关于发病机制早在《诸病源候论》就有记载："渴利者……多发痈疽，以其内热，小便利故也。"《外台秘要》中说："……小便利，则津液竭，津液竭则经络涩，经络涩则营卫不行，营卫不行则热气留滞，故成痈脓也。"《圣济总录·消渴门》中明确指出："消渴者……久不治，则经络壅涩，留于肌肉，变为痈疽。"这些古医籍均记载了糖尿病皮肤感染的病机系早期小便利，津液耗伤，阴虚燥热，瘀热阻络，酿疽成痈。因糖尿病患者合并皮肤感染具有反复发作、迁延难愈的特点，易诱发脏器感染，历代医家都提出要积极防治疖、痈等消渴变证，如《备急千金要方》告诫人们："消渴之人，愈与未愈，常须虑有大痈，……当备痈药以防之。"

中医认为本病的主要病机是消渴气阴两虚，燥热内积，热毒壅滞皮肤而成疖疮；久则气血虚弱，络脉瘀阻，蕴毒成脓而发痈疽，常表现为成脓后久不溃破或溃后难愈，肉芽苍白，生长缓慢。虽然疖、痈病症表现不同，但病因病机有特定的共性，热蕴瘀阻是致病的根本。可根据其病机演变和症状特征分为三个阶段。

1. 初期

金黄色葡萄球菌是主要致病菌，临床表现为疖肿等，可发生于全身各部位。如

疖好发于颜面、头部及臀等处，初期多属于热毒内盛，阴虚燥热，脉络瘀阻，热郁肌肤而成疖肿，故见红肿灼痛；阴虚内热，津血耗伤，不能上承，故见口干口苦、畏热喜饮；舌质红或暗红、舌苔黄少津，脉细或细数为阴虚内热血瘀的征象。

2. 中期

中期热毒仍重，郁热内结，气血壅滞，久则蕴毒成脓、熏蒸肌肤而发痈肿，痈的炎症范围比疖广泛，可出现多个脓栓，局部红肿热胀、内已成脓，疼痛剧烈，故局部红肿热胀、疼痛剧烈，伴发热、淋巴结肿大；血肉腐败，酝酿成脓，但正虚无力托毒外透，故见脓成未溃，伴乏力、全身不适；舌质红或暗红、舌苔黄，脉数或滑数为热毒壅滞的征象。

3. 后期

病至后期，热毒势减，但络脉瘀阻，正气虚弱，阴血亏耗，故脓溃久不愈合，甚则成痈疽顽症；久病失治，气血两虚，故见乏力倦怠、面色苍白纳呆；脉络瘀阻，阳气虚衰，不能达于四末，故见四末麻冷，甚则脱疽；舌质淡暗或暗红，舌苔薄白，脉细弱或兼数为气血不足、瘀血阻滞的征象。

二、临床诊断

（一）辨病诊断

1. 诊断要点

反复发生的顽固性多发疖、痈、癣，结合患者糖尿病病史以及血糖控制情况，临床不难诊断。糖尿病皮肤感染可分为细菌性感染和真菌性感染二大类。细菌性感染常见于糖尿病疖肿、糖尿病皮肤蜂窝织炎等。真菌性感染常见于糖尿病皮肤黏膜白色念珠菌感染、手足癣、甲癣等。

（1）细菌性感染

①糖尿病疖肿：是毛囊及其附属皮脂腺的急性化脓性感染。其发生率约占糖尿病患者的1.6%，且常呈多发性，全身均可发生，一般在皮脂腺丰富的部位，如头面、颈项、腰背、腋窝、腹股沟、会阴及小腿等。若多个毛囊及皮脂腺同时发生急性化脓性感染，或多个疖肿融合则形成糖尿病痈，说明病情加重。糖尿病疖肿表现为以毛囊为中心的硬结节，表面具有红、肿、热、痛的特点，中心形成脓栓。一般症状较轻，多数只有局部症状而无全身症状。而糖尿病痈症状较重，由数个脓栓簇集，极易向四周和深部扩散发展，且多具有全身症状，如寒战、发热、头痛、乏力、食欲减退等，有时还伴有情绪改变和精神症状。

②糖尿病皮肤蜂窝织炎：是指皮下组织、筋膜下、肌层间等软组织的急性广泛性化脓性炎症。若感染发生在表浅部位则表现为局部红肿，并逐渐扩大，有压痛，无明显边界，亦无明显波动感。由于营养发生障碍，局部皮肤可迅速发生坏死。若感染发生在深部，则红肿、疼痛不如浅层明显，但易扩散形成脓肿，引起淋巴管炎、血栓静脉炎、淋巴结肿胀等。同时二者都伴有乏力、食欲减退、寒战、高热等全身症状。

（2）真菌性感染

①糖尿病皮肤黏膜白色念珠菌感染：可发生于腋窝、乳房下、腹股沟、臀沟等容易积汗潮湿的地方，也可发生于口腔黏膜（如鹅口疮）、阴道黏膜（白色念珠菌性阴道炎）、龟头炎等。病变局部可表现为红斑、糜烂、乳白色或灰白色伪膜等。

②糖尿病手足癣：发病率较高，占糖尿病患者的65%~75%。糖尿病甲癣多继发于手足癣。在我国南方，因气候炎热潮湿，更易患甲癣病。糖尿病手足癣可有皮肤松解脱落、角化脱屑、水疱、溃疡等多种表现，并常引起继发性细菌感染。糖尿病甲

癣则表现为指（趾）甲变白、变灰、甲板变脆。

③老年男性以皮肤癣菌感染最为常见，而老年女性则以霉菌性阴道炎为首发症状，继而检测血糖而发现患有糖尿病的，病程均迁延难愈，治疗期限较长。因此我们建议性不活跃期的老年人有念珠菌性包皮龟头炎（阴道炎）表现者，应及时进行血糖检测，以免发生漏诊、误诊。

2. 相关检查

（1）细菌感染

①外周血象：白细胞计数一般感染时，白细胞计数 $> 10 \times 10^9/L$。若白细胞计数 $> (20\text{~}30) \times 10^9/L$，或 $< 4 \times 10^9/L$，或未成熟白细胞 $> 0.1\%$，或出现毒性颗粒时，应警惕并发感染性休克和脓毒血症。

白细胞计数升高常伴有中性粒细胞升高。

②细菌学检查：细菌培养对多发、反复感染者，可由脓肿直接抽取脓液进行细菌培养或血培养，阳性结果有助于诊断，一般常见致病菌为溶血性链球菌和金黄色葡萄球菌。

药物敏感性试验在脓液细菌培养的同时，行药物敏感性试验可为临床药物治疗提供科学依据。

（2）真菌感染　通过病原学检查即可确诊，常用方法为皮损处取材真菌涂片、镜检或微生物培养，常见致病菌为白色念珠菌。

（二）辨证诊断

糖尿病皮肤感染临床上一般为细菌感染和真菌感染两种类型。其中细菌感染属中医"疖、痈、发、疽、疮"范畴；真菌感染多属中医"疮癣"范畴，发生于手部者称"鹅掌风"，甲沟炎类似于"代指"，发于足部的称为"脚湿气"，外阴阴道炎似于"阴痒"。病名诊断虽有"疖、痈、疽、疮癣"之别，但辨证分型均以病机为据，

故辨证诊断合而论之。

望诊：皮损红肿、中心有单个或多个脓栓，或局部红肿，并逐渐扩大，无明显边界，或疮面脓水稀薄，新肉不生；或病变局部可表现为红斑、糜烂、乳白色或灰白色伪膜，或皮肤粗糙皲裂，或指（趾）甲变白、变灰、甲板变脆，或豆腐渣样白带，舌红苔黄腻或白腻，或舌质淡胖，舌苔少。

闻诊：气味可无明显异常。

问诊：疼痛，痛如鸡啄，溃后脓出疼痛乏力，糖尿病合并真菌性阴道炎的患者多为顽固性外阴瘙痒，缠绵难愈，严重者伴恶寒发热、头痛、乏力、纳差、口渴等，有时还伴有情绪改变和精神症状。

切诊：皮肤灼热、结块肿硬或按之中软有波动感。脉弦滑或细数或沉细无力。

1. 糖尿病皮肤细菌感染

（1）阴虚燥热，热毒内盛证

临床证候：疖肿可发生于全身各部位。如疖好发于颜面、头部及臀等处，初起为豆大红结，渐增大成坚硬结节，有灼痛和压痛，可伴见口干口苦、畏热喜饮等症；舌质红或暗红，舌苔黄、少津，脉细或细数。

辨证要点：红硬结，有灼痛和压痛，舌红，脉细数。

（2）热盛肉腐证

临床证候：以疖痛、痈肿为主，痈的炎症范围比疖广泛，可出现多个脓栓，局部红肿热胀、内已成脓、疼痛剧烈，可伴发热、乏力、全身不适、附近淋巴结肿大等全身症状；舌质红或红暗，舌苔黄，脉数或滑数。

辨证要点：局部红肿热胀、内已成脓，疼痛剧烈，舌质红或红暗，舌苔黄，脉数或滑数。

（3）气血两虚证

临床证候：疖痈脓溃后久不愈合，脓

水稀薄，肉芽苍白生长缓慢，色淡红而不鲜或暗红，甚则发展成痼疽，疮口溃烂黑腐、痛不可忍；可伴见乏力倦怠、面色苍白或萎黄，四末麻冷，食欲减退等症；舌质淡暗或暗红，舌苔薄白，脉细弱或兼数。

辨证要点：疖痈脓溃后久不愈合，脓水稀薄，肉芽苍白生长缓慢，脉细弱或兼数。

2.糖尿病皮肤真菌感染

（1）风湿毒聚证

临床证候：鹅掌风、脚湿气症见皮损泛发，蔓延浸淫；或手如鹅掌，皮肤粗糙，皮下水泡；或脚趾缝糜烂、浸渍剧痒；苔薄白，脉濡。

辨证要点：潮湿糜烂，瘙痒剧烈，苔薄白，脉濡。

（2）湿热下注证

临床证候：脚湿气伴抓破染毒，症见足丫糜烂，渗流臭水或化脓，肿连足背，或见红丝上窜，局部淋巴肿大；外阴瘙痒，白色豆渣样白带。甚或形寒高热；舌红，苔黄腻，脉滑数。

辨证要点：足丫糜烂，渗流臭水或化脓；外阴瘙痒，白色豆渣样白带，舌红，苔黄腻，脉滑数。

（3）血虚风燥证

临床证候：皮肤粗糙、干燥脱屑、瘙痒，甚则干裂、出血，甲板肥厚、浑浊，伴有头晕、心悸、面色无华，舌淡苔白，脉弦细。

辨证要点：皮肤粗糙、干燥、脱屑、瘙痒，舌淡苔白，脉弦细。

三、鉴别诊断

（一）西医学鉴别诊断

1.与脓疱疮相鉴别

脓疱疮多发于露出部位，损害以脓疱为主，破后结痂，愈后不留瘢痕，多发生在学龄前后儿童，传染性强，易在夏秋季流行。

2.与毛囊炎相鉴别

毛囊炎为浅在的针头大小毛囊炎性脓疱，自觉瘙痒或灼痛，炎症浸润不深，无中心脓栓。

3.与化脓性汗腺炎相鉴别

化脓性汗腺炎多见于暑季，好发于小儿头皮，系汗腺排出口化脓所致，常与红痱、脓痱伴发，似疖但无脓栓。

4.与丹毒相鉴别

丹毒是溶血性链球菌侵入皮肤及网状淋巴管引起的感染。局部表现为绛红色斑块，指压后褪色，皮肤轻度水肿，边缘稍隆起，界线清楚。感染蔓延迅速，但不化脓，很少有组织坏死，易反复发作。下肢反复发作者，可有皮下淋巴管阻塞。

5.与坏死性筋膜炎相鉴别

坏死性筋膜炎常为需氧菌和厌氧菌混合感染。发病急，全身症状重，而局部症状不明显。感染沿筋膜迅速蔓延，筋膜与皮下组织大量坏死。患者常有贫血、中毒性休克。皮肤可见溃疡、脓液稀薄，脓培养可有多种细菌生长。

6.与气性坏疽相鉴别

气性坏疽创伤较重，常深及肌肉，伴有伤肢或躯体功能障碍；伤口分泌物有腥味。脓液涂片检查可大致区分病菌形态。

7.与汗疱疹、慢性湿疹相鉴别

糖尿病真菌感染性皮肤病应与汗疱疹、慢性湿疹等鉴别，通过血糖监测、血常规检查及微生物镜检和培养及临床表现不难鉴别诊断。

（二）中医病症鉴别

1.与手癣相鉴别

（1）掌心风　冬季发病，但开始为红斑、丘疹，水疱如粟，痂皮叠起，皮干皲裂，形似钱币，局限固定，常年难愈，反复发作。

（2）田螺疱　田螺疱对称性发生于手指侧缘，为表皮深处的菜籽至黄豆大小的圆形水疱，周围无红晕，内含清澈浆液或可变浑浊，水疱可以融合成大疱，一般不自行破裂，干后形成脱屑，一般在1~2个月内可自愈，易反复，夏天多见。

（3）汗疱疹　汗疱疹的发生有明显的季节性，多于春夏之交发病，入冬自愈，主要见于青年人。皮损也是对称分布，以水疱为主，成批发作，可见于手掌面、指侧面和指端，水疱干涸后脱皮，露出新生皮肤，常伴有不同程度的痒感和灼热感。本病发生与出汗不良或过敏反应有一定关系，损害处真菌检查为阴性。

2. 足癣与湿疹相鉴别

湿疹多发生在手掌心，且双手对称。皮损呈多形态，可见丘疹、水疱、糜烂、渗液和结痂等同时存在，常以其中2~3种为主。病情变化与季节关系密切，与饮食和休息也有一定关联。如果双手掌接触水和肥皂等刺激会加重损害。真菌检查为阴性。

3. 囊肿型痤疮与糖尿病疖痈相鉴别

囊肿型痤疮好发于面颊部和背部，初为坚实丘疹，挤之有白色粉样物质，反复挤压形成大小不等的结节，病程较长，30岁以后发病较少。

4. 脂瘤染毒与糖尿病疖痈相鉴别

脂瘤染毒患处平时已有结块，与表皮粘连，但基底部推之可动，其中心皮肤常可见粗大黑色毛孔，挤之有粉刺样物质溢出，且有臭味。染毒后红肿较局限，化脓在10天左右，脓出夹有粉渣样物质，愈合较慢，全身症状较轻。

5. 掌跖角化症与糖尿病皮肤真菌感染相鉴别

掌跖角化症多自幼年发病，手掌和足底有对称性的角化和皲裂，无水疱等炎症反应。

四、临床治疗

（一）提高临床疗效的要素

控制血糖，早期规范治疗，注意防护。许多皮肤病变与糖尿病病程、病情关系密切，因而积极治疗糖尿病可减少皮肤病变的发生并使其好转。定期监测血糖，包括空腹血糖和餐后2小时血糖。根据血糖值调整降糖药物。由于糖尿病患者的血糖高，引起皮肤含糖量增高，偏高的糖分是细菌的良好培养基，细菌迅速生长繁殖而产生感染。所以治疗的关键以控制好血糖，使血糖达标为基础。

在加强糖尿病治疗的同时，早期发现皮损，早期治疗。由于真菌感染不易治愈，易复发，因此需坚持按疗程治疗，并注意个人卫生，勤洗澡和勤换洗衣服，不与他人共用鞋、袜、洗脚盆等。注意防护，如足部的清洁，如有鸡眼、足癣等疾病，要谨慎地进行适当的治疗。每天用温水洗脚，勤剪指（趾）甲，防止抓伤。避免各种外界刺激，如热水烫洗、暴力搔抓、过度洗拭等。宜避免食用鱼、虾、浓茶、咖啡和酒。

（二）辨病治疗

临床上重点在区分真菌感染或细菌感染。

1. 化脓性感染

对于疖和毛囊炎，在初起时可外用拔毒膏，或外用10%鱼石脂软膏，每天1次，或抗生素软膏如莫匹罗星。再配合全身抗生素治疗，必要时经外科切开排脓。

2. 真菌感染

（1）皮肤念珠菌病　制霉菌素、克霉唑或二性霉素B配成外用药治疗。

（2）口腔念珠菌病　用3%碳酸氢钠溶液漱口，涂搽制霉菌素混悬液。

（3）霉菌性阴道炎 配制每千克温水含硼酸及碳酸氢钠各5克的溶液供患者坐浴，用制霉菌素栓塞入阴道内，每日1次，连续2周。

（4）手足癣 水疱鳞屑型用2%咪康唑或复方间苯二酚搽剂涂擦患处。角化过度型用5%水杨酸软膏或复方苯甲酸软膏涂擦患处，浸渍糜烂型用醋酸铅、硼酸溶液等湿敷，渗出不多时再给予粉剂（如枯矾粉、咪康唑等），皮损干燥后再外用霜剂、水剂。顽固不愈、严重影响生活质量者可口服伊曲康唑。

（三）辨证治疗

1.辨证论治

（1）糖尿病皮肤细菌感染

①阴虚燥热，热毒内盛证

［治法］清热解毒，滋阴活血。

［方药］黄连解毒汤（《肘后备急方》）或五味消毒饮（《医宗金鉴》）：黄连、黄芩、黄柏、栀子、金银花、野菊花、蒲公英、紫花地丁、天葵子、生地、桃仁、红花。

［加减］热毒重者可加连翘、半枝莲清热解毒；阴虚内热明显者可加丹皮、知母清热益阴；肿痛盛者加丹参、葛根活血止痛；气血虚弱者可加当归、西洋参益气养血。

②热盛肉腐证

［治法］托脓解毒，清热养阴。

［方药］透脓散（《外科正宗》）合四妙勇安汤（《验方新编》）加减：黄芪、穿山甲、川芎、当归、皂角刺、金银花、玄参、甘草。

［加减］疼痛明显、脓肿已成未溃者可加青皮、白芷行气活血排脓止痛；气血亏虚、无力托脓者可加人参、白术益气健脾扶正托毒；瘀阻肿胀明显者可加桃仁、红花、泽泻活血化瘀祛湿。

③气血两虚证

［治法］益气养血为主，清解余毒为辅。

［方药］八珍汤（《正体类要》）加清营汤（《温病条辨》）加减：当归、川芎、白芍、熟地、党参、白术、茯苓、甘草、玄参、麦冬、丹参、黄连、金银花、连翘。

［加减］气血亏虚、疮口难愈者可加黄芪补气生肌；四末麻冷疼痛明显者可加桂枝、桃仁、红花温经活血通络；气血虚弱、食欲不振者可加陈皮、茯苓健脾行气助运化。

（2）糖尿病皮肤真菌感染

①风湿毒聚证

［治法］祛风除湿，杀虫止痒。

［方药］内服经验方（《医宗金鉴》）合消风散加减：荆芥、防风、当归、生地、苦参、炒苍术、蝉蜕、胡麻仁、牛蒡子、生知母、石膏、甘草、木通。

②湿热下注证

［治法］清热燥湿，疏风止痒。

［方药］内服经验方（《治疗鹅掌风一得》）加减：苦参、白鲜皮、白蒺藜、紫花地丁、蒲公英、黄柏、乌梢蛇、当归、赤芍、丹皮。

③血虚风燥证

［治法］养血润燥，消风止痒。

［方药］当归饮子（《证治准绳》）加减：当归、白芍、生地、白蒺藜、荆芥、何首乌、黄芪、甘草。

2.外治疗法

中医治疗可根据临床不同证型选用不同的外治药物，早期以化腐为主，后期以生肌为重；无溃烂者可用外洗法，若已溃烂者务必注意外用药的消毒，以防继发感染。

（1）药物外治疗法

①醋泡方（《朱仁康临床经验集》）

［处方］荆芥、红花、地骨皮、皂角、

大风子、白矾。

[操作方法] 上药用米醋放盆中泡 3~5 天后备用。每日晚将手浸泡半小时，每剂药可连用 2 周。

[适应证] 用于手部真菌感染、瘙痒等。

[注意事项] 糜烂、化脓者禁用。

②手癣外洗方

[处方] 苦参、椒目、土荆皮、蛇床子、蝉蜕、白矾、食醋。

[操作方法] 除食醋外，其药物先浸泡 30 分钟，煎 1 小时，去渣后，加入食醋，待药液温后浸泡患处 30 分钟，日 2~3 次，晾干后，用紫皮大蒜切成断面，涂抹患处，每剂用 4 天，7 天为 1 个疗程。

[适应证] 手癣湿热型。

[注意事项] 溃疡者禁用。

③足癣外洗方

[处方] 荆芥、防风、红花、五加皮、地骨皮、大风子、白矾、皂角、米醋。

[操作方法] 上药加米醋，浸泡 24 小时，然后用药液浸泡患足，每日 1 次，每次 30 分钟，每剂可连续使用 5 天，浸泡后均用清水洗净患足。

[适应证] 足癣。

[注意事项] 合并溃疡、伤口、流水者禁用。

④阳和解凝膏

[处方] 鲜牛蒡草、鲜凤仙、透骨草、生川乌、桂枝、大黄、当归、生草乌、地龙、生附子、僵蚕、赤芍、白芷、白蔹、白及、川芎、续断、防风、荆芥、五灵脂、木香、香橼、陈皮、肉桂、乳香、没药、苏合香、麝香。

[操作方法] 加温软化，贴于患处，每用按患处大小选用净重 1.5g、3g、6g 或 9g 膏 1 张。

[适应证] 适用于阴疽初起、多发痈肿未溃者。

[注意事项] 痈肿溃烂者慎用。

⑤黄连膏

[处方] 黄连、大青叶、青黛、金银花组成。

[操作方法] 加入油纱后高压灭菌备用。处理创面后，用无菌纱布拭干创面，将山莨菪碱 5~10mg 用适量生理盐水稀释后喷于创面。将黄连膏制备的药油纱双层敷于创面，用无菌纱布包扎好。感染早期渗出物较多，每天清创换药 1 次，渗出物减少、水肿消退后隔 2~4 天清创换药 1 次。

[适应证] 溃疡创面。

[注意事项] 如有脓腔，用药油纱填塞引流。

⑥金黄散

[处方] 姜黄、大黄、天花粉、黄柏、苍术、厚朴、陈皮、甘草、白芷、生天南星。

[操作方法] 红肿热痛者用清茶调敷，漫肿无头者用醋或酒调敷，一日 3 次，适量。

[使用症] 适用于初期热毒内盛者。

[注意事项] 用药期间禁烟酒、辛辣、油腻食物。

（2）非药物外治法

针灸治疗

[处方] 曲池、合谷、外关、大椎、足三里、丰隆、太冲、太溪等。

[操作方法] 采用局部浅刺或放血方法，留针 15~30 分钟。

[适应证] 适用于热毒内盛，阴虚火旺证。

[注意事项] 注意严格按照无菌操作程序。

3. 成药应用

（1）连翘败毒丸

[组成] 金银花、连翘、大黄、紫花地丁、蒲公英、栀子、白芷、黄芩、赤芍、浙贝母、桔梗、玄参、关木通、防风、白鲜

皮、甘草、蝉蜕、天花粉。

［功能］清热解毒，消肿止痛。

［适应证］糖尿病皮肤细菌感染热毒较重者。

［用法］口服，一次1袋，一日2次。

［注意事项］服药期间忌烟酒、油腻、辛辣等，孕妇忌用。

［出处］中国中医药科技，2018，6：885-886.

（2）栀子金花丸

［组成］栀子、金银花、黄芩、黄柏、大黄、黄连、知母、天花粉。

［功能］清热泻火，凉血解毒。

［适应证］糖尿病皮肤细菌感染热毒兼有血热者。

［用法］口服，一次9g，一日1次。

［注意事项］服药期间饮食宜清淡，忌油腻、辛辣食物，孕妇慎用，不宜在服药同时服用滋补性中药。

［出处］大连医科大学学报，2005，5：397-398.

（3）活血消炎丸

［组成］乳香、没药、菖蒲等。

［功能］活血解毒，消肿止痛。

［适应证］糖尿病皮肤细菌感染热毒兼有血瘀者。

［用法］温开水送服，一次3g，一日2次。

［注意事项］孕妇慎用，痈疽已破溃者慎用，忌辛辣、油腻、海鲜等食品，胃弱者慎用。

［出处］中国民康医学，2007，16：646.

（四）新疗法选粹

涂宏伟等采用中药换药法治疗糖尿病皮肤化脓性感染，中药组采用大黄、黄连等纯中药，用氧化锌胶布贴于溃疡上，每天更换1次，待脓液干净后，采用炉甘石、滑石等纯中药，用氧化锌胶布贴于创面上，每天更换2次。与西药换药比较，对糖尿病皮肤化脓感染患者采取中药换药治疗效果显著。（涂宏伟，许成蓉，郑涂芳. 外用中药治疗糖尿病患者皮肤化脓性感染临床分析. 中华医院感染学杂志，2014，14：3511-3512，3515）

（五）医家诊疗经验

1. 姜楠

姜楠教授将糖尿病皮肤化脓性感染辨证分期治疗。

（1）初期：多属于热毒内盛，消渴阴虚燥热，脉络瘀阻，热郁肌肤而成疖肿，故见红疖灼痛；阴虚内热，津血耗伤，不能上承，故见口干口苦、畏热喜饮；舌质红或暗红、舌苔黄少津，脉细或细数，为阴虚内热血瘀的征象。治法：清热解毒，滋阴活血。方剂：黄连解毒汤或五味消毒饮加减。

（2）中期：郁热内结，气血壅滞，久则蕴毒成脓、熏蒸肌肤而发痈肿，故局部红肿热胀、疼痛剧烈，伴发热、淋巴结肿大；血肉腐败，酝酿成脓，但正虚无力托毒外透，故见脓成未溃，伴乏力、全身不适；舌质红或暗红、舌苔黄，脉数或滑数，为热毒壅滞的征象。治法：托脓解毒，益气养阴。方药：透脓散合四妙勇安汤加减。

（3）晚期：病至后期，热毒势减，但络脉瘀阻，正气虚弱，阴血亏耗，故脓溃久不愈合，甚则成痈疽顽症；久病失治，气血两虚，故见乏力倦怠、面色苍白纳呆；脉络瘀阻，阳气虚衰，不能达于四末，故见四末麻冷，甚则脱疽；舌质淡暗或暗红，舌苔薄白，脉细弱或兼数，为气血不足瘀血阻滞的征象。治法：益气养血为主，清解余毒为辅。方药：八珍汤加清营汤加减。

2. 梁晓春

梁晓春教授运用辨证论治及内服外用联合治疗糖尿病皮肤真菌感染。中医治疗内服以清热除湿、杀虫解毒为主。临床常见的证型有湿热蕴结型和血热血燥型。

（1）湿热蕴结型　常见于水泡型、溃烂型足癣及手癣，可伴有口干口苦、脘腹胀满、舌苔黄腻、脉濡滑。

治法：清热祛湿为主。

内服方药：龙胆泻肝汤加减：龙胆草、山栀、黄芩、柴胡、泽泻、车前子（包）、生地、百部、鹤虱、草河车。

外用：百部、鹤虱、草河车、地肤子、枯矾、土槿皮、煎水外洗，每日1剂。

（2）血热血燥型　常见于角化型手癣、足癣、甲癣及股癣，可伴有皮肤干燥皲裂、瘙痒无度、舌质红、少苔或无苔，脉沉细或细数。

治法：养血凉血为主。

内服方药：四物汤合犀角地黄汤化裁：当归、川芎、赤芍、生地、水牛角、丹皮、百部、使君子、贯众、甘草。

外用：百部、荆芥穗、红花、白鲜皮，煎水外洗，每日1剂。

3. 魏子孝

魏子孝教授根据自己的长期经验并结合临床实际将糖尿病合并皮肤感染分为4类，即疔疮肿毒、癣、继发于瘙痒、继发于血管病；并认为在辨明寒热虚实之后，各种感染所用方药有一定的规律性。

（1）疔疮肿毒　疔疮肿毒的病位局限，以红、肿、热、痛、脓为特点，其病包括疖、疔、痈、发、疽。虽病名不同，但治疗大同小异。一般先看有无表证，兼表证者，以牛蒡解肌汤合五味消毒饮加减；无表证者，以仙方活命饮合五味消毒饮加减。

中医治疗疮疡，无非消散与排脓两端。早期消散对于遏制糖尿病的恶化非常重要，而消散则必以疏通气血为前提。因此，应着眼于有形之邪，仙方活命饮是其代表方剂。可据证配合祛湿药、化痰、行瘀，达到散结消肿的目的；大便干结者，须通利大便。

（2）癣　糖尿病合并皮肤感染中，约有40%属真菌感染，最常见的是白色念珠菌感染。会阴、肛门、腹股沟、乳房下褶襞处及指（趾）间最容易被感染，其他如手足癣、股癣、甲癣等也较常见。中医治疗以外用药为主，常用药物有土槿皮、苦参、白鲜皮、石榴皮、川楝子等。或配制成外用药，或煎汤外洗。

（3）继发于瘙痒的皮肤感染　皮肤瘙痒与湿疹属于糖尿病反应性皮肤病，其症状随血糖得到控制而减轻。但在瘙痒明显时，搔抓后皮肤破损极易感染。这种情况在治疗时，应兼顾瘙痒与感染。本病大多湿热为患，临床以龙胆泻肝汤加减效果较好；同时，据证可选加养血、祛风、燥湿、凉血、解毒、安神药。只要辨证准确，即使顽固性瘙痒症，亦能取得良效。若合并感染，可合用五味消毒饮及清热解毒燥湿中药外洗方。

（4）继发于血管病的皮肤软组织感染　糖尿病性皮肤软组织病变临床表现复杂多变，大多与代谢障碍和血管、神经损害所引起的皮肤、肌肉、脂肪组织营养不良有关。由于微血管病变是其关键环节，故简称继发于血管病的皮肤软组织感染。在这种情况下发生感染得到控制并非易事，治疗亦有其特殊性。治疗时宜抓住两点：①改善局部组织的营养状况，包括控制血糖、血脂，改善末梢循环；②控制细菌感染。二者相辅相成。中医治疗，前者以益气养血为主，再据证合用化瘀通络、逐湿通络、温阳通络等法；后者以清热、解毒、燥湿为主。针对以上各治法，统筹选药，组方并不困难。

五、预后转归

皮肤感染是糖尿病最常见的并发症之一。糖尿病皮肤病范围广，可见于糖尿病各个时期，好发于全身各部位，临床表现多种多样。糖尿病患者合并细菌感染的几率是正常人群的3~5倍，其中金黄色葡萄球菌和B族溶血性链球菌感染性疾病较常见，包括脓皮病、丹毒、疖、痈、丹毒、麦粒肿、蜂窝织炎和周围血管疾病等，感染严重者可致坏疽和筋膜炎，可危及患者生命。此外，其他致病菌如微细棒状杆菌感染可致红癣，铜绿假单胞菌感染可致趾间和甲下感染及外耳道炎等，根据感染的严重程度及致病菌属，可选用口服或外用抗生素，严重感染者需接受外科清创处理。上述患者须同时严格控制血糖水平。在病情控制不良的糖尿病患者中并发真菌感染者高达40%，糖尿病并发的真菌感染不易治愈，即使治愈也易复发。糖尿病患者因血糖水平升高，出现念珠菌感染频发，主要致病菌为白念珠菌和近平滑念珠菌，可表现为口角炎、甲沟炎和间擦疹等，女性常见外阴及乳房下念珠菌感染，男性常见念珠菌性包皮龟头炎。

六、预防调护

（一）预防

糖尿病皮肤感染与长期血糖控制不良及血管、神经病变等因素有关，故积极控制血糖、改善微循环，是预防本病的关键。一旦发生皮肤感染性病变，可采用中西医结合治疗，积极严格控制血糖，局部外敷消炎，脓肿形成局限后切开引流，根据细菌培养和药敏试验及时选择有效、合适的抗生素治疗，必要时静脉给药。中医治疗内外治相结合，中医中药在提高机体免疫力、促进创面愈合方面具有明显优势。另外平时要注意保持皮肤清洁，瘙痒切忌搔抓，尽量避免皮肤破损。

真菌感染是糖尿病患者最常见的机会感染，与患者免疫功能低下、血糖控制不良、乱用抗生素有关。预防应以保护和增强患者免疫功能，尽快有效控制血糖，合理使用抗生素，要考虑适应证，根据药敏选用较强抗生素，但疗程要适当缩短，不要滥用、乱用抗生素，避免二重感染，从而使糖尿病患者继发真菌感染的发病率有所下降。同时还应教会糖尿病患者及其护理者定期检查双脚，看是否有损伤和皮肤癣菌感染，如怀疑有感染，应尽可能刮取皮肤鳞屑做培养。局部外用抗真菌药对轻微感染是有效的。对那些范围广的足癣、慢性或顽固的真菌感染，应予口服药物治疗。老年人和糖尿病患者趾间和趾甲感染应定期去医院检查。怀疑有甲真菌病时，应以合适的技巧取甲培养标本并送到微生物实验室。若培养结果确定有真菌存在，需开始机械、外用、口服药物治疗。

（二）调护

应掌握饮食治疗的原则：①热量平衡：每日摄入的热量与消耗的能量要达到生理要求的平衡，使体重保持在正常（理想）标准的范围内。②营养平衡：三大营养物质，碳水化合物应占总热量的55%~65%，脂肪占30%，蛋白质占15%~20%（需要量约为1g/kg理想体重）。③矿物质和维生素的平衡，钙、镁、铬、锌等矿物质和微量元素缺乏与糖代谢有关。应补充摄入足量的维生素，以确保良好的身体素质。④合理分配三餐：根据每日饮食总热量和碳水化合物、蛋白质、脂肪的组成，将热量换算成食物重量，将每日三餐分配为1/5、2/5、2/5，或1/3、1/3、1/3。⑤提倡：二高、四低、一平衡，禁烟酒。二高：指高碳水化合物、高纤维素；四低：指低糖、低脂、低胆固醇、低盐；一平衡：平衡蛋白质。高碳水化合物是指在合理控制热量的基础上适当提高碳水化合物的摄入量，以多糖淀粉类为主，多食粗制米和面及杂粮，尽量少吃精米白面，但空腹血糖高于 10mmol/L 的患者，不宜采用高碳水化合物饮食。低糖：指减少糖的摄入，包括糖与高糖制品；低脂：指每日脂肪的摄入量小于 50g，肥胖患者每日不得超过 40g；低胆固醇：每日摄入的总胆固醇量不超过 300mg；低盐：指每日摄入盐量应在 5g 以下。

指导患者进行皮肤护理及足部护理：①皮肤护理：指导患者经常用中性肥皂和温水洗澡，避免水温过烫及使用过烫物品，出汗后及时用温水擦干汗渍或更换内衣，避免皮肤抓伤、刺伤和其他伤害。观察皮肤有无发红肿胀、发热、疼痛等感染迹象，一旦皮肤受伤或出现感染立即就医治疗，女患者出现会阴部瘙痒者，指导排便后用温水清洗，清洗会阴的盆和毛巾应单独分开，经常太阳照射消毒，会阴部皮肤避免潮湿，应随时保持干燥。②足部护理：指导患者养成每天洗足的良好习惯，水温不宜太冷或太热，洗前用手或肘测试水温，若已对温度不太敏感，应请家人代劳，洗净后，用干毛巾轻轻擦干，尤其是足趾间，切勿用力以免擦伤皮肤，若双足过于干燥，可适量在双足涂抹润肤膏，但不要涂在足趾间。洗脚后应仔细检查双足有无皮肤破裂、水疱、小伤口、鸡眼或脚癣等，尤其要注意足趾之间有无红肿，皮肤温度是否过冷或过热，足趾间有无变形，足背动脉搏动是否正常，若无法仔细看到足底，可用镜子辅助，若视力欠佳，可由家人代劳。平时选择合适的鞋袜，不宜过紧。

主要参考文献

[1] 甘海燕，裴翔，陈海富. 电磁波治疗糖尿病患者皮肤感染的疗效分析 [J]. 中华医院感染学杂志，2014，16：4036-4037，4040.

[2] 涂宏伟，许成蓉，郑涂芳. 外用中药治疗糖尿病患者皮肤化脓性感染临床分析 [J]. 中华医院感染学杂志，2014，14：3511-3512，3515.

[3] 曾永华. 龙胆泻肝汤加减内服结合自拟蛇床子洗剂治疗股癣疗效观察. 亚太传统医药，2015，11（5）131-132.

[4] 赖双玲，马娴. 龙胆泻肝汤加减治疗湿热型室女外阴阴道念珠菌病 78 例 [J]. 北京中医药，2014，33（8）：621-622.

[5] 吕正涛，牟子君. 中药复方制剂的体外抗菌活性研究 [J]. 中医药学报，2013，4：72-75.

[6] 周莲. 金银花叶中绿原酸提取及应用的研究进展 [J]. 中国食品添加剂和配料协会，2013，4（1）：68-72.

[7] 蒲忠慧，王雄清. 肉桂挥发油抗菌活性研究 [J]. 绵阳师范学院学报，2013，32（8）：39-43.

[8] 蔡鹃，黄敏桃，黄云峰，等. 广西苦丁茶不同活性部位抑菌活性研究 [J]. 中成药，2014，36（1）：198-201.

糖尿病瘙痒性皮肤病

研究表明有 30% 的患者在糖尿病确诊前以皮肤病就诊，也可能伴随糖尿病全过程。在 2 型糖尿病患者中，皮肤瘙痒症是最常见的皮肤并发症，发病率约 26%。尽管糖尿病继发的皮肤瘙痒症危险性很小，但发病率很高，对患者生活质量影响大，剧烈的皮肤瘙痒严重影响患者的生存质量，使之出现烦躁、焦虑、抑郁、失眠、情绪异常等心理和神经精神障碍，严重威胁患者的身心健康和正常生活。皮肤瘙痒引发的感染及情绪波动等被称为"血糖难控因素"，是加重糖尿病病情、诱发多种合并症的重要病因。临床上常根据皮肤瘙痒伴随皮损症状分为：糖尿病荨麻疹、糖尿病湿疹、糖尿病瘙痒症。分别相当于中医"瘾疹""风疹块""风疙瘩""湿疮""浸淫疮""奶癣""旋耳疮""绣球风""四弯风""鹅掌风""裙边风""风瘙痒""风痒"等。

一、病因病机

（一）西医学认识

西医学对本病的发病机制尚未完善，但其发病主要原因有以下几点：一是糖尿病患者体内血糖高、晚期糖基化产物堆积；二是患者体内保护脏器的基质金属蛋白酶（MMPs）及其抑制剂（Timp）显著升高，导致细胞功能异常、胶原减少、真皮层变薄；三是长期处于高血糖状态，免疫系统紊乱，造成血管和神经（感觉神经和自主神经）损伤；四是糖脂代谢紊乱，打破代谢平衡，导致炎症反应加剧，引起细胞分裂障碍，真皮结构异常，机体防御能力下降。从而引起微循环调节机制受损，结构和功能亦受损，导致皮肤微循环障碍，加重皮肤干燥，以上因素使干燥皮肤中肥大细胞和组胺数量增加，导致皮肤瘙痒。也有很多糖尿病患者除了血糖含量高外，也不能找到确切原因，尤其是慢性荨麻疹。

（二）中医学认识

古代虽无糖尿病皮肤瘙痒病名记载，但多本古医籍均有消渴兼证之瘙痒证、神经性皮炎、湿疹，《儒门事亲·三消论》说："夫消渴者，多变聋盲、疮癣、痤痱之类。"如《灵枢·五变》曰："其心刚，刚则多怒，怒则气上逆，胸中蓄积，血气逆留，髋皮充肌，血脉不行，转而为热，热则消肌肤，故为消瘅。"《黄帝内经》有"风消"记载，是指风火内郁，精血虚少，而致发热、形体消瘦，常伴有肌肤瘙痒或麻木为特征的

病证（《素问·阴阳别论》）。《医宗金鉴·外科心法要诀》记载："浸淫疮，此证初生如疥，搔痒无时，蔓延不止，抓津黄水，浸淫成片，由心火、脾湿受风而成""血风疮，此证由肝脾二经湿热，外受风邪，袭于皮肤，郁于肺经，致遍身生疮，形如粟米，瘙痒无度。抓破时，津脂水浸淫成片，令人烦躁、口渴、瘙痒，日轻夜甚"。《医宗金鉴》中说："疮形如粟粒，其色红，搔之愈痒，久而不瘥，亦能消耗血液，肤如蛇皮。"

中医认为本病的主要病机是消渴日久，燥热内积，阴津两虚。燥热偏盛生风，风邪与气血相搏于肌肤腠理之间，营卫失和而发易引发内风内热，诱发加重多种皮肤病变，如湿疮（湿疹）、风瘙痒（瘙痒症）、瘾疹（荨麻疹）。认为本病的发病涉及肺、脾、肝、肾等脏腑，与风、湿、热、燥相关，病位在皮肤腠理。但病因病机有特定的共性，热毒内蕴和气阴两虚是致病的根本。

1. 根据病机演变、发病形态和部位分特征分类

（1）急性瘙痒　起病较快，可发于身体的任何部位，或局限或泛发，泛发全身如泛发性、荨麻疹；也可局部出现如局部湿疹、局部瘙痒症、黏膜性水肿性荨麻疹等。皮损多形性，或为大小不等的风团疹如荨麻疹：时隐时现，持续时间长短不一，但一般不超过24小时，消退后不留任何痕迹，部分患者一天反复发作多次；或是潮红肿胀斑片、密集丘疹、丘疱疹、小水疱，可融合成片，也可孤立一片如湿疹；可因搔抓导致糜烂、渗液及结痂，甚至继发感染化脓；部分皮损如急性湿疹可见中心较重，外周散在分布，边界不清，瘙痒剧烈，可逐渐转为慢性；有的可无原发性皮损如瘙痒症，只有继发性抓痕、结痂等。如不及时治疗或治疗不当可转为慢性皮肤病。急性者病程在6周以内。

（2）慢性瘙痒　常因急性期未能及时治疗，或处理失当，致病程迁延所致；亦可初发即呈慢性；皮损较急性期皮损红肿及渗出减轻，以丘疹、皮损皮肤增厚粗，或苔藓样变，暗红或紫褐色，常伴有抓痕、结痂、鳞屑及色素沉着为主，仅有少量丘疱疹及轻度糜烂。瘙痒减轻或阵发性瘙痒，夜间或精神紧张、饮酒、食辛辣发物时加剧。再次接触诱因或治疗不当，亦可导致急性发作。病程较长，时轻时重可反复发作，迁延数月甚至数年。

2. 根据其瘙痒受累范围的大小分类

（1）局限性瘙痒　如湿疹，发生部位不同则名称不同：发生于小儿者名"奶癣"；发于耳部者称"旋耳疮"；发于阴囊者称"绣球风"；发于肘窝、腋窝处称"四弯风"；发于手掌者称"鹅掌风"；发于小腿者称"裙边风"等；如血管性水肿荨麻疹可发生在眼睑、口唇、阴部等组织疏松部位，局部肿胀，边缘不清，肤色或淡红色，表面光亮，无其他皮疹，多为单发，偶见多发。一般持续1~3天后逐渐消退，也有持续更长时间或反复发作者，若伴发喉头水肿可引起呼吸困难，甚至窒息死亡；局部瘙痒性皮肤病，常发生于颈侧、项部、背部、肘窝、腰、股内侧、会阴、阴囊等部位。皮损多为丘疹、结痂、苔藓样变、局部渗出、多形性损害等。局限性瘙痒多为慢性瘙痒。

（2）播散性瘙痒　多为泛发全身，或全身 ≥ 50%，可对称分布，可散在性分布。多为瘙痒剧烈，时隐时现，持续时间长短不一，但一般不超过24小时，消退后不留任何痕迹，部分患者一天反复发作多次，如荨麻疹；可阵发性瘙痒，或痒无定处，或周身散发性瘙痒，皮损也多形性，或为无原发性损害，或为风团、疱疹、渗出、结痂、反复搔抓可见抓痕、血痂、色素沉着和苔藓样变等继发性损害。

二、临床诊断

（一）辨病诊断

1. 诊断要点

依据瘙痒发生的程度、部位、时间，皮损形态，结合患者糖尿病病史以及血糖控制情况，临床不难诊断。糖尿病瘙痒性皮肤病可分为：荨麻疹、湿疹、瘙痒症。

（1）荨麻疹　中医称为"瘾疹""赤白游风""风疹块""风疙瘩"等，是一种皮肤出现红色或苍白色风团，时隐时现的瘙痒性、过敏性皮肤病。本病的特点是皮肤上出现瘙痒性风团，发无定处，骤起骤退，消退后不留任何痕迹。任何年龄、季节均可发病，15%~20% 的糖尿病患者一生中发生过本病，超敏性体质者发病率更高，临床上可分为急性荨麻疹和慢性荨麻疹，急性者骤发速愈，一般病程在 6 周以内；慢性者可反复发作，一般病程超过 6 周。但是因荨麻疹相对来说是比较复杂的瘙痒症，根据其临床表现还有特殊性荨麻疹：寒冷性瘾疹、胆碱能性瘾疹、血管性水肿、皮肤划痕症（也称人工荨麻疹）。

（2）湿疹　中医可称为"湿疮"，据其发生部位不同则有不同的称谓：如浸淫遍体、渗液极多者，名"浸淫疮"；又有"奶癣""旋耳疮""绣球风""四弯风""鹅掌风""裙边风"等，是临床常见的一种变态反应性皮肤病，表现为瘙痒性丘疹、水疱，具有四个特点，即多形性（具有红斑、丘疹、水疱、糜烂、渗出、结痂、肥厚、脱屑、皲裂等多种皮损）、对称性、反复性、渗出倾向性，是皮肤科常见病之一，占糖尿病皮肤病门诊量的 15%~30%。据其发病情况可分为急性（亚急性）和慢性二期，按形态、部位分类更繁杂，属于迟发型变态反应。急性期皮损红肿，常有渗出；慢性期皮损以肥厚、苔藓样变为主。

（3）瘙痒症 中医称为"风瘙痒""痒风"，是一种无明显原发性皮肤损害而以瘙痒为主要症状的皮肤病。本病的特点是皮肤阵发性瘙痒，搔抓后常出现抓痕、血痂、色素沉着和苔藓样变等继发性损害。临床上有泛发性、局限性两种。泛发性者全身皮肤痒；局限性者以皮肤黏膜处为多见；全身性皮肤瘙痒多与慢性疾病有关，除糖尿病外，可能与肝胆病、尿毒症、恶性肿瘤等有关，也常与工作环境、气候变化、饮食、药物等有关。

2. 相关检查

（1）实验室检查

1）荨麻疹

①过敏原检测：过敏原因引起的荨麻疹：检查过敏原点刺试验可检测吸入、食入过敏原。皮肤划痕症患者常出现假阳性结果，不宜做点刺试验。

②外周血象：感染引起的瘙痒白细胞总数升高，嗜中性粒细胞升高。

③二便常规检查：寄生虫引起的瘙痒尿液常规及培养大便可找到虫卵或寄生虫。

2）湿疹、瘙痒症：无特异性改变。必要时做全面的体格以及实验室检查，以排除内脏疾病及恶性肿瘤。

（2）组织病理

1）荨麻疹的病理特点：变化主要表现为真皮水肿，皮肤毛细血管及小血管扩张充血，淋巴管扩张及血管周围轻度炎细胞浸润。水肿在真皮上部最明显，不仅表现在胶原束间，甚至在胶原纤维间也见水肿而使纤维分离。胶原纤维染色变淡，胶原束间隙增宽。

2）湿疹的病理特点：为海绵形成，伴有不同程度的棘层肥厚及淋巴细胞浸润。

（二）辨证诊断

糖尿病瘙痒症虽有荨麻疹、湿疹、瘙痒症等之分，但辨证分型均以病机为据，故辨证诊断合而论之。

1. 荨麻疹

（1）风寒束表证

临床证候：风团数量、瘙痒遇冷或风吹则加重，得暖则减，风团色白；伴恶寒怕冷，冬季多发，口不渴；舌淡红，苔薄白，脉数。

辨证要点：白色风团，瘙痒遇冷、遇风吹加重，得暖则减，舌淡红，苔薄白。

（2）风热袭表证

临床证候：风团色红，瘙痒剧烈，遇热加重，得冷则减；可伴有发热，咽喉肿痛，大便秘结或泄泻；舌质红，苔黄薄白或黄，脉数。

辨证要点：风团色红，瘙痒剧烈，遇热加重，得冷则减；舌质红，苔黄薄白或黄，脉数。

（3）胃肠湿热证

临床证候：风团片大，色红，瘙痒剧烈，发疹的同时伴脘腹疼痛，恶心呕吐，神疲纳呆，大便秘结或泄泻；舌质红，苔黄腻，脉弦滑数。

辨证要点：瘙痒剧烈，发疹的同时伴脘腹疼痛，恶心呕吐，舌质红，苔黄腻，脉弦滑数。

（4）气阴两虚证

临床证候：风团色淡红或呈皮肤色，反复发作，瘙痒不甚，迁延不愈，常因劳累而发或劳累后加重或夜间加重；多伴有头晕乏力，失眠多梦，心悸气短，面容少华；舌质淡，苔薄，脉细弱。

辨证要点：反复发作，瘙痒不甚，迁延不愈，瘙痒在劳累后加重或夜间加重；伴有乏力、心悸气短；舌质淡，苔薄，脉细弱。

2. 湿疹

（1）热盛证

临床证候：发病急、病程短，表现为皮肤潮红、肿胀、灼热，状如涂丹，继而粟疹成片或水疱密集，渗液流津，瘙痒无休，抓后痒痛相兼，渗出不止。伴有身热心烦，口渴思饮，大便秘结，小溲黄赤。舌质红，苔黄腻，脉弦滑数。

辨证要点：急性湿疹或慢性湿疹急性发作，皮损皮肤潮红、灼热，疱疹密集渗液不止，瘙痒或痒痛相兼。舌质红，苔黄腻，脉弦滑数。

（2）脾虚湿热证

临床证候：皮肤轻度潮红，有淡红色或暗红色皮损且多形态：粟粒状丘疹、水疱，轻度糜烂、渗出、结痂、脱屑，反复发作，痒重抓后糜烂渗出不止。可有胃脘满闷，饮食不香，口中黏腻，口渴而不思饮，身倦乏力，女性白带清稀，淡而不臭，便不干或先干后溏，小便清长。舌质淡，苔白腻，脉沉缓。

辨证要点：体虚脾弱的急性湿疹者。皮损轻度潮红，皮损多形态，反复发作，痒重，抓后糜烂渗出不止。伴有胃脘满闷、口渴而不思饮，身倦乏力，舌质淡，苔白腻，脉沉缓。

（3）脾虚血燥证

临床证候：多见于慢性湿疹。病程日久，皮损增厚为突出特点。皮肤粗糙肥厚，相对局限，有明显瘙痒，易倾向渗出，表面有抓痕、血痂，可伴色素沉着。可有身倦乏力，纳不香，失眠多梦等。舌质淡、体胖，苔白，脉沉缓。

辨证要点：见于慢性湿疹。病程日久，皮肤粗糙肥厚，皮损局限，明显瘙痒，可有抓痕、血痂，伴色素沉着。舌质淡、体胖，苔白，脉沉缓。

（4）阴虚血燥证

临床证候：皮肤粗糙甚至肌肤甲错，搔抓刺激或用药不当则皮疹易发红肿胀起水疱，甚至形成红皮症。常自觉五心烦热或午后低热，口干不思饮，大便干。舌红或淡，少苔，脉细数或沉细。

辨证要点：皮肤瘙痒，皮肤粗糙甚至肌肤甲错，并见阴虚内热之症。

3. 瘙痒症

（1）风热血热证

临床证候：多见于青壮年，好发春夏季，皮肤瘙痒、灼热，可有抓挠后的血痕，遇热逢暖则剧或情绪烦躁或运动后或食入辛辣则瘙痒加重，可伴心烦、口渴、小便黄、大便干、舌质红、苔薄黄、脉弦数。

辨证要点：多见于青壮年，好发春夏季，皮肤瘙痒、灼热，遇热逢暖则痒剧，舌质红，苔薄黄，脉弦数。

（2）热湿蕴肤证

临床证候：多发生在长夏之季，以青壮年居多，无原发皮损，多为皮肤剧烈瘙痒，由于反复搔抓或热水烫洗，呈湿疹样变，舌质淡红，苔白腻，脉弦滑。

辨证要点：无原发皮损，继发皮损多为湿疹样变，舌质淡红，苔白腻，脉弦滑。

（3）风热袭表证

临床证候：多发于春季，周身瘙痒，痒无定处，搔破出血，皮破痒收，很少毒染化脓，破损处干燥或结痂，很少渗液，病程较长者，患处皮肤肥厚，或苔藓样变，或状如席纹，舌质红，苔薄黄，脉弦数。

辨证要点：痒无定处，破损处干燥或结痂，病程较长者，患处皮肤肥厚或苔藓样变，舌质红，苔薄黄，脉弦数。

（4）风寒束表证

临床证候：多发于冬季，瘙痒可见于周身，或局部以胫前区域尤为明显，寒冷诱发或加剧，或因气温急剧变化，如自寒冷室外，骤入暖室之内，或解衣卧睡之时，均会导致瘙痒加剧，症见皮肤干燥，上覆少许糠秕状鳞屑，瘙痒逢暖或汗出时，则可减轻，伴有畏寒、乏力等舌质淡红，苔薄白，脉浮紧或浮缓。

辨证要点：多发于冬季，以阳气不足者居多，寒冷诱发瘙痒或加剧瘙痒，瘙痒逢暖或汗出时减轻，舌质淡红，苔薄白，脉浮紧或浮缓。

（5）血虚生风证

临床证候：多见于老年人或体虚之人，好发于秋冬季节。可见皮肤干燥，遍布抓痕，夜间痒甚，或因过度劳累，痒感加重，伴见神情倦怠，面色㿠白，昼不振，夜不眠，心悸失眠，食欲不振，舌质淡红，苔少或薄白，脉虚细且数。

辨证要点：多见于气血不足之人，好发于秋冬季节，皮肤干燥，夜间过度劳累后痒甚，食欲不振，舌质淡红，苔少或薄白，脉虚细而数。

（6）瘀血阻滞证

临床证候：可发生于任何年龄，不分季节，瘙痒多限于腰围、足背、手腕和腰骶等区域，症见抓痕累累，部分抓破则有瘀血外溢，或紫色条痕明显，或色素沉着，伴有面色晦暗，口唇色紫，舌质暗或有瘀点或瘀斑，苔少，脉细涩。

辨证要点：瘙痒多局限性，皮损多为抓痕，部分抓破则有瘀血外溢，伴有面色晦暗，口唇色紫，舌质暗或有瘀点或瘀斑，苔少，脉细涩。

（7）脾胃虚弱证

临床证候：多见于恣食鱼虾、海鲜，或者接触皮毛等物，症见瘙痒时轻时重，常在皮肤上见到抓痕和针帽大小的血痂，兼有气短乏力，倦怠懒言，不任劳作，大便干结或稀溏，舌质淡红，苔少或苔薄，脉虚细弱。

辨证要点：多见饮食不当诱发或加重，瘙痒时轻时重，兼有气短乏力，倦怠懒言，大便干结或稀溏，舌质淡红，苔少或苔薄，脉虚细弱。

三、鉴别诊断

（一）西医学鉴别诊断

1. 荨麻疹与丘疹性荨麻疹相鉴别

丘疹性荨麻疹为散在的风团样丘疹，或风团上有水疱，瘙痒剧烈，数日后消退。组织病理有区别。

2. 荨麻疹与荨麻疹性血管炎相鉴别

荨麻疹样血管炎多见于中年妇女，皮肤风团持续时间长，超过24小时，甚至数日不消退，风团触之有浸润，消退后有色素沉着。常伴有不规则发热、关节疼痛，化验有低补体血症。其中风团持续时间长，消退后留痕迹是主要鉴别点。组织病理有区别。

3. 湿疹与接触性皮炎相鉴别

接触性皮炎与湿疹均为第Ⅳ型变态反应，病理变化相似，临床上的表现有时不易区别，如最初表现为接触性皮炎，但在长期反复发病后皮疹可表现为湿疹样，有些原来认为原因不明的湿疹，由于医学的进步已找出接触的原因而划入接触性皮炎中。不少职业引起的接触性皮炎表现为慢性湿疹样，长期接触弱刺激物而引起的一种原发性刺激接触性皮炎亦可表现为湿疹，如经常接触肥皂和碱水的妇女发生的手部湿疹等。湿疹与接触性皮炎虽有不少共同点，但在临床上亦可看到一些不同之处，如接触性皮炎在病因去除后，病程可呈自限性，常迅速痊愈；而湿疹病因常不清楚，病程反复；接触性皮炎的病因比较单一，而湿疹病因比较复杂，似与变应原的种类、一定的体质等有关。

4. 慢性湿疹与神经性皮炎相鉴别

神经性皮炎、皮损好发于颈项、肘、尾骶部。典型损害为苔藓样变，边界清楚，干燥而无渗出倾向，慢性湿疮有渗出倾向，但浸润肥厚则较慢性单纯性苔藓明显，边界也多不清楚。组织病理有区别。

5. 慢性湿疹与皮肤淀粉样变相鉴别

淀粉样变的皮损多发于小腿伸侧及肩背部，为高粱米大小的圆顶丘疹，质地坚实，密集成片，皮疹呈高粱米至绿豆大小圆形丘疹，密集成片而不融合，或呈念珠状排列。慢性湿疹皮肤色素沉着，皮损苔藓样变。两者组织病理有区别。

6. 瘙痒性病变与扁平苔藓相鉴别

扁平苔藓皮损为紫红色、多角形扁平丘疹，有 Wickham 纹。组织病理变化有其特异性。

7. 瘙痒症与其他瘙痒病相鉴别

瘙痒症无原发损害，常见抓痕，患病时久始出现苔藓化。

（二）中医学鉴别诊断

1. 瘾疹与水疥相鉴别

水疥为散在的风团样丘疹，或风团上有水疱，多发生于四肢远端，瘙痒剧烈，可有少量渗出，数日后消退。

2. 风瘙痒与慢性湿疮相鉴别

慢性湿疮由急性湿疹发展而来。病程久，与风瘙痒相比，可见原发皮损如丘疹、丘疱疹等，边界不清，皮疹融合呈苔藓样变，也可见色素沉着等。

3. 瘾疹与风瘙痒相鉴别

瘾疹多为突然发生，皮损为大小不一的风团疹，色红或白，迅速出现，消退亦快，消退后不留任何痕迹。风瘙痒主要为瘙痒，无原发皮损，大多为抓痕、结痂等继发性皮损。

4. 泛发湿疮与中药毒相鉴别

泛发湿疮的皮损多为多形性，瘙痒。中药毒有用药史，发病有 5~20 天的潜伏期，皮疹大小不一，形态各异，色泽鲜明，多为泛发，停用药后，皮疹逐渐消失。

5. 鹅掌风、脚湿气与局部湿疮相鉴别

鹅掌风、脚湿气多从单侧发病，好发于掌跖或指趾间，有小水疱、脱屑等，向对侧传染蔓延，多伴有指（趾）甲损害。

四、临床治疗

（一）提高临床疗效的要素

控制血糖，早期规范治疗，注意防护。

皮肤瘙痒病变与糖尿病病程、病情关系密切，因而积极治疗糖尿病可减少瘙痒病变的发生并使其好转。定期监测血糖，包括空腹血糖和餐后 2 小时血糖。根据血糖值调整降糖药物。在加强糖尿病治疗的同时，早期发现皮损，早期治疗。

（二）辨病治疗

1. 荨麻疹

瘙痒、风团较多时，炉甘石洗剂、抗组胺剂、哈西奈德乳膏和糖皮质激素膏类外用。需注意糖皮质激素虽然可以有效地减经由炎症介质介导的皮肤病，但不能长期使用，长期使用可使局部皮肤萎缩和干燥。

2. 湿疹

（1）急性湿疹 急性期皮损无水质渗液和糜烂时，可以选炉甘石洗剂、氧化锌糊或肾上腺糖皮质激素凝胶，不得选用乳膏、硬膏。大量渗出皮损可选择 3% 硼酸或 0.1% 乳酸依沙吖啶注射液或生理盐水湿敷。

（2）亚急性湿疮 可用 5% 黑豆馏油软膏外搽，也可外用 15% 氧化锌膏、维生素 B 软膏等，一日 2~3 次。病情迁延无明显潮红感染表现者，可与曲安西龙霜等类固醇激素软膏混匀或交替外用，一日 2 次。肛阴部湿疹可与复方康纳乐霜、咪康唑霜等合用。有轻度感染征象者可外用 1% 氯霉素氧化锌油，或绿药膏或莫匹罗星软膏外用，一日 2~3 次。

（3）慢性湿疹 慢性皮损可用肾上腺糖皮质激素软膏、硬膏、乳剂或酊剂外用，此类药物不建议长期使用。可以用保湿剂和角质松解药如：20%~40% 尿素软膏、10% 水杨酸软膏等外用。运用水杨酸软膏时，一旦外用药物后皮损发红，有渗出倾向，应及时停用。慢性皮损急性激惹后则按急性皮损治疗处理，一般用药应先从低浓度开始。也可丁苯羟酸、曲安奈德新霉素硬膏外贴，也可用封包疗法。

3. 瘙痒症

无渗出时可用外用抗组胺剂和外用糖皮质激素复方醋酸地塞米松乳膏；皮损增厚时也可用丁苯羟酸、曲安奈德新霉素硬膏外贴，也可用封包疗法。

（三）辨证治疗

1. 辨证论治

根据发病特点、临床表现及四诊合参，对各病辨证论治。

（1）荨麻疹

①风寒束表证

［治法］疏风散寒，调和营卫。

［方药］桂枝麻黄各半汤（《伤寒论》）加减：桂枝、芍药、生姜、炙甘草、麻黄、杏仁、大枣等。

［加减］表虚恶风者，加玉屏风散、荆芥；头痛、身痛者，加川芎、秦艽、桑枝。

②风热袭表证

［治法］疏风清热止痒。

［方药］消风散（《医宗金鉴》）加减：当归、生地黄、防风、蝉蜕、知母、苦参、胡麻仁、荆芥、苍术、牛蒡子、石膏、甘草、木通等。

［加减］风团鲜红灼热者，加牡丹皮、赤芍；咽喉肿痛者，加玄参、银花；瘙痒剧烈、夜寐不安者，加白蒺藜、生龙骨、生牡蛎。

③胃肠湿热证

［治法］疏风解表，通腑泄热。

［方药］防风通圣散（《黄帝素问宣明论方》）加减：防风、大黄、芒硝、荆芥、麻黄、栀子、白芍、连翘、甘草、桔梗、川芎、当归、石膏、滑石、薄荷、黄芩、白术。

［加减］大便不成形者，去大黄、芒硝，加茯苓、白术；恶心呕吐者，加半夏、竹茹；有肠寄生虫者，加乌梅、使君子、槟榔。

④气阴两虚证

［治法］益气养血，祛风止痒。

［方药］当归饮子（《外科正宗》）加减：当归、生地、白芍、川芎、何首乌、荆芥、防风、白蒺藜、黄芪、生甘草等。

［加减］心烦失眠者，加炒枣仁、夜交藤、珍珠母；瘙痒较甚者，加首乌、苦参。

（2）湿疹

①热盛证

［治法］清热凉血，除湿解毒，祛风止痒。

［方药］清热解毒饮（《医宗金鉴》）加减：赤芍、黄连、生地黄、金银花、薄荷叶、木通、连翘、灯心草、生甘草等。

［加减］心火炽盛，口干心烦，口舌生疮，失眠易惊者加、生栀仁、莲子心、黄连、黄芩、黄柏；胃火炽盛，口苦口臭，苔厚燥，唇干裂，便干结者加大黄、栀子；夏季暑湿重者加茵陈、藿香、薏苡仁；渗液多者加车前子、泽泻、猪苓、冬瓜皮等。

②脾虚湿热证

［治法］清脾除湿，佐以清热。

［方药］清脾除湿饮（《医宗金鉴》）加减：白术、枳壳、薏苡仁、芡实、白扁豆、黄柏、干地黄、黄芩、茵陈、车前子、泽泻、白鲜皮、苦参。

［加减］渗出糜烂明显者加防己、茯苓皮、猪苓、地肤子利水渗湿止痒。

③脾虚血燥证

［治法］健脾除湿，养血润肤。

［方药］健脾除湿汤（《赵炳南临床经验集》）合四物汤（《太平惠民和剂局方》）加减：山药、芡实、生薏苡仁、生扁豆、枳壳、草薢、云苓、黄柏、白术、当归、生地、川芎、鸡血藤、赤白芍。

［加减］瘙痒严重者可加白鲜皮、苦参、白蒺藜、地肤子；烦躁者可加合欢皮、郁金；失眠者可加首乌藤。

④阴虚血燥证

[治法] 育阴润燥，养血润肤，息风止痒。

[处方] 当归饮（《外科正宗》）加减：当归、生地、白芍、川芎、何首乌、荆芥、防风、白蒺藜、黄芪、生甘草等。

[加减] 兼气血两虚者，可加黄芪、党参或太子参；皮损肥厚者，加鸡血藤、桃仁、红花；瘙痒重者加全蝎、乌梢蛇；瘙痒夜甚，夜寐不安者，加生龙骨、生牡蛎。

（3）瘙痒症

①风热血热证

[治法] 凉血清热，消风止痒。

[方药] 止痒息风汤（《朱仁康临床经验集》）加减：生地、生龙骨、生牡蛎、玄参、当归、白蒺藜、丹参、防风、甘草、蝉蜕、黄芩。

[加减] 口渴、便秘者加生大黄、知母。

②湿热蕴肤证

[治法] 息风止痒，除湿解毒。

[方药] 全虫方（《赵炳南临床经验集》）加减：全蝎、皂刺、苦参、白蒺藜、威灵仙、白鲜皮、黄柏、槐花。

[加减] 心悸、失眠者加枣仁、柏子仁、夜交藤，渗液者加僵蚕、茯苓皮、茵陈、赤小豆，瘙痒抓破易致毒染加焦栀子、黄柏、白花蛇舌草、蒲公英、野菊花。

③风热袭表证

[治法] 搜风清热，败毒止痒。

[方药] 乌蛇驱风汤（《朱仁康临床经验集——皮肤外科》）加减：乌梢蛇、羌活、蝉蜕、荆芥、黄芩、防风、连翘、金银花、白芷、甘草等。

[加减] 瘙痒泛发全身者加浮萍、刺蒺藜、苦参、白鲜皮、地肤子。

④风寒束表证

[治法] 散寒祛风，和营止痒。

[方药] 麻黄桂枝各半汤（《伤寒论》）

加减加减：桂枝、芍药、生姜、炙甘草、麻黄、杏仁、大枣等。

[加减] 神疲乏力者加何首乌、人参，恶寒、肢冷者加炮附子，血虚者加当归身、桑椹子。

⑤血虚生风证

[治法] 滋阴生津，养血润肤，润燥止痒。

[方药] 养血润肤饮（《外科证治全书》）加减：当归、天冬、麦冬、花粉、黄芪、生地、熟地、黄芩、红花、桃仁、升麻等。

[加减] 反复瘙痒者加皂刺、炙山甲、乌梢蛇、全蝎、苍耳子、威灵仙。

⑥瘀血阻滞证

[治法] 活血化瘀，消风止痒。

[方药] 桃红四物汤（《医宗金鉴》）合四物消风饮（《外科证治全书》卷五）加减：当归、赤芍、桃仁、红花、熟地、川芎、荆芥、薄荷、柴胡、蝉蜕、白蒺藜、甘草等。

[加减] 热甚者加地榆、紫草，风邪甚者加防风、全蝎，皮肤肥厚者加姜黄、莪术、丹皮、丹参、阿胶。

⑦脾胃虚弱证

[治法] 健脾益气，佐以固表。

[方药] 四君子汤（《太平惠民和剂局方》）合玉屏风（《医方类聚》）加减：人参、黄芪、白术、炙甘草、当归、防风、陈皮、茯苓、砂仁、木香。

[加减] 瘙痒病变在上半身者加白附子、桑叶、杭菊花；瘙痒病变在下半身者加炒杜仲、桑寄生、川牛膝。

2.非药物疗法

（1）毫针疗法

①针灸辨证治疗

[处方一] 风池、大椎、血海、风府、曲池、足三里。

[操作方法] 采用局部浅刺或放血方法，留针15~30分钟。

［适应证］热毒内盛，血热生风证。

［注意事项］注意严格按照无菌操作程序。

［处方二］血海、膈俞、足三里、三阴交、百会、丰隆、行间。

［操作方法］采用局部浅刺或放血方法，留针 15~30 分钟。

［适应证］气血不足，血虚生风证。

［注意事项］注意严格按照无菌操作程序。

［处方三］风池、风府、百会、血海、太冲、大椎、阳陵泉。

［操作方法］采用局部浅刺或放血方法，留针 15~30 分钟。

［适应证］风盛作痒证。

［注意事项］注意严格按照无菌操作程序。

［处方四］气海、关元、足三里、百会、风池、肾俞、中脘、三阴交。

［操作方法］采用局部浅刺或放血方法，留针 15~30 分钟。

［适应证］风寒外束证。

［注意事项］注意严格按照无菌操作程序。

［处方五］条口、丰隆、中脘、曲池、风池、下脘、足三里。

［操作方法］采用局部浅刺或放血方法，留针 15~30 分钟。

［适应证］风湿外袭证。

［注意事项］注意严格按照无菌操作程序。

②针灸辨病治疗

［处方一］曲池、血海、合谷、足三里、肺俞。

［操作方法］实者泻之，虚者补之。针刺得气后留针 30 分钟，每日 1 次。

［适应证］全身性瘙痒病。

［注意事项］注意严格按照无菌操作程序。

［处方二］主穴：曲池、血海；配穴：合谷、三阴交、阿是穴（皮损区）。

［操作方法］施平补平泻法，针刺得气后留针 30 分钟，每日 1 次，10 次为 1 个疗程。

［适用证］瘙痒性皮肤病。

［加减］瘙痒发于上半身者，加内关；发于下半身者，加足三里；发于全身者，加风市、风池、大椎、风门、肺俞等：脾胃不和者，加中脘、天枢、足三里；气血不足者，加膈俞、肝俞、脾俞。

（2）刺络放血疗法

［处方］委中、尺泽。

［操作方法］用三棱针点上穴位出血 5~6 滴。

［功能］清泻血热，祛风止痒。

［适应证］荨麻疹急性发作、急性湿疹。

（3）穴位注射法

［处方］大椎、肩髃、血海、风门、心俞、风市、曲池、足三里。

［操作方法］每次取 3~4 穴，采用 0.1%~0.25% 盐酸普鲁卡因注射液 5~10ml，针刺得气后，每穴缓慢推注 2~3ml，2 日 1 次，5 次为 1 个疗程。

［适应证］慢性瘙痒症。

（4）自血疗法

［操作方法］抽取自身静脉血 3~5ml，立即肌内注射。隔天 1 次，5 次为 1 个疗程。

［适用症］慢性瘙痒病，慢性荨麻疹，慢性湿疹。

（5）物理疗法

局限性慢性湿疹有时可用浅层 X 线放射或核素 ^{32}P、^{90}Sr 敷贴治疗，但因易复发，不宜轻易使用。

5. 成药应用

可根据病情选用龙胆泻肝丸、四妙丸、参苓白术散、润燥止痒胶囊等进行治疗。

（四）新疗法选粹

（1）中药内服外洗治疗糖尿病皮肤瘙痒的临床效果显著。由于糖尿病周围神经病变，早期出现感觉异常可以出现皮肤瘙痒，晚期出现皮肤疼痛，多发生于双上肢、双下肢，以远端、夜间发病为主。皮肤瘙痒症临床分为血虚风燥证和肌肤失养证，主要症状为皮肤瘙痒干燥脱屑，有明显的抓痕及血痂或伴头晕、眼花、心慌、失眠等兼症，多见于老年糖尿病患者，治疗方法为养阴润肤、祛风止痒。风湿蕴阻，肌肤失养证，主要症状为皮肤继发感染或皮损多有渗水糜烂或呈湿疹样变，多见于青壮年糖尿病患者，治疗方法为祛风利湿，养血润肤。湿热下注，肌肤失养证，主要症状为瘙痒部位多在女阴、阴囊、肛门周围等部位，皮损多有渗出糜烂，治疗方法为清热利湿，滋润肌肤。龙胆泻肝丸清热利湿止痒，用于外阴肛门潮湿瘙痒，或下肢皮肤瘙痒，抓破渗液结痂，遇热痒重。当归饮子养血润燥、平肝息风，用于皮肤干燥，瘙痒无度，夜间为甚，抓痕血痂遍布，心烦急躁，夜寐不安。八珍益母丸养血润肤、祛邪止痒，用于气血不足所致月经不调、血不润肤瘙痒。防风通圣丸清热祛湿、散风止痒，用于风热蕴结所致皮肤刺痒、口苦咽干、大便干燥。中药外用治疗皮肤干燥瘙痒，采用大风子油、润肌膏。皮肤潮湿瘙痒，采用薄荷三黄洗剂。苦参方用于清洗糖尿病会阴部瘙痒患者；槟榔汤熏洗肛门周围瘙痒的患者；洁身液清热解毒、止痒，用于湿热下注所致阴部瘙痒，阴囊湿疹皮痒症；洁尔阴洗液清热除湿、祛风止痛，用于下焦湿热下注所致男女阴部瘙痒症。（张香彩，李红娇，杜昕．中医药辨证治疗糖尿病皮肤瘙痒症的临床体会——评《糖尿病患者合理用药》．中国实验方剂学杂志，2022，18：212.）

（2）糖尿病皮肤瘙痒症是由消渴日久导致机体亏虚、血瘀停滞，进而阴虚燥热、瘀血入络而发病，皮损在外，而本质在内，宜从内治。黄仕喆设凉润通络法治疗本病，拟"凉润通络方"（药物组成：生地黄、玄参、枸杞子、山萸肉、太子参、知母、地骨皮、黄柏、鸡血藤、全蝎、丹参、当归、蝉蜕、徐长卿）以滋阴养血润肤、清热凉血润燥、活血化瘀通络，全方凉而不伤正，润而不滋腻，通经络以和气血，扶正祛邪，标本同治，治疗糖尿病皮肤瘙痒症效果显著。（黄仕喆，魏杰，戎士玲．运用凉润通络法治疗糖尿病皮肤瘙痒症．江苏中医药，2022，7：47-49.）

（3）郭玥基于玄府理论新视角初探糖尿病皮肤瘙痒症。"玄府"一词始于《内经》，刘完素以此为基，提出"玄微府""玄府闭密"等概念，最终形成全新的玄府理论体系。糖尿病皮肤瘙痒症内、外因皆可致病，风邪不离疾病全程，玄府腠理郁闭贯穿疾病始终。治疗上以祛风开玄为主，围绕"透"法，宣透、清透以畅玄府，同时强调治血通玄，血行则风自灭。祛风透表开玄乃治标，而消渴本身乃五脏内损，因此当兼顾全身脏腑整体论治，固本通调。消渴感受风邪以外风居多，然消渴病"内热伤阴耗气"，易致热壅血络，引动肝木之内风，而使枢机不利，玄府郁闭生痒，故临床常用牡丹皮、紫草、龙胆草、生地黄、栀子、苦参等滋阴凉血，清透开玄，并佐以柴胡、川芎、白蒺藜等疏肝祛风，理气通玄。"风阳邪，性清扬开泄"，风邪流窜肌表，皮肤腠理大开，他邪乘虚而入，可一同郁闭皮毛玄府。辛味解表药具质轻气薄、升达开泄之特性，而行宣透解表、发散开玄之功，如常用麻黄、桂枝、细辛、荆芥、防风、葛根、升麻、柴胡等。消渴作为原发病，若失治误治常迁延不愈，使阴血不足而燥热内生，郁久动血生风，影响玄府正常开阖通利而作痒。故临床常从"血"治，是谓"治风先治血，血行风自灭"，"治血"乃为本，"风灭"则玄府自调，养血凉血法、活血通络法等均为常用。用消风散，药用胡麻仁、生地黄、当归活血通络，赤芍、紫草、水牛角、徐长卿、牡丹皮散瘀凉血，全方共奏养血清热、祛风开玄止痒之效。特别是具有搜风通络、走窜启闭之性的虫类药在"开通玄府"时发挥了独特优势，全蝎、僵蚕、地龙、蜈蚣、白梢蛇、乌梢蛇、马钱子、水蛭等虫类药以及青风藤、夜交藤、海风藤等藤类药搜风通络，开玄止痒。中医治疗糖尿病皮肤瘙痒症除从玄府论治内服汤药外，还有诸如中药外洗等在内的各种特色疗法，均不离"开玄通府"之旨。运用凉血疏风汤内服配以马齿苋、地肤子、白鲜皮、苦参、花椒等组成的利湿止痒方外洗，利用药物本身清热利湿、凉血疏风之性，畅达气血，通透开玄。针灸方面则通过经络感发传导直接作用于玄府，常取阴血之海的血海穴，并配伍八会穴之血会膈俞，以"治血"为要，使"血行风自灭"，风邪祛而玄府通，共奏行血祛风止痒、通络开玄之功。曲池、合谷二穴属手阳明大肠经，肺与大肠相表里，肺主皮毛，用此二穴以里治表，表里同治，可清宣皮毛、透表开玄以止痒。另有三阴交、足三里、阴陵泉、太冲等皆为常用，诸穴配伍，可通调脾胃、疏达肝气、透发郁火，使气得通，精得生，玄府通利而痒自消。（郭玥，王旭.基于玄府理论新视角初探糖尿病皮肤瘙痒症.吉林中医药，2022，5：511-515.）

（五）医家诊疗经验

1.赵炳南

赵炳南教授根据其多年的临床经验，治疗荨麻疹首重祛风，并分4型治疗。

（1）风热（多见于急性荨麻疹）全身或暴露部位出现风团样扁平皮疹，稍高于皮面，呈红色或粉红色，剧痒，兼见头痛、发热、心烦、口渴、大便干、小溲赤等症。舌质红、苔薄白或白腻，脉滑数。治宜辛凉解表，疏风止痒。

处方一：荆芥穗、防风、金银花、牛蒡子、丹皮、浮萍、生地、薄荷、黄芩、蝉蜕、生甘草。

处方二：桑叶、菊花、杏仁泥、连翘、金银花、薄荷、甘草、丹皮、防风。

（2）风寒（多见于慢性荨麻疹）全身泛发粉白色、粉红色风团样扁平丘疹，作痒，遇风、遇冷加剧，或兼有发热恶寒，无汗身痛，口不渴，苔白，脉浮紧。治宜辛温透表，疏风止痒。处方：麻黄、杏仁、干姜、防风、浮萍、白鲜皮、荆芥穗、蝉蜕、陈皮、丹皮、生甘草。

（3）滞热受风（多见于急性荨麻疹）风团、风疹持续不已，反复发作，疹块或白或赤，奇痒不眠，并有中脘痞满，纳呆，胸闷，嗳腐吞酸，嘈杂恶心或腹痛，大便干燥秘结，小便红赤，舌苔白厚或腻，脉沉涩。治宜表里双解。处方：防风、金银花、地肤子、荆芥穗、大黄、厚朴、云苓、赤芍、甘草。

（4）血虚受风（多见于慢性荨麻疹）皮疹反复发作，多见午后或入夜加重，而午前或后半夜则轻。兼见头晕、头重、腰酸、体倦、失眠多梦等症。舌质淡或红润，无苔，脉沉细而缓。治宜益气养血，疏散风邪。处方：生地、当归、赤芍、白芍、首乌、生黄芪、防风、荆芥穗、刺蒺藜、麻黄。

以上4型中，风热型较风寒型为急，治疗原则：以祛风邪为主，用药辛散宣达。对于外邪未深入，正气未虚者效果较好，风寒型及虚型疗效较差。慢性患者虽经治愈，近期已无新生皮疹，为了减少复发，最好在治愈后再服药一阶段，或较长期服用丸药，才能达到减少复发的目的。在治疗期间或在恢复以后，对饮食的禁忌也必须注意，应忌食鱼、虾、辣椒、酒等刺激食物。

2. 周鸣岐

周鸣岐教授根据多年临床经验认为，顽固性荨麻疹多由急性荨麻疹迁延而来，其特征为风团反复发作，剧烈瘙痒，且多伴有头晕头痛、失眠多梦、腰酸和乏力等症。很多人有定时发病，有的在春、秋或冬季，有的在上午或晚上，有的与月经来潮有关。中医学认为，其致病多系阴血不足，阴虚生内热，血虚生风，或反复发作，气血被耗，复为风邪所袭，或病久风邪深入营血脏腑，或冲任失调，肝郁不舒。因此本病之治疗，既应着意祛邪，更当留心扶正，详审其阴阳气血之盛衰，以燮理阴阳、调和营卫、固卫御风等法为治。血虚宜益气养血，药用生黄芪、党参、当归、生地、白芍、川芎、首乌等。血瘀宜活血化瘀，药用桃仁、红花、丹参、鸡血藤；夹风宜疏表祛风，药用荆芥、防风、刺蒺藜等；又有风邪久羁，疏之不应，则又当行搜风之法，药用蝉蜕、僵蚕、蜈蚣、乌梢蛇等。对于冲任、不调，逢经期而发作者则宜调冲任、和气血，药用肉苁蓉、淫羊藿、巴戟天、柴胡、当归、川芎、赤芍、生地、丹参等。本病缠绵不愈，每致精神紧张，情绪抑郁，故镇静安神之法宜相辅而用，药用枣仁、夜交藤、合欢花等。胃肠蕴热不清，必熏蒸肌肤，故大便干者又宜润肠通腑、泻热导浊，药用瓜蒌仁、麻仁、首乌等。此外，苦参、白鲜皮、地肤子三味，清热燥湿、祛风解毒止痒效果颇佳，亦常用于本病。

3. 徐宜厚

徐宜厚教授认为湿疹的发生多与脾湿、心火、肺热有关，因而内治法以健脾、清心、清肺三法为主。

（1）治脾　症见红斑、水疱，但又以渗出、糜烂为主。治宜健脾渗湿。方用胃苓汤加减：茯苓皮、茵陈蒿、苍术皮、炒枳壳、苦参、陈皮、猪苓、泽泻、冬瓜皮。

（2）治心　症见小片红斑、丘疹、脱屑，或糜烂、潮湿，不过以红斑、糜烂多见。治宜清心导赤。方用三心导赤汤：莲子心、连翘心、玄参、生地黄、栀子心、茯苓皮、车前子、车前草、木通、灯心草。

（3）治肺　症见丘疹、红斑、丘疱疹，渗出不多，但痒感较重，治宜清肺通腑。方用凉膈散加减：连翘、虎杖、山楂、黄芩、酒大黄、焦山栀、茵陈蒿、白茅根、薄荷（另包，后下）。

（4）加减法　亚急性期加龙胆草、赤小豆、汉防己；急性期加威灵仙、钩藤、乌梢蛇；慢性期加何首乌、当归、丹参、炒白芍；皮疹在上半身者加桑叶、杭菊花、炒牛蒡子；在中部者加柴胡、郁金、川楝子；在下部者加萆薢、赤芍、川牛膝；偏于血热者加牡丹皮、茜草、紫草；偏于顽湿者加海桐皮、蚕沙、槟榔。

在具体辨证过程中，既要注意病程的长短，又要重视皮疹的演变。一般来说，病程短者，湿热流窜肌腠是其主要方面，治当利湿、清心、导赤；病程长者，湿热化燥，伤阴耗液则是主治的方向，法当养血、疏风、化湿。从皮疹和演变辨别风、湿、热三邪的孰轻孰重，是治疗湿疹选方用药的重要依据。如皮疹泛发，丘疹、鳞屑较多，自觉剧痒，治风治肺为先，药用荆芥、防风、苍耳子、蝉蜕、薄荷、桑叶、菊花等。若渗出浸淫，糜烂较重，并有越腐越痒的现象，治湿治脾为主，药用茯苓皮、苍术皮、生苡仁、陈皮、冬瓜皮、茵陈蒿、猪苓、泽泻、炒枳壳、赤小豆等。若丘疹、红斑遍及全身，搔破有少许渗血，治热治心为重，药用生地黄、牡丹皮、玄参、栀子、红花、紫草等。对部分顽固瘙痒，用疏风、散风、搜风诸品，非但痒感不减，反有加重趋势者，可酌加安神平肝息风之品，如柏子仁、枣仁、合欢皮、夜交藤、石决明、生龙牡、生赭石等，常能获得良效。

4. 朱仁康

朱仁康教授治疗瘙痒症分型论治，认为本病辨证多分为3型。

（1）血热型　治以凉血清热，消风止痒。方用止痒息风汤加减，药用生地、丹皮、赤芍、丹参、玄参、白鲜皮、煅龙牡、白蒺藜、生甘草。

（2）血虚型　治以养血润燥，消风止痒。方用当归饮子加减，药用生熟地、何首乌、当归、白芍、荆芥、白蒺藜、黄芪、麻仁、麦冬、甘草。

（3）风湿型　治以祛风胜湿，清热止痒。以《局方》消风散加减，药用荆芥、防风、羌活、蝉蜕、陈皮、茯苓皮、白芷、枳壳、银花、甘草。

5. 张志礼

张志礼教授对本病的辨证大多分为肝肾亏损型（或称血虚肝旺型、血虚风燥型）和风湿热型（或湿热型，或风湿蕴阻型）。前者以养血润肤、祛风止痒为治法，方用当归饮子、四物汤加减。后者以清热化湿、疏风止痒为治法，方用消风散、茵陈蒿汤、二妙散、全虫方等加减。

五、预后转归

研究表明，有30%的患者在糖尿病确诊前以皮肤病就诊，也可能伴随糖尿病全过程。在2型糖尿病患者中，皮肤瘙痒症是最常见的皮肤并发症，发病率约26%。尽管糖尿病继发的皮肤瘙痒症危险性很小，但发病率很高，对患者生活质量影响大，剧烈的皮肤瘙痒严重影响患者的生存质量，使之出现烦躁、焦虑、抑郁、失眠、情绪

异常等心理和神经精神障碍，严重威胁患者的身心健康和正常生活。皮肤瘙痒引发的感染及情绪波动等被称为"血糖难控因素"，是加重糖尿病病情、诱发多种合并症的重要病因。糖尿病并发皮肤慢性瘙痒病变起病隐匿，常不能早期诊断而延误治疗，且病程长，易反复发作而难以治愈，持续高血糖导致病菌加快生长繁殖速度，皮肤极易发生感染。西医多以控制血糖为主，外加口服抗过敏药对症治疗，其见效虽速，但极易复发，且容易出现中枢抑制、抗胆碱能、心脏毒性等不良反应。中医针对急、慢性瘙痒病辨证治疗有很好的疗效，避免诱发很多不良反应。一般而论，急性荨麻疹病因清楚，病程短，治疗及时预后良好；而慢性荨麻疹病因复杂，病程长，中西药治疗效果均较缓慢，少数迁延十年之余，反复发作，难以治愈。湿疹病因复杂，是内外因子相互作用的结果，故病程缠绵、反复发作，特别是一些顽固性湿疹，西医治疗难以取效。采用中医药治疗或中西医结合方法常可提高疗效，并避免由于服西药所产生的毒副作用，且有协同治疗作用。临床辨证需要注意湿疹发展过程中各阶段症状表现不同，其病机亦有改变。湿疹患者可能具有一定的体质，故在特定人群好发，但又受健康情况及环境等条件的影响。除去某些致敏因子，湿疹病变不会很快消失，但也有的患者通过锻炼、改变环境等使机体的反应性发生变化，再接受以往诱发湿疹的各种刺激，可不再发生湿疹。急性湿疹及时治疗后大部分可在短期内治愈，慢性湿疹如慢性阴囊湿疹、手部湿疹往往反复发作，长年不愈。瘙痒症，因病因比较复杂，应仔细询问病史，寻找和消除病因，予以根治，以达到止痒的目的。排除或积极治疗糖尿病、肾炎、肝脏的疾病。如果肛门或会阴瘙痒，要查明是否由于肠道寄生虫、真菌的感染，应用适当的杀虫

和抗真菌的药物。原因不明的慢性瘙痒症往往与饮食和情绪有关。有的患者需改变饮食结构或停止饮酒、调畅情绪、保证充足睡眠等，瘙痒才能减轻。

六、预防与调护

（一）预防

糖尿病瘙痒病发病原因较多，其机制除了皮肤受血糖影响外还有其他因素影响，临床也有很多糖尿病瘙痒病患者除了血糖含量高外，也不能找到确切原因，故预防应保护和增强患者免疫功能，除尽快有效控制血糖外，还应从以下方面努力。

（1）积极寻找病因　针对原发病进行正规治疗。

（2）生活方面　避免接触可诱发瘙痒病的各种因素，如化学刺激物，吸入物（花粉、屋尘、动物皮屑、汽油、有胆胺杀虫喷雾剂、农药、煤气等）；注意气候变化，增减衣物，如因冷热刺激而发病者，不宜过分避免，相反宜逐步接触，渐渐延长时间以求适应；如有寄生虫感染者应驱虫治疗，对药物有过敏反应者，用药时应尽量避免使用，若不能避免时可考虑结合抗组胺药同时使用；注意卫生，避免昆虫叮蜇。内衣以及床上用品选用柔软光滑的纯棉织品，不宜用毛织品及化纤品。洗浴时忌用强酸、强碱性刺激性强的洗护用品刺激皮肤，也忌用高温水烫洗患处，特别是瘙痒伴随渗出性皮损时，否则破坏皮肤功能，加重病情；一些特殊职业的患者，如洗浴场地的工作者、理发店的工作者，因特殊的环境中存在容易诱发瘙痒病的物质，更易复发湿疹，可以根据实际情况改变工作环境，以防复发或诱发瘙痒病。对于急性瘙痒病特别是急性荨麻疹、急性湿疮或慢性湿疮急性发作期间，应暂缓注射各种疫苗。

（3）饮食方面　忌食辛辣、酒类、虾、蟹等动风之品，对某些食物，特别是蛋白质类食物，如牛肉、牛奶、鱼、虾、蟹及其他海鲜，若曾有过敏者应禁食。多食水果蔬菜。

（4）精神方面　瘙痒患者应尽量避免精神刺激和过度劳累，因精神刺激、过劳均可导致瘙痒的反复发作。平素患者的朋友与家人应尽量开导患者，以免患者产生抑郁情绪。患者亦应注意培养积极乐观的人生观，工作上注意劳逸结合，以防止诱发瘙痒病或复发。

（5）运动方面　注重锻炼身体，增强体质。根据自身的体质，选择适合自己的运动锻炼，提高自身的正气，预防诱发瘙痒病或复发。

（二）调护

（1）应掌握饮食治疗的原则　①热量平衡：每日摄入的热量与消耗的能量要达到生理要求的平衡，使体重保持在正常（理想）标准的范围内。②营养平衡：三大营养物质，碳水化合物应占总热量的 55%~65%，脂肪占 30%，蛋白质占 15%~20%（需要量约为 1g/kg 理想体重）。③矿物质和维生素的平衡，钙、镁、铬、锌等矿物质和微量元素缺乏与糖代谢有关。应补充摄入足量的维生素，以确保良好的身体素质。④合理分配三餐：根据每日饮食总热量和碳水化合物、蛋白质、脂肪的组成，将热量换算成食物重量，将每日三餐分配为 1/5、2/5、2/5，或 1/3、1/3、1/3。⑤提倡：二高、四低、一平衡，禁烟酒。二高：指高碳水化合物、高纤维素；四低：指低糖、低脂、低胆固醇、低盐；一平衡：平衡蛋白质。高碳水化合物是指在合理控制热量的基础上适当提高碳水化合物的摄入量，以多糖淀粉类为主，多食粗制米、面及杂粮，尽量少吃精米、白面，但空腹血糖高于 10mmol/L 的患者，不宜采用高碳水化合物饮食。低糖：指减少糖的摄入，包括糖与高糖制品；低脂：指每日脂肪的摄入量小于 50g，肥胖患者每日不得超过 40g；低胆固醇：每日摄入的总胆固醇量不超过 300mg；低盐：指每日摄入盐量应在 5g 以下。

（2）皮肤护理方面　荨麻疹、瘙痒症、慢性湿疹可以温水洗澡，保持皮肤干燥卫生，避免过热的水烫洗（特别是急性湿疹，更应该忌用过热的水烫洗），忌用碱性强的肥皂洗浴，以避免破坏皮肤功能。因弱酸性物质可以有效地减少皮肤刺激，减轻瘙痒，老年人及皮肤干燥者，可选用低 pH 值的清洁剂和润滑剂等洗护用品洗护患处。慢性湿疹或皮损干燥者，在冬季洗澡后涂擦润肤之品。不要过度抓挠皮肤，以防感染及加重病情。观察皮肤有无发红、肿胀、发热、疼痛等感染迹象，一旦皮肤受伤或出现感染立即就医治疗。特殊部位瘙痒症如女性会阴部瘙痒者，指导排便后用温水清洗，清洗会阴的盆和毛巾应单独分开，经常太阳照射消毒，会阴部皮肤保持干燥清洁。

（3）精神情志　瘙痒是一种极其不舒服的感觉，剧烈的皮肤瘙痒严重影响患者的生存质量，导致患者出现烦躁、焦虑、抑郁、失眠、情绪异常等神经情志症状。患者要保持乐观、愉悦的精神，劳逸结合，否则"七情生病"又会加重瘙痒，影响患者的身心健康和正常生活。

七、专方选要

（一）荨麻疹

1. 止痒消荨汤

［组成］当归、丹参、牡丹皮、赤芍、紫草、茯苓、薏苡仁、荆芥、防风、白鲜皮、桑白皮、甘草。

［功能］养血活血，祛风止痒。

［适应证］血虚风燥和脾虚湿蕴型慢性荨麻疹。

［加减］寒盛者加桂枝、麻黄、细辛等；热盛者加蒲公英、白花蛇舌草、连翘等；风邪盛者加钩藤、首乌藤、蝉蜕等；湿热盛者加苦参、马齿苋、龙葵等；寒湿盛者加徐长卿、羌活、白芷等；阴虚风燥者加乌梅、五味子等；瘙痒甚者加乌梢蛇、全蝎等；瘙痒影响睡眠者加百合、首乌藤、蝉蜕等。

［出处］中草药，2022：1-10.

2. 三黄消荨散

［组成］黄芪、黄精、生地黄、水牛角、牡丹皮、刺蒺藜、地肤子、乌梢蛇、地龙、刺猬皮、首乌藤、鸡血藤、地榆炭、茜草炭。

［功能］清热凉血，固本祛邪。

［适应证］慢性荨麻疹，尤其是夜间瘙痒明显、反复难愈的患者。

［出处］亚太传统医药，2022，18（5）：118-121.

3. 固卫愈瘾汤

［组成］生黄芪、炒白术、防风、银柴胡、乌梅、五味子、牡丹皮、生龙骨（先煎）、紫苏叶、芦根、生甘草。

［功能］益气固表，驱风敛液。

［适应证］卫表不固型荨麻疹。

［加减］恶寒者加生麻黄；失眠者加酸枣仁；情志抑郁者加合欢皮；瘙痒甚者加白鲜皮、地肤子。

［出处］曹爽. 固卫愈瘾汤治疗卫表不固型慢性荨麻疹的临床观察［D］. 黑龙江中医药大学，2022.

（二）湿疹

1. 马齿苋汤

［组成］马齿苋、黄芩、金银花、连翘、生地、川射干、龙骨、紫荆皮、石膏、

知母、地肤子、磁石、甘草。

［功能］祛湿止痒。

［适应证］慢性湿疹。

［出处］中医药临床杂志，2022，34（7）：1377-1381.

2.芩楼清利汤

［组成］黄芩、重楼、龙胆草、海桐皮、槐花、栀子、白鲜皮、苦参、生地、土茯苓、牡丹皮、地肤子。

［功能］清热祛湿、止痒。

［适应证］湿热型亚急性湿疹。

［出处］中医药临床杂志，2022，34（7）：1377-1381.

3.三黄理湿方

［组成］黄芩、黄柏、黄连、白花蛇舌草、蒲公英、苦参、土茯苓、白鲜皮、薏苡仁、地肤子、车前子。

［功能］祛湿止痒。

［适应证］湿热浸淫型急性湿疹。

［出处］中医药临床杂志，2022，34（7）：1377-1381.

（三）瘙痒症

1.三黄四物汤

［组成］黄连、黄芩、黄柏、当归、生地黄、川芎、白芍、白鲜皮、蝉蜕、丹参、全蝎、刺蒺藜、土鳖虫。

［功能］补血养血，祛风止痒。

［适应证］糖尿病皮肤瘙痒症属血虚风燥证。

［用法］每日1剂，煎汤口服加外用熏洗。内服中药按1：5的容积比用水浸泡30分钟，煎煮40分钟，煎煮2次，去渣取液，早晚饭后温服；外洗将药渣加3000ml左右的水煎煮，煎煮40分钟后用于外洗患部（温度控制在38~40℃，时间10~15分钟），每日1次。皮肤破损处不外洗。

［出处］实用中医药杂志，2020，36（12）：1528-1529.

2.凉血祛风解毒汤

［组成］牡丹皮、紫草、生地黄、荆芥、防风、白鲜皮、苦参、鸡血藤、炙甘草。

［功能］清热凉血，祛风解毒。

［加减］上半身瘙痒加重者则增加桑枝，下半身瘙痒严重者则增加川牛膝、蛇床子，心悸失眠者则增加酸枣仁、柏子仁。

［适应证］血热内蕴型瘙痒症。

［用法］药物配制结束后水煎服，取其中300ml药汁分早晚2次服用；外洗组方药物包括地肤子、蛇床子、白鲜皮、苦参、川椒，药物配置结束后加3000ml清水浸泡30分钟，之后使用文火熬煮30分钟，取其中1000ml，倒入专用器皿中，待温度降至40~50℃后直接对瘙痒位置进行清洗。

［出处］药品评价，2020，17（20）：15-16，22.

3.复方当归薄荷膏

［组成］当归、薄荷、凡士林。

［制作］当归、薄荷大细粉掺入凡士林制作而成。

［功能］养血祛风，润燥止痒。

［适应证］血虚风燥型糖尿病皮肤瘙痒症。

［用法］外用。

［出处］光明中医，2020，35（23）：3745-3747.

主要参考文献

［1］赵辨. 中国临床皮肤病学［J］，2017，783-789.

［2］王龙君，陶运，李领娥. 李领娥教授治疗马疥的临床经验［J］. 当代医药论丛，2020，18（2）：197-198.

［3］娄卫海，周垒，刘蠡，等. 张志礼皮肤病临床笔谈［J］，2016，90-112.

［4］Naguib R，Al Shahrani A S，AlSaleh M R，et al. Knowledge，attitude，and practice regarding diabetic dermopathy among physicians in Riyadh, Saudi Arabia [J]. J Family Med Prim Care, 2020, 9 (7): 3518-3524.

[5] 杨敏，刘琬，高小曼，等. 老年人 2 型糖尿病合并皮肤疾病的临床分析 [J]. 中华老年医学杂志，2017，36 (9): 955-958.

[6] 刘敏，王娴，高阳，等. 张发荣治疗糖尿病皮肤瘙痒症经验 [J]. 山东中医杂志，2021，40 (1): 79-82, 104.

[7] 马丽霞，陈晓，张梦芸. 2 型糖尿病合并皮肤瘙痒症中医药研究进展 [J]. 国际中医中药杂志，2019，41 (10): 1154-1156.

[8] 蒲诗函，庞曼丽，徐丽梅. 糖尿病患者并发皮肤瘙痒症的影响因素分析 [J]. 解放军医药杂志，2021，33 (7): 78-81

[9] 梁婕，王旭，石崚力. 运用数据挖掘及网络药理学探讨糖尿病皮肤瘙痒症中医用药规律及作用机制 [J]. 中医临床研究，2022，14 (13): 1-10.

第十一节 糖尿病足

糖尿病患者由于合并神经病变及末梢血管病变而导致的下肢感染、溃疡形成和（或）深部组织的破坏称为糖尿病足。其临床表现为早期肢端麻木、疼痛、发凉，有间歇性跛行，继则出现末梢皮肤发黑甚至组织溃烂、感染、坏疽。根据病因，糖尿病足可分为神经性溃疡、神经 – 缺血性溃疡和缺血性溃疡；根据病变性质，可分为湿性坏疽、干性坏疽和混合性坏疽。糖尿病足归属于中医消渴病之兼证"脱疽"。近年来无论在发达国家还是发展中国家，糖尿病足患病率逐年上升，目前我国拥有 1.14 亿糖尿病患者，是全球发病患者数最多的国家，约 15% 的糖尿病患者会在一生中发生足溃疡，其下肢截肢的危险性是非糖尿病患者的 40 倍，其中大约 85% 的截肢是由足溃疡所致。

一、病因病机

（一）西医学认识

糖尿病足患者的发病机制比较复杂，主要包括以下 5 个方面：①大血管病变，主要表现是动脉闭塞；②微血管病变，即血栓性微血管病；③神经系统病变，是神经营养障碍和缺血性神经炎；④患足部感染，使局部缺血导致坏疽；⑤足底压力异常。糖尿病足坏疽是在神经病变、缺血、感染 3 个因素共同作用下形成的。周围神经病变表现为浅感觉减退或丧失，周围血管病变使下肢血液循环不良、神经营养缺乏，溃疡创面不能及时愈合，代谢紊乱，免疫力下降，导致创面感染渐重，直至糖尿病足形成。周围神经病变后导致神经营养作用消弱、保护性因素减少有关，以神经病变和血管病变为主要病理基础。血糖升高导致糖毒性是糖尿病足最主要的危险因素。神经病变是糖尿病足的常见原因，20% 的患者确诊糖尿病时已伴随感觉神经病变，丧失痛觉、温度觉等保护性感觉。足底长期受压可出现骨质吸收和关节畸形。神经病变可引起足部肌群的萎缩，足的保护性功能丧失，足底压力增加，导致慢性骨关节损伤，严重时足部骨骼可以出现畸形和骨折。因为远端神经损伤较重，加上足部微血管灌注减少，在多种不利因素的作用下足溃疡形成。糖尿病患者下肢动脉可以出现弥漫性动脉粥样硬化，加之血管内膜在高血糖作用下严重损伤，抗凝作用减弱，共同促进下肢动脉粥样硬化的形成和进展。动脉血管内膜粗糙和管腔狭窄，加重下肢足部血流动力学改变。糖尿病患者伴发动脉病变后，足溃疡风险增加，又无自身患足疼痛感觉，易致病变发展成足溃疡。

（二）中医学认识

1. 病因

中医认为消渴脱疽的病因主要有以下几方面。

（1）元气虚弱，血行瘀滞 "气为血之帅，血为气之母"，血液的运行赖于元气的推动，气行则血行。若禀赋不足或后天失养，导致元气虚弱，则气行无力，血行无助，日久而致血瘀，气虚血瘀相互为因，日益加重，使经络阻塞，皮肉失养而枯槁、坏死、脱落而成脱疽之证。

（2）营卫失调，情志失和 营卫失调、情志不和可导致气机郁滞，经络阻塞，血行不畅，引起气血功能紊乱，气血不能畅行全身发挥其正常温煦和濡养功能，致使皮肉失养而成脱疽。

（3）饮食不节，劳逸失度 饮食不节，劳逸失度，脾胃受损，运化失司，水湿不化，湿浊内生，蕴久化热，湿热下注，足当受之，热毒蕴结日久而致肉腐、筋烂、骨脱。

（4）寒邪入侵，气血涩滞 血得寒则凝，得热则行。或素体阳虚，或久居寒地，或涉冷水，寒邪侵入机体，伤人经脉，造成气血涩滞，气血不达，久则皮肉失养，脱发为疽。

（5）意外机械损伤 肌肤受损，感染邪毒，筋腐肉烂，发为脱疽。

综上所述，消渴脱疽乃本虚标实之证，本虚为气、血、阴、阳虚损，标实为瘀血、寒湿、湿热、热毒等，瘀血在本病发生发展中起着重要作用。

2. 病机

目前消渴脱疽的病机特点尚无统一定论，多数医家认为消渴脱疽以虚为本，有气虚、血虚、阴虚、阳虚，以实为标，有血瘀、热毒、湿热、寒凝。

（1）阴虚燥热 消渴脱疽隶属消渴变证，根本病机亦为阴虚燥热，消渴迁延日久，阴虚耗血，燥热灼津，血液凝滞；耗气伤阴，运血无力；阴损及阳，阳虚不温，寒凝血瘀，瘀阻肢体经脉，阻碍气血化生及运行，气虚血瘀两者互为因果。

（2）脏腑虚衰 消渴脱疽当责之肝心脾肾，乃因患者年老久病，肝肾不足，脾失健运，心血亏损，血脉运行不畅，营卫气血失调，寒邪客于经络，气血凝滞，使阳气不能下达于四肢或日久失治，误治或外伤再感毒邪而发。

（3）气阴亏虚 消渴脱疽常常因为消渴病久不愈，耗伤正气，以致气血亏损，气虚鼓动无力，血亏脉道不利而成瘀，以气阴两虚为本，瘀血为标，气阴两虚贯穿消渴病的始终，而血瘀为合并肢端坏疽的主要原因。

（4）玄府郁闭 消渴脱疽为脉道玄府郁闭不通，气液流通受阻，肢体失养所致。消渴病日久，脉道闭塞，四肢玄府瘀闭，玄府开阖不利，气机无以畅达，卫气失其正常卫外功能，故见肢体肌肤发冷；四肢玄府郁闭不通，气液流通受阻，故肌肤少汗或无汗；四肢玄府郁闭，气血渗灌功能失常，或渗灌不足，则肢体血流缓慢甚则瘀阻，肢体失却灌溉荣养，功能失调，则肢体麻木不仁，或渗灌太过者，短时间内出现血流加快，出现局部充血征象，引起血液瘀滞，血瘀日久化热，耗气伤阴，甚则成瘀热之毒。玄府瘀滞，脉络阻塞，肌肤麻木不仁，外邪乘虚入侵，湿热毒邪互结，进一步加重玄府闭塞。

（5）本虚标实 消渴脱疽病机之本在于营卫气血不和，其标为痰浊血瘀，治疗当围绕卫气营血理论加以指导。营热阴亏，络脉瘀阻，是营分证在消渴脱疽的基本病机，热灼瘀血、脉络受损，是血分证在消渴脱疽病程后期的病机变化。

（6）气络受损 气络受损导致的血虚、

血瘀、痰凝是消渴脱疽发生的病理基础及基本病机，代谢产物蓄积而生毒、痰、瘀，阻滞损伤脉络，络中营卫气血津液运行输布及渗化失常，日久脉络瘀阻从而坏疽形成，络气郁滞是糖尿病足溃疡发病之本，血瘀、痰凝、腐邪阻络是消渴脱疽发病的关键。

（7）内外互结　消渴脱疽的病机特点可分内因、外因两方面，内因为病久耗伤人体气血阴阳，气虚无力推动血行；阴虚、血虚不能濡润四末；阳虚不能化气利湿，导致筋脉失养，湿邪内生，湿邪蕴久化热，湿热蕴蒸，使虚损之筋脉腐败，热灼津血，血行失常，瘀阻下肢脉道，瘀阻日久，脉络闭塞，筋骨皮肉失去气血之荣养，热腐成脓；外因为湿、寒等邪侵犯，导致湿邪内蕴，聚湿生痰，寒凝筋脉，气滞血瘀，痰瘀阻络，久则患肢失于濡养，进而坏死而成坏疽。

二、临床诊断

（一）辨病诊断

参考中华医学会糖尿病分会发布的《中国2型糖尿病防治指南》（2020年版）。

（1）糖尿病患者并有肢端血管和神经病变或合并感染。

（2）糖尿病患者肢端并有湿性坏疽或干性坏疽的临床表现和体征，并符合0~5级坏疽标准者。

（3）踝/臂血压指数比值小于0.9以下并有缺血的症状和体征者。

（4）超声彩色多普勒检查，肢端血管变细，血流量减少造成缺血或坏疽者。

（5）血管造影证实，血管腔狭窄或阻塞，并有临床表现者。

（6）电生理检查，周围神经传导速度减慢，或肌电图体感诱发电位异常改变者。

（7）微循环障碍明显。

（8）经皮氧分压测定（PPG）小于30mmHg，提示周围血管供应不足，溃疡不易愈合。

（9）皮肤温度的检查可见皮温下降。

（10）X线检查见骨质疏松脱钙，骨质破坏，骨髓炎或关节病变，手足畸形及夏科关节等改变者。

具备前2条并具备后（3）~（10）条任何1条即可确诊。

（二）辨证诊断

参照中华中医药学会糖尿病分会发布的《糖尿病中医防治指南》（2007年版），根据患者整体情况、局部特点及舌象、脉象四诊合参分以下5个证型进行施治。

1.气阴两虚，脉络瘀阻证

临床证候：患肢麻木、疼痛，状如针刺，夜间尤甚，痛有定处，足部皮肤暗红或见紫斑，或间歇性跛行；或患足肉芽生长缓慢，四周组织红肿已消，跌阳脉弱或消失，局部皮温凉舌质紫暗或有瘀斑，苔薄白，脉细涩。

辨证要点：患肢麻木、疼痛，足部皮肤暗红或见紫斑，舌质紫暗或有瘀斑，苔薄白，脉细涩。

2.湿热毒盛，筋腐肉烂证

临床证候：患足局部漫肿、灼热、皮色潮红或紫红，触之患足皮温高或有皮下积液、有波动感，切开可溢出大量污秽臭味脓液，周边呈实性漫肿，病变迅速，严重时可累及全足及小腿，跌阳脉可触及或减弱，局部皮温偏高。舌质红绛，苔黄腻，脉滑数。

辨证要点：患足局部漫肿、灼热、触之患足皮温高或有皮下积液、有波动感，切开可溢出大量污秽臭味脓液，舌质红绛，苔黄腻，脉滑数。

3.气血亏虚，湿毒内蕴证

临床证候：神疲乏力，面色苍黄，气

短懒言，口渴欲饮，患肢麻木、疼痛明显，夜间尤甚，足部皮肤感觉迟钝或消失，局部红肿，间歇性跛行，或见疮口脓汁清稀较多或足创面腐肉已清，肉芽生长缓慢，经久不愈，趺阳脉搏动减弱或消失。舌淡胖，苔薄白，脉细无力。

辨证要点：间歇性跛行，或见疮口脓汁清稀较多或足创面腐肉已清，肉芽生长缓慢，舌淡胖，苔薄白，脉细无力。

4.肝肾阴虚，痰瘀互阻证

临床证候：腰膝酸痛，双目干涩，耳鸣耳聋，手足心热或五心烦热，肌肤甲错，局部见病变已伤及骨质、筋脉。溃口色暗，肉色暗红，久不收口。舌质暗，或紫暗有瘀斑，舌瘦苔腻，脉沉弦。

辨证要点：足部溃疡已伤及骨质、筋脉。溃口色暗，肉色暗红，久不收口。舌质暗，脉沉弦。

5.脾肾阳虚，经脉不通证

临床证候：腰膝酸软，畏寒肢冷，耳鸣耳聋，大便溏泻，肌瘦乏力，肌肤甲错，局部见足发凉，皮温下降，皮肤苍白或紫暗，冷痛，间歇性跛行或剧痛，夜间尤甚，严重者趾端干黑，逐渐扩大，溃口色暗，久不收口，趺阳脉搏动减弱或消失。舌淡暗，脉沉迟无力或细涩。

辨证要点：足部发凉，皮温下降，溃口色暗，久不收口，舌淡暗，脉沉迟无力。

三、鉴别诊断

（一）西医学鉴别诊断

糖尿病足坏疽与其他坏疽相鉴别

坏疽是组织细胞的死亡，病因上常分为循环性坏疽（如动脉粥样硬化性坏疽），栓塞性坏疽，血栓闭塞性脉管炎、雷诺病等引起的坏疽，神经营养性坏疽，糖尿病性坏疽，机械性、物理性、化学性、损伤及感染性坏疽等。糖尿病足坏疽，单从病

理变化及坏疽的性质、程度很难与其他坏疽相区别。尤其是中老年糖尿病患者伴发动脉粥样硬化性坏疽时更难区分。但糖尿病足坏疽患者具有血管病变程度严重，病变进展较快，常伴有周围神经病变及感染等特点。在临床上还常可遇到足部坏疽久不愈合，检查时才发现糖尿病的病例。应注意分析坏疽的发生，是伴发病还是合并症，加以区别。常见坏疽的鉴别要点见表8-1。

（二）中医学鉴别诊断

1.与足底疔相鉴别

足底疔为一种发病迅速、易于变化而危险性较大的急性化脓性疾病。病情变化迅速，容易造成毒邪走散，发病部位多有受伤史。病程较短，易于愈合。而消渴脱疽是继发于消渴的疾病，有多食、多饮、多尿、消瘦等症状，病程较长，溃疡难以愈合，二者不难鉴别。

2.与冻疮相鉴别

冻疮为人体遭受寒邪侵袭所引起的局部性或全身性损伤，有特殊的病因，临床上以局部肿胀、发凉、瘙痒、起水疱、溃烂为主要表现。消渴脱疽为继发于消渴的疾病，根据病因、临床特点，二者可以鉴别。

四、临床治疗

（一）提高临床疗效的要素

1.活血化瘀，贯穿始终

气血瘀滞，不能达于四末而致局部失却温煦、濡养是糖尿病性足病发病的关键环节。故治疗时除了针对主要病机施治外，还必须兼顾"瘀"这一特点，酌情适量使用活血化瘀中药尤其是虫类破血药，能显著提高临床疗效。

2.寒温共施，顾护脾胃

脾胃为后天之本，脾胃受损，运化失

表 8-1　常见坏疽的鉴别要点

	糖尿病足坏疽	动脉粥样硬化性坏疽	血栓闭塞性脉管炎	雷诺病
性别	男女区别不大	男女区别不大	男性多见	女性多见
年龄	中老年多见	50岁以上老年	青壮年多见	青壮年多见
病因	肢端缺血，神经病变，局部感染	动脉硬化，管腔狭窄或闭塞	全层血管血栓形成，管腔阻塞	小动脉渐进性痉挛或扩张，血流停滞
起病	渐进性	较慢	较快	渐进性
部位	足部占96.5%，手部占3.5%	下肢多见，上肢少见	指、趾及下肢多见	上肢多见，下肢少见
症状和体征	肢凉、麻、疼，间歇性跛行，多为湿性坏疽	肢端发凉，肢体萎缩，间歇性跛行，多为干性坏疽	肢端凉，间歇性跛行，休息时疼痛剧烈，多为湿性坏疽	对称性，皮肤苍白、发绀或鲜红，肢凉，皮肤溃疡
血糖	增高	可能增高	正常	正常

职，水湿内生，蕴久化热，湿热下注，可引起或加重糖尿病足溃疡。故临床用药应注意顾护脾胃，用药勿过寒凉。临床常见糖尿病足病患者足凉、舌淡而胖大、喜暖恶寒等虚寒证表现，另一方面又可并见局部灼热、红肿、疼痛等症状，这就构成了寒热虚实并存的病理。治疗中要辨明主次，做到温补不助火，苦寒不伤正。标实之实热为主时常用清热药，尽量选用一些甘寒之品，少用大苦大寒之品。虚寒为主者以温补为主，但也要考虑到温补之品有助火生热之弊，当温补与养阴之品并用，不仅益气养阴全面照顾到，而且养阴之品性凉亦可抑温热，使之温补而不燥。

3. 祛邪扶正，权衡主次

糖尿病足是一本虚标实疾病，"实则补之""虚则泻之"，治疗上既要兼顾祛邪与扶正，又要有所侧重，辨明主次，有的放矢。或先祛邪再扶正，或先补虚再祛邪，或二者齐头并进，或以祛邪为主，或以补虚为主，二者并重，要因时、因地、因人而异。

4. 病证结合，分期论治

糖尿病足的发生发展因素复杂，临床表现多样，故治疗上应辨病与辨证相结合，分初期、中期、晚期论治，方能把握疾病发展的不同阶段，从而有所侧重地进行诊疗。

5. 中西结合，内外结合

糖尿病足为糖尿病严重并发症，单纯使用西医或中医治疗均有各自局限性，必须以中西医结合方法治疗，发挥各自优势。西医常规治疗以降糖、降脂、抗凝、抗感染、改善微循环、局部清创换药；中医内外治法具灵活有效、简易低廉的特点。此外，西医血管介入技术、干细胞移植的应用，能够迅速改善患肢血供，改善血管病变。

（二）辨病治疗

临床治疗糖尿病足证型多样，治法多变，用药灵活，归结起来主要集中于湿热、热毒、阴寒、血瘀、气血两虚、阴虚、阳虚。活血化瘀法贯穿于各型的治疗当中。湿热型治以清热祛湿、活血化瘀，方选四妙勇安汤、茵栀连汤类；热毒型治以清热解毒、活血祛瘀，方选顾步汤、解毒汤、五味消毒饮、犀角地黄汤类；阴寒型治以温阳散寒、活血化瘀，方选通脉活血汤、阳和汤类；血瘀型治以活血化瘀、温经止痛，方选血府逐瘀汤类；气血两虚型治以补气养血、敛疮生肌，方选生脉散、八珍汤类；阴虚型治以滋养肝肾、活血通络，方选六味地黄汤、四物汤类；阳虚型治以温补脾肾、活血化瘀，方选金匮肾气丸、当归四逆汤类。中成药四虫丸（蜈蚣、全蝎、土鳖虫、地龙等组成）解毒镇痉、活血化瘀、通络止痛，可用于糖尿病足脉络瘀阻、肢体疼痛者。中药外治可选用一欢散（朱砂、炙炉甘石、滑石粉、片栗粉、冰片、血竭、乳香、没药等组成）清热祛湿、活血通络，用于糖尿病足成脓期。

（三）辨证治疗

1. 辨证论治

（1）气阴两虚，脉络瘀阻证

［治法］行气活血，化瘀止痛。

［方药］生脉饮（《内外伤辨惑论》）合血府逐瘀汤（《医林改错》）加减：太子参、麦冬、五味子、桃仁、红花、川芎、当归、生地、赤芍、枳壳、地龙、川牛膝、桔梗、柴胡、甘草。

［加减］足部皮肤暗红，患肢皮肤发凉者，加桂枝、细辛、延胡索；疼痛剧烈者，加乳香、没药；瘀重者加全蝎、水蛭。

（2）湿热毒盛，筋腐肉烂证

［治法］清热利湿，活血解毒。

［方药］四妙勇安汤（《验方新编》）合茵栀连汤（奚九一验方）加减：金银花、玄参、当归、川牛膝、黄柏、茵陈、栀子、半边莲、连翘、紫花地丁、甘草。

［加减］热甚者加蒲公英、冬青、虎杖，湿重者加车前子、泽泻、薏苡仁，肢痛者加白芍、木瓜、海桐皮。

（3）气血亏虚，湿毒内蕴证

［治法］益气养血，清化湿毒。

［方药］当归补血汤（《内外伤辨惑论》）合二妙散（《丹溪心法》）加减：生黄芪、当归、土茯苓、贝母、黄柏、薏苡仁、皂角刺。

［加减］湿热明显者加用牛膝、苍术；肢体麻木重者加赤芍、桃仁、丹参、地龙活血通络；疼痛剧烈者，加乳香、没药。

（4）肝肾阴虚，痰瘀互阻证

［治法］调补肝肾，活血通络。

［方药］六味地黄丸（《小儿药证直诀》）加减：熟地、山药、山萸肉、丹皮、茯苓、泽泻、地龙、枳壳。

［加减］口干、胁肋隐痛不适者，加生地、白芍、沙参；腰膝酸软、舌红少苔者，加用怀牛膝、女贞子、墨旱莲。

（5）脾肾阳虚，经脉不通证

［治法］温补脾肾，活血通脉。

［方药］金匮肾气丸（《金匮要略》）加减：熟地、山药、山萸肉、黄精、枸杞、水蛭粉（冲服）、桂枝、制附子（先煎）、地龙、甘草。

［加减］肢端不温、冷痛明显者，加制川乌、制草乌、木瓜；乏力明显者，重用黄芪；大便干结不通者，加肉苁蓉、火麻仁。

2. 外治疗法

（1）药物外治法

①中药浸泡熏洗法

［处方］生大黄、土茯苓、蒲公英、紫花地丁、马勃、延胡索、连翘、黄精等。

［操作方法］将上药煎制成水剂进行浸泡熏洗。中药浸泡熏洗方法：根据患者具体组方，将药配好后煎制成水剂，每剂药加工成3000ml。同时加热至55~60℃，倒入木盆中，起初可将双足放在盆上熏蒸。待凉至皮肤可耐受时将双足及下肢浸没于药液中，浸泡30分钟。每天1次，每10~14天为1个疗程，可行1~2个疗程。

［适应证］糖尿病足成脓期。

［注意事项］浸泡过程中如水温下降可加热水，但注意药液温度一般不超过40℃，切忌烫伤。

②外敷疗法

［处方］地龙、血竭、黄柏、赤芍、白芷等。

［操作方法］共研细末备用，创面局部蜂蜜调匀外敷。

［适应证］糖尿病足成脓期。

［注意事项］皮肤过敏者禁用。

（2）非药物外治法

①针灸法

［处方］足三里、承山、阳陵泉透阴陵泉、三阴交透悬钟。

［操作方法］留针30分钟，每日1次。

［适应证］糖尿病足瘀血阻络者。

［注意事项］皮肤感染较重者禁用。

②臭氧套袋疗法

［处方］臭氧。

［操作方法］患肢局部套袋密封，持续充入臭氧，每日1次，每次20分钟。

［适应证］糖尿病足筋腐肉烂者。

［注意事项］合并哮喘者禁用。

3.成药应用

（1）降糖通络片

［组成］黄芪、生地、当归、川芎、地龙、桂枝、荔枝核、鬼箭羽等。

［功能］益气养阴，活血祛瘀。

［适应证］糖尿病足气阴两虚、脉络瘀阻证。

［用法］每次5片，每日3次。

［注意事项］有出血倾向者禁用。

［出处］世界中西医结合杂志，2020，8：1544-1546，1552.

（2）五虫活络胶囊

［组成］地龙、全蝎、蜈蚣、水蛭、僵蚕、芍药、炙甘草等。

［功能］活血通络，缓急止痛。

［适应证］糖尿病足脉络瘀阻证。

［用法］每次2粒，每日3次。

［注意事项］有出血倾向者禁用。

［出处］云南中医中药杂志，2021，4：22-25.

（四）医家诊疗经验

1.崔公让

崔公让教授通过临床观察和经验总结将糖尿病足溃疡分为2型：①阴寒血瘀型：治宜温阳散寒，活血化瘀，方用通脉活血汤加减；②湿热血瘀型：治宜清热祛湿、活血化瘀，方用四妙勇安汤加减。（崔公让，崔炎.崔公让临证经验辑要.郑州：中原农民出版社，2015：50-51.）

2.吕延伟

吕延伟教授结合自身多年临床经验，根据病程将糖尿病足分为2个证型：①初期为湿热毒盛型：治宜清热利湿、解毒消肿，方选糖足1号，药用黄芪、黄柏、苍术、天花粉、葛根、金银花、当归、鸡血藤、红花、丹参、牛膝、生地、蜈蚣、水蛭；②中、后期为气血两虚型：治宜益气养血、温经通脉，方选糖足2号，药用黄芪、当归、白术、熟地、党参、白芍、牛膝、鹿角胶、阿胶、丹皮、泽泻、甘草。［贾铁东.吕延伟教授分期治疗糖尿病足经验总结.中医外治杂志，2014，23（6）：63-64.］

3.谢春光

谢春光教授将糖尿病足分以下3型治疗：①瘀血阻络型：治宜活血化瘀、温经止痛，方以血府逐瘀汤加减；②热毒炽盛型：治宜清热解毒、破血祛瘀，口服中药以四妙勇安汤加减；③气血两虚型：以补气养血、敛疮生肌为治法，口服中药以八珍汤加减。［李美玲，王晶，陈明秀，等.谢春光教授治疗糖尿病足溃疡临床经验.内蒙古中医药，2018，37（11）：37-38.］

4.郑则敏

郑则敏教授论治糖尿病足主要分3个

证型：①阴寒络阻、气阴两虚证：治宜健脾阳、活血通络、益气养阴，方用四妙汤合生脉饮加减；②瘀阻络道、脾肾阴虚证：治宜健脾益肾、活血化瘀、清热解毒，方用四妙汤合六味地黄汤加减；③阴虚血瘀、热毒内蕴证：治宜通络祛瘀、滋阴凉血、清热解毒，方用四妙勇安汤合解毒汤、犀角地黄汤化裁。[施婉玲，李文豪，杨旭.郑则敏教授诊治消渴病脱疽经验总结.亚太传统医药，2015，11（14）：52-53.]

五、预后转归

Jeffcoate 等报道英国 449 例糖尿病足病患者截肢率 8%，愈合率 66%。EURODLALE 等报道 1086 例糖尿病足病患者截肢率 22%，小截肢率 17%，大截肢率 5%，愈合率 77%。决定糖尿病足溃疡预后的因素复杂，而早期有效的治疗决定预后，因此我们必须重视提前预防和早期治疗。应该对所有的糖尿病患者足部进行定期检查，包括足有否畸形、胼胝、溃疡、皮肤颜色变化，足背动脉和胫后动脉搏动、皮肤温度以及有否感觉异常等。对出现的症状和体征应及时进行治疗和护理，如出现下肢的麻木、感觉减退，或疼痛、间歇性跛行、足背动脉搏动减弱或消失、皮肤干燥、皮肤颜色暗红或发紫、肤温降低、水肿、趾甲异常、胼胝等应特别注意，应该由专业人员进行教育与管理，尽可能地降低糖尿病足发病。日常生活中，要每天洗脚，用干布擦干，尤其是擦干足趾间，要检查脚是否有水疱、伤口、划痕；洗脚时的水温要低于 40℃；不宜用热水袋、电热器等物品直接保暖足部；避免赤足行走；避免自行修剪胼胝或用化学制剂来处理胼胝或趾甲；穿鞋前先检查鞋内有无异物或异常；不穿过紧、毛边的、有补丁的袜子或鞋，不穿脚趾间有带的凉鞋；足部皮肤干燥可以使用油膏类护肤品；每天换

袜子；不穿高过膝盖的袜子；水平地剪趾甲；由专业人员修除胼胝或过度角化的组织；一旦有问题，及时请专科医师或护士诊治。

六、预防调护

（一）预防

（1）严格戒烟。

（2）饮食调理　要严格糖尿病饮食但要保持良好的食欲和足够的营养，多食含纤维素丰富、含胆固醇量低以及低热量、低脂肪的饮食。忌食辛辣刺激性食品，忌肥甘厚腻之品。

（二）调护

1. 患肢护理

定期检查患足，尽量避免交叉腿、盘腿、长时间坐位等，适时进行康复训练：患者取仰卧位，先将患肢从水平位抬高 45°以上，维持 1~2 分钟，然后下垂 1~2 分钟，再放置水平位 2 分钟，继而做患肢的旋内旋外，以及屈曲伸展活动，如此反复约 20 分钟。可根据患者不同的情况，每日练习。适用于早期和恢复阶段的患者，但已有溃疡形成者禁用。患肢避免过冷、过热刺激，避免足部碰撞、压伤。糖尿病足病患者多伴有周围神经病变，感觉异常，中药熏洗时药液温度不要超过 40℃。

2. 情志调理

重视情志护理，避免情志刺激，树立战胜疾病的信心。

七、专方选要

1. 当归拈痛汤

当归拈痛汤出自《医学启源》，功能利湿清热、疏风止痛，由羌活、茵陈、防风、苍术、当归、知母、猪苓、泽泻、升麻、白术、黄芩、葛根、人参、苦参、甘草组

成，加减后用以治疗糖尿病足，可缩短起效时间，提高创面愈合率。[丰哲，林宗汉，李书振，等.当归拈痛汤加味治疗糖尿病足42例临床观察.新中医，2013，45（1）：39.]

2. 复元活血汤

复元活血汤出自《医学发明》，由川芎、赤芍、桃仁、柴胡、金银花、肉桂、丹皮、红花、大黄、瓜蒌、穿山甲、当归组成，是活血祛瘀、疏肝通络之良方。宗艳艳用以治疗糖尿病足患者，结果显示其可以缩短愈合时间。[宗艳艳.复元活血汤联合化腐生肌膏对糖尿病足患者创面恢复情况的影响.实用糖尿病杂志，2018，14（6）：45-46.]

3. 桃红四物汤

桃红四物汤出自《医宗金鉴》，是经典的活血化瘀方，而且兼具养血、行气之效，可降低气阴两虚兼血瘀型糖尿病足患者血清CRP、IL-6水平，抑制炎症反应，提高血管内皮功能，改善神经传导功能。[李建秀，于红俊，孙文亮.桃红四物汤对老年气阴两虚兼血瘀型糖尿病足患者血清CRP水平及IL-6水平影响研究.陕西中医，2018，39（2）：196-198.]

4. 人参养荣汤

人参养荣汤出自《三因极一病证方论》，为气血双补方，治疗糖尿病足溃疡可缩短创面愈合时间，增高患者血清白蛋白含量，改善患者营养情况。[敖小青，吴俊，吴帅.人参养荣汤促进糖尿病足溃疡患者创面修复临床观察.浙江中西医结合杂志，2017，27（5）：400-402.]

5. 大黄芪汤

大黄芪汤出自《三因极一病证方论》，具有益气温阳、养阴清热、健脾和胃之效，由黄芪、党参、白术、茯苓、石斛、白芍、泽泻、姜半夏、黄芩、瓜蒌、桃仁、红花、五灵脂、当归、川芎、赤芍、丹皮组

成，用于治疗气阴两虚、脉络瘀阻型糖尿病足患者，有助于改善中医症状和血液循环，大大提高有效率。[朱青燕，孙迪.大黄芪汤加减联合西药治疗糖尿病足临床研究.新中医，2019，51（6）：90-92.]

八、研究进展

现代研究发现，诸多中药对糖尿病坏疽具有改善作用。如枸杞的有效成分枸杞多糖可降低2型糖尿病模型大鼠的血糖、血脂、血清胰岛素水平，改善血脂紊乱和胰岛素抵抗，保护血管内皮功能；黄芪能直接扩张血管，还能提高SOD活力；生地不仅有降低血糖、改善胰岛素抵抗的作用，还可降低血脂、减少血小板凝聚、改善血流变及微循环；赤芍具有不同程度的改善微循环、抑制血小板聚集、降低血黏度、抗凝、促纤溶、保护血管内皮等功能；乳香、没药具有消炎、镇痛、抗菌、降低血小板黏附性作用。

主要参考文献

[1]葛均波，徐永健.内科学［M］.8版.北京：人民卫生出版社，2013.

[2]崔公让，崔炎.崔公让临证经验辑要［M］.郑州：中原农民出版社，2015：50-51.

[3]施婉玲，李文豪，杨旭.郑则敏教授诊治消渴病脱疽经验总结［J］.亚太传统医药，2015，11（14）：52-53.

[4]邓兰英，吴永灿，陈德清.张传清治疗糖尿病足经验［J］.山东中医杂志，2017，36（9）：788-790.

[5]胡祝红，魏佳平.魏佳平从瘀辨治糖尿病足经验辑要［J］.浙江中西医结合杂志，2015，25（6）：529-530.

[6]李菲，徐强，张朝晖.张朝晖以卫气营血理论为主辨治糖尿病足经验［J］.上海中医药杂志，2018，52（9）：26-28.

[7]胡锦庆，巴元明，丁霭，等.基于络病理论

探讨糖尿病足溃疡的中医病机及治疗 [J].
辽宁中医杂志, 2017, 44 (1): 51-53.

[8] 李雅慧. 基于络病理论探析糖尿病慢性
并发症病机 [J]. 山东中医药大学学报,
2018, 42 (5): 408-410.

[9] 罗秀荣, 马立人. 崔公让教授中医辨证论
治糖尿病溃疡的临床经验 [J]. 中医临床研
究, 2017, 9 (23): 110-111.

[10] 刘惠洁. 归龙汤联合西药治疗糖尿病足对
患者血液流变学及血管内皮细胞功能的影
响 [J]. 新中医, 2018, 50 (3): 84-87.

[11] 宗艳艳. 复元活血汤联合化腐生肌膏对糖
尿病足患者创面恢复情况的影响 [J]. 实
用糖尿病杂志, 2018, 14 (6): 45-46.

[12] 朱青燕, 孙迪. 大黄芪汤加减联合西药治
疗糖尿病足临床研究 [J]. 新中医, 2019,
51 (6): 90-92.

[13] 王志强, 闫镛, 武楠, 等. 糖疽愈疮油
治疗糖尿病足40例 [J]. 中医外治杂志,
2016, 25 (23): 22-23.

[14] 李文文. 中医外治分期治疗糖尿病足筋疽
型的临床研究 [J]. 四川中医, 2017, 35
(5): 289-294.

第十二节 糖尿病性视网膜病变

糖尿病性视网膜病变（diabetic retinopathy,
DR）是糖尿病性微血管病变中最常见的
多发又严重的表现之一，是一种具有特异
性改变的眼底病变，是一种涉及多种细
胞、分子的非常复杂的视网膜疾病。临床
上根据是否出现视网膜新生血管为标志，
将没有视网膜新生血管形成的糖尿病性视
网膜病变称为非增殖性糖尿病性视网膜病
变（NPDR）（或称单纯型或背景型），而
将有视网膜新生血管形成的糖尿病性视网
膜病变称为增殖性糖尿病性视网膜病变
（PDR）。

一、病因病机

（一）西医学认识

糖尿病性视网膜病变是最常见的以
视网膜新生血管增殖为特征的致盲性疾
病，是导致50岁以上人群致盲的主要原
因之一。糖尿病的病程越长，DR发病率
越高，糖尿病发病后5年内DR的发生率
约为4.4%，而DM发病7年后DR的发
生率约为57%。高血糖是糖尿病并发症发
生和发展的重要危险因素，而糖尿病最终
如何导致DR发病的机制十分复杂，目前
尚未完全明了。目前认为多种因素相互作
用引起视网膜新生血管形成和血-视网膜
屏障（blood-retinal barrier, BRB）破坏在
DR的发生和发展中起着关键作用。在DR
和其他缺血性视网膜疾病中VEGF已经被
认为是引起BRB破坏的主要原因，而其
他一些血管渗透性因子通过VEGF间接起
作用。

（二）中医学认识

中医眼科学的经典文献中没有与糖尿病
视网膜病变（DR）这一相对应的诊断名称。
但对"暴盲""蝇翅黑花""视瞻昏渺"等眼
病的论述中有许多方面与糖尿病视网膜病变
的临床表现相似；新版《中医眼科学》将本
病命名为"消渴目病""消渴内障"。《内经》
总结其病因主要为外感六淫、饮食不节、情
志失调、气血亏虚。几经变更，消渴目病是
在消渴病的基础上发展而来，是消渴病中后
期出现的并发症。

中医各家对本病的病因病机认识有脏
腑虚实偏重的不同，认为瘀、热、痰、湿
对眼底病变发展过程的影响侧重亦各有不
同。苑维等认为肝肾虚损、阴损及阳、目
窍失养是导致DR的基本病机，心脾亏虚、
因虚致瘀、目络阻滞是本病发展过程中的

重要因素，本虚标实、虚实夹杂是本病证候特点。吕仁和等认为糖尿病及其并发症的发生存在血脉瘀滞的病机，实质上是消渴病初始治不得法，伤阴耗气，痰郁热瘀，互相胶结而致。余杨桂认为气阴两虚、肝肾亏虚、目络瘀阻是 DR 发生的基本病机，其病性总属本虚标实，以瘀为标，以肝肾阴虚为本。

中华中医药学会糖尿病分会总结现代各医家的研究，指出糖尿病视网膜病变的病机主要是气阴两虚迁延至肝肾亏虚，最终发展为阴阳两虚，瘀、郁、痰是发病过程中的 3 个重要因素，并将其分期大致分为早、中、晚 3 期，分别对应气阴两虚、肝肾亏虚、阴阳两虚这 3 个证型。

二、临床诊断

（一）辨病诊断

1. 诊断要点

诊断标准［参照《中华眼科学》（第3 版，李凤鸣主编），人民卫生出版社，2005 年］

（1）糖尿病病史　包括糖尿病病程、既往血糖控制水平、用药史等。

（2）眼底检查可见微动脉瘤、出血、硬性渗出、棉絮斑、静脉串珠、黄斑水肿、新生血管、视网膜前出血及玻璃体积血等。

（3）眼底荧光血管造影可帮助确诊。

（4）根据 2014 年我国糖尿病视网膜病变临床指南［中华眼科杂志，2014，（50）：11］，分级标准见表 8-2。

2002 年全球糖尿病视网膜病变项目组根据糖尿病视网膜病变早期治疗研究（ETDRS）和 Wisconsin 糖尿病视网膜病变流行病学研究（WESDR）两个大样本多中心临床研究证据制订了糖尿病性黄斑水肿分级标准（表 8-3）。

表 8-2　糖尿病性视网膜病变分级标准

分期	病变程度	特点
I 期	轻度非增生期	仅有毛细血管瘤样膨出改变
II 期	中度非增生期	介于轻度到重度之间的视网膜病变，可合并视网膜出血、硬渗和（或）棉絮斑
III 期	重度非增生期	每象限视网膜内出血 ≥ 20 个出血点，或者至少 2 个象限已有明确的静脉串珠样改变，或者至少 1 个象限视网膜内微血管异常，无明显特征的增生性 DR
IV 期	增生早期	出现以下任何一项：①视网膜新生血管（NVE）：＞1/2 视乳头直径（DA）②视乳头新生血管（NVD）：＞1/4~1/3 DA ③视网膜前出血或玻璃体积血，当伴有两者中一种时，称为"高危增生型"
V 期	纤维增生期	出现纤维膜，可伴有视网膜前出血或玻璃体积血
VI 期	增生晚期	牵拉性视网膜脱离，合并纤维膜，可合并或不合并玻璃体积血，也包括虹膜和房角的新生血管

表 8-3　糖尿病性黄斑水肿国际临床分级

程度	散瞳眼底检查所见
无	在后极部无明显视网膜增厚或硬性渗出
轻	后极部存在部分视网膜增厚或硬性渗出，但远离黄斑中心
中	视网膜增厚或硬性渗出接近但未累及黄斑中心凹
重	视网膜增厚或硬性渗出累及黄斑中心凹

2. 相关检查

（1）眼科常规检查

①视力：裸眼视力（远近视力）和矫正视力。由于 DR 不同时期视力损害的程度不同，因此应该随时检查患者的视力，确

定其最佳矫正视力，这对治疗方案的选择、预后评估及密切随访都非常重要。

②眼压：DR 是慢性青光眼的高危因素，同时其本身也可发展为新生血管青光眼，因此定期检查眼压十分重要，如果有眼压升高或可疑新生血管的指征，还需进行前房角镜检查。

③裂隙灯显微镜检查：应常规进行裂隙灯显微镜检查，以及时进行虹膜新生血管、晶体浑浊及前部玻璃体的评估，如果需要评估后极部裂孔和中周部视网膜，还需进行裂隙灯显微镜联合前置镜的检查。

④眼底检查：应该进行散瞳后的眼底检查，除应用直接检眼镜检查外，还需进行间接眼底镜的检查以发现周边视网膜的病变。也可用裂隙灯显微镜联合前置镜检查眼底。眼底检查应重点观察有无黄斑水肿、新生血管、广泛出血、IRMA、静脉串珠及玻璃体或网膜前出血。

（2）彩色眼底照相　彩色眼底照相发现 DR 的重复性比临床检查要好，对于记录 DR 的明显进展和治疗的反应方面是有其价值的。但发现黄斑水肿的视网膜增厚及细微的新生血管方面，临床检查更具有优越性。

（3）眼底荧光血管造影（FFA）　检眼镜下未发现 DR 眼底表现时，FFA 可出现异常荧光形态。在 FFA 下发现的微血管瘤比检眼镜下所见要早，要多得多。其他如毛细血管扩张、通透性增加、无灌注区、动静脉异常、渗出及出血、新生血管等，FFA 都有特殊表现。因此，FFA 可提高 DR 的诊断率，有助于评估疾病的严重程度，并指导治疗，评价临床疗效。

（4）光学相干断层扫描（OCT）　获得玻璃体视网膜交界面、视网膜和视网膜间隙的高分辨图像。客观测量视网膜增厚，监测黄斑水肿。

（5）超声检查　对于屈光间质浑浊，如 DR 引起的白内障、玻璃体积血，超声检查很有价值。屈光间质浑浊的阻挡，可导致间接检眼镜检查无法除外视网膜脱离，应当进行超声检查。

（6）视网膜电图振荡电位（OPs）　OPs 是视网膜电图（ERG）的亚成分，它能客观而敏感地反映视网膜内层血循环状态。在眼底未见病变的眼中，它能反映出 OPs 的振幅异常；在有糖尿病性视网膜病变的患者中，它能进一步显示病程的进展和好转。

（7）光学相干断层扫描血流成像（OCTA）　OCTA 检测视网膜血管中红细胞的流动，无需担心造影剂相关的副作用，以看到视网膜的更为深层的血管变化。作为一种无创、高精度的检查手段，在监测早期 DR 微血管病变方面较眼底照相更为有效，在研究糖尿病患者早期微血管变化中起到了至关重要的作用。

（8）其他检查　如视觉对比敏感度检查，可见早期患者的中、高空间频率平均对比敏感度显著降低；应用彩色多普勒血流成像技术可发现患者球后动脉血流动力学改变，表现为低流速、低流量，高阻力型改变；血液黏稠度检测可表现为黏度增多；血清 SOD 活力检测可表现为活力下降等。

（二）辨证诊断

参照中华中医药学会糖尿病分会发布的《糖尿病视网膜病变中医诊疗标准》（2011 年），辨证分为以下 3 型。

1. 气阴两虚，络脉瘀阻证

临床证候：视物模糊，目睛干涩，或视物变形，或眼前黑花飘舞，视网膜病变多为 1~3 级，神疲乏力，气短懒言，口干咽燥，自汗，便干或稀溏，舌胖嫩、紫暗或有瘀斑，脉沉细无力。

辨证要点：视物模糊，神疲乏力，气短懒言，口干咽燥，舌胖嫩、紫暗或有瘀斑，脉沉细无力。

2. 肝肾亏虚，目络失养证

临床证候：视物模糊，目睛干涩，视网膜病变多为 3~4 级；头晕耳鸣，腰膝酸软，肢体麻木，大便干结，舌暗红少苔，脉细涩。

辨证要点：视物模糊，目睛干涩，腰膝酸软，舌暗红少苔，脉细涩。

3. 阴阳两虚，血瘀痰凝证

临床证候：视力模糊，目睛干涩或严重障碍，视网膜病变多为 4~5 级；神疲乏力，五心烦热，失眠健忘，腰酸肢冷，手足凉麻，阳痿早泄，下肢浮肿，大便溏结交替；舌淡胖少津或有瘀点，或唇舌紫暗，脉沉细无力。

辨证要点：视力模糊，五心烦热，腰酸肢冷，手足凉麻，舌淡胖少津或有瘀点，或唇舌紫暗，脉沉细无力。

三、鉴别诊断

（一）西医学鉴别诊断

1. 与视网膜中央静脉阻塞（CRVO）相鉴别

CRVO 可出现视盘水肿，静脉明显扭曲，但常为单侧，发病突然，出血更为广泛，以火焰状出血为主，早期无硬性渗出。FFA 可帮助鉴别。

2. 与视网膜分支静脉阻塞（BRVO）相鉴别

BRVO 本病出血沿静脉分支的走行分布，不越过水平线。常为单侧。

3. 与眼缺血综合征相鉴别

眼缺血综合征一般有眼部疼痛，角膜水肿，浅层巩膜充血，前房炎症反应，瞳孔对光反射迟钝。出血斑较大，常位于中周部视网膜，无渗出。

4. 与高血压性视网膜病变相鉴别

高血压性视网膜病变出血多为火焰状，大量出血及微动脉瘤少见，视网膜动脉狭窄，常双眼发病。

5. 与急进性高血压性视网膜病变相鉴别

急进性高血压性视网膜病变有高血压病史，当血压急剧升高，眼底可见视网膜动脉明显变细，视网膜水肿、出血、棉絮斑，黄白色硬性渗出，在黄斑区呈环形排列。动、静脉交叉压迫现象明显，还可见视乳头水肿。

（二）中医学鉴别诊断

与络损暴盲相鉴别

络损暴盲的病因在于糖尿病，多为双眼，视力多缓慢下降，部分可突然下降，视网膜可见斑点状或大片出血、水肿、渗出、增殖膜，血管为动脉瘤、毛细血管闭塞、后期新生血管；络损暴盲多因血管硬化、高血压、结核等导致，多为单眼，视力多突然下降，视网膜可见火焰状出血、渗出，血管经脉扩张迂曲明显，亦可出现新生血管。

四、临床治疗

（一）提高临床疗效的要素

（1）良好地控制血糖、血压和血脂可预防或延缓糖尿病视网膜病变的进展。

（2）重视整体辨证和局部辨病的结合是治疗糖尿病性视网膜病变的关键。

（3）糖尿病性视网膜病变在中医眼部辨证中，多把出血、微血管瘤归为瘀血所致；渗出、水肿、棉絮斑归为痰湿所致；新生血管、纤维增殖归为痰瘀互结。

（4）轻中度的非增殖期糖尿病性视网膜病变患者在控制代谢异常和干预危险因素的基础上，可进行内科辅助治疗和随访。

（5）激光光凝术是高危增殖性糖尿病

视网膜病变患者及某些严重非增殖性视网膜病变患者的主要治疗手段。

（6）玻璃体腔内注射抗血管内皮生长因子（VEGF）是适用于威胁视力的糖尿病性黄斑水肿的有效方法。

（二）辨病治疗

1.基础治疗

严格控制血糖、血压，降低血脂，改善患者的全身病情是重要的基础治疗。

2.光凝治疗

光凝治疗被认为是治疗糖尿病性视网膜病变的有效方法。对于重度 NPDR 和 PDR，采取全视网膜光凝治疗，以防止或抑制新生血管形成，促使已形成的新生血管消退，同时封闭渗漏的病变血管及微动脉瘤，以减轻视网膜病变的发展。

3.玻璃体切割术

对已发生玻璃体积血长时间不吸收、牵拉性视网膜脱离，特别是黄斑受累时，应行玻璃体切割术，术中同时行视网膜光凝。

4.玻璃体腔注射抗 VEGF 药物和（或）长效糖皮质激素

可有效抑制视网膜血管渗漏，消除黄斑水肿，改善视力。

（三）辨证治疗

1.辨证论治

（1）气阴两虚，络脉瘀阻证

［治法］益气养阴，活血通络。

［方药］生脉散（《内外伤辨惑论》）合杞菊地黄丸（《医级》）加减：党参、麦冬、五味子、枸杞子、菊花、熟地黄、山茱萸、山药、茯苓、泽泻、牡丹皮。

［加减］眼底以微血管瘤为主者加丹参、郁金、丹皮；出血明显者加生蒲黄、墨旱莲、三七；伴有黄斑水肿者酌加薏苡仁、车前子。

（2）肝肾亏虚，目络失养证

［治法］滋补肝肾，润燥通络。

［方药］六味地黄丸（《小儿药证直诀》）加减：熟地黄、山茱萸、山药、泽泻、牡丹皮、茯苓。

［加减］出血久不吸收出现增殖者加浙贝母、海藻、昆布。

（3）阴阳两虚，血瘀痰凝证

［治法］滋阴补阳，化痰祛瘀。

［方药］偏阴虚者选左归丸（《景岳全书》）加减：熟地、山药、枸杞子、山茱萸肉、川牛膝、菟丝子、鹿角胶、龟甲胶。偏阳虚者选右归丸（《景岳全书》）加减：附子、肉桂、鹿角胶、熟地黄、山茱萸、枸杞子、山药、菟丝子、杜仲、当归、淫羊藿。

［加减］出血久不吸收者加三七、生蒲黄、花蕊石。

2.外治疗法

（1）药物外治法

1）离子导入法

［处方］香丹注射液。

［操作方法］采用多功能眼病治疗仪，患者轻闭眼，将 10ml 香丹注射液浸透 2 块纱布（厚 8 层，6cm×6cm），将纱布分别平铺于患眼上，戴上带有电极的眼罩，另一极导电橡胶上垫浸透生理盐水的纱布（厚 8 层，6cm×6cm）置于前臂外侧，电流调至 0.2~0.4mA，电压 10~20V，根据患者耐受程度将加热功能调至低温或中温档位，离子导入治疗 15 分钟/次，1 次/天，7 天为 1 个疗程，连续治疗 15 个疗程，每个疗程间隔 2~3 天。

［适应证］阴虚夹瘀及痰瘀阻滞型视网膜出血、渗出及微动脉瘤、静脉串珠样改变等血管损害。

［注意事项］根据患者耐受程度将加热功能调至低温或中温档位。

2）耳穴疗法

［处方］王不留行籽。

［操作方法］耳穴的位置选为肝、脾、内分泌、耳迷走神经反射点、眼、屏间前、屏间后。耳穴压豆的方法为双耳交替进行，治疗分阶段进行，每阶段为15天，第一阶段每天1次，第二阶段隔日1次，最后1个月，每3天1次。2个月为1个疗程。

［适应证］眼目干涩，视物昏花，久视易疲劳，平素有倦怠懒言，乏力少神，五心烦热，口干舌燥，遇事易怒等非增殖性糖尿病性视网膜病变气虚血瘀证。

［注意事项］

①贴压耳穴应注意防水，以免脱落。

②夏天易出汗，贴压耳穴不宜过多，时间不宜过长，以防胶布潮湿或皮肤感染。

③如对胶布过敏者，可用黏合纸代之。

④耳廓皮肤有炎症或冻伤者不宜采用。

3）中药熏洗法

［处方］野菊花、防风、荆芥、薄荷、蝉蜕、密蒙花、玄参、生地、麦冬、石斛、丹参、女贞子、川芎、红花、三七、葛根。

［操作方法］将上药打碎成末，用透水、防漏的布包紧，放入煎锅中文火熬成汤液，将汤液倒入壶中，壶口放置自制冷却管，使蒸汽从管中放出，熏蒸眼部。待壶体温度适宜时，将中药液倒入盆中，用药液清洗眼部。最后将布包取出，仰卧或半卧，将布包放置眼部。一般熏蒸时间为10~15分钟，清洗眼部3~5分钟，放置药包15~20分钟，每日1次，共28天。

［适应证］阴虚夹瘀型非增殖性糖尿病性视网膜病变。

［注意事项］注意熏洗液的温度，勿烫伤眼部。

（2）非药物外治法

1）针刺法

［处方］睛明、承泣、攒竹、丝竹空、瞳子髎、太阳穴为主穴，合谷穴、足三里、血海、太冲、三阴交、肝俞穴为配穴。

［操作方法］针灸规格为0.30mm×25mm，在针灸前首先以酒精对患者穴位皮肤进行消毒，而后垂直进针，得气后可停止，对于眼周主穴，即可不再行针，留置20分钟。对于配穴，在得气后需要每10分钟行针一次，留置时间控制在20分钟，10天为1个疗程。

［适应证］脾肾两虚型非增殖性糖尿病性视网膜病变。

［注意事项］在针灸的过程中，考虑到眼部的特殊性，故不可采用提插捻转的方法，应该确保选穴与针刺的准确性，确保动作轻柔而精准。

2）电针

［处方］胰俞、肾俞。

［操作方法］针刺得气后将两组电极在胰俞穴与肾俞穴上相连，波形为疏密波，频率调节为2Hz，时间20分钟，电针治疗结束后留针20分钟，每日1次，连续针刺6天，休息1天，连续4周为1个疗程。

［适应证］肾气虚型非增殖性糖尿病性视网膜病变。

［注意事项］妊娠、哺乳期妇女；有严重过敏性、感染性皮肤病及有出血性疾病者禁用。

3）穴位注射

［处方］复方樟柳碱注射液。

［操作方法］复方樟柳碱注射液，每次2ml，于患眼颞浅动脉旁注射。1个疗程为14天，共持续治疗3个疗程，每个疗程之间需要停止使用药物3天。

［适应证］痰瘀阻滞型糖尿病性视网膜病变。

［注意事项］

①青光眼和心房纤颤患者慎用。

②脑出血及眼出血急性期禁用。

③有普鲁卡因过敏史者禁用。

4）热敏灸

［处方］睛明、太阳、三阴交。

［操作方法］在睛明、太阳、三阴交寻

找热敏点，并标记热敏穴以备施灸。在热敏高发区先行回旋灸2分钟温通局部气血，继以雀啄灸1分钟加强敏化，循经往返灸2分钟激发经气，再施以温和灸发动感传，直至穴位发生热敏化，每周3次，每次30分钟。按照太阳、睛明、三阴交的顺序交替进行治疗，每次治疗选取1对穴位。

［适应证］糖尿病性视网膜病变气阴两虚证。

［注意事项］

①在眼周施灸时均要求患者闭目，以防损伤眼睛。

②施灸过程中，随时了解患者的反应，使灸火与皮肤保持适当距离以避免灼伤。

③注意防止艾灰脱落或艾炷倾倒而烫伤皮肤或烧坏衣被。

3. 成药应用

（1）芪明颗粒

［组成］黄芪、葛根、地黄、枸杞子、决明子、茺蔚子、蒲黄、水蛭。

［功能］益气生津，滋养肝肾，通络明目。

［适应证］非增殖性糖尿病性视网膜病变属气阴亏虚、肝肾不足、目络瘀滞证。

［用法］开水冲服，一次1袋，一日3次。服用3~6个月。

［注意事项］

①服用本药期间仍需服用基础降糖药物，以便有效地控制血糖。

②服用本品期间应忌食辛辣油腻食物。

③脾胃虚寒者，出现湿阻胸闷、胃肠胀满、食少便溏者，或痰多者不宜使用。

④个别患者服药后出现ALT的轻度升高，尚不能完全排除与本品有关。

⑤服药期间出现胃脘不适、大便稀溏者，可停药观察。

⑥与大剂量养阴生津、活血化瘀中药合用，或与大剂量扩张血管药物合用，应咨询有关医师。

［出处］世界中西医结合杂志，2011，6-7，632-635.

（2）复方血栓通胶囊

［组成］三七、黄芪、丹参、玄参。

［功能］活血化瘀，益气养阴。

［适应证］非增殖性糖尿病性视网膜病变气阴两虚兼夹瘀血型。

［用法］口服，一次3粒，一日3次。

［注意事项］过敏体质者慎用。

［出处］实用临床医学，2016，11.

（3）和血明目片

［组成］决明子、车前子、女贞子、墨旱莲、黄芩（炭）、赤芍、牡丹皮、地黄、丹参、蒲黄、菊花、茺蔚子、夏枯草、龙胆、郁金、木贼、山楂、当归、川芎等。

［功能］凉血止血，滋阴化瘀，养肝明目。

［适应证］非增殖性糖尿病性视网膜病变阴虚肝旺、热伤络脉之眼底出血、黄斑水肿。

［用法］口服，一次5片，一日3次。

［注意事项］尚不明确。

［出处］海峡药学，2020，7.

（4）降糖明目片

［组成］生黄芪、生山药、女贞子、墨旱莲、丹参、夏枯草、生葛根、三七粉、枸杞子、菊花、密蒙花等。

［功能］益气养阴，化瘀止血，清热明目。

［适应证］非增殖性糖尿病性视网膜病变气阴两虚、瘀血内阻证。

［用法］口服，一次4~6片，一日2~3次。

［注意事项］忌食辛辣、油腻食物。

［出处］开封市中医院备案号：豫药制字Z20120871（汴）。

（5）祛瘀脉通颗粒

［组成］醋柴胡、赤芍、丹参、当归、白术、茯苓、山药、羌活、防风、木贼、

蝉蜕、甘草等。

[功能] 疏肝理气，活血化瘀，健脾利水，退翳明目。

[适应证] 非增殖性糖尿病性视网膜病变气滞血瘀、痰湿阻络证。

[用法] 口服，一次1包，一日3次。

[注意事项] 尚不明确。

[出处] 广东省第二中医院制剂批号：粤YZJ—2015-0014，7g/包。

（6）惜视饮

[组成] 黄芪、当归、田七等。

[功能] 益气补血化瘀。

[适应证] 非增殖性糖尿病性视网膜病变。

[用法] 口服，一次10ml，一日3次。

[注意事项] 妊娠及哺乳期妇女禁用；外包装破损、瓶底鼓胀或液体变质禁用。

[出处] 厦门大学附属第一医院中心制剂室，批号：120120，100ml/瓶。

（四）医家诊疗经验

1. 唐由之

国医大师唐由之教授主张糖尿病性视网膜病变的治疗分早、中、晚3期。早期处于出血期，以清热凉血止血为主；中期因离经之血多为瘀血，治当加大活血化瘀之力；后期患病日久，正气多虚，应在活血化瘀治法基础上酌加扶正益气之药。故唐老治疗糖尿病性视网膜病变的基本治法为补气养阴、凉血止血、活血化瘀明目。总结唐老治疗糖尿病性视网膜病变的经验方，发现多用生蒲黄汤合二至丸加减。基本处方：生蒲黄、姜黄、墨旱莲、女贞子、丹参、枸杞子、生黄芪、牛膝、山茱萸、菟丝子、川芎。方中黄芪为补气要药，唐老治眼病喜欢重用黄芪，且为每方必用之药。在治疗本病中重用黄芪，能充分发挥其益气扶正的功效，还可起到调和诸药的作用。（钟舒阳，周尚昆. 国医大师

唐由之教授治疗糖尿病性视网膜病变经验简介）

2. 廖品正

国医大师廖品正教授认为虚实夹杂、本虚标实是DR基本证候特点；气阴两虚始终贯穿于病变发展的全过程，是DR的基本病机，为致病之本；DR为多因素致病，阳虚证与糖尿病病程、糖尿病控制、高血压、尿蛋白排泄率、生存质量是MCD的重要风险因子；中医症状与DR生存质量明显相关，中医症状越重，生存质量越差。因此补虚化瘀、标本兼治是对非增殖型糖尿病性视网膜病变的有效治法，中药复方芪明颗粒（黄芪、葛根、生地、枸杞子、决明子、茺蔚子、生蒲黄、水蛭）能改善患者的眼底病变，明显提高视力和明显改善患者的中医证候，体现了中医药多靶点治疗的优势。[李翔，路雪婧，叶河江，等. 廖品正治疗糖尿病视网膜病变经验. 辽宁中医杂志，2011，38（2）：228-229.]

3. 高健生

名老中医高健生认为DR是伴随糖尿病气阴两虚向阴阳两虚转化过程中所发生的血行不畅、目络瘀阻，治疗中应把握凉血止血与温阳化气以改善视网膜微循环。并根据多年临床实践总结认为，心肾不交、心火上亢扰目也是DR的重要病机之一，由此总结出防治早期DR的密蒙花方（由黄芪、女贞子、黄连、肉桂等组成）。[接传红，吴正正，严京，等. 高健生辨治糖尿病视网膜病变经验. 中医杂志，2012，（53）：23：1996-1997.]

五、预后转归

中医治疗本病的方法主要还是依靠辨证论治，各医家的辨证依据及分类方法差异较大，但也有相同之处。有大量研究结果证明采用中医综合治疗，可明显改善眼底及视力状况，中医药提高治愈率的同时

减少了西医学治疗带来的并发症。突出中医特色，辨证和辨病相互结合更能明显改善视网膜微循环，促进出血及渗出的吸收，保护视力。

六、预防调护

（一）预防

（1）严格而合理地控制血糖、血压和血脂是防治糖尿病视网膜病变发生发展的基础。

（2）定期进行眼部检查　糖尿病患者进行定期眼科检查是目前最重要的预防措施，对已发生 DR 的患者，进行定期眼科检查以确定最佳治疗和干预时间，可防止其过早失明。对于 1 型糖尿病患者，发病 5 年内应进行首次眼科检查，以后每年检查 1 次；2 型糖尿病患者，一旦确诊就应进行首次眼科检查，以后每年检查 1 次；眼部有过内眼手术史（白内障手术、青光眼手术、玻璃体切割手术等）及眼底已有病变的糖尿病患者，眼部检查的间隔时间应缩短或遵医嘱复查。妊娠糖尿病患者，应在孕前或首次受孕早期进行眼科检查，此后如属无或轻中度视网膜病变者每 3~12 个月检查一次眼底，如属重度视网膜病变者每 1~3 个月检查一次。

（二）调护

1. 饮食调护

用药物治疗的同时，正确指导患者和家属认识到通过饮食控制血糖、血脂、血压至理想水平的重要性。嘱患者饮食做到定时、定量、定餐次。控制每日总热量，维持适宜的体重；多食富含纤维的蔬菜、吸收较慢的粗粮、优质低脂蛋白质的食物；忌食高脂、高胆固醇、高糖类食物；禁食含糖量高的食物，如各种糖类、蜜枣、糕点、蜂蜜、含糖饮料等；戒烟、戒酒，坚持低盐低脂饮食；使血糖维持在理想水平。

2. 运动调护

体育锻炼能增强身体对胰岛素的敏感性，降低血糖、血脂和血黏度，减轻体质量，增强体质，有利于控制糖尿病并发症。根据患者血压、心电图、心功能、血糖及肝肾功能等检测指标，制定个人的运动防护计划。运动量要适度，不可劳累，要养成持之以恒、科学的运动习惯。

3. 心理调护

让患者了解在糖尿病患者中，眼部并发症是常见的，它可以严重地影响视力，且在视力正常时可能已经发生了并发症。对眼部并发症早期发现、合理治疗，可以大大减少因糖尿病眼部并发症而引起的失明。同时控制好各项代谢指标，如血糖、血压等，从而减轻和缓解糖尿病眼病的发生发展。

4. 用药注意

患者选用哪一类药物治疗，一定要在医师指导下用药，不可擅自停药、减药、改药及盲目乱服药，否则会使接近稳定的病情恶化，甚至会出现酮症酸中毒。

七、专方选要

1. 视清饮颗粒剂

［组成］枸杞子、生地黄、百合、石斛、山药、菊花、黄芩炭、墨旱莲、酒女贞子、牡丹皮、桔梗。

［功能］养阴行血，通络明目。

［适应证］非增殖性糖尿病性视网膜病变阴虚燥热、目络瘀阻证。

［用法］一次 1 包，每天 2 次，饭后口服。

［出处］曹旭，许家骏，曹珂儿，等. 视清饮对阴虚燥热型非增殖期糖尿病视网膜病变视网膜神经的作用. 中华中医药杂志，2021，36（2）：1177-1180.

2. 双丹明目胶囊

[组成] 女贞子、墨旱莲、山茱萸、山药、丹参、三七、丹皮、泽泻、茯苓、红土茯苓、牛膝。

[功能] 益肾养肝，活血明目。

[适应证] 非增殖性糖尿病性视网膜病变肝肾阴虚、瘀血阻络证。

[用法] 一次4粒，每天3次，饭后温开水送服。

[出处] 秦裕辉，李芳，涂良钰，等. 双丹明目胶囊治疗糖尿病视网膜病变的多中心临床研究. 湖南中医药大学学报，2010，30（1）：46-51.

3. 逐瘀固本方

[组成] 丹参、三七、黄芪、生地黄、杜仲、续断、紫河车、熟地黄、青葙子、密蒙花。

[功能] 补肾精，活血明目。

[适应证] 非增殖性糖尿病性视网膜病变肾虚血瘀证。

[用法] 每日1剂，早晚2次分服。

[出处] 樊玉珠，王春亮，梁贵廷，等. 逐瘀固本方对肾虚血瘀型非增殖期糖尿病视网膜病变临床疗效的影响. 河北中医药学报，2020，35（6）：27-31.

八、研究进展

有研究认为糖尿病患者的糖尿病病史、高血压病史、FBG、CRE、HbA$_{1c}$、BMI、TG、TCH与T2DM患者视网膜病变密切相关，CRE、HbA$_{1c}$、TCH是造成T2DM患者视网膜病变的独立危险因素。因此，通过降低危险因素值，有望降低2型糖尿病患者早期并发DR的风险。其中，CRE、HbA$_{1c}$、TCH是造成T2DM患者视网膜病变的独立危险因素，应重点检测。李小凤、高健等通过比较眼底荧光素血管造影（FFA）与光学相干断层扫描血管成像（OCTA）在糖尿病视网膜病变诊断中的特点，分析FFA与OCTA诊断糖尿病视网膜病变的病变一致性一般，而OCTA可检出无眼底改变的糖尿病患者部分血流参数变化，可为早期无眼底改变的糖尿病患者提供新的观察指标。徐星慧、张武峰通过采用多焦视网膜电图（mf-ERG）和对比敏感度（CS）及彩色多普勒联合检测糖尿病患者视网膜功能与血流的变化，结果显示mf-ERG与CS在DR发生之前已有异常变化，随着病情进展患者CRA血流动态指标也出现改变，这表明在DR发生前，我们能够定量地发现视功能的局部变化，通过多种具有客观、无创且敏感性较高的检测手段，全面了解视网膜的病变情况，为DR的早期诊断、监测及预后提供有效的方法。

DR是一种或多种基因作用引发的疾病，目前公认的与DR发生发展相关的基因主要包括有晚期糖基化终产物受体基因、维甲酸X受体γ、醛糖还原酶基因等候选基因。基因多态性与环境因素共同作用影响着DR的发生，且基因多态性在不同种族之间存在较大差异，VEGF基因多态性是DR基因单核苷酸多态性研究最多的一类。有研究发现不同人群中与DR相关的基因多态性位点可能不一样，如IL-10基因rs1800896多态性与中国汉族人群DR相关；此外，尚有维生素D受体基因、促红细胞生成素基因、细胞黏附分子-1基因多态性被证实均与DR关系密切。

随着对DR发病机制认识的不断提高，科研人员也在致力于寻找新的治疗方法，包括基于药物遗传学原理的一些新方法，如针对肾素血管紧张素酶基因、抗氧化酶和补体系统等的基因治疗方案，为DR防治提供更多的依据。

参考文献

[1]马红霞，刘静，刘光辉. 复方血栓通胶囊

对非增殖性糖尿病视网膜病变患者视网膜微循环的影响［J］. 中华中医药杂志，2016，31（4）：1490-1493.

［2］高洁，潘琳，毕若红，等. 基于中医学认识防治糖尿病视网膜病变的新药发现思路［J］. 中华中医药学刊，2021，39（1）：197-201.

［3］骆煌，王蓉，杜红彦，等. 香丹注射液离子导入联合羟苯磺酸钙治疗早期糖尿病性视网膜病变的疗效［J］. 内蒙古中医药，2019，38（11）：136-138.

［4］王勇. 针灸治疗糖尿病视网膜病变的临床观察［J］. 糖尿病新世界，2019：27-31.

［5］孟晨. 电针治疗糖尿病视网膜病变优效性临床研究［D］. 黑龙江中医药大学，2020.

［6］李小丽. 热敏灸治疗气阴两虚证糖尿病视网膜病变的临床研究［D］. 广州中医药大学硕士学位论文，2019.

［7］翟丽萍，王旭. 护网明目汤联合羟苯磺酸钙胶囊治疗糖尿病视网膜病变临床研究［J］. 国际中医中药杂志，2020，42（6）：530-534.

［8］李小凤，高健，廖荣丰. 荧光素血管造影与光学相干断层扫描血管成像对比研究糖尿病视网膜病变［J］. 安徽医科大学学报，2020，55（8）：1290-1293.

第十三节　糖尿病并发肺结核

糖尿病患者存在代谢障碍、免疫功能障碍，更容易发生结核杆菌感染。糖尿病合并肺结核的临床表现不典型，主要表现为多尿、多饮、多食、消瘦、咳嗽、低热、盗汗，伴或不伴胸痛、咯血等症状；糖尿病是肺结核发病的独立危险因素，糖尿病患者发生肺结核的危险程度为普通人群的3倍以上，且肺结核合并糖尿病后病情恶化，

抗结核治疗失败，复发及死亡等不良结局均会成倍增加。随着我国经济发展，居民生活水平提高及生活方式转变，糖尿病患病率呈快速上升态势，肺结核合并糖尿病患者数量逐年增多，我国北方地区合并率约为南方地区的2倍，可能与北方地区糖尿病患病率高于南方有关。

一、病因病机

（一）西医学认识

糖尿病并发肺结核的发病机制尚未完全阐明，但目前大多数认为与糖尿病患者存在代谢障碍、免疫功能障碍相关。

（二）中医学认识

中医学根据患者的临床表现将其归属于"脾瘅""消渴""肺痨"等范畴。其主要病因为自身正气不足而复感痨虫，疾病早期主要病位在肺，后期可累及脾肾，阴虚火旺是其主要病机特点。

1. 病因

肺痨的致病因素主要有两个方面，一为感染痨虫，一为正气虚弱。《古今医统·痨瘵门》即曾指出："凡此诸虫……著于怯弱之人……日久遂成痨瘵之证。"痨虫和正气虚弱两种病因，可以相互为因。痨虫传染是发病不可缺少的外因，正虚是发病的基础，是痨虫入侵和引起发病的主要内因。

（1）感染痨虫　早在晋代，葛洪在《肘后备急方》中提到此病"积年累月，渐就顿滞，乃至于死"，而且其传染性很强，甚至可以"灭门"。古人根据本病具有传染的情况，创立了"痨虫""瘵虫"之说，如《三因极一病证方论·痨瘵诸证》指出："诸证虽曰不同，其根多有虫。"明确指出瘵虫传染是形成本病不可缺少的因素，"痨虫"侵入人体而成病，这种认识直到1882年发

现结核杆菌才被证实。

（2）正气虚弱　凡先天禀赋不强，小儿喂养不当；或病后失养，如麻疹、哮喘等病后或外感咳嗽经久不愈，以及产后失于调养等，皆易致痨虫入侵。故《外台秘要·炙骨蒸法图》说："婴孺之流，传注更苦。"后天摄取不慎，青年早婚，嗜欲无节，耗伤精血；或情志不遂，忧思过度，或劳倦伤脾，而导致正气虚弱，痨虫入侵而发病。正如《古今医统·痨瘵门》说："凡人平素保养元气，爱惜精血，瘵不可得而传，惟夫纵欲多淫，苦不自觉，精血内耗，邪气外乘"并提出气虚血痿，痨瘵"皆能乘虚而染触"。年老体弱、生活贫困、营养不良，也是罹病的重要原因，如《理虚元鉴·虚症有六因》即曾指出"因境遇者……贫贱而窘迫难堪"，易致痨虫侵袭。

2. 病机

消渴病日久可致气阴两伤，机体正气不足，抗病能力减弱；痨虫则乘机体正气不足而侵入体内，导致消渴病合并肺痨。本病的发病部位主要在肺。由于肺开窍于鼻，职司呼吸，痨虫自鼻吸入，直趋于肺而蚀肺，故临床多见肺失肃降之症，如干咳、咽燥、咯血，甚至喉疮声嘶等。由于脏腑间具有相互资生，互相制约的密切关系，因此肺病日久可以进一步影响到其他脏腑，故有"其邪辗转，乘于五脏"之说。其中与脾、肾两脏的关系最为密切。

脾为肺之母，肺痨日久，子盗母气，则脾气亦虚，可伴见疲乏、食少、便溏等症，其甚者可致肺、脾、肾三脏同病。

肾为肺之子，肺虚肾失资生之源，或肾虚相火灼金，上耗母气，则可见肺肾两虚，伴见骨蒸、潮热、男子失精、女子月经不调等肾虚症状；若肺虚不能制肝，肾虚不能养肝，肝火偏旺，则见性情急躁、善怒、胁痛；肺肾阴虚，心火上炎还可伴有虚烦不寐、盗汗等症；如肺虚制节失司，血脉运行不畅，病及于心，可见喘、悸、肿、发绀等症。

本病病机以阴虚火旺为主。因肺喜润恶燥，痨虫蚀肺，肺体受损，首耗肺阴，阴虚则火旺，而见阴虚肺燥之候。故朱丹溪概括痨瘵的病机为"主乎阴虚"。由于阴阳互根，阴虚则火旺，可发展为气阴两虚，甚则阴损及阳。病机的转变，与病情的轻重及病程有关。一般说来，初起病变在肺，肺体受损，肺阴亏耗，肺失滋润，表现为肺阴亏损之候。

继则肺肾同病，兼及心肝，而致阴虚火旺，或因肺脾同病，阴伤及气而致气阴两虚，后期肺脾肾三脏交亏，阴损及阳，可趋于阴阳两虚的严重局面。

二、临床诊断

（一）辨病诊断

1. 西医临床诊断

（1）病史　首先符合糖尿病诊断，糖尿病诊断参照中华医学会糖尿病学分会2020年制定的《中国2型糖尿病防治指南》。肺结核诊断参照2013年中华医学会结核病分会制定的《结核病诊断和治疗指南》。

（2）临床特点　咳嗽、咳痰≥3周，可伴有咯血、胸痛、呼吸困难等症状；发热（常午后低热），可伴盗汗、乏力、食欲降低、体重减轻、月经失调；结核变态反应引起的过敏表现：结节性红斑、泡性结膜炎和结核风湿症（Poncet病）等；体征：患肺结核时，肺部体征常不明显。肺部病变较广泛时可有相应体征，有明显空洞或并发支气管扩张时可闻及中小水泡音。康尼峡缩小提示肺尖有病变。

2. 相关检查

（1）结核菌素（PPD-C5TU）皮肤试验　我国是结核病高发国家，儿童普种卡介苗，阳性对诊断结核病意义不大，但对未接种卡介苗儿童则提示已受结核分枝杆菌（简称结核菌）感染或体内有活动性结核病。当呈现强阳性时表示机体处于超敏状态，发病率高，可作为临床诊断结核病的参考指征。

（2）肺结核的影像诊断　细菌学检查是肺结核诊断的确切依据，但不是所有的肺结核都可得到细菌学证实。胸部X线检查也常是重要的，但是肺结核的胸部X线表现并无特征性改变，需注意与其他肺部疾病鉴别。

①胸部X线扫描：糖尿病合并肺结核时X线特点以渗出干酪为主，可呈大片状、巨块状，易形成空洞，好发于肺门区及中下肺野，病变进展快，应注意与急性肺炎、肺化脓症、肺癌鉴别。

②胸部CT扫描：发现胸内隐匿部位病变，包括气管、支气管内的病变；早期发现肺内粟粒阴影；诊断有困难的肿块阴影、空洞、孤立结节和浸润阴影的鉴别诊断；了解肺门、纵隔淋巴结肿大情况，鉴别纵隔淋巴结结核与肿瘤；少量胸腔积液、包裹积液、叶间积液和其他胸膜病变的检出；囊肿与实体肿块的鉴别。

（3）肺结核的病原学诊断

①标本采集和结核菌的检测标本来源：痰液、超声雾化导痰、下呼吸道采样、支气管冲洗液、支气管肺泡灌洗液（BALF）、肺及支气管活检标本。涂片阴性不能排除肺结核，连续检查≥3次可提高其检出率。分离培养法灵敏度高于涂片镜检法，可直接获得菌落，便于与非结核分枝杆菌病鉴别，是结核病诊断的金标准。

②结核菌药物敏感性检测对肺结核痰菌阴转后复阳、化学治疗3~6个月痰菌仍持续阳性、经治疗痰菌减少后又持续增加及复治患者应进行药物敏感性检测。

3.中医辨病诊断

（1）依据中医病名内涵与临床表现确定中医病名　中医学将糖尿病合并肺结核归属为"消渴"及"肺痨"范畴，历代对该病都有记载，《金匮要略·肺痿肺痈咳嗽上气病脉证治》云："问曰：或从汗出，咳逆上气，或从呕吐，热在上焦者，或从消渴，因咳为肺痿。肺痿之病，从何得之？师曰：小便利数。"指出肺痿可以并发于糖尿病。又提出了具体治疗方剂，如：咽喉不利，止逆下气者，麦门冬汤主之。张子和在《儒门事亲·三消论》中则提出消渴患者可以"或蒸热虚汗，肺痿劳嗽"，相当于糖尿病并发肺结核。

（2）临床特点　痨虫侵蚀肺脏所引起的临床表现，以咳嗽、咯血、潮热、盗汗等为主要症状，这些症状可出现于肺痨的各种类型，各症可以间作，或相继发生，或同时兼见。但早期或病变轻微者常无明显症状，有症状者均为病变活动时或病变较重者。

咳嗽，系肺阴不足所致，因此常表现为干咳、少痰，伴咽燥口干、颧红、唇赤，舌红少津，脉细数；但也有因脾虚生痰，痰湿阻肺所致，故也可以出现咳嗽痰多，痰呈泡沫状，伴身重疲乏，胃纳不振，舌苔白腻等症；更有少数表现为痰热咳嗽，症见痰黄且稠，或痰中带血。咯血，多由于热伤肺络，症见血色鲜红，咯血量多；也可夹有瘀血，症见少量咯血，时发时止，血色暗或带紫色血块。发热，为阴虚生内热，多表现为午后发热，一般表现为低热（38.5℃以下），或仅自觉五心烦热，好像热从骨髓中蕴蒸而出，故又称骨蒸，面颧红赤，但也有高热者。发热时间多从午后开始，夜热早凉，发作有时，故称潮热。盗汗，为内热蒸腾，逼津外出，表现为入睡后，汗出遍身，醒后则汗止。唯汗后衣被皆湿，疲乏无力感益加明显。患者亦可表现为气阴两虚，形寒乏力，易汗肢冷，饮食减少，体重减轻，肌肉瘦削，晚期则形销骨立，男性多见遗精，女性多见月经不调或闭经。

（3）辨证要点

①辨病性：肺痨病理性质以本虚为主，亦可见标实。本虚为阴虚，病变进程中可发展为气阴两虚，阴阳两虚；标实为火热、痰浊和瘀血。故应辨别虚实的属性，是否相互兼夹及其主次关系。

②辨病位：肺痨的主脏在肺，在病变过程中"其邪辗转，乘于五脏"。故应辨别病位是尚限于肺脏，或已经"辗转"于其他脏，尤其是重点关注肺与脾、肾的关系。

③辨主症：肺痨以咳嗽、咯血、潮热、盗汗为四大主症，故应辨别主症间的主次轻重，以便在治本的基础上为对症处理提供依据。

（二）辨证诊断

本病辨证应辨虚实及病位。辨证当明确热、虚、损等不同病程特点。其病变脏器初期主要在肺，以阴虚为本，燥热为标，久则损及脾肾两脏，肺损及脾，以气阴两伤为主；后期元阴受损、气虚阳损日久，可致阴阳两虚之候。

1. 阴虚肺燥证

临床证候：干咳，咳声短促，五心烦热，急躁易怒，口干口渴，时时汗出，少寐多梦，小便短赤，大便干，舌红，少苔，脉虚细数。

辨证要点：干咳，咳声短促，五心烦热，舌红，少苔，脉细数。

2. 气阴两虚证

临床证候：咳嗽无力，气短声低，消瘦，疲乏无力，易汗出，口干口苦，心悸失眠，舌红，少津，苔薄白干或少苔，脉细弱而数。

辨证要点：咳嗽无力，气短声低，疲乏无力，舌红，苔薄白干，脉细数。

3. 阴阳两虚证

临床证候：咳嗽喘急，少气，咯痰色白或有血丝，潮热，自汗，盗汗，面浮肢肿，形寒肢冷。舌质光红或淡胖边有齿痕，少津，苔黄或剥脱，脉微细而数，或虚大无力。

辨证要点：咳嗽喘急，少气，咯痰色白或有血丝，舌质光红，脉细数，或无力。

三、鉴别诊断

（一）西医学鉴别诊断

1. 与肺炎相鉴别

肺炎主要与继发性肺结核鉴别。各种肺炎因病原体不同而临床特点各异，但大都起病急伴有发热，咳嗽、咳痰明显。胸片表现密度较淡且较均匀的片状或斑片状阴影，抗菌治疗后体温迅速下降，1~2周阴影有明显吸收。

2. 与慢性阻塞性肺疾病相鉴别

慢性阻塞性肺疾病多表现为慢性咳嗽、咳痰，少有咯血。冬季多发，急性加重期可以有发热。肺功能检查为阻塞性通气功能障碍。胸部影像学检查有助于鉴别诊断。

3. 与支气管扩张相鉴别

支气管扩张可见慢性反复咳嗽、咳痰，多有大量脓痰，常反复咯血。轻者X线胸片无异常或仅见肺纹理增粗，典型者可见卷发样改变，CT特别是高分辨CT能发现支气管腔扩大，可确诊。

4. 与肺癌相鉴别

肺癌多有长期吸烟史，表现为刺激性咳嗽，痰中带血、胸痛和消瘦等症状。胸部X线可见肺癌肿块常呈分叶状，有毛刺、切迹。癌组织坏死液化后，可以形成偏心厚壁空洞。多次痰脱落细胞和结核分枝杆菌检查、病灶活体组织检查是鉴别的重要方法。

5. 与肺脓肿相鉴别

肺脓肿多有高热、咳大量脓臭痰，胸片表现为带有液平面的空洞伴周围浓密的炎性阴影。血常规白细胞和中性粒细胞增高。

（二）中医学鉴别诊断

1. 与虚劳相鉴别

两病都具有消瘦、疲乏、食欲不振等虚证特征，且有一定联系，肺痨可发展为虚损，故《金匮要略》将之列为虚劳范畴，但两者是有区别的。肺痨主要病变在肺，具有传染性，以阴虚火旺为病理特点，以咳嗽、咯血、潮热、盗汗、消瘦为主要临床症状；而虚劳则由多种原因所导致，病程较长，病势缠绵，病变为五脏虚损而以脾肾为主，一般不传，以气、血、阴、阳亏虚为病理特点，是多种慢性虚损病证的总称。

2. 与肺痿相鉴别

肺痨与肺痿两者病位均在肺，但肺痿是多种肺部慢性疾患后期的转归，如肺痈、肺痨、咳嗽日久等，若导致肺叶痿弱不用，俱可成肺痿。肺痨晚期，如出现干咳、咯吐涎沫等症者，即已转属肺痿，故《外台秘要》称肺痨为肺痿疾。

四、临床治疗

（一）提高临床疗效的要素

1. 消灭病源，防其传遍

宋代杨士瀛在《仁斋直指方》中提出"治瘵疾，杀瘵虫"的治法。杀虫以绝其根，是治疗肺痨的一大法则。明代李中梓在《医宗必读》中确立"补虚以补其元，杀虫以绝其根"的治疗法则。其中特强调杀虫之法："能杀其虫，虽病者不生，亦可绝其传疰耳"，认为杀虫不仅有治疗意义，还有预防意义。控制和消灭传染源是防治

肺结核的有效手段。

2. 重视降火，滋阴润肺

消渴之本在于阴虚，病久耗气，阴损及阳，而致气阴两虚或阴阳两虚，故阴虚是病机关键。金元时期，刘河间、张子和等发展的三消理论，主张清热泻火、养阴生津为要。而肺痨其本亦在于阴虚，阴虚阳气失敛而致君相火旺。朱丹溪亦认为："痨瘵主乎阴虚。"在治疗上，《证治汇补·痨瘵》提出："滋阴降火是澄其源也。"两病相合，病机相同，则阴虚盛。故治疗中注意滋阴清热润燥。

3. 扶正固本，贯穿全过程

糖尿病合并肺结核是由于正气内虚，瘵虫外侵所致。早在《医学正传·劳极》中就提出了"杀虫"和"补虚"两大治疗原则。补虚以复其元，是治疗本病的又一大法，也是本病传变、转归和预后的决定性因素，"正气存内，邪不可干"，因此应重视补虚培元。《理虚元鉴》总结治虚之经验，认为"治虚有三本，肺脾肾是也"。《慎柔五书》提出："尸疰一证，余尝治之……脾肺不足，补中益气汤。"从西医学上讲，结核病的感染，与患者本身免疫功能紊乱有关，采用扶正固本法，将有利于改善机体的免疫反应状态，调动机体的积极因素，促进病变的吸收和治愈。

4. 中西合璧，双管齐下

《景岳全书》曰："消渴病，其为病之肇端。"糖尿病患者血糖控制不佳，日久出现代谢紊乱及免疫功能低下，进而感染肺结核。追究其源，控制血糖为治疗糖尿病合并肺结核的基础。有学者研究指出，血糖控制在 6~10mmol/L 范围内的患者，抗结核治疗病灶吸收情况较血糖大于 10mmol/L 的患者明显。抗结核治疗要取得预期的疗效，需要建立在血糖稳定的基础上。否则，在糖尿病得不到有效控制的情况下，抗结核治疗往往难以奏效。肺结核对糖尿病的

主要影响是对糖代谢的干扰，在原有的代谢紊乱基础上进一步加重糖尿病，肺结核与糖尿病并存，病情进展快，治疗效果差，容易产生耐药，二者相互影响从而加重病情，减弱抗结核治疗效果。故糖尿病并发肺结核的患者，除了降糖外，还应该注意规律抗结核治疗。

（二）辨病治疗

1. 调整饮食

糖尿病为高代谢疾患，饮食的总原则是控制总热量的摄入，而肺结核则属于慢性消耗性疾病，需要加强对营养物质的摄取，增加总热量的供给，两者之间存在一定的矛盾。两病并存时，总热量的摄入较单纯的糖尿病增加 10% 左右。饮食的原则是热量要充足，中脂肪、优质蛋白、高纤维饮食为佳，同时保证无机盐、多种维生素的摄入，尤其是量的供给，加强血糖的监测。

2. 稳定血糖

糖尿病合并肺结核有逐年增高趋势。两病互相影响，糖尿病对肺结核治疗的不利影响比较显著，必须在控制糖尿病的基础上治疗肺结核才能奏效。关于血糖控制及治疗可参考本书相关章节。

3. 口服药物

（1）异烟肼（INH） 异烟肼问世已 50 余年，但迄今仍然是单一抗结核药物中杀菌力，特别是早期杀菌力最强者。INH 对巨噬细胞内外的结核分枝杆菌均具有杀菌作用。最低抑菌浓度为 0.025~0.05μg/ml。口服后迅速吸收，血中药物浓度可达最低抑菌浓度的 20~100 余倍。脑脊液中药物浓度也很高。用药后经乙酰化而灭活，乙酰化的速度取决于遗传因素。成人剂量每日 300mg，顿服；儿童为每日 5~10mg/kg，最大剂量每日不超过 300mg。结核性脑膜炎和血行播散型肺结核的用药剂量可加大，儿童 20~30mg/kg，成人 10~20mg/kg。偶可发生药物性肝炎，肝功能异常者慎用，需注意观察。如果发生周围神经炎可服用维生素 B_6（吡哆醇）。

（2）利福平（RFP） 最低抑菌浓度为 0.06~0.25μg/ml，对巨噬细胞内外的结核分枝杆菌均有快速杀菌作用，特别是对 C 菌群有独特的杀灭菌作用。INH 与 RFP 联用可显著缩短疗程。口服 1~2 小时后达血高峰浓度，半衰期为 3~8 小时，有效血浓度可持续 6~12 小时，药量加大持续时间更长。口服后药物集中在肝脏，主要经胆汁排泄，胆汁药物浓度可达 200μg/ml。未经变化的药物可再经肠吸收，形成肝肠循环，能保持较长时间的高峰血浓度，故推荐早晨空腹或早饭前半小时服用。利福平及其代谢物为橘红色，服后大小便、眼泪等为橘红色。成人剂量为每日 8~10mg/kg，体重在 50kg 及以下者为 450mg，50kg 以上者为 600mg，顿服。儿童每日 10~20mg/kg。间歇用药为 600~900mg，每周 2~3 次。用药后如出现一过性转氨酶上升可继续用药，加保肝治疗观察，如出现黄疸应立即停药。流感样症状、皮肤综合征、血小板减少多在间歇疗法出现。妊娠 3 个月以内者忌用，超过 3 个月者要慎用。其他利福霉素类药物有利福喷丁（RFT），该药血清峰浓度和半衰期分别为 10~30μg/ml 和 12~15 小时。RFT 的最低抑菌浓度为 0.015~0.06μg/ml，比 RFP 低很多。上述特点说明 RFT 适于间歇使用。使用剂量为 450~600mg，每周 2 次。RFT 与 RFP 之间存在完全交叉耐药。

（3）吡嗪酰胺（PZA） 吡嗪酰胺具有独特的灭菌作用，主要是杀灭巨噬细胞内酸性环境中的 B 菌群。在 6 个月标准短程化疗中，PZA 与 INH 和 RFP 联合用药是，第三个不可缺的重要药物。对于新发现初治涂阳患者 PZA 仅在头 2 个月使用，因为使用 2 个月的效果与使用 4 个月和 6 个月的效果相似。成人用药为 1.5g/ 天，每周 3 次，用药为 1.5~2.0g/ 天，儿童每日为 30~40mg/kg。常见不良反应为高尿酸血症、肝损害、食欲不振、关节痛和恶心。

（4）乙胺丁醇（EMB） 乙胺丁醇对结核分枝杆菌的最低抑菌浓度为 0.95~7.5μg/ml，口服易吸收，成人剂量为 0.75~1.0g/ 天，每周 3 次，用药为 1.0~1.25g/ 天。不良反应为视神经炎，应在治疗前测定视力与视野，治疗中密切观察，提醒患者发现视力异常应及时就医。鉴于儿童无症状判断能力，故不用。

（5）链霉素（SM） 链霉素对巨噬细胞外碱性环境中的结核分枝杆菌有杀菌作用。肌内注射，每日量为 0.75g，每周 5 次；间歇用药每次为 0.75~1.0g，每周 2~3 次。不良反应主要为耳毒性、前庭功能损害和肾毒性等，严格掌握使用剂量，儿童、老人、孕妇、听力障碍和肾功能不良等要慎用或不用。

（6）抗结核药品固定剂量复合制剂（FDC）的应用 抗结核药品固定剂量复合制剂由多种抗结核药品按照一定的剂量比例合理组成，由于 FDC 能够有效防止患者漏服某一药品，而且每次服药片数明显减少，对提高患者治疗依从性、充分发挥联合用药的优势具有重要意义，成为预防耐药结核病发生的重要手段。目前 FDC 的主要使用对象为初治活动性肺结核患者。复发肺结核患者、结核性胸膜炎及其他肺外结核也可以用 FDC 组成治疗方案。

（三）辨证治疗

1. 辨证论治

本病辨证应辨虚实及病位。辨证当明确热、虚、损等不同病程特点。其病变脏器初期主要在肺，以阴虚为本，燥热为标，久则损及脾肾两脏，肺损及脾，以气阴两伤为主；后期元阴受损、气虚阳损日久，

可致阴阳两虚之候。

（1）阴虚肺燥证

［治法］滋阴降火养阴。

［方药］月华丸（《医学心悟》）加减：天冬、麦冬、生地、熟地、山药、百部、沙参、川贝母、茯苓、阿胶、三七、黄连、菊花、桑叶。

（2）气阴两虚证

［治法］益气健脾，养阴清热。

［方药］保真汤（《胎产秘书》）合七味白术散（《小儿药证真诀》）加减：太子参、白术、黄芪、茯苓、炙甘草、麦冬、天冬、生地、五味子、当归、白芍、熟地、地骨皮、黄柏、知母、藿香叶、木香、葛根。

（3）阴阳两虚证

［治法］滋阴补阳。

［方药］补天大造丸（《奇方类编》）加减：黄芪、人参、山药、枸杞子、龟甲、鹿角胶、紫河车、地黄、当归、酸枣仁、远志、白芍。

［加减］瘀血明显者可加红花、丹参、川芎、泽兰等。

2. 外治疗法

（1）药物外治法

①贴敷法

［处方］附子、巴戟天、补骨脂、吴茱萸、淫羊藿。

［操作方法］将上药研细末，拌匀，鲜姜汁稀释调和，捏成锥状，胶布敷贴在天突、大椎、肺俞等穴，2~6 小时 / 次，一般至局部皮肤发红为止，每周 2 次。

［适应证］阴阳两虚证肺结核患者。

②穴位注射

［处方］第 1 组取穴：结核（第 7 颈椎棘穿下旁开 3.5 寸），膏肓穴；第 2 组取穴：肺热（第 3 胸椎棘突下旁开 0.5 寸），肺俞。

［操作方法］选上述穴位，采用掌握式的执笔方式，拇指在内，食指、中指在外，握持注射器，使针尖斜向后正中线，刺入

约 0.5 寸，提抽"得气"。取注射用硫酸卷曲霉素 0.75g，用 0.9% 氯化钠注射液 4ml 溶解，每组 2 个穴位交替注射 2ml。第 1、2 周予第 1 组穴位注射治疗，第 3、4 周予第 2 组穴位注射治疗，如此 2 组穴位注射交替治疗各 2 周。

［适应证］所有肺结核患者。

［注意事项］注药前应做过敏试验；注意切勿深刺，以免导致肺脏损伤。

（2）非药物外治法

灸法

［处方］涌泉、肺俞、关元、肾俞。

［操作方法］将点燃的艾条置于距穴位 1 寸处，采用回旋灸法，以局部微红、感到温热为适宜。主穴灸 15~20 分钟 / 穴，配穴灸 10 分钟 / 穴，1 次 / 天，2 周为 1 个疗程。

3. 成药应用

肺结核丸

［组成］制何首乌、白及、土鳖虫。

［功能］敛阴补肺。

［适应证］肺空洞，肺出血。

［用法］口服，一次 9g，一日 3 次。

［注意事项］尚不明确。

［出处］中国实用医药，2019，26：94-95.

五、预后转归

消渴病常病及多个脏腑，病变影响广泛，未及时医治以及病情严重的患者，常可并发多种病证，如肺失滋养，日久可并发肺痨，尤以中老年发病较多。"三多"、消瘦、潮热、盗汗、咳嗽、咯血的程度，是判断病情轻重的重要标志。早期发现、坚持长期治疗、生活规律、饮食控制的患者，其预后较好。

本病的转归与预后，与体质强弱、病情轻重、治疗早晚有很大关系，主要取决于正气的盛衰。若正气比较旺盛，或得以及时正确的治疗，本病可逐渐康复。若邪盛正虚，病情可进行性加重，趋向恶化，由肺虚渐损脾肾心肝，由阴及气及阳，形成五脏亏损，则预后不良。若正气较虚，正邪相持，病势起伏，病情慢性迁延，亦属难治。肺痨预后好坏与体质强弱，病情轻重，治疗迟早有很大关系，如《肘后备急方·治尸注鬼注方》说："觉知此候者，便宜急治之。"《明医杂著·劳瘵》说："此病治之于早则易，若到肌肉消铄，沉困着床，脉沉伏细数，则难治矣。"提出早期治疗的重要性。

六、预防调护

（一）预防

控制血糖；预防和控制心、肺部其他疾病；定期监测胸片、肺部 CT、肺功能等相关检查；不滥用抗生素。

（二）调护

1. 膳食指导

单纯的肺结核患者在饮食上提倡加强营养。多食富含蛋白质、脂肪等的食物，不限制热量的摄入，而单纯的糖尿病患者在饮食上讲究限制，每日蛋白质、脂肪等均限制在一定量以内，不过多摄入热量。两者之间存在明显的矛盾，为解决这矛盾对肺结核合并糖尿病患者，特别是肺结核和处于进展期的患者，提倡放宽胰岛素的应用，甚至作为首选的治疗方法。因为胰岛素能迅速控制血糖，有利于结核病的治疗好转。胰岛素有储能、护肝作用，可适当放宽对饮食的控制。总热量的摄入应较单纯糖尿病增加 10% 为宜，其中碳水化合物控制在 300~500g/d，脂肪 1g/（kg·d），蛋白质 1.0~1.5/（kg·d），限制钠盐摄入，要求钠的摄入每日不超过 3g，同时补充各种维生素及微量元素。有益于改善患者的营养状况，减少和避免抗结核药物的不良反应。

2. 运动疗法

体育运动是增加肺结核患者全身抵抗力的方法之一，因为只有在全身抵抗力增强以后，才可以促成任何局部疾患的好转与治愈，所以体育运动有积极治疗的意义。体育运动是一系列运动，包括晨操、户外散步、体操、游戏、太极拳、气功以及其他体育活动。

3. 辨证施护

根据"食药同源"的原理和"食药同治"的逻辑关系，糖尿病患者的饮食宜清淡、有营养，忌吃肥甘厚味和醇酒炙煿或辛辣刺激之品，禁食含糖较高之食物。适当增加蛋白质（如瘦肉、豆制品等）。如按规定食量进食仍觉饥饿者，可添加蔬菜、瘦肉或略加豆制品充饥。口渴甚者，可用鲜芦根或天花粉、麦冬、怀山药、葛根等煎水代茶饮。苦瓜、海带、猪胰等能养阴润燥、益肺补脾，对治疗有利，可多食。若并发痈疽、疮疡、皮肤瘙痒等症，则忌食鱼、虾、蟹、竹笋、黑橄榄、牛肉、猪头肉、公鸡肉等荤腥发性食物。具有补益作用的如人参、黄芪、黄精、山药、枸杞子等及具有清热滋阴作用的如百合、麦冬、地黄等均可与粥同煮服用。在辨证的基础上合理选药，确实可以提高疗效，但要注意辨证选药。

4. 康复指导

肺结核合并糖尿病是一种慢性疾病，其康复需要一个漫长的过程。由于受到各种条件的限制，患者不可能长期住院治疗。当患者病情稳定，血糖、尿糖及其并发症得到较好控制后可予以出院。但出院前应做好卫生宣教和康复指导。如教其学会测血糖、尿糖，注射胰岛素，坚持按时服药，节制饮食和房事，预防感染和感冒，建立有规律的作息制度，注意劳逸结合，适当参加文娱活动和体育锻炼等。

七、专方选要

1. 肺痨灵合剂

［组成］黄芪、黄精、百合、白及、黄芩、百部。

［功能］滋阴润肺、健脾补肾、扶正固本，佐以抗杀痨虫。

［适应证］肺结核肺阴亏虚证。

［用法］每日1剂，水煎服。

［出处］中草药，2014，22：3308-3310.

2. 利肺片

［组成］百合、百部、五味子、枇杷叶、白及、牡蛎、甘草、冬虫夏草、蛤蚧粉。

［功能］祛痨补肺，镇咳化痰。

［适应证］肺结核活动期。

［用法］口服，5片/次，3次/日。

［出处］中华中医药杂志，2015，3：941-942.

八、研究进展

邱志济等通过分析著名名老中医朱良春教授的临床经验认为：结核属中医痨瘵范畴，肺结核之咳嗽称痨嗽，乃责之脾肺，脾本喜燥，但燥热太过，则为焦土，而生机将息，故咳嗽便秘，脾属土，土败则金衰，金衰则亦发咳嗽。脾为后天气血生化之源，主四肢肌肉，脾胃长期受损，必致气血来源不足，内不能和调五脏六腑，外不能洒陈于营卫、经脉。故症见四肢倦怠、食少身热、神疲形瘦、关节疼痛、全身酸软、潮热盗汗诸症。

方丽彪自拟益气健脾肺痨汤（黄芪、党参、白术、茯苓、炙甘草、生姜、大枣、黄精、山药、百部、百合）治疗肺结核能够较快地恢复患者脏腑气血功能。在外治法研究进展方面，王檀教授运用针灸治疗，疗效显著，具体选穴，如下：列缺、尺泽、天突、中府、云门、丰隆、膻中、合谷、中脘、天枢、足三里、肺俞、脾俞、胃俞，上穴行针得气后留针30分钟，每日1次，每周5次。全方共奏以宽胸理气、止咳化痰之功。亦可用推拿治疗，选取阑门、巨阙、上脘、中脘、建里运用一指禅推法进行推拿，按揉肺俞、脾俞、胃俞穴以激发各脏腑之功能，平推肩背为整理手法，每次30分钟，每周5次。张红梅通过研究显示：初治继发性肺结核患者中医辨证多为肺阴亏虚证（67%）和阴虚火旺证（20%），明显高于其他证型。并进一步验证扶正法对肺结核治疗中的意义。强调人体正气的作用，善于以扶正固本中医药提高人体免疫力。而耐药结核患者由于长期疾病的折磨，在肺结核中西医结合治疗中，所用滋阴润肺、健脾益气之品，既能提高机体免疫力，又可间接增强异烟肼、利福平等的抗结核作用。

主要参考文献

[1] 张放. 糖尿病合并肺结核患者肺部病灶组织中细胞因子的表达及意义 [J]. 中国医科大学学报，2014，43：313-319.

[2] 中华医学会结核病分会. 结核病诊断和治疗指南 [J]. 中国实用乡村医生杂志，2013，10：7-11.

[3] 中华医学会糖尿病学分会. 中国2型糖尿病防治指南（2013年版）[J]. 中华糖尿病杂志，2014，6：451-452.

[4] 李娟. 肺结核合并糖尿病中医证候规律研究. 健康之路 [J]. 2014，13：346-347.

[5] 赵琳. 肺结核合并糖尿病中医证候规律研究 [J]. 内蒙古中医药，2013，1：23-24.

[6] 谢本维. 肺结核诊断、入院、出院标准 [J]. 西藏科技，2014，7：54-55.

[7] 陶光荣. 中西医结合治疗肺结核合并糖尿病临床效果探析. 亚太传统医药，2013，10：71-72.

[8] 姜德友，高欣元. 肺痨病源流考 [J]. 河南中医，2018，08：1141-1146.

[9] 方利彪. 自拟益气健脾肺痨汤治疗肺结核45例临床观察 [J]. 光明中医，2018，19：2859-2861.

[10] 刘继民，王檀. 王檀教授中医康复疗法治疗肺劳喘证经验总结 [J]. 中国中医药现代远程教育，2019，13：59-61.

第十四节　糖尿病认知功能障碍

认知功能包括感觉、知觉、注意、记忆、理解等，主要受海马体、颞叶、大脑皮层等区域支配，其中海马体起重要作用。这些区域受损后可引起认知功能障碍，包括注意力障碍、记忆障碍、抽象思维障碍、信息整合功能障碍等。多种研究证据表明，糖尿病患者存在广泛的皮质神经功能障碍。1型糖尿病患者认知障碍主要为联想记忆和学习技能方面。2型糖尿病患者主要表现在近期记忆、抽象思维能力、行为等方面损伤。古代文献无糖尿病认知功能障碍的病名记载，亦无认知功能障碍的描述。据糖尿病认知功能障碍临床表现，与"健忘""呆病"等相似。

一、病因病机

（一）西医学认识

糖尿病认知功能障碍的危险因素主要有：①人口学因素：包括年龄、性别、家族史；②不恰当生活方式：包括吸烟、不合理饮食、锻炼，对认知功能障碍有叠加作用；③特殊个人史：教育水平低下、头部创伤、精神疾病等。

其发病机制研究错综复杂，目前认为主要与高血糖、低血糖、糖尿病酮症酸中毒及高渗状态、脑血管动脉硬化及狭窄、脑神经递质表达异常、糖基化终末产物（AGEs）聚集、高同型半胱氨酸血症（Hcy）、脂代谢紊乱、神经生长因子（NGF）水平降低、钙稳态、胰岛素抵抗、心理因素等有关。

（二）中医学认识

1. 病因

（1）禀赋不足、年迈体虚　早在春秋战国时期，即已认识到先天禀赋不足，是引起消渴病的重要内在因素。《灵枢·五变》说："五脏皆柔弱者，善病消瘅。"其中尤以阴虚体质最易罹患。年老体衰，脏腑功能减退，阴气自半，肝肾阴虚，肾精不足，无以濡养，髓海空虚，髓减脑消，神机失用，发为痴呆。脑为元神之府，神机之源，一身之主。"脑为髓海"。《医林改错》曰："小儿无记性者，脑髓未满；年高无记性者，脑髓渐空。"年迈体虚，气血运行迟缓，血脉瘀滞，脑络瘀阻，神机失用，发为痴呆。

（2）饮食不节　长期过食肥甘，醇酒厚味，辛辣香燥，损伤脾胃，致脾胃运化失职，积热内蕴，化燥伤津，消谷耗液，发为消渴。早在《素问·奇病论》即说："此肥美之所发也，此人必数食甘美而多肥也，肥者令人内热，甘者令人中满，故其气上溢，转为消渴。"

（3）情志失调　长期过度精神刺激，如郁怒伤肝，肝气郁结，或劳心竭虑，营谋强思等，以致郁久化火，火热内燔，消灼肺胃阴津而发为消渴。正如《临证指南医案·三消》中说："心境愁郁，房事不节，劳欲过度，肾精亏损，虚火内生，则火因水竭益烈，水因火烈而益干，终致肾虚肺燥胃热俱现，发为消渴。"如《外台秘要·消渴消中》说："房劳过度，致令肾气虚耗，下焦生热，热则肾燥，肾燥则渴。"所欲不遂，郁怒伤肝，肝失疏泄，肝气郁结，肝气乘脾，脾失健运，聚湿生痰，蒙

蔽清窍，神明被扰，神机失用，发为痴呆；肝郁化火，火扰神明，性情烦乱，忽哭忽笑，变化无常；久思积虑，耗伤心脾，心阴心血暗耗，脾虚气血生化无源，久则气血不足，脑失所养，神明失用；又脾虚失运，痰湿内生，蒙蔽清窍，发为痴呆；或惊恐伤肾，肾虚精亏，髓海失充，脑失所养，神明失用，亦可发为痴呆。

（4）久病耗损　中风、眩晕等病日久，或失治误治，积损正伤，心、肝、脾之阴、阳、精、气、血亏损不足，脑髓失养；或久病入络，脑脉闭阻，脑气与脏气不相顺接，发为痴呆。

2. 病机

髓海不足，神机失用是本病的基本病机。虚证——精、气、血亏损，髓海失充，脑失所养；实证——气、火、痰、瘀内阻于脑，上扰清窍；病位——脑，与心、肝、脾、肾功能失调密切相关；病理性质多属本虚标实：本虚——阴精、气血亏，标实——气、火、痰、瘀内阻于脑。气滞、痰浊、血瘀之间可以相互转化，或相间为病，终致痰瘀交结，使病情缠绵难愈；气滞、痰浊、血瘀可以化热，肝火、痰热、瘀热上扰清窍，进一步发展，耗伤肝肾之阴，肝肾阴虚，水不涵木，阴不制阳，肝阳上亢，化火生风，风阳上扰清窍，使痴呆加重。虚实之间亦可以相互转化，痰浊、瘀血日久，耗伤心阴，神明失养，转为虚证；虚证伤及肝肾，阴精不足，脑髓失养，虚证病久，气血不足，脏腑功能受累，气血运行不畅或积湿为痰，或留滞为瘀，则虚中夹实。

二、临床诊断

（一）辨病诊断

1. 诊断要点

（1）糖尿病诊断　参照中华医学会糖尿病分会 2020 年制定的《中国 2 型糖尿病

诊断指南》。

（1）具有糖尿病症状（典型症状包括多饮/多尿和不明原因的体重下降），随机静脉血糖（指不考虑上次用餐时间，一天中任意时间的血糖）≥ 11.1mmol/L（或200mg/dl）；或空腹血糖（空腹状态指至少8小时没有进食热量）≥ 7.0mmol/L（或126mg/dl）；或75g葡萄糖负荷后2小时血糖≥ 11.1mmol/L（或200mg/dl）。

（2）无糖尿病症状者，需另日重复检查明确诊断。

（2）认知功能障碍的诊断 目前尚无统一标准，根据程度不同分为轻度认知功能损害和痴呆分别加以诊断。

1）轻度认知功能损害的诊断：参照2005年《中国防治认知功能障碍专家共识》。

①以记忆障碍为主诉，且有知情者证实。

②其他认知功能相对完好或轻度受损。

③日常生活能力不受影响。

④达不到痴呆诊断标准。

⑤排除其他可引起脑功能衰退的系统疾病。

⑥总体衰退量表（GDS）评分为2~3分，临床痴呆量表（CDR）评分为0.5分，记忆测查分值在年龄和教育匹配对照组1.5SD以下，且MMSE至少24分或mattis痴呆评价表（DRS）至少123分。

2）痴呆的诊断：根据2014年国际工作组（IWG）推出的新版阿尔茨海默病（Alzheimer's disease，AD）科研诊断标准（IWG-2）。

患者存在典型情景记忆损害，如早期及显著情景记忆障碍，同时存在至少1个生物标志物［脑脊液Aβ42水平降低并且总tau或p-tau水平增加、淀粉样PET示踪剂滞留增加、AD常染色体显性突变（PSEN1、PSEN2或APP基因突变）的存在］阳性，就可以诊断为典型AD。

2. 相关检查

（1）神经心理学测查是重要的认知功能障碍的诊断方法，应酌情选择不同的量表进行评估，如筛选量表（MMSE等）、综合评估量表（韦氏成人智力量表、CDR、GDS、Alzheimer病评估量表等）、特定的认知功能检查（记忆、执行功能等）、精神行为量表（神经精神问卷、Hamilton抑郁量表、老年抑郁量表）等。

（2）神经影像学检查对于诊断和鉴别诊断重要，应进行头颅MRI检查，有条件者可行SPECT、PET和功能MRI检查。

（3）质子磁共振波谱分析（H-MRS）成像技术，脑血流灌注检查也已用于MCI的研究。

（4）应常规检查血常规、肝肾功能、甲状腺功能、叶酸及维生素B_{12}水平。检查脑脊液中的tau蛋白和APP等有助于诊断。可进行脑电图、认知诱发电位等电生理检查。

（5）神经病理学检查和基因学检查可以提高诊断的准确性。

（二）辨证诊断

糖尿病属中医学"消渴"范畴，认知功能障碍以精神淡漠、善忘、反应迟钝、语言理解力下降等为主要表现，归属于中医学"呆病"范畴。消渴呆病的中医临床辨证可分为以下几种证型。

1. 肺肾阴虚，痰浊蒙窍证

临床证候：表情呆钝，智力衰退，或哭笑无常，喃喃自语，或终日无语，呆若木鸡，伴不思饮食，脘腹胀痛，痞满不适，口多涎沫，头重如裹，舌质淡，苔白腻，脉滑。神情呆滞，目光晦暗，言语迟钝，记忆力减退，步履艰难不稳，手足心发热，耳鸣耳聋，头痛头晕，毛发焦枯，口渴多饮，口舌干燥，尿频量多，烦热多汗，舌边尖红，苔薄黄，脉洪数。

辨证要点：表情呆钝，智力衰退，毛发焦枯，脘腹痞满，舌质淡，苔白腻，脉滑或舌边尖红，苔薄黄，脉洪数。

2.心脾两虚，胃热炽盛证

临床证候：表情呆滞，沉默寡言，记忆减退，失认失算，口齿含糊，词不达意，伴腰膝酸软，肌肉萎缩，食少纳呆，气短懒言，口涎外溢或四肢不温，腹痛喜按，鸡鸣泄泻，舌质淡白，舌体胖大，苔白，或舌红，苔少或无苔，脉沉细弱，双尺尤甚。多食易饥，口渴，尿多，形体消瘦，大便干燥，苔黄，脉滑实有力。

辨证要点：表情呆滞，沉默寡言，记忆减退，气短懒言，舌红，苔少或黄苔，脉沉细或滑实。

3.气阴亏虚，阴虚火旺证

临床证候：心烦不寐，心悸不安，腰酸足软，伴头晕，耳鸣，健忘，遗精，口干津少，五心烦热，舌红少苔，脉细而数。口渴引饮，能食与便溏并见，或饮食减少，脉弱。

辨证要点：心烦不寐，心悸不安，舌红少苔，脉细而数。

4.肾阴亏虚证，髓海不足证

临床证候：记忆力、计算力、定向力、判断力明显减退，神情呆钝，语不达意，头晕耳鸣，怠惰思卧，齿枯发焦，腰酸骨软，步履艰难，舌瘦色淡，苔薄白，脉沉细弱。尿频量多，浑浊如脂膏，或尿甜，腰膝酸软，乏力，头晕耳鸣，口干唇燥，皮肤干燥，瘙痒，舌红苔少，脉细数。

辨证要点：记忆力、计算力、定向力、判断力明显减退，神情呆钝，腰酸骨软，舌瘦色淡，苔薄白，脉沉细弱。

5.肾阳亏虚，瘀血内阻证

临床证候：表情迟钝，言语不利，善忘，易惊恐，或思维异常，行为古怪，伴肌肤甲错，口干不欲饮，双目晦暗，舌质暗或有瘀点瘀斑，脉细涩。小便频数，浑浊如膏，甚至饮一溲一，面容憔悴，耳轮干枯，腰膝酸软，四肢欠温，畏寒肢冷，阳痿或月经不调，舌苔淡白而干，脉沉细无力。

辨证要点：表情迟钝，言语不利，善忘，易惊恐，腰膝酸软，四肢欠温，肌肤甲错，舌质暗或有瘀点瘀斑，脉细涩。

三、鉴别诊断

（一）西医学鉴别诊断

1.与匹克病相鉴别

匹克病发病年龄多在 40~60 岁之间，女性多于男性，初期突出症状为行为障碍，患者少动懒散，对别人的日常生活如饮食、睡眠、衣着不留意，早期即可有个性改变，也可有记忆障碍。患者失去既往的机智，工作粗心大意，早期即可出现局灶症状，如失用、失读、失写或失认等。智能障碍主要是抽象思维困难，尚有记忆力减退。其痴呆发展较迅速，病程较短，在数年内多因继发感染或衰竭死亡。

2.与亨延顿病相鉴别

亨延顿病智能减退的发生通常非常隐匿，首先出现的症状是工作效率降低，对日常事务不能很好地处理。认知缓慢、智能损害和记忆障碍在舞蹈症状出现后立即明显起来，没有失语和失认。集中力和判断力进行性受损，解决问题的始动性差，计算能力、记忆力、手眼协调能力较差。抑郁症状极常见，亦可有人格障碍，神经症状即为舞蹈样运动，少数患者肌强直也常见。

3.与帕金森病相鉴别

帕金森病临床以震颤、肌强直、运动减少、姿势异常为特征，可伴有人格改变、智力障碍、精神病表现等。其智力障碍的特征为记忆力、理解力、判断力、计算力降低，始动性差，进行智力测验是困难的，一方面与其表现困难有关，另一方面由于患者体力和精神活动迟缓，也容易造成判断上的错误。

4. 与肝豆状核变性相鉴别

肝豆状核变性常有一些精神症状，如情绪异常、智能减退、人格改变及幻觉妄想之类的重性精神病症状。智能障碍出现可早可晚，主要表现注意力不集中，计算、记忆、理解，判断能力减低，以后病情逐渐加重，导致严重痴呆。

（二）中医学鉴别诊断

1. 与郁证相鉴别

郁证多发于中青年女性，多在精神因素的刺激下发病，呈间歇性发作，不发时如常人，不能自行缓解，伴计算力、理解，无智能、人格、情感方面的变力、判断力及人格情感的变化。

2. 与癫病相鉴别

癫病气、血、痰邪或三者互结，沉默寡言，语无伦次，静而多喜，症状不能自制。

四、临床治疗

（一）提高临床疗效的要素

1. 本虚与标实，补虚与祛邪并重

糖尿病认知功能障碍的基本病机为本虚标实，气虚精亏为本，血瘀痰阻为标。治疗当补肾填精、豁痰醒脑并进，一方面填精补髓，精气俱旺，髓海得养，神机敏锐；一方面助以豁痰开窍，使脑窍得清，痰浊得化，如此标本同治，虚实兼顾，相得益彰，精亏得填，痰瘀得化，脑髓充盛，髓海清纯，神机得用，智能得复。

2. 内外合治，协同增效

发挥中医外治优势，补内治之不足，"外治之理即内治之理，外治之药即内治之药"。外治和内治一样，要以中医理论为指导，明阴阳五行，识脏腑经络，辨寒热虚实，分标本缓急等，"治虽在外，无殊内治也"，凡内治之方俱可移作外治，且外治法中安全系数大，副作用小，可不拘于内治成方，放胆用药，不避"反""畏"。外治可与内治并行，更能补内治之不及。

（二）辨病治疗

严格控制高血糖、高血压和血脂异常，重视抗血小板和抗凝治疗。合理选择相关药物，如：①钙离子拮抗剂：有效阻止糖尿病所致海马突触形态结构损害。②血管紧张素转换酶抑制剂：报道称卡托普利可通过抗脂质过氧化降低神经组织中糖基化产物的含量，增加神经组织中一磷酸腺苷的生成，改善神经血流灌注及神经结构和功能。③乙酰胆碱酯酶抑制剂：加强中枢胆碱能通路功能，可延缓疾病进程、改善临床症状。④吡拉西坦：提高腺苷酸激酶活性，提高 ATP/ADP 比值，增强大脑皮层对皮层下神经结构的控制，改善学习能力。⑤抗氧化剂：清除自由基，减轻自由基对脑细胞损伤，保护脑功能。

（三）辨证治疗

1. 辨证论治

（1）肺肾阴虚，痰浊蒙窍证

［治法］清热润肺，生津止渴，豁痰开窍，健脾化浊。

［方药］消渴方（《丹溪心法》）合涤痰汤（《奇效良方》）加减：黄连、天花粉、藕汁、生地黄汁、制南星、制半夏、炒枳实、茯苓、橘红、石菖蒲、竹茹、党参、生姜、甘草。

［加减］口渴明显者，可加天花粉、葛根、麦冬养阴增液；烦热者，加黄芩、知母清热降火；痰浊盛者，加远志、郁金化痰开窍。

（2）心脾两虚，胃热炽盛证

［治法］清胃泻火，养阴增液，补肾健

脾，益气生精。

［方药］玉女煎（《景岳全书》）合还少丹（《仁斋直指方》）加减：石膏、熟地、麦冬、知母、川牛膝、炒山药、茯苓、山萸肉、续断、菟丝子、杜仲、巴戟天、肉苁蓉、五味子、炒枳实、制远志。

［加减］胃热盛者，加黄连、栀子清胃泻火；阴虚明显者，改熟地为生地，加玄参、麦冬滋肺胃之阴；阳虚明显者，加肉苁蓉、巴戟天、小茴香补肾助阳；腰酸明显者，加杜仲、楮实子补益肝肾；脾虚者，加人参、茯苓、山药、大枣益气健脾；失眠者，加石菖蒲、远志、五味子交通心肾，宣窍安神。

（3）气阴亏虚，阴虚火旺证

［治法］益气健脾，生津止渴。

［方药］七味白术散（《小儿药证直诀》）加减：党参、茯苓、白术、藿香、木香、葛根、甘草。

［加减］可合生脉散（《医学启源》）益气生津止渴。气虚明显者，加黄芪、怀山药益气健脾；阴虚明显者，加天冬、麦冬养阴生津。

（4）肾阴亏虚、髓海不足证

［治法］滋阴固肾，补肾益髓，填精养神。

［方药］六味地黄丸（《小儿药证直诀》）合七福饮（《景岳全书》）加减：熟地、山药、山萸肉、泽泻、茯苓、丹皮、党参、当归、炒白术、枣仁、制远志。

［加减］肾精亏虚者，加枸杞子、五味子、鹿角胶、龟甲胶、紫河车、猪脊髓、固肾益精；腰膝酸软者，加杜仲、牛膝补肾强腰；痰蒙神窍者，加石菖蒲、杏仁宣窍化痰。

（5）肾阳亏虚，瘀血内阻证

［治法］滋阴温阳，补肾固涩，活血化瘀，开窍醒脑。

［方药］金匮肾气丸（《金匮要略》）合通窍活血汤（《医林改错》）加减：干地黄、山萸肉、山药、茯苓、泽泻、丹皮、炮附子、桂枝、红花、桃仁、赤芍、川芎、生姜、大枣。

［加减］肾精不足者，加枸杞子、五味子固肾益精；阳虚盛者，可改桂枝为肉桂以温肾助阳；痰蒙神窍者，可酌加生姜、石菖蒲、郁金等通阳开窍。

2. 外治疗法

（1）药物外治法

1）外敷肚脐疗法

［处方］炒枣仁、生牡蛎、远志、石菖蒲、半夏、茯苓、陈皮、枳实、竹茹、黄连。

［操作方法］把上述药合并后碎成粉末，再用老陈醋调成糊状敷用在肚脐眼处。

［适应证］肺肾阴虚、痰浊蒙窍证，症见心烦不宁、失眠多梦等。

［注意事项］

①对上述任一药物过敏者禁用，过敏体质者慎用。

②外敷时间不宜过长，如在敷药过程中出现瘙痒或发热的现象，不严重的情况可不做任何处理，严重者暂停敷药。

2）药帽法

［处方］牛黄、朱砂、磁石。

［操作方法］上药共研末，装入布袋，置于帽子内，戴在头上。

［适应证］肺肾阴虚、痰浊蒙窍证，症见心神不安、惊悸惊厥等。

［注意事项］对上述任一药物过敏者禁用，过敏体质者慎用。

3）手心敷药

［处方］生半夏、黄连粉、茯神、生龙骨、琥珀末、珍珠粉。

［适应证］气阴亏虚、阴虚火旺证，症见心烦多梦、夜寐不安等。

［操作方法］上药共研细粉。每次取药粉3~4g，加老陈醋调湿，分为两份，用双层纱布包好，于睡前分置于两手心，外用

胶布固定，到次日早晨取下，7次为1个疗程。

[注意事项] 对上述任一药物过敏者禁用，过敏体质者慎用。

4）足浴法

[处方] 生龙骨、生牡蛎、磁石、丹参、菊花、远志、夜交藤、合欢花。

[操作方法] 上药水煎2次，去渣，加适量开水，每晚泡足15分钟后入睡。

[适应证] 肾阴亏虚、髓海不足证，症见怔忡健忘、心悸失眠、虚烦不安等。

[注意事项]

①患严重心力衰竭、心肌梗死者不宜足浴。

②饭前、饭后30分钟不宜进行足浴。

③足部皮肤溃烂者不宜足浴。

④足浴后应立即擦干脚部的水，避免受凉感冒。

⑤对足浴方中任一药物过敏者禁用，过敏体质者慎用。

5）中药穴位敷贴加按揉神门穴法

[处方] 生龙骨、生牡蛎、琥珀末、朱砂。

[操作方法] 上药混合研匀，用凡士林调成软膏状，每次用黄豆大，置于鸡眼膏中央，贴于患者双侧内关穴、双侧涌泉穴和膻中穴，每隔1~2天换药1次，同时按揉双侧神门穴3分钟，3次为1个疗程。

[适应证] 适用于以上各证，症见神志不宁、心烦不安、心悸失眠等。

[注意事项] 对上述任一药物过敏者禁用，过敏体质者慎用。

6）穴位注射

[处方] 主穴：分2组，即百会、风池；肾俞。配穴：足三里、三阴交。

[操作方法] 以主穴为主，每次选一组，第二组酌加配穴。第一组注射药物用胞二磷胆碱，第二组及配穴用人参注射液（或乙酰谷酰胺）2ml与复方当归注射液

4ml的混合液。以5号齿科注射针头，抽取药物，进入穴位后微微快速提插，局部有针感，回抽无血后注入药液，第一组穴每穴注入1ml；第二组穴主穴注入1.5ml，配穴每穴注入0.75ml，隔日1次。可单用一组穴位，亦可两组交替使用。5次为1个疗程，每一疗程间隔4天。

[适应证] 肾阴亏虚、髓海不足证及肾阳亏虚、瘀血内阻证，症见头晕乏力、体虚健忘等症。

[注意事项]

①对注射药物过敏者禁用，过敏体质者慎用。

②无菌操作，预防感染。

（2）非药物外治法 宋代窦材之《扁鹊心书》中有"神疑病……痴醉不治，渐至精气耗尽而死，当灸关元穴三百壮"的记载，针刺后糖尿病相关性认知功能障碍患者大脑皮层兴奋性有所提高，并能增加脑供血、供氧量，促进衰退神经元的能量代谢。动物实验也证实，针刺能改变脑内M受体结合容量，调整cAMP/cGMP的比值，从而改善脑组织内能量代谢，促进脑组织的损伤修复与再生。

1）体针取穴

[处方] 主穴：百会、四神聪（或四神穴）、神庭、当阳、上星、首面、鼻交、定神、水沟。配穴：足三里、丰隆、大椎、身柱、命门、肾俞、复溜、太溪、阳交。当阳穴位置：两目直视，瞳孔直上入发际1寸处。首面穴位置：印堂穴直上1.5寸处。鼻交穴位置：鼻梁后高骨微上凹陷处；定神穴位置：人中沟正中线下1/3与上2/3交界处。

[操作方法] 每次酌选4~5个主穴，3~4个配穴。取1.5~2寸毫针，采用透穴之法。先取四神聪或四神穴，针尖均向百会穴平刺。使四针锋集中于百会穴，留针30分钟，每10分钟运针1次。然后，令患者

取仰卧屈膝位，针足三里透丰隆，捻针2分钟，不留针；复溜透太溪，捻针2分钟，不留针。余穴透刺法如下：神庭穴先透刺左右当阳，后透上星；针首面向下透刺鼻交，针定神向上透刺水沟，取俯卧位，针大椎先向上斜刺0.8cm，捻针1分钟，再把针关退到皮下向下透身柱穴；针命门，先透刺两肾俞穴，再把针退回到命门穴上，针尖向上斜刺0.8cm深。以上每透刺1穴，捻针1分钟，再留针20~30分钟，每5分钟运针1次。上法每日1次，10次为1个疗程，间隔2天，须针3个疗程以上。

［适应证］肾阴亏虚、髓海不足证。

［注意事项］

①凝血功能障碍者慎用。

②过饥、过饱、过劳或醉酒后不宜针灸。

③体质过于虚弱者不宜。

④孕产妇禁用。

2）综合法取穴

［处方］主穴：百会、神庭、风府、风池、水沟。配穴：神门、内关、足三里、三阴交、强间、脑户。

［操作方法］以主穴为主，酌加配穴，每次选4~5穴，以针刺法，手法平补平泻，每日1次，1个月为1个疗程。

［适应证］肺肾阴虚、痰浊蒙窍证，症见神经衰弱、神情呆钝、语不达意等。

［注意事项］

①凝血功能障碍者慎用。

②过饥、过饱、过劳或醉酒后不宜针灸。

③体质过于虚弱者不宜。

④孕产妇禁用。

3）头针取穴

［处方］主穴：前颞前斜线（前顶至悬厘）、顶后斜线（百会至曲鬓）、顶旁一线（通天穴沿经向后1寸，与正中线平行）、顶旁二线（正营穴沿经向后1寸，与正中线平行）。配穴：语言区、晕听区、百会、风池、四神聪。

［操作方法］主穴均取，配穴酌加。头穴沿头皮快速进针至帽状腱膜下，以200次/分的频率持续捻转3~5分钟，留针5分钟重复捻转2次出针。百会、四神聪直刺，不捻针；风池刺至得气，用提插捻转补法，留针30分钟，每日1次，10次为1个疗程。

［适应证］肺肾阴虚、痰浊蒙窍证，症见神智痴呆、表情呆滞、沉默寡言、记忆减退、失认失算、口齿含糊等。

［注意事项］

①凝血功能障碍者慎用。

②过饥、过饱、过劳或醉酒后不宜针灸。

③体质过于虚弱者不宜。

（四）医家诊疗经验

1. 王永炎

王永炎院士在总结历代中医药研究成果和存在问题的基础上，通过多年深入系统的观察研究，根据糖尿病性脑病的证候特点，提出了"毒损脑络"是糖尿病性脑病的关键病机，认为"毒"是糖尿病发生发展及出现多种并发症的关键因素，即"病由毒生，变由毒起"，益气养阴解毒通络法是治疗糖尿病性脑病的根本大法。［宋福巧，王永炎，黄启福. 试论毒损胞络与糖尿病性脑病. 北京中医药大学学报. 2000，23（5）：7-8.］

2. 谢春光

谢春光教授认为糖尿病脑病中医病机为肾精亏虚、脑髓失养、浊瘀阻络，该病以虚为本、以浊瘀伏匿为标。在治疗上主张以益气养阴、固肾生髓、活血化瘀为法，运用参芪复方（由人参、黄芪、山药、山茱萸、生地黄、天花粉、丹参、制大黄等药组成）加减治疗，临床疗效肯定。［陈明

秀，李美玲，谢春光. 谢春光运用参芪复方加减治疗糖尿病脑病经验. 湖南中医杂志. 2019，35（3）：30-32.]

3. 岳仁宋

岳仁宋教授结合该病的自身特点，提出了以脑为轴心的"胰（脾）-脑-肾轴"学说，认为在糖尿病认知功能障碍的发病环节中，脑髓空虚是智能障碍的基础，而髓海空虚的关键在于肾精亏耗，胰（脾）失调形成痰浊、瘀血等病理产物则是发病的始动因子。其基本病机为本虚标实，气虚精亏为本，血瘀痰阻为标，健忘呆傻为其主要特征。治疗当补肾填精、豁痰醒脑并进，遣方用药以益气填精为主，涤痰化瘀为辅。[岳仁宋，王帅，陈源，等. 2型糖尿病认知功能障碍的中医辨治[J]. 新中医. 2011，43（6）：137-138.]

五、预后转归

糖尿病认知障碍的主要表现为学习能力下降、记忆功能减退、语言、理解、判断等能力受影响，可伴有神情淡漠、表情呆滞、反应迟钝，严重者生活不能自理。其中学习记忆障碍是糖尿病中枢神经系统并发症的主要表现，随着病情进一步发展，如果血糖不能得到有效控制，参与致病的因素越来越多，其中高血压、高血脂以及糖尿病并发症等多种因素共同作用，加重了认知障碍，甚至发展至痴呆状态。此外，糖尿病患者常存在焦虑抑郁情绪，其伴发抑郁症的几率明显高于普通人群，对糖代谢控制和病情转归均有消极影响。

六、预防调护

（一）预防

识别及控制危险因素进行一级预防；根据病因进行针对性治疗，或对症治疗，进行二级预防；在不能根治的情况下，尽量延缓病情，进行三级预防。

（二）调护

1. 膳食指导

饮食宜清淡，少煎炸，多蒸煮，多种食物互补；饮食宜低盐、低脂、低胆固醇、低糖。多吃鱼、牛奶、各种豆类制品、粗粮杂粮、新鲜蔬菜等。鼓励使用富含维生素 B_{12} 和叶酸的食物，如动物的肝、肾脏、绿叶蔬菜、西红柿、菜花等。

2. 运动疗法

鼓励和指导患者根据个体情况选择强度适当的体育运动，尤其是有氧健身运动，如：慢跑、散步、太极拳等，不但可以增强体力，而且还能够提高大脑皮层活动的强度、均衡性和灵活性，提高分析和综合能力，从而改善其认知功能。

3. 辨证施护

全面评估患者是制定护理计划并给予护理措施的第一步。评估需覆盖患者的整体病情，如意识状态、认知状况、行为症状、精神状况及生活功能，同时还应对患者生活的支持系统和决策能力、主要照料者心理和身体健康，以及患者家庭的文化、信仰、语言、教育情况和家庭决策过程等方面进行评估。

根据患者的不同认知水平制定个性化的护理措施，可以从以下几方面着手。

（1）一般护理

①饮食护理：对于认知障碍的患者饮食尤为重要，合理均衡的饮食对延缓病程、促进健康很关键。护理人员应指导患者注意多食高蛋白、低脂肪、低糖、富含维生素类易消化食物，以保证摄入充足的营养，增加抵抗力，限制盐和脂肪的摄入。养成良好的进食习惯，切忌暴饮暴食。

②睡眠护理：创造良好的睡眠环境，尽量保证环境舒适、安全、温暖、安静、

空气新鲜。照顾者尽量合理安排作息时间，使患者睡眠有规律，避免白天睡觉过多，夜间睡眠质量严重下降。入睡困难者可以在睡眠时适当播放轻松舒缓的音乐，减轻疲劳，帮助其入睡。

③生活护理：不同认知水平的患者具备不同的日常生活自理能力。故对于轻度认知障碍的患者，照顾者只是帮助患者完成日常生活，而不能包揽，以尽可能长时间地维持患者尚存的自理能力。鼓励患者做一些能所力及的家务劳动如个人清洁卫生、整理房间、处理自己的钱财等。并根据患者的习惯和爱好，鼓励患者通过种植植物、喂养动物，增添乐趣，陶冶性情，促进健康。要鼓励患者根据个人情况适当地参加有氧健身和健脑运动，如太极拳、慢跑、散步、手指操、棋类运动等。

（2）安全护理　认知障碍的患者首发症状常为记忆力减退，不能保留新信息。因此，首先对家居环境进行整理，为患者营造一个积极、安全、温暖富有感情色彩的环境，保证患者所居住的房间安全、舒适，避免放过多的杂物。宽敞，要有利于患者走动，房间采光要好。夜间要有合适的夜灯。有方便老人的设施如坐便器、走廊扶手、防滑地板、卧床最好加床栏，以防坠床。其次，由于患者在日常生活能力方面可能会出现轻度的减退，尤其在判断、解决问题、使用器械的能力上表现得更为突出。故该类患者居家安全问题另外还主要表现为误服、误伤及走失。患者可能失去使用工具能力，而烤箱、火炉、咖啡壶、电动工具等成为潜在威胁患者安全的因素；刀、叉、剪刀等部分厨房用具应隐藏锁住，当不用烤炉等电器时应关掉电器上的按钮；在某些区域关掉电、煤气，定期检测电路，防止电线裸露，在电源插座应加放电源封口。妥善保管家中的危险品，如腐蚀剂、

发霉食物、清洁剂、香烟、镇静剂、杀虫药等，尽可能避免患者接触。再看对于记忆力不好的患者，照顾者应尽最限制其单独外出，以免走失。还应在患者身上留有姓名、住址及电话号码等信息的卡片，以防万一。若为住院患者，则病房需有特定标志。

（3）用药护理　认知障碍的患者常合并或伴随许多基础疾病，日常服用药物种类及频率多样。而患者由于记忆力、智力等均不同程度的障碍，服药依从性差，易出现拒服、错服、漏服或重复服药，导致用药危险。因此，首先需将患者的药物分次装好，把每餐要服的药物放在明显而方便的位置，督促其按时按量服用，并且注意用药安全。最好做到有专人掌握其用药，送服到口，看服下肚。其次，各类药物易发生不良反应，认知功能障碍的患者反映较正常人稍迟钝，表达欠清晰，用药后需密切观察患者的细小变化和不适症状，以便及时发现药物的毒副作用。

（4）认知功能锻炼　进行循序渐进、不断强化的记忆功能的训练，如猜谜语、下棋等需要动脑的益智类游戏或活动，增强记忆功能，鼓励其多回忆、讲述以往的经历、多跟其他人交流，参加集体活动等。

（5）心理护理　对轻度认知功能障碍患者进行心理上的健康教育，使其了解疾病的发生过程，帮助树立战胜疾病的信心，积极配合医务人员进行治疗。鼓励患者参加各种社交活动，排解老年人心中的孤独感，从而减少心理问题的发生。鼓励子女多陪伴患者并与其沟通，使患者感受到亲情的温暖，消除无助、孤立感；加强邻居、亲戚、朋友间的互相走动，使患者在情感方面获得支持，及时排解心中的寂寞、郁结等，从而保持良好的心理健康状态。各类护理人员及家人态度要温和，要注意耐

心倾听，鼓励患者自主进行表达，对患者在各方面的努力和进步要予以肯定和赞赏。切忌用刺激性的语言，特别当着患者的面谈论嘲笑患者的失误或过错。

七、专方选要

健脑散

[组成]红人参、土鳖虫、三七、当归、枸杞子、制马钱子、川芎、地龙、制乳香、制没药、炙全蝎、紫河车、鸡内金、血竭、甘草。

[功能]养血益气，滋补肝肾，化瘀活血。

[适应证]肾阳亏虚、瘀血内阻证。

[用法]研极细末，装入胶囊，每服5g，早晚送服。

[注意事项]

①马钱子有剧毒，需经炮制。

②凝血功能障碍、出血者慎用。

③对方中任一中药过敏者忌用，过敏体质慎用。

[出处]中医临床研究，2018，10（27）：9-12.

主要参考文献

[1] Dong Y, Gao W, Zhang L, et al. Patient characteristics refated tomatabolic disorders and ehronic complications in type 2 diabetes mellitus patients hospitalized at the Qingdao Endocrine and Diabetes Hospital from 2006 to 2012 in China [J]. Diabetes and VascularDisease R esearch, 2017, 14（1）：24-32.

[2] 梁兵，袁芳. 国际新近阿尔茨海默病痴呆诊断标准解读 [J]. 重庆医科大学学报，2017，42（6）：682-683.

[3] 李和教，周吉银，刘远志，等. 2 型糖尿病认知功能障碍的作用机制研究进展 [J]. 生理科学进展，2018，49（2）：110-114.

[4] 李和教，黄毅岚，周吉银. 2 型糖尿病认知功能障碍相关因素的研究进展 [J]. 中国临床研究，2017，30（6），844-850.

[5] 杨帆. 从肾论治糖尿病脑病浅议 [J]. 江苏中医药，2017，49（5）：71.

[6] 甘盼盼，全毅红，吴东南，等. 从五脏阴虚论治 2 星糖尿病认知功能障碍 [J]. 世界科学技术 - 中医药现代化，2020，22（5）：1487-1491.

第十五节　糖尿病与性功能障碍

性功能障碍是糖尿病常见的并发症，主要表现为性欲低下、勃起功能障碍、射精功能障碍以及性高潮缺乏。与同龄一般人群相比，性功能障碍在糖尿病患者群中发病更早，发病率也明显增加，其中勃起功能障碍更加常见，发生率约为10%。其次是射精障碍，主要表现为不射精和逆行射精。本篇主要讨论糖尿病与勃起功能障碍。美国国立卫生研究院（NIH）曾给勃起功能障碍（erectile dysfunction，ED，俗称阳痿）下了明确的定义：阴茎勃起硬度不足以插入阴道或持续时间不足以圆满完成性交，且发生的频率超过50%时，可诊断为ED。糖尿病伴发性勃起功能障碍为糖尿病性勃起功能障碍（diabetic erectle dysfuction，DMED）。对于病程较长的糖尿病患者来说，如果长期血糖控制不佳，吸烟、合并高血压和血脂紊乱，加之服用容易导致ED的药物等均可加重性功能障碍的发生。国外的一项荟萃分析显示，糖尿病合并勃起功能障碍总体患病率为52.5%，其中 1 型糖尿病为37.5%，2 型糖尿病为66.3%。国内的一项基于糖尿病门诊的多中心调查研究显示，勃起功能障碍发生比例为75.1%。

中医认为，本病属中医"阳痿""阴

痿""筋痿""宗筋弛纵""阴器不用"等范畴。主要表现为阴茎痿软，或举而不坚，不能插入阴道进行性交，或者性交时间极短，甚至在阴茎尚未插入阴道之前既已射精，最终导致性生活不能满意完成，甚至完全丧失勃起功能，导致男方精神和心理负担加重，并影响到夫妻感情。

一、病因病机

（一）西医学认识

DMED 是糖尿病患者最常见的慢性并发症之一。DMED 的病因和发病机制至今尚未阐明，主要有血流动力学和血管壁损害、血管内皮细胞功能紊乱、神经病变、内分泌紊乱、海绵体平滑肌损伤以及白膜纤维化以及精神心理因素等。

（二）中医学认识

1.病因

（1）肾阴亏虚　肾为先天之本，藏精，内寄阴阳，为水火之宅，主水，主纳气；肾精亏虚，阴阳失调，五脏六腑功能随之紊乱，使消渴病性功能障碍形成并不断加重。

（2）命门火衰　房劳太过，或少年误犯手淫，或早婚，以致精气亏虚，命门火衰，发为阳痿，正如《景岳全书·阳痿》所说："凡男子阳痿不起，多由命门火衰，精气虚冷。"

（3）心脾受损　胃为水谷之海，气血之源。若忧愁思虑不解，饮食不调，损伤心脾，病及阳明冲脉，以致气血两虚，宗筋失养，而成阳痿。《景岳全书·阳痿》说："凡思虑焦劳忧郁太过者，多致阳痿。盖阴阳总宗筋之会，……若以忧思太过，抑损心脾，则病及阳明冲脉，……气血亏而阳道斯不振矣。"

（4）肝郁不舒　肝主筋，阴器为宗筋之汇。消渴病患者长期精神压抑，情志不遂，忧思郁怒，肝失疏泄条达，不能疏通血气而畅达前阴，则宗筋所聚无能，如《杂病源流犀烛·前阴后阴病源流》说：又有失志之人，抑郁伤肝，肝木不能疏达，亦致阴痿不起。

（5）湿热下注　过食肥甘，伤脾碍胃，生湿蕴热，湿热下注，热则宗筋弛纵，阳事不兴，可导致阳痿，经所谓壮火食气是也。《明医杂著·男子阴痿》按语中谓："阴茎属肝之经络。盖肝者木也，如木得湛露则森立，遇酷热则萎悴。"

（6）瘀血阻络　消渴病程较长，消渴日久，耗伤津液，津枯血燥，络脉空虚，血滞脉络，形成血瘀；阴虚日久，损及阳气，阳气虚弱，鼓动无力，血行迟缓，发生血瘀；阳虚日久，内寒中生，寒则血凝，亦可导致脉络瘀阻；气虚血滞，疏泄无力，血运不畅，蕴结血分，瘀阻脉络，阻滞阴筋，阳事失用。

2.病机

（1）一般起病缓慢，进展缓慢，湿热下注者，亦可发病较急。

（2）本病病位在宗筋与肾，但与心、肝、脾关系密切。

（3）有实证、虚证、虚实夹杂证，病性属于本虚标实。

（4）总的趋势由心、肝、脾与肾，病情渐加重，病机渐复杂。

（5）瘀血贯穿疾病始终。

（6）病机可相互转化。肝郁不舒木克脾土，可转为肝郁脾虚；肝郁化火，伤及肝肾之阴，转为肝肾阴虚；湿热下注，耗伤阴液，甚者亦可转化肝肾阴虚；湿邪伤阳，甚者亦可转化为脾肾阳虚；脾虚日久，气血生化乏源，可致心脾两亏；脾虚日久及肾，可致肾虚；肾阳虚衰不能温化水湿，又可转为本虚标实之寒湿证等。

二、临床诊断

（一）辨病诊断

1.诊断要点

（1）中医诊断

1）在性生活时阴茎不能勃起，或勃而不坚，不能进行正常性生活。

2）多有房事太过，或青少年期多犯手淫史。常有神疲乏力，腰酸膝软，畏寒肢冷，或小便不畅，滴沥不尽等症。

3）排除性器官发育不全，或药物引起的阳痿。

（2）西医诊断

1）根据病史以及 FPG、2hPG、HbA$_{1c}$ 或血清胰岛素定量水平，诊断为 DM（1 型或 2 型）。

2）患者 DM 的病程以及所采用的治疗手段，根据 PG 与 HbA$_{1c}$ 水平评估 DM 的控制程度。

3）是否并发糖尿病神经病变、血管病变，是否合并高血压病、冠心病等病史。

4）判断有无 ED。根据国际勃起功能评分（intenatinal index of erectile function，IIEF）判断有无 ED。对阴茎勃起及维持勃起有多少信心；受到性刺激后，有多少次阴茎能坚挺地进入阴道；性交时，有多少次能在进入阴道后维持阴茎勃起；性交时，保持勃起至性交完毕有多大困难；尝试性交时是否感到满足。根据过去 6 个月内情况，如 > 21 分诊断为无 ED，≤ 21 分则诊断为 ED。

5）临床症状及体征

①阴茎勃起硬度逐渐降低，勃起硬度的维持时间逐渐缩短，严重者夜间及晨间勃起均消失，最终导致性生活不能满意完成，甚至完全丧失。

②还可出现会阴、阴茎感觉异常，睾丸质地变软、萎缩，阴茎回缩等。严重患者可表现神经源性膀胱，出现尿潴留。

2.相关检查

（1）实验室检查：FPG、2hPG、HbA$_{1c}$、胰岛素水平、性激素水平等。

（2）其他检查

①球海绵体肌反射潜伏时间：正常人的潜伏时间为 $35 \pm 7ms$。糖尿病勃起功能不全患者的潜伏时间可延长至 46ms。如病情进展，潜伏期可呈进行性延长，直至反射消失。

②夜间阴茎涨大试验：有助于鉴别心理性、还是血管性、神经性和内分泌性 ED。常用阴茎测试仪，既可测量阴茎夜间膨胀度，也可反映阴茎硬度，且安全无创，操作方便。

③阴茎动脉与肱动脉血压指数（PBI）：PBI > 0.75，表明阴茎动脉血流正常，若 PBI < 0.6，提示阴茎血流异常。

④阴茎海绵体测压、阴茎海绵体造影、海绵体肌电图、交感的皮肤试验、阴茎海绵体活检等。

（二）辨证诊断

本病病因主要包括肾虚、肝郁、血瘀等几个方面。首先，肾为先天之本，藏精，内寄阴阳，为水火之宅，主水，主纳气；肾精亏虚，阴阳失调，五脏六腑功能随之紊乱，使消渴病阳痿形成并不断加重。其次，消渴病患者长期精神压抑，肝气郁结、枢机失运，郁而化火、灼伤肝肾，肝肾不足发为阳痿。此外，消渴病程较长，久病入络，瘀阻血脉，血行不畅，加之患者往往情绪低落，肝郁气滞，气不帅血，均可致瘀血阻滞阴筋，阳事失用。本病的病位在宗筋，主要病变脏腑为肝、脾、肾。病理性质有虚实之分，且多虚实相兼。肝郁瘀结、气滞血瘀、湿热下注属实，多责之于肝；阴阳两虚、心脾亏虚属虚，多与脾、肾有关。

1. 肝气郁结证

临床证候：阳事不起，或起而不坚，伴见胸胁胀满，或窜痛，善太息，情志抑郁，咽部如物梗阻。舌淡少苔，脉弦。

辨证要点：阳痿，胸胁胀满，情志抑郁，舌淡少苔，脉弦。

2. 肝经湿热证

临床证候：阳事不起，或起而不坚，早射精，伴见阴囊潮热，或臊臭坠胀，阴囊瘙痒，胸胁胀痛灼热，厌食，腹胀，口苦泛恶，大便不调，小便短赤，肢体困倦，舌质红，苔黄腻，脉滑数。

辨证要点：阳痿，阴囊潮热，口苦泛恶，肢体困倦，舌质红，苔黄腻，脉滑数。

3. 瘀血阻络证

临床证候：阳痿不举，龟头青暗，伴见睾丸刺痛，胸胁胀闷窜痛，性情急躁，胁下痞块，或腹、腰、阴部刺痛。舌质紫暗或有瘀斑瘀点，脉涩。

辨证要点：阳痿不举，龟头青暗，睾丸刺痛，舌质紫暗或有瘀斑，脉涩。

4. 命门火衰证

临床证候：阳痿阴冷，精液量少，兼见面色㿠白或熏黑，头晕耳鸣，精神萎靡，腰膝酸软或疼痛，畏寒怕冷，或肢冷以下肢为甚，大便久泄不止，或完谷不化，或五更泄，浮肿腰以下甚，按之不起。舌淡胖，苔白，脉沉细。

辨证要点：阳痿阴冷，精液量少，腰膝酸软，畏寒肢冷，舌淡胖，苔白，脉沉细。

5. 肾阴亏虚证

临床证候：阳痿阴冷，精液量少，射精快，伴见腰膝酸软，眩晕耳鸣，失眠多梦，遗精，形体消瘦，潮热盗汗，五心烦热，咽干颧红，溲黄便干。舌红少津，脉细数。

辨证要点：阳痿阴冷，精液量少，腰膝酸软，潮热盗汗，舌红少津，脉细数。

6. 寒滞肝脉证

临床证候：阳事委顿，精薄精冷，伴见少腹牵引睾丸坠胀冷痛，或阴囊收缩引痛，受寒则甚，得热则缓。舌苔白滑，脉沉弦或迟。

辨证要点：阳痿，精薄精冷，睾丸冷痛，舌苔白滑，脉沉弦或迟。

7. 心脾虚损证

临床证候：阳事少兴，举而不坚，或见早泄，伴见眩晕耳鸣，面色无华，夜寐多梦，肢体麻木，关节拘急不利，爪甲不荣，视力减退。舌淡苔白，脉细。

辨证要点：阳痿，眩晕耳鸣，肢体麻木，舌淡苔白，脉细。

三、鉴别诊断

（一）西医学鉴别诊断

有确切的糖尿病诊断，患者就诊时主诉阴茎不能勃起或勃起不满意以至于不能进行正常的性交，即可诊断为糖尿病性勃起功能不全，诊断的难点在于判断排除其他原因所致的勃起功能不全的可能。

（1）详细询问有无夜间勃起存在，夜间勃起存在与否，基本上可以对功能性或器质性原因做出鉴别。

（2）精神性勃起功能不全往往与某一次精神神经创伤有关，常以突然发病为特点，问诊时应注意外科手术、创伤或服用某些药物引起的勃起功能不全，也可以呈突然发病。器质性勃起功能不全多起病缓慢，勃起功能不全程度逐渐加重直至功能完全丧失。

（3）精神勃起功能不全患者主诉中往往存在有某些情况下可勃起，而在另一种情况下又不能勃起，如手淫或色情联想时会勃起，而在性交时却不能勃起。器质性原因所致的勃起功能不全则表现为无论在任何情况下都不能勃起。

（4）精神性勃起功能不全在睡眠中或初醒时常有勃起存在，而器质性勃起功能不全则没有此现象。

（5）对于勃起功能不全患者可疑有糖尿病时，应及时作尿糖、空腹血糖及餐后2小时血糖测定，必要时可做葡萄糖耐量试验、胰岛素释放试验等检查。

（二）中医学鉴别诊断

本病应与早泄鉴别。早泄是指在性交之始，阴茎可以勃起，但随即过早排精，因排精之后阴茎痿软而不能进行正常的性交。早泄虽可引起阳痿，但阳痿是指性交时阴茎根本不能勃起，或勃起无力，或持续时间过短而不能进行正常的性生活。

四、临床治疗

（一）提高临床疗效的要素

1. 积极治疗糖尿病，对症治疗

糖尿病引起的性功能障碍治疗目的在于改善糖尿病性功能障碍患者的生活质量。治疗应从以下两点入手：①积极治疗糖尿病，应首先对糖尿病进行正规系统的内科治疗，保持血糖稳定在理想水平，使症状消失，体力恢复，患者体质增强，同时控制和改善神经、血管及内分泌的异常。②针对性功能障碍的治疗。

2. 辨清虚实，辨证施治

阳痿的辨证首当分辨虚实，凡由湿热下注、肝郁不舒引起的多属实证，但日久亦可湿伤阳气或热邪伤阴，转为虚实夹杂或成脾肾阳虚、肝肾阴虚等虚证。凡由命门火衰、心脾虚损、惊恐伤肾所致者多属虚证，但阳虚水湿不化，聚湿成痰成，或肝气郁结，气血运行不畅，气滞血瘀，或气郁化火，或阴虚阳亢虚火上炎，亦可形成虚中夹实之证，临证需详辨。由于阳痿虚证居多，故历代医家对阳痿的治疗提出

以补虚为主要原则。具体地讲，即虚者当补，实者当泻，无火者当温，有火者当清，但多以补为主，兼顾清利，用药以润为主，兼以燥湿。本病辨治要点在于把握糖尿病治疗和性功能障碍治疗的关系，有效控制血糖是治疗本病的前提。而改善血运，调节局部的血管神经的功能状态是关键。

（二）辨病治疗

1. 治疗原则

在积极控制血糖的基础上，根据性功能障碍类型，针对致病机制进行相应的治疗和对症处理。

2. 糖尿病合并ED的治疗

（1）精神及心理治疗　讲解性活动的正常生理过程，进行性知识教育；指导患者具体的性活动，鼓励夫妇双方同时参与治疗，使患者恢复信心。

（2）口服药物治疗

①中枢型药物：阿扑吗啡常用剂量为2~6mg，主要不良反应有恶心和呕吐。曲唑酮是一种5-羟色胺受体拮抗药，也有一定的治疗作用，一般用量每天50~150mg。雄激素也主要是改善中枢神经系统。

②周围型药物：5-磷酸二酯酶抑制剂（PDE-5I），如西地那非（万艾可）常用口服剂量为25mg、50mg或100mg，按需要于性交前1小时服用。建议每日用药量不大于100mg，伴有心脏病、高血压的患者应慎重使用；并且不能与硝酸酯类药物合用。主要不良反应有：面部潮红、头晕、头痛、视觉异常、鼻塞等。肾上腺素受体抑制药酚妥拉明，常用口服剂量为40mg，按需要于性交前30分钟服用。有效率达50%。主要不良反应为鼻塞。

③少数动物实验显示，DPP4i、SGLT-2i可改善勃起功能障碍。

（3）其他降糖药物　动物实验及数个

不同种类 GLP-1RA 临床试验显示，其可改善性功能和勃起功能障碍。

3. 阴茎海绵体血管活性药物治疗

（1）经尿道给药 前列腺素 E1 乳膏剂，内含前列腺素 E1 及吸收增强剂，使用时只需要将乳胶挤入尿道口，并将溢出部分涂在龟头上即可，10~15 分钟起效。主要不良反应为尿道烧灼痛、阴茎胀感，发生率 < 10%。

（2）自我注射治疗（ICI） 罂粟碱 30~60mg，酚妥拉明 1~2mg，前列腺素 20~120ng 或上述三种药物减量后联合注射。

4. 真空勃起装置

真空勃起装置为非侵入性治疗，主要包括一个橡胶环和一个连接负压器的圆筒，使用时将圆筒套到阴茎上并且其末端紧贴阴茎根部，打开负压器，使圆筒形成负压环境，而引起动脉血流入，并限制静脉血流出，使阴茎呈人工勃起状态，出于安全考虑，一般勃起时间不超过 30 分钟。这种装置对于口服 PDE-5 抑制剂效果差并且不能耐受侵入性治疗的 DMED 患者是个较好的选择。

5. 低能量体外冲击波疗法（LI-ESWT）

LI-ESWT 是目前主要用于治疗轻度血管源性 ED 的方法，而糖尿病合并 ED 患者海绵体血管常受损，因而可考虑尝试使用。研究表明，LI-ESWT 可以改善轻度血管源性 ED 患者的 IIEF 和勃起硬度评分，但不能改善阴茎血流动力学参数，对 PDE5i 治疗无效者 LI-ESWT 可改善 PDE5i 疗效，目前对于糖尿病合并 ED 患者的治疗效果尚有待进一步观察。

6. 手术治疗

糖尿病性 ED 患者，当出现明显动脉性病变或静脉瘘时，可采用血管手术。对于一二线治疗方式无效的比较严重的 DMED 患者，可以选择假体植入，一般植入物包括：硅胶、半刚性和充液式三件套（由两

根圆柱体，一个控制泵及一个储液囊组成，两根圆柱体置于阴茎内，控制泵置于阴囊皮下，储液囊置于耻骨后）。研究表明，DMED 患者对阴茎假体的满意度可达到 93%。虽然假体植入最常见的并发症为假体感染，而 DMED 患者又是感染的高发人群，但研究发现 DMED 患者的假体感染率与普通 ED 患者的假体感染率无显著差异。

（三）辨证治疗

1. 辨证论治

（1）肝气郁结证

［治法］疏肝解郁。

［方药］逍遥散（《外科正宗》）合四逆散（《伤寒论》）加减：当归、白芍、柴胡、茯苓、炒白术、薄荷、枳实、炙甘草。

［加减］胁痛者，加香附、延胡索；情志抑郁者，加合欢皮、百合。

（2）肝经湿热证

［治法］清热利湿。

［方药］龙胆泻肝汤（《外科正宗》）加减：龙胆草、柴胡、栀子、黄芩、川木通、泽泻、车前子、当归、生地黄、生甘草。

［加减］口苦甚者，加茵陈、知母；纳差者，加薏苡仁。

（3）瘀血阻络型

［治法］活血化瘀通络。

［方药］少腹逐瘀汤（《医林改错》）加减：小茴香、干姜、延胡索、没药、当归、川芎、赤芍、五灵脂、生蒲黄、肉桂。

［加减］畏寒明显者，加肉苁蓉、川牛膝、淫羊藿；瘀血重者，加九香虫。

（4）命门火衰证

［治法］温补命门之火。

［方药］右归丸（《景岳全书》）加减：熟地黄、淡附片（先煎）、肉桂、山药、山茱萸、菟丝子、鹿角胶（烊化）、枸杞子、当归、杜仲。

［加减］寒甚者，加淫羊藿、仙茅；水

肿者，加黄芪、防己。

（5）肾阴亏虚证

［治法］滋阴补肾，兼清虚热。

［方药］左归丸（《景岳全书》）加减：熟地黄、山药、山茱萸、川牛膝、枸杞子、菟丝子、鹿角胶（烊化）、龟甲胶（烊化）。

［加减］阴虚火旺者，加牡丹皮、女贞子、墨旱莲。

（6）寒滞肝脉型

［治法］温经暖肝散寒。

［方药］暖肝煎（《景岳全书》）加减：当归、枸杞子、乌药、沉香、肉桂、小茴香、茯苓、生姜。

［加减］腰膝酸软明显者，加山茱萸；冷痛甚者，加九香虫、仙茅、淫羊藿、巴戟天。

（7）心脾虚损证

［治法］补血养肝。

［方药］归脾汤（《内科摘要》）加减：党参、炒白术、黄芪、当归、茯神、远志、龙眼肉、酸枣仁、木香、生姜、大枣、炙甘草。

［加减］失眠者，加首乌藤；肢体麻木者，加鸡血藤、桂枝。

2. 外治疗法

（1）药物外治法

①药包热敷熨

［处方］附子、干姜、吴茱萸、肉桂等。

［操作方法］将药物在砂锅内炒热，用布包裹，贴敷患病部位或穴位。每次热敷时间不应超过30分钟。每日1~2次。

［适应证］寒证阳痿、缩阳、不射精等。

［注意事项］阴虚者慎用。

②穴位贴敷法

［处方］附子、肉桂、巴戟天、白芥子、麻黄、延胡索、麝香。

［操作方法］以麝香为引药，制成软膏后贴敷于气海、关元、中极、足三里、肾

俞、命门、志室、太溪等穴。

［适应证］命门火衰型阳痿。

［注意事项］阳热证、实证均不宜用。

（2）非药物外治法

①温针灸法

［处方］主穴：关元、气海。配穴：心脾两虚、惊恐伤肾，配神门、内关、心俞、足三里；湿热下注肝肾，气血不荣宗筋，配肝俞、太冲、胆俞、阳陵泉、肾俞；肾元亏损，命门火衰，配肾俞、命门、阴陵泉。

［操作方法］针刺得气后，使针感传至阴部，在针柄上套1.5cm左右的温灸纯艾条。点燃后施灸，每穴灸两壮。燃尽后起针，每天1次。

［适应证］各型阳痿。

［注意事项］晕针者、皮肤破溃、过敏者慎用。

②推拿治疗

［处方］肾俞、命门、腰阳关、次髎、中髎。

［操作方法］采用按、揉、擦法和一指禅推点法。患者仰卧，先按揉肾俞、命门，手法不宜太重，微感酸胀后，每穴持续按揉2分钟。再用一指禅推次髎、中髎，每穴1分钟，然后改用点揉法，刺激要稍重，每穴约1分钟，之后摩擦腰阳关，以小腹部透热为度。

［适应证］肾虚型阳痿。

［注意事项］手法要轻柔，用力要均匀、适中。

3. 成药应用

（1）复方玄驹胶囊

［组成］玄驹、淫羊藿、枸杞子、蛇床子。

［功能］温肾、壮阳、益精。

［适应证］肾阳虚证症见神疲乏力、腰膝酸软、少腹阴器发凉、性欲低下、精冷滑泄，功能性阳痿见上述症状者。

［用法］口服，一次2~3粒，一日2~3次。

［注意事项］阴虚火旺者用淡盐水送服。

［出处］中国中医药现代远程教育，2010，8（10）：89-90.

（2）疏肝益阳胶囊

［组成］蒺藜、柴胡、蜂房、地龙、水蛭、九香虫、紫梢花、蛇床子、远志、肉苁蓉、菟丝子、五味子、巴戟天、蜈蚣、石菖蒲。

［功能］疏肝解郁，活血补肾。

［适应证］肝郁肾虚和肝郁肾虚兼血瘀证所致功能性阳痿和轻度动脉供血不足性阳痿，症见阴茎痿软不举或举而不坚、胸闷善太息、胸胁胀满、腰膝酸软，舌淡或有瘀斑，脉弦或弦细。

［用法］口服，一次4粒，一日3次，4周为1个疗程。

［注意事项］感冒期间停用。治疗期间禁止酗酒及过量吸烟，避免一切过度精神刺激。治疗期间停用其他治疗药物。

［出处］中国男科学杂志，2021，35（6）：45-48.

（四）医家诊疗经验

1. 王琦

国医大师王琦教授对阴茎勃起功能障碍的治疗，提出"阳痿从肝论治"的观点。临床上，遵循"辨体－辨病－辨证"的诊疗模式，注重体质，辨病辨证加减。以"主病主方"的制方方法，自拟疏肝振痿汤（由柴胡、枳壳、杭白芍、白蒺藜、蜈蚣、炙甘草等组成），共奏疏肝通络、调达宗筋之功，适用于阳痿不举、举而不坚、性欲冷淡、情绪抑郁、烦躁易怒、脉弦的患者。临床上，擅用九香虫提高疗效，既可理气解郁，又能兴阳起痿，慎用海狗肾、附子等温补壮阳之品。国医大师熊继柏教授认为阳痿的发病与肾、肝、心、脾功能失调及情志异常有关，其治疗阳痿的个人独到

经验有3点：①明辨虚实，分清寒热；②洞晓病源，知其所犯；③动物入药，攻补兼施。

2. 段亚亭

国医大师段亚亭教授认为阳痿早泄的病机主要在于命门火衰、心脾两虚，常可兼夹气郁、血瘀、痰湿、湿热等。临证将阳痿分肾阴虚、肾阳虚、惊恐伤肾和湿热下流等证型，早泄分阴虚火旺、阴阳两虚等证型，应用自拟系列补肾方药和佩兰汤、除湿汤治之，并分清扶正、祛邪的先后主次，疗效颇佳。

3. 李海松

李海松教授提出阳痿乃"阴茎中风"观点，认为阳痿之核心病机应为"血瘀"，治疗上主张从"活血化瘀、通络息风"入手，并在辨证论治的基础上配以他法。

4. 李曰庆

李曰庆教授认为，阳痿的病因与心肝肾的关系最为密切，属本虚标实，其病多以肾虚为本，肝郁为标，兼夹心肾不交，临床治疗当从心肝肾论治，以补肾疏肝养心作为基本治疗原则，同时兼顾身心同治、内外兼治、夫妻同治。

5. 崔云

崔云教授认为男性勃起功能的中医生理基础，以宗筋为体，以气血为用，受到多脏腑共同影响。基于《内经》中"百病生于气"的理论，结合卫气营血辨证，认为临床上大部分心理性勃起功能障碍者，病程短、程度轻、无基础疾病，其多病在气；治疗上以调气为主要治法，结合五脏辨证，辅以疏肝理气、健脾益气、温补肾气、宣肺降气等方法。

五、预后转归

糖尿病患者性功能障碍可以是糖尿病较早期的症状之一，当有阳痿现象时应该进行糖尿病的相关检查。如果证实患有糖

尿病，必须积极治疗，认真控制饮食，有规律地应用降糖药物。糖尿病得到控制，阳痿症状也可获得改善。糖尿病患者可适当服药改善 ED。从临床来看，不管是 1 型糖尿病还是 2 型糖尿病造成的性功能下降，都不是器质性病变，而是功能性障碍。究其原因，有生理方面的因素，也有心理方面的影响。糖尿病引起的 ED 是可以治愈的。可以从以下几个方面进行治疗：首先要进行心理调节，比如克服悲观情绪，树立战胜疾病的信心；消除焦虑、紧张造成的精神负担，从精神到肉体都要放松，保持心情愉快，对克服性障碍均有帮助，必要时还应去看心理医生。与此同时，积极进行降糖降压的治疗，尽量让血糖血压降到正常范围并保持稳定。此外，可服用一些促进自主神经功能调整和改善身体微循环的药物。对于男性来说，在医生指导下偶尔服用万艾可之类促进勃起的药也是可行的。需要注意的是，糖尿病患者并发心脑血管疾病的风险本来就远高于常人，这类改善 ED 的药物普遍存在引起心绞痛、心肌梗死、血压升高等风险，所以，糖尿病患者服用正常量的 1/2~1/3 即可，不要过量服用。

糖尿病患者的性生活，要根据每个人的情况而定，病情较轻、年龄不大、性欲正常的患者可以过正常性生活，但要节制。病情较重、年龄稍大者，虽有性的要求，但要比正常人减少 2/3，而且要改变性生活的方式，适可而止。不但要避免动作激烈的性交，而且应把性生活的重点放在爱抚方面。

六、预防调护

（一）预防

控制血糖；预防和控制高血压和高血脂；监测动脉粥样硬化和糖尿病自主神经病变的发生和发展；不滥用药物。

（二）调护

1. 心理护理

细化讲解 2 型糖尿病引发 ED 相关医学知识注意事项疾病治疗进展等方面，强化患者遵医嘱用药意识。树立乐观、积极的品格；戒烟和酒；拒绝毒品；出现 ED 迹象时，应尽早到正规医院检查咨询。加强心理调节，克服勃起功能障碍引起的自卑情绪，解除焦虑和紧张，缓解精神因素的影响，树立性交成功的信心，在糖尿病阳痿的治疗过程中也至关重要。

2. 饮食护理

对于确诊为糖尿病勃起功能障碍的患者，首先要严格控制饮食，将血糖维持在正常水平。平素应适当进食新鲜果蔬，尤其是对本病有益的诸如枸杞子、韭菜子、鹌鹑蛋、鸽子蛋等，以及适量高蛋白饮食。

3. 运动疗法

积极参加体育运动对糖尿病性阳痿的康复也是很有好处的。糖尿病患者的运动除可减少血管性病变之外，也可增加血糖的利用率。特别对非胰岛素依赖型糖尿病患者，运动可增加胰岛素靶细胞的功能，有利于糖尿病的康复。实践证明有氧运动最适合糖尿病患者运动保健，如慢跑、太极拳、太极剑、气功、有氧健身操等。

4. 用药护理

有些患者认为中药壮阳补肾药能治好阳痿病，于是就毫无禁忌地大量长期服用，其结果不但未治愈，反而出现一些阴虚火旺的其他疾病。这是因为中医治病需要辨证论治，首先要分辨出阳痿的阴阳虚实，然后分证治之。还有些患者急于求成，到处求医，服用所谓的"偏方""秘方"及"验方"等，结果病情不但没有减轻，反而加重了。到目前为止，还没有发现一种能治愈阳痿的特效药，就枸橼酸西那非来说，虽然治疗阳痿有很好的疗效，但是它仅是治标，不能治其本，何况它还有较多的副作用及禁忌证。相反，医学家们却发现了能诱发阳痿的药物至少有40多种，如利血平、阿托品、呋塞米等。虽然这些药物不会使每位使用者都发生阳痿，但是对于性功能减退者来说，就应该慎用。因此，阳痿患者一定要在医生指导下用药，切忌滥服药。

七、专方选要

1. 活血通络汤

[组成] 水蛭、蜈蚣、当归、川牛膝、柴胡、白芍、地龙、蜂房、蒺藜、郁金、青皮、淫羊藿、巴戟天。

[功能] 滋补肝肾，活血通络。

[适用证] 肝肾亏虚兼瘀型阳痿。

[出处] 中国男科学，2020，34（6）：3-5.

2. 疏肝振痿汤

[组成] 柴胡、枳壳、杭白芍、白蒺藜、合欢皮、丁香、蜈蚣、乳香、九香虫、炙甘草。

[功能] 疏肝通络，调达宗筋。

[适用证] 肝郁气滞型阳痿。

[出处] 现代中医临床，2017，24（3）：1-4.

3. 六味地黄汤

[组成] 熟地黄、山萸肉、山药、菟丝子、乌药、益智仁、桑螵蛸、黄连、天花粉、桑寄生、丹参、蜈蚣、水蛭。

[功能] 补肾活血。

[适用证] 肾气亏虚兼瘀型阳痿。

[出处] 中国中医药现代远程教育，2021，19（12）：94-97.

八、研究进展

在病因病机上，现代医家徐福松教授认为肾阳充盛、脉络通畅是阳器为用的重要生理基础和治疗关键，主张以补益元阳、舒宗筋通络脉治阳痿。正所谓"阳器阳气，通则为用，不通乃病，若阳气不通，血脉不畅，平滑之肌，紧而不松，宗筋不利，阳器废用"。王琦教授提出"湿热瘀虫毒"为主要致病因素，并指出现代人阳痿的病性以实多虚少为特点，在脏主要责之于肝、脾、肾，同时强调从肝论治阳痿：足厥阴肝经环绕阴器，肝主筋，阳痿多因宗筋弛纵，肝藏血，营血濡养筋、茎，肝血充盈是阴茎勃起的物质基础，肝气条达，则血行通畅，反之如肝失疏泄，则血流瘀滞，血不养阴器则阴茎软弱不用，并将其分之为肝气郁结、寒凝肝脉、肝经湿热等多种证型。李海松教授提出"阴茎中风"理论，认为阳痿的病机与中风类似，与心、肝、脾等密切相关，但是血瘀是关键。吴茂林等提出毒邪壅结是糖尿病阳痿发生的始动因素，认为嗜食肥甘甜美蓄积凝滞的糖毒既是糖尿病发展之果，又是产生糖尿病变症之因；同时指出消渴病日久必瘀，瘀血贯穿糖尿病全程，而脉络瘀阻是糖尿病阳痿形成的病理关键；毒损茎络脉络瘀阻贯穿于糖尿病阳痿病程始终，因此解毒化瘀通络起痿是糖尿病阳痿总的治疗法则。宋春生提出"体痹用痿，因痹致痿"的勃起功能障碍病机特点，总结不通以及弱而不用的本质特征。并从两方面进行阐释：一是消渴病气阴亏虚日久，营卫之行涩滞，皮肤不得营养，故皮肤麻木、感觉下降，痹在宗筋，则易致气血不至，体痹不仁，感觉下降，勃起反应速度减慢或晨勃不佳，甚则痿而不举。二是痹久生热或感热邪，筋脉松弛，导致宗筋坚而不久，甚则痿而不举。

在治疗进展方面，何桂香临床研究显示前列舒通胶囊可辅助α-硫辛酸提高DED中老年患者NOS与NO血清水平，IIEF-5评分增加。王继业研究显示服用右归胶囊联合十一酸睾酮治疗DED，较单纯使用十一酸睾酮治疗患者血清 TT 和 FT 上升更显著，推测右归胶囊能促进睾酮分泌，增强勃起功能。王军采用缬沙坦联合金匮肾气丸治疗肾阳虚证的 DED，临床观察显示可有效提高这类证型患者的 IIEF-5 评分，改善勃起功能障碍。

在外治法研究进展上，李韬等介绍中频穴位电刺激太冲、关元、气阴、肾俞、足三里、三阴交、次髎等穴位联合小剂量他达拉非治疗 DED 比单独药物治疗所取得的临床疗效更安全可靠。胡天赤等报道利用负压吸引、联合中药灌洗并配合口服中药汤剂可明显提高肾虚型 DED 患者的血清睾酮水平，其勃起功能也有显著改善。

此外，随着对 DMED 研究的深入，出现了一些新的治疗方向，包括脂肪源性干细胞移植以及基因治疗等。有研究发现，移植的干细胞能够对周围组织产生旁分泌作用，也能够分化为神经元、内皮、平滑肌等多种功能细胞，而修复因糖尿病引起的受损的组织，改善勃起功能。而基因治疗也一个新的方向，DMED 患者的靶基因主要包括血管内皮生长因子基、NOS 基因等，对应基因的修复治疗也有助于改善勃起功能。另外利用一种频率在 16~20MHz 的连续传播声波即低能量冲击波进行冲击波治疗 DMED 也是目前研究的热点。

主要参考文献

[1] 庞国明，倪青，温伟波，等. 糖尿病诊疗全书 [M]. 北京：中国中医药出版社. 2016.

[2] 中国 2 型糖尿病防治指南（2020 年版）[J]. 中华糖尿病杂志，2021，13（4）：354-355.

[3] 王永炎，鲁兆麟. 中医内科学 [M]. 北京：人民卫生出版社. 2012：623-630.

[4] 迟家敏. 实用糖尿病学 [M]. 4 版. 北京：人民卫生出版社. 2015.

[5] 孙洁，智屹慧，李秋芬. 基于五脏气化论治阳痿浅说 [J]. 中医杂志，2018，59（17）：1520-1523.

[6] 王祖龙，王诗琦. 心虚生痿论及阳痿从心论治八法 [J]. 中国中医基础医学杂志，2020，26（2）：160-162.

[7] 陈云芝，朱玉忠. 阳痿辨治与启阳娱心法 [J]. 新中医，2018，50（1）162-164.

[8] 岳宗相，卓文秀，张培海，等. 中医药治疗糖尿病性阳痿 [J]. 河南中医，2020，2（1）：29-31.

[9] 张会波，尤建军，杜宏宏，等. 疏肝益阳胶囊联合万艾可对糖尿病男性性功能障碍患者血清睾酮、雌二醇水平及性功能的影响 [J]. 现代生物医学进展，2020，17（28）：5512-5515.

[10] 刘子毓，张正元，张伦忠，等. 国医大师熊继柏辨治阳痿经验 [J]. 中华中医药杂志，2020，35（4）：1797-1800.

[11] 聂莉，李琰华，李俊伟. 2 型糖尿病伴勃起功能障碍的研究进展 [J]. 中国全科医学，2020，23（33）：4267，4270.

[12] 林家坤，张运萍，姚晓文，等. 2 型糖尿病勃起功能障碍中医诊治进展 [J]. 光明中医，2021，36（1）：152-154.

[13] 李宪锐，张耀圣，王景尚，等. 糖尿病性勃起功能障碍中西医机制研究及治疗进展 [J]. 中国性科学，2020，29（1）：111-114.

[14] 尹昀东，方朝晖. 糖尿病性勃起功能障碍中医药研究进展 [J]. 中医药临床杂志，2019，31（11）：2027-2029.

[15] 赵蔚波，王雅琦，严云，等. 国医大师王琦治疗勃起功能障碍的经验 [J]. 中华中医药杂志，2021，36（3）：1406-1409.

[16] 刘子毓，张正元，张伦忠，等. 国医大师熊继柏辨治阳痿经验 [J]. 中华中医药杂志，2020，35（4）：1797-1799.

[17] 李勇华，张利梅，王彩霞. 国医大师段亚亭治疗阳痿早泄经验 [J]. 湖南中医杂志，2020，36（12）：30-33.

[18] 吴骏，冯奕，郑武，等. 崔云教授从气辨治心理性勃起功能障碍经验 [J]. 浙江中医药大学学报，2020，44（8）：726-728.

[19] 王继升，王彬，于旭东. 等. 李海松教授从瘀虚论治勃起功能障碍经验 [J]. 世界中西医结合杂志，2020，15（11）：2032-2035.

[20] 王继升，姚泽宇，祝雨田，等. 李曰庆教授应用雄蚕蛾治疗男科疾病临床经验 [J]. 中国性科学，2017，26（7）：84-86.

[21] 盛文，李宪锐，丁劲，等. 李曰庆教授从心肝肾论治早泄的经验 [J]. 中国性科学，2017，26（5）：93-96.

[22] 糖尿病合并男性性功能障碍多学科中国专家共识 [J]. 中国男科学杂志，2022，36（1）：3-33.

[23] 严云，李博怿，王雅琦，等. 基于网络药理学探讨疏肝益阳胶囊治疗勃起功能障碍的作用机制 [J]. 中国男科学杂志，2021，35（6）：45-49.

第十六节 糖尿病合并口腔病

据中华医学会糖尿病学分会公布的一项调查显示，糖尿病患者中并发口腔疾患的总发病率比非糖尿病患者高出2~3倍，口腔疾病如牙周炎等口腔慢性炎症对糖尿病的代谢控制也有负面影响。因此，积极干预糖尿病合并的口腔疾病在治疗糖尿病中显得尤为重要。糖尿病合并的口腔疾病常见的有牙周疾病、口腔黏膜病变、牙体牙髓及根尖周病变、口腔颌面部感染等疾病，并以牙周病为多。糖尿病合并口腔疾病，在中医学史上并无明确记载，因其疾病繁多而不统一，现代中医学对其也无统一命名。但根据疾病性质及其临床特点，可归属于中医学"牙宣""齿龋""齿挺""口糜""口疮"等范畴。

一、病因病机

（一）西医学认识

糖尿病与口腔健康之间是双向关系。目前认为糖尿病可诱发和加重口腔病变，口腔病变又使糖尿病患者难以控制血糖在正常范围，进而造成病情恶化。由于糖尿病患者一般有唾液腺功能损伤使得口腔环境改变，因而易引起口腔健康问题。

（二）中医学认识

1.病因

（1）感受外邪 巢元方在《诸病源候论》中指出："阳明脉虚，风邪先受，热气加之，而致龋齿。"《素问·痿论》曰："远行劳倦，逢大热而渴，渴则阳气内伐，则热舍于肾……肾热者色黑而齿槁。"糖尿病或素体阴虚、气阴两虚、湿热中阻，加之风寒暑湿燥火之外邪复侵，可并发口腔疾患。其一多由于火热之邪，耗津损气，肾主骨，齿为骨之余，热舍于肾故牙齿枯槁。其二由于感受寒邪，《素问·奇病论》曰："当有所犯大寒，内至骨髓……脑逆故令头痛，齿亦痛。"其言感受寒邪，寒邪上逆脑髓，可致牙齿疼痛诸病。

（2）内邪化疾 《黄帝内经》云："诸痛痒疮皆属于心。"手少阴，心之经也，心气通于舌。足太阴，脾之经也，脾气通于口。腑脏热盛，热乘心脾，气冲于口与舌，故令口舌生疮也。糖尿病患者的内邪化疾分为因虚致疾与因实致疾两种类型，因虚致疾患者或少阴水亏或心肾阴亏，从而造成虚火上扰，进而出现口舌牙疾。因实致疾患者或湿浊中阻或湿热中阻，从而湿热瘀结于中焦，导致口臭、牙龈出血、口腔溃疡等口腔疾病。

2. 病机

糖尿病合并口腔疾病皆以阳明经脉而论，以髓虚血弱为核心病机。在《诸病源候论》的"唇口病诸候"中，多述及手少阴心经、足太阴脾经，以心脾积热为主。经脉气血紊乱可致脏腑功能失调，多与胃、大肠、心、脾、肾等脏腑相关。

（1）脉虚血弱　据经络循行，手阳明大肠经、足阳明胃经入于齿，足太阴脾经、手少阴心经的经气通于口、舌。经脉虚损可致唇口齿病。①阳明脉虚，血亏髓弱，牙齿失养：《诸病源候论·齿动摇候》云："手阳明之支脉入于齿，足阳明之脉又遍于齿，齿为骨之所终，髓之所养。经脉虚，风邪乘之，血气不能荣润，故令动摇。"《诸病源候论·齿黄黑候》又云："齿者，骨之所终，髓之所养。"手阳明、足阳明之脉，皆入于齿。风邪冷气，客于经脉，髓虚血弱，不能荣养于骨，枯燥无润，故令齿黄黑也。阳明经脉内虚，风邪乘机而入，髓弱血虚，牙齿不荣，可致牙齿动摇、黄黑，甚至齿落不能再生。②心脾经气亏虚，气血津液不荣：《诸病源候论·口舌干焦候》曰："手少阴，心之经也，其气通于舌；足太阴，脾之经也，其气通于口。腑脏虚热，气乘心脾，津液竭枯，故令口舌干焦也。"经气亏虚，心脾虚热，致津液燥竭无以上乘，而生口干舌燥。《诸病源候论·口舌出血候》云："口舌出血者，心脾伤损故也。脾气通于口，心气通于舌，而心主血脉，血荣于脏腑，通于经络。若劳损脏腑，伤动经脉，随其所伤之经虚者，血则妄行。然口舌出血，心脾二脏之经伤也。"心脾损伤，血不循经而妄行致口舌出血。

（2）心脾（胃）热盛　心气通于舌、脾气通于口，脾与胃合，热乘心脾，多致唇口生疮。心脾热盛，气冲口舌，在《诸病源候论·口舌疮候》云："手少阴，心之

经也，心气通于舌。足太阴，脾之经也，脾气通于口。腑脏热盛，热乘心脾，气冲于口与舌，故令口舌生疮也。诊其脉，浮则为阳，阳数者，口生疮"。心脾有热，热气随脉波于舌本，血脉胀起，故变生口舌疾病。

（3）肾气不足　肾为先天之本，肾气亏虚，阴阳不相引，可生唇齿疾病。《诸病源候论》中论到"肾主欠，阴阳之气丁引则欠。诸阳之筋脉，有循颔车者，欠则动于筋脉，筋脉挟有风邪，邪因欠发，其急疾，故令失欠颔车蹉也，肾虚邪中，呵欠而致下颌关节脱臼"。故肾气亏虚，唾液减少，也是口腔疾病发病的基本病机。

二、临床诊断

（一）辨病诊断

1. 诊断要点

（1）中医辨病诊断

1）病史：患者有糖尿病史，口腔疾病反复发作。

2）依据中医病名内涵与临床表现确定中医病名：糖尿病合并口腔疾病，在中医学史上并无明确记载，因其疾病繁多而不统一，现代中医学对其也无统一命名。临床上根据疾病临床特点，以"以牙龈萎缩，齿根宣露，牙齿松动"为主要临床特点的属"牙宣"范畴，以"牙龈浮肿，出血"为主要临床特点的属"齿衄"范畴，以"口腔黏膜长期而反复出现粟粒大小的水疱"为主要临床特点的属"口疮"范畴，以"口腔黏膜糜烂或浅在小溃疡"为主要临床特点的属"口糜"范畴。

（2）西医辨病诊断　参照2017年《糖尿病口腔病变的诊断和处理》。

1）糖尿病与牙周疾病

①病史：患者有糖尿病史，且因牙龈

红肿严重而广泛、反复发生急性脓肿的牙周炎患者和对常规牙周治疗反应欠佳的患者；家族史：询问父母、兄弟姐妹或其他直系亲属的牙周健康情况，尤其是一些与遗传可能相关的牙周病。

②临床症状：牙龈的炎症和出血：牙龈探诊出血是诊断牙龈有无炎症的重要指标之一。牙龈出血常为牙周炎患者的主诉症状，多在刷牙或咬硬物时发生。此外牙龈颜色由粉红变为鲜红或暗红、牙龈边缘变厚、牙间乳头圆钝，与牙面不再紧贴、牙龈变得松软脆弱，缺少弹性，都是牙周炎的早期临床症状；牙周袋：是牙周炎最重要的病理改变之一，牙周袋探诊深度超过3mm，且袋底位于釉牙骨质界的根方，为真性牙周袋；牙槽骨吸收：牙槽骨吸收是牙周炎的另一个主要病理变化。由于牙槽骨的吸收，使牙齿的支持组织丧失，牙齿逐渐松动，最终脱落或拔除；牙松动和移位：在正常情况下牙松动超过生理范围，是牙周炎的主要临床症状之一，其主要原因是牙槽嵴的吸收、牙骀创伤、牙周膜的急性炎症等。

2）糖尿病口腔黏膜病变

①病史：患者有糖尿病史，且有反复口腔黏膜感染病史。

②临床症状：口腔念珠菌感染：口腔黏膜较为干燥，亦可出现糜烂，小溃疡和疼痛等改变，伴有口干口渴及烧灼感等非特异性表现，唇红部出现皲裂，严重者出现感染性口炎。口腔扁平苔藓：口腔多见于颊黏膜及前庭沟，其次为舌、唇、牙龈；病损常呈对称性，可单发于黏膜，亦可与皮肤同时并发，多见的损害为白色条纹，分为丘疹型、网状型、斑块型、萎缩型、糜烂型、水疱型；典型皮损为紫红色、多角形扁平小丘疹。一般有阵发性痒感，可无自觉症状。皮疹以四肢屈侧前臂和腕部多见。

3）糖尿病与牙体牙髓及根尖周病变

①病史：患者有糖尿病史，且反复牙体牙髓及根尖周病变患者；可有长期冷热疼痛史，食物嵌入洞内激发痛史，也有从无明显自发痛症状者，或有牙根疼痛和肿胀史。

②临床症状：牙髓炎：自发性锐痛，阵发性发作或加剧。夜间疼痛较白天剧烈，温度刺激可激发或加剧疼痛。放射性疼痛，常不能定位患牙。根尖炎：患牙自发性疼痛和叩痛，可有松动，患牙伸长感。或无明显自觉症状，可有咀嚼不适。

4）糖尿病与口腔颌面部感染

①病史：患者有糖尿病史；有牙根尖炎和牙周炎疾病病史

②临床症状：有发热、全身不适、开口障碍、吞咽困难、呼吸道阻塞等明显症状；炎症区红、肿、热、痛，皮肤紧而光亮，中心区硬、有压痛；浅表脓肿可扪及波动，深部脓肿需要根据病程、病情、肿胀中心区出现凹陷性水肿。

2. 相关检查

（1）探诊出血（BOP） 根据探诊后有无出血，记为BOP阳性或阴性，这已被作为指示牙龈有无炎症的较客观指标。在4mm以上的牙周袋，BOP阳性者深袋多于浅袋，表明深袋的牙周炎症比较重，需要进一步治疗。

（2）牙周探诊 为牙周炎的诊断中最重要的检查方法，其主要目的是了解有无牙周袋或附着丧失，并探测其深度和附着水平。探诊时每个牙要记录6个位点，分别为该牙的颊侧远中、颊侧中央、颊侧近中、舌侧远中、舌侧中央、舌侧近中，探诊时一般力度掌握在20~25g的探诊压力为好。在做全口牙周探诊时应按从右上后第一象限开始，按顺时针方向分别为2、3、4象限，逐一检查，避免遗漏。

（3）牙的松动度检查 患牙周炎时由于牙槽骨吸收、咬合创伤、急性炎症等原因使患牙松动度超过了正常范围，出现了病理性的牙松动。按照牙齿松动的幅度可分为3度。Ⅰ度松动：松动超过生理动度，但幅度在1mm以内。Ⅱ度松动：松动幅度在1~2mm之间。Ⅲ度松动：松动幅度在2mm以上。

（4）X线片检查　牙周膜在X线片上占据一定的空隙称为牙周膜间隙，为宽0.18~0.25mm的连续而均匀的线状黑色透射带，其宽度的变化对牙周炎的诊断有重要意义。患牙周炎时，由于牙槽骨的破坏，硬骨板不完整或消失，而牙周膜间隙也相应地增宽或明显增宽。当牙槽嵴顶到釉牙骨质界的距离超过2mm时，则可认为有牙槽骨吸收。

（5）细菌培养　细菌培养是传统的微生物学最基本、最可靠的检测方法，是微生物学检测的"金标准"。牙周炎是条件致病菌的混合感染，难以确定某种特定的致病菌，但通过细菌培养可检测出致病菌，以便有针对性地选择药物进行治疗。

（6）涂片检查　将菌斑样本在载玻片上涂成薄层，直接在显微镜下观察，以便从形态学或运动性方面初步了解牙周袋内不同形态细菌的组成和各自比例，此方法较细菌培养法简单而快捷。

（7）免疫学检查　通过免疫荧光法或酶联免疫吸附试验，对于检查牙周特异致病菌很有意义。

（8）DNA探针　即利用核苷酸碱基顺序互补的原理，用特异的DNA片段，通过核酸杂交技术检测未知的致病菌的DNA，如两者能杂交形成DNA双链结构则可认定该细菌为与探针相同的细菌。

（9）聚合酶链反应（PCR）　即利用DNA聚合酶，以目标细菌的某个DNA片段寡聚核苷酸等为引物，扩增该DNA片段，可在短时间内获得大量的特定基因或DNA片段。在牙周细菌的检测中应用最能表达某种微生物特异性的引物，对待测标本进行PCR反应，检查产物中是否有该特定的片段，从而确定是否有该微生物的存在。

（10）牙动度仪　是一种精确测量牙动度的电子仪器。用其测量牙齿动度较为客观，重复性好，对于牙周病的纵向研究有一定的帮助。

（11）龈沟液检查　龈沟液是来自牙龈组织的渗出液，其成分来源于血清和牙龈结缔组织。对龈沟液的成分和量的检查，对于牙周炎的诊断、疗效的观察和预测疾病的发展有重要意义。

（12）病理检查。

（二）辨证诊断

糖尿病合并口腔疾病的基本病机主要是经络功能紊乱、脏腑功能失调。其中，经络病变以手足阳明经、手少阴心经、足太阴脾经为主，脏腑病变以心、脾、胃、大肠、肾为多。在病变过程中，实证、虚证均可见，其基本病机包括胃火上蒸、肾阴亏虚、气血不足。

1.胃火上蒸证

临床证候：牙龈红肿疼痛，出血溢脓，口臭口干，烦渴多饮或喜冷饮，多食易饥，便秘尿赤，舌质红，苔黄厚，脉洪大或洪数。久见龈沟腐颓，垢如烂骨，齿根宣露。

辨证要点：牙龈红肿疼痛，口臭口干，舌质红，苔黄厚，脉洪大或洪数。

2.肾阴亏虚证

临床证候：牙齿疏豁松动，牙龈溃烂萎缩，牙根宣露，溃烂边缘微红肿，渗血量少，或头晕耳鸣，手足心热，腰酸膝软，舌质微红，少苔，脉细数。

辨证要点：牙龈溃烂萎缩，渗血量少，舌质微红，少苔，脉细数。

3.气血不足证

临床证候：牙龈萎缩，颜色淡白、渗

血量少，但缠绵不止，刷牙及吮吸时易出血，牙根宣露，牙齿松动，咀嚼无力，口淡或酸，面色白，畏寒倦怠、头晕眼花、失眠多梦，胃纳少，舌质淡、苔薄白，脉沉细。

辨证要点：牙齿松动，咀嚼无力，口淡或酸，舌质淡、苔薄白，脉沉细。

三、鉴别诊断

（一）西医学鉴别诊断

1. 与掌跖角化–牙周破坏综合征相鉴别

掌跖角化–牙周破坏综合征的特点是手掌和脚掌部位的皮肤过度角化、皲裂和脱屑，牙周组织严重破坏，有的病例还伴有硬脑膜的异位钙化。该病起病常在 4 岁以前，其牙周病损在乳牙萌出不久即可发生，有深牙周袋，炎症严重，溢脓、口臭、牙槽骨迅速吸收，在 5~6 岁时乳牙相继脱落，疮口愈合正常。待恒牙萌出后又按照萌出的顺序相继发生牙周破坏，常在 10 岁时即自行脱落或拔除。该病用常规的牙周病治疗效果不好，患牙的病情继续加重，往往导致全口拔牙。

2. 与 Down 综合征相鉴别

Down 综合征又称先天愚型，患者有发育迟缓和智力低下，约有一半的患者有先天性心脏病，约 15% 的患者在 1 岁前夭折。面貌特征为面部扁平，眼眶增宽，鼻梁低宽，颈部短粗，常有上颌发育不足，萌芽迟缓，牙间隙较大，系带附着位置过高，几乎所有患者都有严重的牙周炎，且其破坏程度远超过菌斑、牙石等局部刺激的量，全口牙均有深牙周袋及炎症，下颌前牙较重，有时可有牙龈退缩，病情迅速加重。乳牙和恒牙均可受累。

3. 与粒细胞缺乏症相鉴别

粒细胞缺乏症儿童少见，主要见于 25 岁以上成人，由循环粒细胞突然减少引起。口腔病损是该病的重要诊断症状，牙龈乳头或附着龈可出现多处溃疡或坏死病损，病损部位也可出现于扁桃体或额部，口腔病损伴有剧烈疼痛，存在坏死组织时呼吸有恶臭，白细胞总数较低，几乎无多形核白细胞。

4. 与白细胞功能异常相鉴别

白细胞功能异常多为遗传性疾病。当白细胞的黏附、趋化、吞噬功能异常时会妨碍其对菌斑微生物的抵抗，从而增加牙周炎的发生和严重程度。白细胞的黏附发生缺陷时临床表现为发生与皮肤、黏膜的反复性细菌性感染，无脓肿形成，组织愈合差。

5. 与艾滋病相鉴别

艾滋病（HIV）感染者由于全身免疫功能的降低，容易发生口腔内的机遇性感染。目前认为与 HIV 有关的牙周病有 3 种：①线性牙龈红斑：在牙龈缘处有明显的宽 2~3mm 的红边，在附着龈上可呈瘀斑状，极易出血，对常规治疗反应不佳。②坏死性溃疡性牙龈炎：该型临床表现与非 HIV 感染者十分相似，但病情较重，病势凶险。需结合血清学检查来鉴别。③坏死性溃疡性牙周炎：该患者的骨吸收和附着丧失特别严重，有时甚至有死骨形成，但牙龈指数和菌斑指数并不一定相应升高。

（二）中医学鉴别诊断

本病中医临床以中医口腔疾病间的互相鉴别为主。

1. 牙宣与齿衄相鉴别

牙宣临床以牙龈萎缩、出血，甚至牙周溢脓，后期牙齿松动，甚则脱落等为主症；齿衄，俗称牙齿出血，只是牙龈边缘的出血，病位局限于牙龈，检查可见龈缘充血、红肿，临床以刷牙或咀嚼食物时牙龈出血为特征，常伴有口臭，及时有效的治疗可获痊愈，不会引起牙齿的松动，牙龈没有萎缩症状，探诊牙周袋深度较浅为假性牙周袋。齿衄相当于西医学的边缘性牙龈炎。

2. 牙宣与口臭相鉴别

口臭是某些口腔疾病或某些全身疾病的一个症状，口腔检查无牙龈红肿、出血、溢脓、牙龈萎缩等症状，牙齿亦不会引起松动。口腔检查会有龋坏的牙齿或口腔卫生不洁。如口腔检查无任何病灶则与全身其他疾病有关。

3. 牙疳与牙疔的相鉴别

牙疳是指牙龈红肿、溃烂疼痛的一种牙龈病，该病发病快，牙龈红肿 2~3 天后牙龈边缘糜烂，表面多以灰白色假膜覆盖，擦之易脱，触之出血，口有恶臭，疼痛剧烈，唾液增多，黏稠如丝，牙龈边缘的溃烂可扩大至满口。牙槽骨染毒时可致牙齿松动，类似于西医学的坏死性龈口炎。牙疔是指发生在牙齿唇颊侧或舌侧牙龈上的红肿作疼的化脓性疾病，因其能穿破牙龈故名。该病起病急骤，在牙间乳头或牙齿两侧牙龈红肿，疼痛，红肿处变软有小脓肿形成，有波动感，压时有溢脓，或自行溃破，溃脓后即肿消疼止，一般预后良好。相当于西医学的龈脓肿。

4. 牙疔与牙痛相鉴别

两者都是化脓性疾病，但牙痛以患牙伸长感，咬物时痛增，牙龈红肿疼痛，3~4 天后，肿处变软，多自行穿破出脓而症状明显减轻，如久治不愈，易形成瘘管，经常渗血溢脓，牙齿松动。牙痛病的牙龈红肿位于牙根尖部位而不是在牙龈边缘，后期牙齿松动是由于牙根区域的牙槽骨内侧吸收、破坏引起，而牙周炎引起的牙齿松动是由于牙槽骨自外侧吸收所引起，牙痛相当于西医学的根尖周脓肿。

四、临床治疗

（一）提高临床疗效的要素

（1）控制血糖水平，口腔疾病的情况会有所好转，同时对口腔疾病有效彻底的治疗可使糖尿病的糖化血红蛋白显著降低，胰岛素的用量可减少。

（2）在控制血糖的情况下，定期进行口腔检查及实施全口牙洁治术，是口腔疾病的基础治疗。

（3）口服或在牙周袋内置入抗生素可在一定程度上提高疗效，防止复发。

（4）平时养成良好的口腔卫生习惯，学会正确的刷牙方法。

（二）辨病治疗

糖尿病和口腔疾病之间存在着双向的相关关系。从发病机制看，两者之间互相影响；从治疗上看，二者也相互促进。在治疗口腔疾病的同时，对合并糖尿病者，应深入地了解糖尿病与口腔疾病相互作用的发生机制，采取合并用药、并行治疗的原则以达到更好的协同效果。

1. 一般治疗

保持口腔环境清洁，去除局部刺激因素，如牙石、不良修复体、用口呼吸、食物嵌塞等。糖尿病患者口腔内环境改变以及免疫调节功能下降，易引起各种病原微生物的滋生和繁殖，保持口腔卫生有助于减少感染。提倡患者定期口腔检查，养成良好的卫生习惯。

2. 控制血糖

加强血糖控制、改善微循环，有助于口腔病变的治疗，通过糖尿病教育指导患者合理饮食与运动，根据患者血糖情况调整口服降糖药与胰岛素用量，建议患者进行血糖自我监测。

3. 控制感染

因口腔颌面部感染极易扩散，因此对于存在牙龈炎、颌面部感染等患者应积极控制感染，防止炎症进一步蔓延导致病情恶化。可在病原微生物检查的基础上选择合适的抗生素。

4. 对症支持治疗

根据患者不同情况，积极对症治疗。

（三）辨证治疗

1. 辨证论治

（1）胃火上蒸证

[治法] 清热泻火，消肿止痛。

[方药] 清胃散（《脾胃论》）加减：黄连、黄芩、生石膏（另包）、当归、生地、赤芍、丹皮、升麻、怀牛膝、金银花、公英、甘草。

[加减] 肿甚者加紫花地丁、牛蒡子；渗血加墨旱莲、白茅根。

（2）肾阴亏虚证

[治法] 滋阴补肾，益髓固齿。

[方药] 六味地黄汤（《小儿药证直诀》）加味：熟地、山萸肉、山药、丹皮、泽泻、茯苓、菟丝子、龟甲、杜仲、牛膝、鸡血藤、忍冬藤、甘草。

[加减] 头晕耳鸣较重者，加知母、黄柏；牙齿动摇、牙根宣露者加女贞子。

（3）气血不足证

[治法] 补益气血，养龈健齿。

[方药] 八珍汤（《瑞竹堂经验方》）加味：当归、川芎、白芍、熟地、党参、焦白术、茯苓、炙甘草、黄芪、阿胶（烊化）。

[加减] 牙龈渗血者加藕节炭、白茅根；龈肉红肿疼痛者加桑、蒲公英；腐溃溢脓者加白芷、桔梗；牙齿松动者加金银花寄生。

2. 外治法

（1）药物外治法

1）穴位贴敷法

[处方] 诃子肉、吴茱萸、川黄连、冰片。

[操作方法] 上述药物共为细末，姜汁调和后，团如梧桐子大小，置于双涌泉穴，胶带固定。每日贴敷 10 小时，15 日为 1 个疗程。

[适应证] 糖尿病合并口腔疾病辨证属虚火旺盛者。

[注意事项]

①凡用溶剂调敷药物时，需随调配随敷用，以防蒸发。

②过敏体质或对药物、辅料成分过敏者慎用。

③贴敷部位有创伤、溃疡者禁用。

④对久病体弱消瘦以及有严重心脏病、肝脏病等患者，使用药量不宜过大，贴敷时间不宜过久，并在贴敷期间注意病情变化和有无不良反应。

⑤注意贴敷时间不宜过长，观察局部情况，若贴敷部位无水泡、破溃者，可用消毒干棉球或棉签蘸温水、植物油或石蜡油清洁皮肤上的药物，擦干并消毒后再贴敷。贴敷部位起水疱或破溃者，应待皮肤愈后再贴敷。若出现过敏反应（包括药物及胶布过敏），可暂停贴敷治疗，对过敏反应明显者可局部涂擦抗过敏软膏。

2）含漱法

[处方] 生黄芪、白及、北沙参、金银花、贯众、麦冬、生甘草。

[操作方法] 水煎含漱，频次：200ml/d，含漱时间不得少于 100ml/h，使中药汁液与患者口腔黏膜充分接触，不咽下。

[适应证] 糖尿病合并口腔疾病辨证属阴虚火旺、热毒燔灼者。

[注意事项]

①本品为口腔含漱液，不宜口服。

②药品放置时间过久时，有少量中药深沉，使用前请摇均。

3）中药电离子导入法

[处方] 丹参、三七、冰片。

[操作方法] 以中药复方丹参液制剂（丹参、三七、冰片，加水加热熬制 1 小时）40ml 加水 100ml 摇匀，装瓶待用，再用超声震荡法加 3% 的氮酮（促透皮吸收剂）装瓶灭菌备用。使用时用 10~15cm 的医用纱布浸透后，放在 12cm×17cm 的双层纱布导垫上，主极（+）置于患处的颊侧，副极

（一）放于对侧电流强度 3~10A，1 次/天，20 分钟/次，1 周为 1 个疗程。

［适应证］糖尿病合并口腔溃疡辨证属血瘀、血热患者。

［注意事项］对处方中药物过敏者慎用。

（2）非药物外治法

针灸法

［处方］主穴：合谷、内庭、颊车、下关；配穴：二间、曲池、足三里。

［操作方法］用泻法或平补平泻，留针 30 分钟，每日 1 次。

［适应证］胃火上攻引起的口腔疾病。

［注意事项］皮肤感染较重者禁用。

3. 成药应用

（1）黄连上清片

［组成］黄连、栀子（姜制）、连翘、蔓荆子（炒）、防风、荆芥穗、白芷、黄芩、菊花、薄荷、酒大黄、黄柏（酒炒）、桔梗、川芎、石膏、旋覆花、甘草。

［功能］清热通便，散风止痛。

［适应证］上焦内热引起的口腔疾病，症见头昏脑胀、牙龈肿痛、口舌生疮、咽喉红肿、耳痛耳鸣、暴发火眼、大便干燥、小便黄赤。

［用法］一次 6 片，一日 2 次。

［注意事项］禁食辛辣物。孕妇忌服。

［出处］现代生物医学进展，2022，19：3676-3679.

（2）补肾固齿丸

［组成］丹参、地黄、熟地黄、鸡血藤、紫河车、骨碎补、漏芦、五味子、山药、郁金、炙黄芪、牛膝、野菊花、茯苓、枸杞子、牡丹皮、泽泻、肉桂。

［功能］补肾固齿，活血解毒。

［适应证］肾虚火旺所致的牙齿酸软、咀嚼无力、松动移位、龈肿齿衄；慢性牙周炎见上述证候者。

［用法］一次 4g，一日 2 次。

［注意事项］忌烟、酒及辛辣、油腻食物。不要吃过硬食品。

［出处］新中医，2020，3：113-116.

（3）六味地黄丸

［组成］熟地黄、酒萸肉、牡丹皮、山药、茯苓、泽泻。

［功能］滋阴补肾。

［适应证］肾阴亏虚引起的口腔疾病，症见牙齿松动、牙龈萎缩、口腔黏膜糜烂、腰膝酸软、骨蒸潮热、盗汗遗精、消渴。

［用法］水丸，一次 8 粒，一日 2 次。

［注意事项］忌不易消化食物。感冒发热患者不宜服用。

［出处］新中医，2019，11：70-72.

（4）牛黄清胃丸

［组成］人工牛黄、大黄、菊花、麦冬、薄荷、石膏、栀子、玄参、番泻叶、黄芩、甘草、桔梗、黄柏、连翘、牵牛子（炒）、枳实（沙烫）、冰片。

［功能］清胃泻火，润燥通便。

［适应证］心胃火盛，症见头晕目眩、口舌生疮、牙龈肿痛、乳蛾咽痛、便秘尿赤。

［用法］一次 2 丸，一日 2 次。

［注意事项］本品可嚼服，也可分份吞服。

［出处］新中医，2015，6：143-145.

五、预后转归

对口腔疾病整体预后的判断主要依据以下几个方面。

（1）口腔疾病的类型　口腔疾病的类型与预后的关系较为密切。如侵袭性牙周炎的预后比慢性牙周炎的预后差。而大多数轻、中度的急性口腔疾病在经过彻底的系统治疗和定期维护下，一般疗效比较巩固。

（2）牙周支持组织破坏程度　牙列中多数牙的骨吸收程度、牙周袋深度或附着丧失深度以及根分叉是否受累等对预后均有影响。如牙槽骨吸收普遍且严重，则疗效较差骨缺损的类型也可帮助判断治疗的效果和预后，一般来讲垂直型骨缺损的患者较水平型缺损的疗效和预后好。另外，牙周袋的深度与骨吸收的程度是相应的，牙周袋越深表明骨吸收的量越多，则治疗难度大、预后也差。

（3）局部因素的消除情况　微生物感染是口腔疾病的始动因子，能发彻底的清除龈上、龈下的致病微生物是取得疗效的第一步。预后的好坏主要不在于感染的严重与否，而在于能否彻底地清除之，并能长期有效地控制，保持疗效。

（4）牙松动情况　一些松动牙，在基础治疗后控制了炎症和消除创伤牙𬌗，松动度可以减轻甚至变稳固。然而当牙槽骨吸收严重而引起牙齿松动，则较难恢复稳固。

（5）患者的依从性　患者能否遵照医嘱进行自我控制，能否认真地学会这些方面且持之以恒，能否定期复查、复治，这些都是成功治疗和防止疾病复发的关键，认真执行自我控制，加上医护人员的指导和定期复查，将会大大减少口腔病的复发，同时患者能否按照医生的要求，按时复诊，坚持完成各项治疗，也很重要。

（6）环境因素　吸烟是口腔疾病的重要危险因素，而且也会降低局部和全身的免疫功能，吸烟者的口腔疾病较重，疗效差，手术效果差，且治疗后容易复发。另外，由于各种原因造成的精神压力能改变患者对治疗的反应和依从性，从而影响预后。

（7）全身状况　口腔疾病的发生、发展均与全身状况密切相关。糖尿病患者的口腔疾病预后与血糖能否很好的控制密切相关。糖尿病本身并不会引起口腔疾病，而是该病的基本病理变化使口腔局部组织对致病因子的抵抗力下降，因而破坏加重、加速。研究结果表明，在局部刺激因素相似的情况下，有糖尿病患者的口腔疾病发生率及严重程度均大于无糖尿病患者。

总之，对于口腔疾病的预后判断是多方面的，主要是根据上述情况综合判断。但有时候，病情比较复杂，一时难以做出判断时，也可以先做基础治疗进行观察，视局部口腔组织对治疗的反应、刺激因素能否彻底消除以及患者的配合程度等，再做最后判断。

六、预防与调护

（一）预防

向患者讲解糖尿病与口腔合并症的协同和促进作用，以引起患者对保持口腔卫生的重视。牙菌斑仍然是糖尿病伴口腔疾病患者致病的始动因子。因此，有效地预防和控制口腔疾病的措施，应建立在对口腔疾病各种始发因素、促进因素的全面认识的基础上，去除局部刺激因子还是预防的主要手段。对患者进行口腔卫生宣教是预防的主要方法。因口腔疾病是在口腔感染的基础上发展起来的。因此，保持口腔清洁、消除口腔的炎症是预防口腔疾病的关键。

口腔疾病的预防方法主要是持之以恒，保持相对清洁的口腔环境，对已患口腔疾病者，进行彻底的治疗。去除明显的局部刺激因素，以及个人认真的日常菌斑控制，可以使口腔疾病痊愈，牙周组织恢复正常。一旦形成口腔疾病则预防需要考虑菌斑、咬合创伤、宿主反应、环境因素、遗传因素等综合因素。对于已患口腔疾病的患者，更应该强调早诊断、早治疗和恰当、彻底的综合治疗，以阻止病损的加重和发展。

在平时的生活中，每天早晚刷牙，至少3分钟，饭后漱口，可以清水漱口，也可以在市场上购买相应的漱口液，对口腔疾病可起到很好的预防作用。

（二）调护

积极治疗结束后，应立即进入维护阶段，需要定期复查和进行必要的补充治疗，以确保疗效的巩固。口腔疾病治疗结束后短期内，口腔致病菌即可重新聚集并引起再度感染和病变的发展。定期维护治疗有助于保持正常的口腔微生态，口腔疾病治疗后的定期专业维护治疗是整体治疗计划必不可少的重要一环，它对于有效控制菌斑和各种口腔疾病的复发具有极其重要的作用，而且这种维护是终身的。一般而言，每6个月一次的维护即可达到良好的效果，而对于患有糖尿病的口腔疾病患者，维护的间隔宜缩短为1~3个月。口腔疾病治疗后的第一年为维护的重点时期。维护的主要措施是彻底的洁治术，有较深牙周袋的患者可在洁治术后于牙周袋内置具有缓释及控释作用的抗菌制剂。

七、专方选要

李佃贵经验方

［组成］半枝莲、半边莲、白花蛇舌草、黄连、黄芩、黄柏、栀子。

［功能］化浊清胃，泻火解毒。

［适应证］糖尿病合并口腔溃疡属阳明热盛、胃有积热证。

［用法］每日1剂，水煎服。

［出处］时珍国医国药，2020，3：726-727.

八、研究进展

1. 糖尿病与口腔病变的关系

最新的医学临床研究发现，糖尿病和口腔疾病互为因果关系，口腔疾病也可能诱发糖尿病。因此，口腔卫生状况也是影响糖尿病血糖水平的因素之一。

2. 糖尿病患者的口腔健康问题对策

一体化管理目前关于糖尿病患者口腔健康问题的一体化管理主要应从管理服务的内容和口腔疾病患者糖尿病筛查等方面问题入手。国际糖尿病联盟（IDF）在2009年发表的糖尿病患者口腔卫生指南建议医疗专业人士应经常询问糖尿病患者当前口腔健康状况、加强患者口腔健康自我管理和建议寻求口腔科医生的帮助。Darling-Fisher等总结前人的经验，提出糖尿病患者口腔健康问题管理服务内容，包括早期识别糖尿病患者口腔健康问题（询问口腔疾病史和进行口腔检查），临床医生为患者提供定期访问与评估、口腔健康教育。并提出三级预防措施。一级预防是指以促进口腔健康为目的的一系列措施，包括：①主动接受口腔保健指导，树立口腔卫生意识；②掌握正确的刷牙方法，提倡使用牙线等清洁工具；③定期到医院口腔科检查口腔健康状况；④定期洁牙；⑤纠正不良习惯（吸烟、咬唇、咬颊等），增强体质，合理饮食，调节情绪，劳逸结合，起居规律。

二级预防是指早发现、早诊断、早治疗，将口腔并发症"消灭在萌芽状态"，包括：①对不良修复体、残根、残冠要尽早处理；②出现口腔黏膜症状要早就医、早检查，排除某些恶性疾病。

三级预防是对已经出现的龋病、牙周病和口腔黏膜病要采取积极的治疗。①龋病可通过去龋、备洞、充填来修复，牙髓病或根尖周病则要通过根管治疗或根尖手术治愈；②牙周病可以通过局部用药（牙周袋内置药物）和全身用药等保守方法，以及龈切、翻瓣、牙周袋刮治、骨移植等手术方法进行系统的综合治疗；③口腔黏膜病则采用局部和全身治疗结合、中西医结合、药物和手术相结合等多种综合治疗方案来取得疗效。

主要参考文献

[1] 王晓义. 糖尿病与口腔疾病的相关性研究 [J]. 中外医疗, 2013; 23 (69): 77-79.

[2] Casanove L, Hμghes FJ, Preshaw PM. Diabetes and periodontal disease [J]. Journal of Periodontology, 2015, 1 (2): 7-11.

[3] 赵倩, 赵明, 陈鸥, 等. Nd: YAG 激光在临床治疗慢性扁桃体炎中的应用 [J]. 激光杂志. 2013, 34 (1): 74-75.

[4] 向学熔, 晏莺, 杨梅. Nd: YAG 激光非手术疗法在老年牙周炎患者中的应用前景 [J]. 中国实用口腔科杂志. 2014, 7 (2): 88.

[5] 王志涛. 超声药物冲洗技术治疗牙周炎的研究进展 [J]. 现代诊断与治疗. 2013, 24 (1): 88.

[6] 陈楠, 张彦玲. 高压氧在牙周病治疗中的临床探讨 [J]. 河南职工医学院学报, 2013, 4 (25): 453-454.

[7] 高丽娜. 蛇床子素对人牙周膜干细胞和颌骨骨髓间充质干细胞膜片形成和生物学性能的影响 [D]. 第四军医大学, 2013.

[8] 吴琳琳. 葛根素对人牙周膜干细胞成骨分化作用的影响 [D]. 南方医科大学, 2013.

[9] 徐菁玲, 孟焕新, 李峥, 等. 牙周基础治疗对 2 型糖尿病伴慢性牙周炎患者血糖代谢指标及血清生化指标的影响 [J]. 北京大学学报 (医学版), 2013, 45 (1): 32-47.

[10] 谭忠荣, 于飞, 张春辉. 糖尿病与牙周炎基础治疗的相互关系 [J]. 中国老年学杂志, 2016, 19 (36): 4773-4774.

[11] 王航赛, 蔡婷婷, 曹梅娟. 糖尿病与口腔健康问题一体化管理的研究进展 [J]. 护理与康复, 2018, 17 (4): 34-36.

[12] 孔蓓. 应用动态血糖监测老年糖尿病患者无症状性低血糖的研究进展 [J]. 护理与康复, 2017, 16 (11): 1173-1175.

[13] 李京津. 从阴火论治糖尿病口腔溃溃疡 [J]. 新中医. 2018, 5 (5): 224-226.

[14] 任阳, 王建华, 吴娟, 等. 采用龈沟血临床筛查糖尿病的护理 [J]. 医学信息, 2016, 29 (11): 176-177.

第十七节　糖尿病夏科足

夏科神经骨关节病 (charcot neuropathic osteoarthropathy, CN) 被称作夏科足 (charcot foot), 是一种累及足和踝部骨、关节及软组织的早期表现为炎症的疾病。各种周围神经病变均可引起夏科足, 但糖尿病性神经病变是导致夏科足的最常见原因。急性期 (活动期) 常表现为疼痛和不适感, 但与具有正常感觉的相同程度病变相比, 夏科关节的疼痛或不适感明显减轻。本病属中医学"骨痹"范畴。

一、病因病机

(一) 西医学认识

夏科足并非单一病因所致, 包括代谢因素、血管因素、自身免疫因素、氧化应激和神经激素生长因子缺陷等。目前认为, 未控制的足部炎症促发了敏感个体的疾病过程, 从而导致骨质溶解发生, 并间接地与进行性骨折、关节异位有关。骨折与关节异位是夏科足的主要特征。神经介导的血管反射导致了外周血流增加和活动性骨重吸收, 已被看作神经病变患者发生骨和关节破坏的病因。然而, 二者之间的关系尚不明确。

(二) 中医学认识

1. 病因

(1) 禀赋不足　本病最早见于《素

问·痹论》"风寒湿三气杂至，合而为痹也"。强调了外邪为本病的致病因素。正气虚弱为产生痹证的内在因素。

（2）风寒湿夹杂 王焘《外台秘要》所说："白虎病者，大都是风寒湿之毒，因虚所致，蓄于骨节间，或在四肢，肉色不变，其疾昼静而夜发，发则彻髓，痛如虎之啮，故名白虎病也。"《济生方·尪痹》又说："风寒湿三气杂至，合而为痹，皆因体虚，腠理空疏，受风寒湿气而痹也。"

（3）营卫亏虚、外邪侵袭 《类证治裁·痹证》云："诸痹……良由营卫先虚，腠理不密，风寒湿乘虚内袭。正气为邪所阻，不能宣行，因而留滞，气血凝涩，久而成痹。"皆阐述了本病为正气不足，外邪乘虚袭于经络所致。

（4）劳逸失度，外伤、劳损 致经脉受损，瘀血积聚，为肿为痛，如《素问·宣明五气》说："久视伤血，久卧伤气，久坐伤肉，久立伤骨，久行伤筋。"说明长期慢性劳损是引起骨关节退行性病变的主要原因之一。王清任在《医林改错》中也提出痹为瘀血致瘤学说。古代虽无夏科关节这一名词，但却对其病因病机做了深刻的阐述。

2. 病机

（1）荣卫俱虚经络空虚 《证治准绳·着痹》说："荣气虚则不仁，卫气虚则不用，荣卫俱虚则不仁且不用。"病久入深，营卫俱虚，经络空虚，肌肤失荣，故肢节麻木、活动受限。

（2）脾胃气虚四旁失养 脾胃之气不足则运化失健，消化迟缓，输布精微乏力，四肢关节失却濡养而发病。

（3）肾阴虚骨骼失养 久病伤肾，肾阴耗损，骨骼失养，髓减骨弱，肢节失用。

（4）肾阳虚失却温煦 夏科关节的形成，不外正虚邪实之变。正虚是指肝肾气血亏虚，邪实是指外力所伤、瘀血内滞或

外邪侵袭，经脉痹阻。关于痹证的治疗，喻嘉言的《医门法律》指出：强调痹证日久，关节变形，僵硬者不可先治痹，而应先养气血，为虚证痹证提出了治疗方案。《医林改错》一书中的身痛逐瘀汤等方强调治疗痹证重在活血化瘀，在治痹方中可谓别具一格。叶天士有"久病入络"之说，所以对痹证病久不愈者，提倡用活血化瘀及虫类药物，有搜剔风、寒、湿外邪宣通经络之效；另外叶天士"虚人久痹宜养肝肾"的治疗大法，对后世也有很大的影响。骨痹属于痹证之一，而CN又属于骨痹的范畴，对于CN的治疗自然也离不开整体观念、辨证施治，而今人治疗CN也常常借鉴古人治疗痹证的经验，多用补肝肾、补气血、活血化瘀、祛风散寒、除湿化痰、止痛之法。

二、临床诊断

（一）辨病诊断

1. 诊断要点

（1）CN的临床分型 本病的分类方法较多，有解剖学、影像学及临床分型等。基于是否有炎症分别将活动性夏科足和非活动性夏科足。按发病的解剖部位分以下五型：①趾间关节和趾骨型；②跗跖关节型；③舟楔关节、距舟关节及跟距关节型；④踝关节距下关节型；⑤跟骨型。此分型虽然不能预测活动和结果，但此分类法将夏科足细分到影像学和解剖学区域，方便沟通，临床上可表现多型同时存在。

临床2-轴分型：①X轴与夏科足关节前足、中足、后足或踝相对应；②Y轴与夏科足复杂度的分期（无畸形、有畸形、有畸形和溃疡、有骨髓炎）相对应。通过此种分型来帮助预测结果，此分型后来通过验证可用于截肢的预测。

（2）CN的临床表现　CN最初表现常很轻，但由于无感觉的反复创伤而逐渐表现得很严重。患者大多有超过10年的糖尿病病史，病程开始之前的长期糖尿病病史可以反映这些患者神经病变的程度，发病过程有个体差异。临床诊断包括临床症状、足部体征、神经病学、血管、肌肉骨骼和X线表现异常。该病患者均具有神经病变，目前尚无没有神经病变而出现CN的病例报道。外周感觉神经病变导致疼痛感觉减弱或丧失是CN发病的重要诱发条件。由于疼痛敏感性的严重缺失或丧失，患者自述的以往的创伤史常是不可信的，典型的临床表现无明显诱因或轻微受损后出现单侧或双侧足部肿胀、发红、发热、畸形、无或轻微疼痛。

急性局部炎症常是CN的最早期表现。这种最早的临床征象类似于蜂窝织炎、深静脉血栓形成或急性痛风，因而临床上常被误诊。最常见的表现是双足温度的差异（患足皮温常高于健侧2℃以上），患足有正常甚至更为丰富的足动脉血流。在无水肿的情况下，患足足背动脉可搏动增强。但是慢性夏科足初期经常由一些小损伤开始，很多病例中患者不能回忆起外伤史，但是可能会注意到足的变形或者感觉到走路时的摩擦音，在骨和关节慢性畸形患者，可发展为危及肢体的下肢缺血。肌肉骨骼系统的畸形可轻微亦可非常严重，这与病变的长期性和病变累及部位有关。伴或不伴足底溃疡的舟状足是夏科足的经典特征。X线和其他影像学方法可检测到符合活动性夏科足的相关轻微变化。

2. 相关检查

因简便易行且价格便宜，X线检查成为评估糖尿病患者足病的首选影像学方法，可提供骨结构、序列和骨质信息。X线早期可表现为关节间隙变小，软组织钙化，正常、轻微骨折和错位，或随病情进展而显

著的骨折和半脱位。在后期，可显示关节表面的破坏，软骨下硬化，骨赘形成，关节松弛，跗骨的Lisfranc骨折和脱位，进而出现跟骨倾斜度减小和第一趾骨破坏，显示出"铅笔桶"畸形。绝大多数CN可出现血管中层钙化，且常是X线的继发特征。但CN的X线表现常不敏感，典型表现常出现较晚。

磁共振成像（MRI）可检测到CN的早期轻微表现，有研究表明MRI的敏感度、准确度均较高，而且能很好地显示关节结构紊乱、骨质吸收缺损、骨质增生骨赘形成、骨断变形、关节脱位或半脱位、关节腔游离骨块等情况，具有高软组织分辨率及空间分辨率，明显优于X线及CT，能明确诊断关节软骨损伤、肌腱韧带损伤及关节周围肌肉萎缩等，对诊断骨髓炎有高度敏感性和特异性，是评估糖尿病足部并发症的首选检查方法。MRI对骨髓炎有很高的敏感性和特异性，会显示患足广泛的肿胀并表现出低信号，皮肤溃疡附近的脂肪会表现出低信号，韧带损伤伴随关节畸形、关节内和软骨下信号增高，同时也可以显示软骨下骨髓的水肿，排除患者骨髓炎诊断时MRI可以显示骨髓的水肿程度并且明确夏科足的诊断。

CT检查弥补了X线检查影像重叠和分辨率低的缺点，能显示骨端的骨赘、崩解碎裂的骨块，还能观察骨块的空间位置关系，对骨损伤程度的评价更准确。螺旋CT平扫和重建对CN的骨改变和关节扭曲、畸形的观察更加直观、形象，可通过跟踪动态观察来明确诊断，对出现进行性关节肿胀、关节痛觉减退或消失而缺乏影像学特征性表现的神经性关节炎患者，进行螺旋CT检查动态观察是必要的。但CT不能区分浑浊积液与滑膜组织，不能区分神经性关节病和慢性感染的后遗症，区别感染、水肿、纤维化和肉芽组织的变化缺少敏感

性，不能客观地评价周围软组织情况。尽管在 X 线能诊断出夏科足的骨和关节改变时并不需要 MRI 检查，但 MRI 及 CT 在 X 线片未表现出明显变化的早期 CN 的诊断上很有用处。

核医学检查锝 99（^{99}Tc）三相骨扫描对活动性骨病理改变敏感性较高，但是循环中该同位素的减少会出现假阴性。此外，这种核素摄取对骨关节病特异性较低。被标记的白细胞扫描术（用 ^{111}In 或 ^{99}Tc）对感染性神经骨关节疾病特异性较高，但其难以区分软组织和骨组织。因此，当怀疑 CN 并发骨髓炎时，上述两种检查方法可联合应用以提高诊断的准确性。近年来，正电子发射断层扫描（PET）已被用以诊断和鉴别夏科足感染与骨髓炎感染，但该法仍处于研究阶段。

骨密度测定在评估糖尿病合并 CN 发病及骨折危险性方面有重要意义。研究发现，骨密度高低与 CN 病理类型相关，如骨折多见于骨密度减低的患者，而关节异位多发于正常骨量的患者。

总的来说，X 线可作为诊断 CN 的首选检查方法，但对于临床疑有骨髓炎的患者，X 线检查阴性结果并不能用于排除诊断，三相骨扫描或 MRI 平扫或用对比剂的扫描则可有效地排除该病。如果患者足部存在溃疡并且合并感染的可能性非常大，MRI 是最好的选择。但是，单一检查方法并不能完成所有的评估。核素扫描或 MRI 的具体的选择主要根据患者实际情况、可用性和主治医师的经验。一般来说，如果足部有金属，核医学检查是首选，而弥漫性或局部缺血时则首选 MRI。

（二）辨证诊断

1. 荣卫俱虚证

临床证候：关节酸软乏力，全身倦怠，头晕目眩，少气懒言，自汗，活动时诸症加剧。舌质淡，脉虚无力。

辨证要点：关节酸软乏力，全身倦怠，头晕目眩，少气懒言。舌质淡，脉虚无力。

2. 脾胃气虚证

临床证候：肢体倦怠，关节乏力，形体渐瘦，面色萎黄，食少纳呆，脘腹胀满，少气懒言，舌淡苔白，脉缓弱。

辨证要点：面色萎黄，食少纳呆，脘腹胀满，少气懒言，舌淡苔白，脉缓弱。

3. 肾阴虚证

临床证候：关节肿胀，肌肤干瘪，尿频，腰酸膝软。口干舌红，脉沉细而数。

辨证要点：尿频，腰酸膝软，口干舌红，脉沉细而数。

4. 肾阳虚证

临床证候：关节肿痛，肌肉瘦削，面色黑或苍白，尿频而清长，可能伴有浮肿、腹胀、阳痿、怯寒等，舌红苔白，脉沉细无力。

辨证要点：面色黑或苍白，尿频而清长，可能伴有浮肿、腹胀、阳痿、怯寒等，舌红苔白，脉沉细无力。

三、鉴别诊断

（一）西医学鉴别诊断

急性 CN 需要与引起关节疼痛、肿胀的其他疾病鉴别，尤其是与外伤、扭伤、急性痛风、深静脉血栓形成和骨髓炎相鉴别。

1. 与骨髓炎相鉴别

骨髓炎为一种骨的感染和破坏，可由需氧菌或厌氧菌、分枝杆菌及真菌引起。骨髓炎好发于长骨，糖尿病患者的足部或由于外伤或手术引起的穿透性骨损伤部位。夏科足需要与骨髓炎鉴别。当足部的软组织慢性溃疡或感染邻近骨时，需考虑是否存在骨髓炎。MRI 可以用来鉴别夏科关节病和骨髓炎。前者以关节周围和软骨下的骨水肿为特征，而后者以单个骨的弥漫性损害为特点。夏科关节病主要表现为骨破坏、关节的半脱位或脱位及畸形。其典型的畸形为足中部塌陷,被称作"舟状"足,而骨髓炎大部分仅发生于足趾、跖骨头或跟骨的支撑面。少数情况下,可以应用标记的白细胞扫描术、PET等技术辅助鉴别。骨活检是诊断骨髓炎的最可靠方法。

2. 与糖尿病性足坏疽相鉴别

糖尿病合并肢端坏疽,是一种慢性、进行性肢端缺血性疾病,主要表现为手足麻木、疼痛、溃烂、感染。主要发病机制是由于微血环管病变、周围神经病变及各种损伤合并感染所致。糖尿病坏疽大多发生于中老年人,男多于女,临床特点为:糖尿病病程平均10年以上,坏疽部位以下肢多见。

3. 与血栓性闭塞性脉管炎相鉴别

血栓性闭塞性脉管炎为肢体动脉缺血性疾病,主要是由于中小动脉及伴行静脉无菌性、非化脓性炎症伴腔内血栓形成导致的。好发于小于40岁的男性,多有吸烟、寒冻、外伤史。接近40%的患者同时伴有游走性血栓性浅静脉炎。手足均可发病,主要临床表现为疼痛、发凉,坏疽。坏疽多局限于指、趾,以干性坏疽居多,继发感染者可伴有湿性坏疽或混合性坏疽。患者一般无糖尿病病史。影像学检查如X线、造影、CTA、MRA检查显示无动脉硬化。

4. 与动脉硬化性闭塞症相鉴别

动脉硬化性闭塞症是动脉粥样硬化导致肢体管腔狭窄或闭塞的疾病,主要临床表现为患侧肢体怕凉、间歇性跛行、静息痛,甚至坏死等。本病多发于中老年患者,男性多见,同时伴有血管动脉粥样硬化、多有高血压病史、脂代谢紊乱等。病变主要发生于大、中动脉,远端动脉搏动减弱或消失,坏疽多为干性,疼痛剧烈。实验室检查示血糖多正常,尿糖阴性。

5. 与外伤、扭伤相鉴别

外伤、扭伤多有外伤史,X线及MRI表现可鉴别。

6. 与急性痛风相鉴别

急性痛风发作是一种常见疾病,发作时间通常是下半夜,劳累、饮酒和进食高嘌呤食物往往是诱因。该阶段的临床表现主要为足踝关节或足跖,手臂、手指关节处疼痛、肿胀、发红,伴有剧烈疼痛。使用显微镜观察,会发现患处组织内有松针状尿酸盐沉淀。尿酸盐沉淀会引起剧烈疼痛。实验室检查示血尿酸高。

(二)中医学鉴别诊断

1. 与骨痛疽相鉴别

骨痛疽发病时可出现恶寒发热,继而壮热寒战,热毒炽盛酿脓时可出现发热,持续数日不退,或伴有寒战、出汗、烦躁不安、口渴、脉数、舌红、苔黄腻等全身症状。

2. 与骨关节痹证相鉴别

骨关节痹证早期可有低热、倦怠、肌肉酸痛、消瘦、贫血等,发作时常伴有发热、多汗、头痛、游走性关节疼痛、隐痛,活动时加重,休息后好转,关节屈伸不利,常与气候变化有关。

四、临床治疗

(一)提高临床疗效的要素

既应积极治疗原发的神经系统疾患,又要尽量减轻受累关节的负担,保护和稳定受累关节。①减压和制动是防止急性夏科足病进展的最重要的治疗措施。②药物治疗促进夏科足愈合的证据尚不足,仍需大量临床观察。③保护性的负重治疗,包括承重的器具,如特制的鞋、靴及支具等是很有必要的。④夏科足并发症的监测应持续终生。

（二）辨证治疗

1. 辨病治疗

（1）一般治疗　CN内科治疗的目的是足部减压、预防骨折的发生和治疗骨疾病。由于CN局部骨吸收增加和（或）继发骨质疏松有多种病因，并且该领域随机对照试验有限，其治疗主要基于专业意见及临床经验，而非更高级别的临床证据。

（2）内科治疗　止痛、抗骨吸收、骨生长刺激、改善循环、控制血糖、抗感染、局部清创换药、营养神经、支持治疗。

（3）外科治疗　定制的可移动的行走式石膏支具和即时的全接触石膏支具，主要为清创换药，其他有跟腱延长术和骨疣切除术、Ilizarov术外部固定法、外生骨疣切除术、关节融合术等。

2. 辨证论治

（1）荣卫俱虚证

［治法］补益元气，固摄荣卫。

［方药］四君子汤（《太平惠民和剂局方》）加减：人参、白术、茯苓、炙甘草。

［加减］足部皮肤暗红、患肢皮肤发凉者，加桂枝、细辛、延胡索；疼痛剧烈者，加制乳香、制没药；瘀重者加全蝎、水蛭等。

（2）脾胃气虚证

［治法］益气健脾，养胃渗湿。

［方药］参苓白术散（《太平惠民和剂局方》）加减：莲子肉、薏苡仁、砂仁、桔梗、白扁豆、茯苓、人参、甘草、白术、山药。

［加减］足部皮肤暗红、患肢皮肤发凉者，加桂枝、细辛、延胡索；疼痛剧烈者，加制乳香、制没药；瘀重者加全蝎、水蛭等。

（3）肾阴虚证

［治法］滋补肾阴，养精益髓。

［方药］六味地黄汤（《小儿药证直诀》）加减：熟地黄、山萸肉、山药、泽泻、牡丹皮、茯苓。

［加减］口干、胁肋隐痛不适者，加生地黄、白芍、沙参；腰膝酸软、舌红少苔者，加怀牛膝、女贞子、墨旱莲。

（4）肾阳虚证

［治法］益肾固摄，壮阳补骨。

［方药］金匮肾气丸（《金匮要略》）加减：干地黄、山药、山萸肉、泽泻、茯苓、牡丹皮、桂枝、炮附子。

［加减］肢端不温、冷痛明显者，加制川乌、制草乌、木瓜；乏力明显者，重用黄芪；大便干结不通者，加肉苁蓉、当归、火麻仁等。

2. 外治疗法

（1）药物外治法

①中药足浴法

处方一

［组成］黄柏、白及、苦参、忍冬藤、生地榆、连翘、蒲公英。

［操作方法］煎药机煎制，滤净中药渣，防止对疮面再损伤。药量为1000~1500ml，温度为38~40℃，药液没过双足，浸泡20~30分钟，完毕，清除坏死组织，再以浸湿药液的纱布（不以滴水为好）湿敷创面，保持其湿润，干纱布覆盖固定，每日1~2次。

［适应证］糖尿病夏科足见疮面局部红、肿、热、痛明显，热毒较盛者。

［注意事项］疮面苍白，分泌物清稀，证属寒湿阴疮者慎用。

处方二

［组成］川桂枝、川乌、草乌、川椒、北细辛、制乳香、制没药、皂角刺、红花。

［操作方法］上药加水煎成1500ml药液浸泡，水温度为38~40℃，药液没过双足，浸泡20~30分钟。完毕，用干净毛巾擦拭干净，穿合适鞋袜。每日2次，每次30分钟。

［适应证］下肢无破溃流脓，见肢体麻木、肤色暗红或青紫、局部刺痛，或疮口结黑痂者。

［注意事项］水温适度，防止烫伤；浸泡完毕用干净毛巾擦拭，穿合适鞋袜。

②外敷疗法

处方一

［组成］大叶桉叶、金银花、紫花地丁、蒲公英、延胡索、赤芍、牡丹皮。

［操作方法］加水煎药计 500ml，放置至常温，滤净中药渣，清洗创面，完毕，清除坏死组织，再以浸湿药液的纱布（不以滴水为好）湿敷创面，保持其湿润，干纱布覆盖固定，每日 1~2 次。

［适应证］糖尿病夏科足局部溃破见疮口大量流脓、气味恶臭、疼痛剧烈者。

［注意事项］水温不宜过高，常温即可，不可浸洗时间过长，20~30 分钟为宜；治疗期间饮食应以温、软、淡、素、鲜为宜，戒烟、酒、浓茶、咖啡；忌刺激性及过冷、过烫、过硬或粗糙、辛辣肥甘和阻塞气机的甘薯、土豆等食物。

处方二

［组成］荆芥、独活、赤芍、白芷、石菖蒲。

［操作方法］上药共研细末，热酒或麻油调敷，每日 1 次。

［适应证］气虚阴寒血瘀型糖尿病足患者。

［注意事项］糖尿病夏科足见局部红、肿、热、痛，属热毒炽盛者慎用。

③箍围法

［处方］生石膏、大黄、乳香。

［操作方法］上药按比例共同超微粉碎，混匀，消毒保存，使用时与 0.9% 氧化钠以 1g∶1ml 比例调成糊状，均匀环敷于溃疡面周围，厚度约 2mm，范围超过溃疡周围红肿区域 1cm，溃疡表面禁敷箍围药。围药保持 24 小时，每日换药，7 天为

1 个疗程。

［适应证］早期糖尿病夏科足溃疡，局部见红、肿、热、痛，证属热毒炽盛者。

［注意事项］疮面漫肿不红，证属气虚阴寒型糖尿病足者慎用；治疗期间忌寒凉、辛辣、刺激食物；保持良好心态，避免剧烈活动。

（2）非药物外治法

①艾灸疗法

［处方］足三里、涌泉、三阴交、神阙、冲阳、涌泉。

［操作方法］艾条回旋灸，每次 4~6 穴，15~25 分钟/穴，日 1 次，8~10 天为 1 个疗程。

［适应证］0 级糖尿病夏科足患者。

［注意事项］避免烫伤。

②针刺疗法

［处方］主穴：脾俞、膈俞、胰俞、曲池、三阴交、脉根、上曲泉、脉生。配穴：肺俞、胃俞、肝俞、中脘、然谷、阴陵泉。

［操作方法］毫针针刺，留针 20~30 分钟/次，1 次/日或隔日 1 次。10 天为 1 个疗程，3~5 天后行下 1 个疗程。

［适应证］糖尿病夏科足 3 级以下患者。

［注意事项］不宜单独使用，多配合其他外治法治疗。

③半导体激光治疗仪照射

［操作方法］采用半导体激光治疗仪照射。波长为 810mm，输出功率为 350~500mW。垂直照射病灶区，照射距离一般为 2~3cm，照射时间为 10~15 分钟。每日 1 次（注意避免直接照射到眼睛）。多处皮肤感染可分区照射，15 天为 1 个疗程，如无好转，间隔 2 天进行第 2 个疗程照射治疗，皮肤感染痊愈停止治疗。

［适应证］各种证型糖尿病夏科足。

［注意事项］治疗期间禁食辛辣、刺激食物。

④毫米波治疗

［操作方法］采用 HB/H 毫米波治疗仪，

连续波频率（36.0±3.6）MHz，功率2W照射破溃处。

[操作方法]每次3分钟，治疗器距溃疡部间隙控制在5~10mm，浅表溃疡每天1次，深溃疡每天2次，15天为1个疗程。

[适应证]糖尿病夏科足属热盛肉腐者。

[注意事项]治疗期间禁食辛辣、刺激食物。

⑤电磁波治疗

[处方]抗菌药物+20U普通胰岛素+1mg维生素B_{12}+200mg维生素B_1+100ml生理盐水。

[操作方法]以上药物充分混匀，于创面处均匀喷洒。创面均匀涂一层湿润烧伤膏，充分暴露创面，使用电磁波照射15~20分钟。

[适应证]糖尿病夏科足1~2期感染程度轻者。

[注意事项]治疗期间禁食辛辣、刺激食物。

五、预后转归

糖尿病夏科足是一种糖尿病和神经、血管病变的复杂并发症，对足踝的破坏起因于未控制的感染。经典舟状足畸形是一种后期症状，可通过早期识别和管理来避免。减压是最重要的初期治疗措施。早期诊断、支具保护，可以保护关节，延缓畸形发展；药物治疗的疗效目前尚缺乏长期明确的结论；对于晚期患者，必须积极采取手术治疗，以获得一个稳定有功能的足踝关节、降低截肢率。

六、预防调护

（一）预防

（1）注意休息，合理运动　合理运动可以控制体重，提高患者身体的综合素质，患者应选择适合自身的运动方式进行锻炼，注意减轻足部病变部位的负重和压迫。以柔顺的养生运动为主，如太极拳、八段锦、气功等，避免剧烈运动。必要时使用拐杖或限制活动，此外，还要注意足部的保护，避免足部受伤。

（2）饮食　以低糖、高蛋白、高纤维素、适量脂肪为原则，忌肥甘油腻、膏粱厚味。

（3）心理调摄　由于本病致残率和截肢率较高，治疗过程长，因此要加强患者的健康教育，解除其思想负担，使其积极配合治疗。

（二）调护

保护受累关节，下肢病变应尽量少站立，少行走，行走时可使用拐杖。明显不稳定的关节可用支架保护，以防止畸形和骨破坏发展。

七、专方选要

1. 桑枝虎杖汤

[组成]金雀根、虎杖根、桑树根、臭梧桐、大枣。

[功能]散寒通络，温经通痹。

[适应证]风寒湿痹证。

[用法]水煎服。

[注意事项]依据四诊情况辨证加减。

[出处]上海中医学院中医基础理论教研组.中医方剂临床手册.上海人民出版社.

2. 茵陈赤小豆汤

[组成]茵陈、赤小豆、生薏苡仁、泽泻、炒黄柏、炒苍术、苦参、栀子、银花、蒲公英、白蔻仁、佩兰、滑石、生甘草。

[功能]活血通脉，温肾通痹。

[适应证]肾阴虚痹证。

[用法]水煎服。

[注意事项]依据四诊情况辨证加减。

[出处]王永炎，陶广正.中国现代名中医医案精华.人民卫生出版社.

主要参考文献

［1］Carvès Sandrine，Ghittori Muriel Bourgeon，Henry Julien，et al. Denosumab in active Charcot neuro-osteorthropathy of the foot ［J］. Joint Bone Spine，2021，undefined：105241.

［2］Ahluwalia Raju，Armstrong Davidg，Petrova Nina，et al. Stage 0 Charcot Neuroarthropathy in the Diabetic Foot：An Emerging Narrow Window of Opportunity ［J］. Int J Low Extrem Wounds，2021，undefined：15347346211011844.

［3］Jeffcoate WJ. Charcot foot syndrome. Diabet Med，2015.

［4］Bilello Joshua，Jupiter Daniel C，A Pilot Survey：Knowledge of Charcot Neuroarthropathy Among Family and Internal Medicine Practitioners ［J］. J Foot Ankle Surg，2021，undefined：undefined.

［5］Kwaadu KY，Charcot Reconstruction：Understanding and Treating the Deformed Charcot Neuropathic Arthropatic Foot ［J］. Clin Podiatr Med Surg，2020，37：247-261.

［6］Diacogiorgis D，Perrin B M，Kingsley M I C，Factors impacting the evidence-based assessment，diagnosis and management of Acute Charcot Neuroarthropathy：a systematic review ［J］. J Foot Ankle Res，2021，14：26.

［7］Ahluwalia R，Biludl A，Petrova N，et al. The Kole of Bone Scintigraphy with SPECT/CT in the Characterization and Early Diagnosis of Stage O Charcot Neuroanthropathy ［J］. J Clin Med，2020，9：undefined.

［8］张会峰，马香香，袁慧娟，等. 糖尿病夏克氏足三例报道及文献复习. 中华内分泌代谢杂志，2015，31：366-368.

［9］Javier LF，Lawrence L，Edward J，Current concepts of Charcot foot in diabetic patients ［J］. Foot（Edinb），2016，26：7-14.

［10］石鸿雁，许樟荣. 糖尿病夏科氏足国际专家共识介绍 ［J］. 中华糖尿病杂志，2015，4：252-254.

［11］Kloska A，Korzon-Burakowska A，Malinowska M，et al. The role ofgenetic factors and monocyte-to-osteoclast differentiation in the pathogenesis of Charcot neuroarthropathy ［J］. Diabetes Res Clin Pract，2020，166：108337.

［12］Nehring P，Mrozikiewicz-Rakowska B，Maroszek P，et al. Risk factors of charcot neuroarthropathy development in patients with type 2 diabetes ［J］. Exp Clin Endocrinol Diabetes，2014，122：31-34.

［13］Kwaadu Kwasi Y，Charcot Reconstruction：Understanding and Treating the Deformed Charcot Neuropathic Arthropathic Foot ［J］. Clin Podiatr Med Surg，2020，37：247-261.

第十八节　糖尿病性骨代谢紊乱

糖尿病性骨代谢紊乱是糖尿病患者由于胰岛素缺乏，钙、磷、镁代谢障碍，糖尿病控制不良等因素引起的骨代谢紊乱，常伴有肝性营养不良和肾脏病变，1α羟化酶活性降低，致使活性维生素D减少，钙吸收不良，骨质缺钙，骨质合成减少，最终导致糖尿病骨量的丢失，发生糖尿病性骨代谢紊乱。古代虽无糖尿病性骨代谢紊乱病病名，但二者关系密切，互为因果。本病归属于中医学"骨痿""骨枯""骨极""痿证"范畴。

一、病因病机

（一）西医学认识

糖尿病时糖代谢异常，晚期糖基化终末产物（advanced glycation end products，AGEs）D堆积，胰岛素及胰岛素生长因子（IGF-1）水平的变化、肥胖及脂肪因子及氧化应激等多种因素影响骨密度，为糖尿病特有的肾脏并发症。西医认为本病钙-维生素D-甲状旁腺轴的异常在糖尿病骨骼病变中发挥作用。糖尿病骨量减少者中存在维生素D-甲状旁腺轴功能受损。首先，糖尿病患者尿中钙、磷、镁离子排出增多：血糖控制不佳时，高血糖导致大量葡萄糖从尿液排出，渗透性利尿作用将大量钙、磷、镁离子排出体外而使其血液浓度降低；同时，低钙血症刺激甲状旁腺，使甲状旁腺激素分泌增加，导致骨吸收增加，加重骨丢失。其次，维生素D代谢及作用异常，十二指肠黏膜的维生素D受体表达明显减少，肠钙吸收降低。此外，糖尿病患者由于胰岛素不足、IGF-1水平降低，使肾1α羟化酶活性降低，血维生素D结合蛋白水平降低，导致体内活性维生素合成不足，血中1，25（OH）D水平降低。研究发现1型糖尿病患者血25（OH）D水平也低于对照组。

（二）中医学认识

1. 病因

（1）禀赋不足 《素问·痿论》载"肾主骨之骨髓，肾气热，则腰脊不举，骨枯而髓减，发为骨痿"。而糖尿病，在传统医学中属"消渴""消瘅""肾消"等范畴，早在《黄帝内经》中即有论述，"肾脆，善病消瘅"。说明骨痿与消渴均与肾关系密切。

（2）肝肾亏虚 《丹溪心法》载："消肾，肾虚受之，腰膝枯细，骨节酸疼。"即

描述了"消渴"并发"骨痿"的过程。故糖尿病日久，肝肾精血亏损，筋脉失养，可致肢体、关节疼痛，屈伸不利。

（3）阴阳两虚 《素问·五脏生成》曰："肾之合骨也，其荣在发，其主脾也。"李杲《脾胃论·脾胃盛衰论》云："脾病则下流乘肾……足为骨蚀，令人骨髓空虚。"脾胃散精微以养四肢百骸，脾胃衰败则筋骨失养，不能灌溉以养骨生髓，则发展为骨痿。

（4）气滞血瘀 《灵枢·本脏》曰："经脉者，所以行气血而营阴阳，濡筋骨，利关节者也。"王清任《医林改错》云："元气既虚……血管无气，必停留而瘀。"瘀血既是病理产物，又为致病因素。

2. 病机

（1）素体肾虚，消渴迁延日久，耗气伤阴，五脏受损，兼夹痰、热、郁、瘀等致病。肌肤失荣，故肢节麻木、活动受限。

（2）病情迁延，阴损及阳，伤及脾肾，阴阳两虚；病变晚期，肾阳衰败，浊毒内停；或见气血亏损，五脏俱虚。

（3）随着糖尿病的发展，燥热既久，初则耗气伤津，继则耗精伤血，而及肝肾两脏。因此，在糖尿病合并骨代谢紊乱的发生中，糖尿病久病入络，使气滞血行不畅，加上燥热内盛，炼液成瘀，最终导致血脉瘀滞，经络痹阻，经脉失养，脉络拙急，引起关节、筋骨的疼痛麻木，发为骨痿、骨痹。

因此，肾虚、脾虚、肝肾不足及血瘀均起着至关重要的作用。

二、临床诊断

（一）辨病诊断

1. 症状

本病早期除糖尿病症状外，一般缺

乏肾脏损害的典型症状；临床期肾病患者可出现水肿、腰酸腿软、倦怠乏力、头晕耳鸣等症状；肾病综合征的患者可伴有高度水肿；肾功能不全氮质血症的患者，可见纳差，甚则恶心呕吐、手足搐搦；合并心衰可出现胸闷、憋气，甚则喘憋不能平卧。

2.体征

临床体征多不典型，发生骨质疏松性骨折后就诊的患者可出现典型的骨折体征。根据骨骼部位的不同而有畸形、压痛、骨擦音等。年龄较大患者身长缩短、驼背畸形。

3.理化检查

（1）骨密度测定 双能 X 线骨密度测定是诊断骨质疏松症的金标准，常用的测量部位有腰椎、股骨上端（包括股骨颈、Ward's 三角、大转子）等区域。

（2）一般生化检查 包括血清钙、磷、总碱性磷酸酶、肝肾功能测定等。

（3）骨形成有关的生化检查 包括血清骨特异性碱性磷酸酶、血清骨钙素测定、血清工型前胶原羧基端前肽。

（4）骨吸收有关的生化检查 包括血清抗酒石酸盐酸性磷酸酶、尿工型胶原交联氨基末端肽、尿脱氧吡啶交联。

（5）钙调激素检查 包括血清甲状旁腺激素、降钙素和活性维生素 D。

（6）X 线检查 X 线表现可分为萎缩型和增生型。萎缩型主要表现为局部或弥漫的骨质疏松、关节旁皮质骨缺损、骨端骨质吸收、趾骨骨干对称性显著变细；增生型主要表现为夏科关节形成、骨质增生和硬化、软组织钙化。两种类型可单独出现或并存，尤以萎缩型多见。

（二）辨证诊断

本病的病位在骨与关节，其病性为本虚标实，本虚与肝、脾、肾三脏密切相关，标实则多为血瘀。

1.肝肾亏损证

临床证候：神疲乏力，腰背部疼痛，膝胫酸痛软弱，眩晕耳鸣，健忘，头脑空痛，性功能下降，舌红或淡，脉沉细或数。

辨证要点：腰背部疼痛，膝胫酸痛软弱，眩晕耳鸣，健忘，舌红或淡，脉沉细或数。

2.阴阳两虚证

临床证候：全身乏力，腰背部疼痛，痛有定处，或倦怠，腹胀，大便时溏，或形体消瘦，或肌肉松软，舌淡少津，脉细弱。

辨证要点：腰背部疼痛，痛有定处，或倦怠，腹胀，大便时溏，或形体消瘦，或肌肉松软，舌淡少津，脉细弱。

3.气滞血瘀证

临床证候：腰背疼痛，无力，或肌肉关节刺痛，固定不移，活动不利，运动牵强；或身体沉重，胸胁疼痛；或关节肌肤紫暗、肿胀；舌质紫暗，苔白，脉细涩。

辨证要点：腰背疼痛，无力，或肌肉关节刺痛，固定不移，活动不利，运动牵强，舌质紫暗，苔白，脉细涩。

三、鉴别诊断

（一）西医学鉴别诊断

1.与成骨不全相鉴别

成骨不全为遗传性疾病，反复多次骨折，严重者出现自发骨折；蓝巩膜，耳聋，肌肉松弛，牙齿发育不良，身材矮小；X 线检查可见骨质的缺乏或普遍性的骨质疏松。

2.与骨软化相鉴别

成人的骨软化常见骨痛、肌无力及骨压痛，重者脊柱压迫弯曲，身材变矮，骨盆变形。X线可见弥漫性骨密度降低，压力畸形，非重力线骨小梁消失，重力线骨小梁纤细、模糊。

（二）中医学鉴别诊断

1. 与消渴病骨痈疽相鉴别

消渴病骨痈疽发病时可出现恶寒发热，继而壮热寒战，热毒炽盛酿脓时可出现发热，持续数日不退，或伴有寒战、出汗、烦躁不安、口渴、脉数、舌红、苔黄腻等全身症状。

2. 与消渴病骨关节痹证相鉴别

早期消渴病骨关节痹证可有低热、倦怠、肌肉酸痛、消瘦、贫血等，发作时常伴有发热、多汗、头痛、游走性关节疼痛，隐痛，活动时加重，休息后好转，关节屈伸不利，常与气候变化有关。

四、临床治疗

（一）提高临床疗效的要素

（1）充分控制血糖是治疗的前提，患者常常需要从口服降糖药改为胰岛素治疗。

（2）对骨代谢紊乱患者，可根据患者情况给予以下治疗：①促进骨钙形成药物，如钙与维生素 D 类。②抑制骨吸收类药物，如二磷酸盐类降钙素类性激素替代治疗等。③促进骨细胞形成药物。

（3）辨证施治，整体调节，防治结合，改善临床症状，延缓骨量丢失，或增加骨量，降低骨折风险，提高生存质量。选择合适疗程，以"改善临床症状"为目的：用药 1 个月后可评估临床症状改善情况，用药 3 个月后可检测骨转换标志物，监测治疗前后各指标的变化，评估中药治疗原发性骨质疏松症临床疗效；以"延缓骨量丢失或增加骨量"为目的：临床用药时间不宜少于半年，可延长至 1 年以上，利

用双能 X 线骨密度仪检测患者腰椎及髋部骨密度，评估治疗前后骨密度的变化；若明确以"降低骨折风险，提高生存质量"为目的，可用药 1~3 年，评估骨折发生率。

（二）辨证治疗

1. 辨证论治

（1）肝肾亏损证

［治法］补益元气，滋补肝肾。

［方药］壮骨丸（《丹溪心法》）加减：龟甲、黄柏、知母、熟地黄、白芍、锁阳、陈皮、虎骨（用狗骨或牛骨代）、干姜。

［加减］肾虚耳聋足痿甚者，加紫河车；男子遗精、尿频者加菟丝子、芡实。

（2）阴阳两虚证

［治法］滋阴补阳。

［方药］龟鹿二仙膏（《成方切用》）合二仙汤（《中医方剂临床手册》）加减：鹿角、龟甲、太子参、枸杞子、仙茅、淫羊藿、巴戟天、当归、黄柏、知母。

［加减］关节疼痛拘急者，加木瓜、鸡血藤，严重者加用地龙、蜈蚣等虫类药。

（3）气滞血瘀证

［治法］理气活血，通络止痛。

［方药］身痛逐瘀汤（《医林改错》）加减：秦艽、川芎、桃仁、红花、甘草、羌活、没药、当归、五灵脂、香附、牛膝、地龙、黄芪、当归、炮附片、肉桂、熟地黄、山药、山茱萸、茯苓、丹皮、泽泻。

［加减］疼痛者加蜈蚣、全蝎等。

2. 外治疗法

（1）中药热敷法

［处方］川桂枝、川乌、草乌、川椒、北细辛、制乳香、制没药、皂角刺、红花。

［操作方法］上药加水煎成 1500ml 药液浸泡，水温度为 38~40℃，打粉，于患处局部热敷 30 分钟。

［适应证］糖尿病性腰椎骨质疏松性腰痛。

［注意事项］水温适度，防止烫伤；浸泡完毕用干净毛巾擦拭。

（2）针灸疗法

处方一

［穴位］脾俞、肝俞、肾俞、中脘、气海、关元、阳陵泉、阴陵泉、三阴交、绝骨。

［操作方法］常规碘伏消毒，进针后小幅度捻转，有酸、麻、胀、痛感即可，留针30分钟，可配合灸法，每个穴位灸5分钟，每日1次，1个月为1个疗程。

［适应证］类风湿关节炎合并2型糖尿病。

［注意事项］针刺前应仔细检查针具，是否在保质期内，针尖是否有钩，有钩的不能使用，针刺时避开血管。

处方二

［穴位］腰阳关、命门、肝俞、肾俞、大肠俞。

［操作方法］患者取俯卧位，施术者点燃雷火灸艾条插入灸盒内，并将灸盒置于穴位上方，距离皮肤2~3cm，若患者诉灼热疼痛则将灸盒垫高至患者可耐受的位置。先灸肝俞、腰阳关、命门，再灸肾俞、大肠俞，每组腧穴治疗30分钟，每周3次，隔日1次，持续4周。

［适应证］糖尿病性腰椎骨质疏松性腰痛。

［注意事项］避免烫伤。

（3）耳穴贴压法

［处方］神门、皮质下、肾、腰椎。

［操作方法］采取探针定位，用75%酒精消毒2次，风干后，贴上王不留行籽，每天进行1次，每次按压约15分钟，手法由轻到重，至患者有胀、酸感或微感刺痛及耳廓发热为度。3天后换另外一耳。

［适应证］糖尿病性腰椎骨质疏松性腰痛。

［注意事项］耳部皮肤有炎症、破溃、冻伤者不宜采用。

五、预后转归

糖尿病性骨代谢紊乱是糖尿病的常见并发症之一，糖尿病对骨代谢和骨密度的影响非常复杂。1型糖尿病骨密度降低，2型糖尿病，尤其是肥胖患者的骨密度一般正常或升高，但两者的骨折风险均高于正常人群。在糖尿病的诊治过程中，特别是老年人和绝经后女性糖尿病患者要注意骨质疏松症的筛查。

近年来由于治疗水平提高，糖尿病病死率有所下降，故早期诊断与正确治疗是降低死亡率的关键环节，预后与患者年龄、病情轻重有关，更取决于是否得到及时诊断，得当处理。

六、预防调护

（1）科学膳食　主要是合理营养，增加食物中的钙含量，摄取足够的钙质，减少影响钙吸收的因素。根据中国营养学会《中国居民膳食营养素参考摄入量》（2023年版）标准：牛奶和奶制品是膳食钙的最好来源，鲜奶钙含量1000~1200mg/L，脱脂奶粉更高一点，大豆和豆制品也是钙很好的来源。可以连骨或带壳吃的小鱼、小虾及一些硬果类含钙量也较高，此外豆类、绿色蔬菜也是钙较好的来源。另外要注意戒烟酒、咖啡，调整诱发影响骨代谢的药物、避免高盐饮食等影响。

（2）充足光照　维生素D除了来源于食物，还依靠阳光中的紫外线照射皮肤而合成。一般将面部及双臂皮肤暴露照射15~30分钟即能满足合成的需要，建议根据季节、地区、纬度等选择阳光较为柔和的时间段，避免强烈阳光照射，以防灼伤皮肤。

（3）合理运动　适度锻炼可以增强

肌肉质量、改善机体平衡，还能改善骨密度、维持骨结构，降低跌倒和骨折的风险。中年人以有氧运动为基础，配合全身肌肉力量训练，每周3~7次，运动量逐渐增加；老年人可选择散步、慢跑、骑车、跳舞等中强度运动，以及哑铃、太极拳、五禽戏、八段锦等力量训练。另外，老年人还可用增加膝部、手部、腰部等平衡练习，每周3~5次。个人应根据自身情况，选择合适的锻炼强度和时间，循序渐进，持之以恒，但要注意少做躯干屈曲、旋转类动作。

（4）预防跌倒　中老年高危人群和家属应提高防护意识，避免走楼梯，家庭走道保持通畅，卫生间安装夜灯、安全扶手、铺防滑垫，必要时使用拐杖或助行器。

（5）定期至医院检测骨密度，必要时抗骨质疏松治疗。

（6）注重患者的心理健康　随着老年患者自主生活能力下降，以及骨折后缺乏与外界的交流，会造成社交障碍等心理负担，因此应重视和关注患者的心理健康，并视情况干预，使患者正确认识病情，帮助其消除心理负担。

七、专方选要

（1）鬼箭羽单方

［组成］鬼箭羽。

［功能］破血行瘀，活络通经。

［适应证］气滞血瘀证。

［用法］煎水当茶饮。

［注意事项］依据四诊情况辨证加减。

［出处］朱良春. 杏林求效. 中国科学技术出版社.

（2）滋肾蓉精丸

［组成］黄精、肉苁蓉、制何首乌、金樱子、山药、赤芍、山楂、佛手、五味子。

［功能］补肾益精，强筋壮骨。

［适应证］肝肾亏虚证。

［用法］上药共烘干研细末，水泛为丸，山楂粉炭末，包衣，打光干燥。

［注意事项］依据四诊情况辨证加减。

［出处］李振琼. 奇效验秘方. 广东高等教育出版社.

主要参考文献

［1］孟迅吾. 协和代谢性骨病学［M］. 北京：中国协和医科大学出版社，2021.

［2］章振林，金小岚，夏维波. 原发性骨质疏松症诊疗指南（2017版）要点解读［J］. 中华骨质疏松和骨矿盐疾病杂志，2017，10（5）：411-412.

［3］林果为，王吉耀，葛均波. 实用内科学［M］. 北京：人民卫生出版社，2017.

［4］沈远东，詹红生，赵咏芳，等. 糖尿病性代谢性骨病中医防治指南［J］. 中华中医药学会，2021，9（22）：121-122.

［5］中国老年学会骨质疏松委员会中医药与骨病学科组. 中医药防治原发性骨质疏松症专家共识（2015）［J］. 中国骨质疏松杂志，2015，21（9）：1023-1028.

［6］徐洁，王敏治，车玉梅. 中药有效成分治疗骨质疏松症的基础研究进展［J］. 中国中西医结合杂志，2014，34（4）：504-506.

［7］徐芬，曹敏. 中医知识宣教在骨质疏松症患者健康教育中的应用［J］. 中国社区医师 2015，31（26）：128-129.

［8］Wang L，Yu W，Yin X，Xi W et al. JAMA Netw Open. 2021，4（8）：e2121106.

［9］方朝晖，李家云，舒仪琼，等. 消渴病合并骨病（糖尿病合并骨质疏松症）中医诊疗方案［J］. 中医药临床杂志，2013（9）：838-840.

［10］嘉士健，陈娟，雷行华，等. 偶刺法穴位埋线在骨质疏松症前期的应用［J］. 中国中医药科技，2015；5（22）：295-296.

［11］朱璐，徐道明，吴文忠，等. 雷火灸联合振动训练治疗原发性骨质疏松症腰背痛疗

效观察 [J]. 中国针灸, 2020, 1 (40): 17-20.

[12] 林丽勤, 洪辉樊, 黄梅玉, 等. 中医外治配合康复训练在骨质疏松腰椎压缩性骨折疼痛中的应用 [J]. 光明中医, 2019, 8 (34): 2551-2553.

附 录

临床常用检查参考值

一、血液学检查

指标			标本类型	参考区间
红细胞（RBC）	男			$(4.0\sim5.5)\times10^{12}/L$
	女			$(3.5\sim5.0)\times10^{12}/L$
血红蛋白（Hb）	新生儿			170~200g/L
	成人	男		120~160g/L
		女		110~150g/L
平均红细胞血红蛋白（MCV）				80~100fl
平均红细胞血红蛋白（MCH）				27~34pg
平均红细胞血红蛋白浓度（MCHC）				320~360g/L
红细胞比容（Hct）（温氏法）	男			0.40~0.50L/L
	女			0.37~0.48L/L
红细胞沉降率（ESR）（Westergren 法）	男		全血	0~15mm/h
	女			0~20mm/h
网织红细胞百分数（Ret%）	新生儿			3%~6%
	儿童及成人			0.5%~1.5%
白细胞（WBC）	新生儿			$(15.0\sim20.0)\times10^{9}/L$
	6个月至2岁时			$(11.0\sim12.0)\times10^{9}/L$
	成人			$(4.0\sim10.0)\times10^{9}/L$
白细胞分类计数百分率	嗜中性粒细胞			50%~70%
	嗜酸性粒细胞（EOS%）			0.5%~5%
	嗜碱性粒细胞（BASO%）			0~1%
	淋巴细胞（LYMPH%）			20%~40%
	单核细胞（MONO%）			3%~8%
血小板计数（PLT）				$(100\sim300)\times10^{9}/L$

二、电解质

指标		标本类型	参考区间
二氧化碳结合力（CO_2-CP）	成人	血清	22~31mmol/L
钾（K）			3.5~5.5mmol/L
钠（Na）			135~145mmol/L
氯（Cl）			95~105mmol/L
钙（Ca）			2.25~2.58mmol/L
无机磷（P）			0.97~1.61mmol/L

三、血脂血糖

指标		标本类型	参考区间
血清总胆固醇（TC）	成人	血清	2.9~6.0mmol/L
低密度脂蛋白胆固醇（LDL-C）（沉淀法）			2.07~3.12mmol/L
血清三酰甘油（TG）			0.56~1.70mmol/L
高密度脂蛋白胆固醇（HDL-C）（沉淀法）			0.94~2.0mmol/L
血清磷脂			1.4~2.7mmol/L
α- 脂蛋白			男性（517±106）mg/L
			女性（547±125）mg/L
血清总脂			4~7g/L
血糖（空腹）（葡萄糖氧化酶法）			3.9~6.1mmol/L
口服葡萄糖耐量试验服糖后 2 小时血糖			＜ 7.8mmol/L

四、肝功能检查

指标		标本类型	参考区间
总脂酸		血清	1.9~4.2g/L
胆碱酯酶测定（ChE）（比色法）	乙酰胆碱酯酶（AChE）		80000~120000U/L
	假性胆碱酯酶（PChE）		30000~80000U/L
铜蓝蛋白（成人）			0.2~0.6g/L
丙酮酸（成人）			0.06~0.1mmol/L
酸性磷酸酶（ACP）			0.9~1.90U/L
γ- 谷氨酰转移酶（γ-GGT）	男		11~50U/L
	女		7~32U/L

指标			标本类型	参考区间
蛋白质类	蛋白组分	清蛋白（A）	血清	40~55g/L
		球蛋白（G）		20~30g/L
		清蛋白/球蛋白比值		（1.5~2.5）：1
	总蛋白（TP）	新生儿		46.0~70.0g/L
		＞3岁		62.0~76.0g/L
		成人		60.0~80.0g/L
	蛋白电泳（醋酸纤维膜法）	α_1球蛋白		3%~4%
		α_2球蛋白		6%~10%
		β球蛋白		7%~11%
		γ球蛋白		9%~18%
乳酸脱氢酶同工酶（LDiso）（圆盘电泳法）		LD_1		（32.7±4.60）%
		LD_2		（45.1±3.53）%
		LD_3		（18.5±2.96）%
		LD_4		（2.90±0.89）%
		LD_5		（0.85±0.55）%
肌酸激酶（CK）（速率法）		男		50~310U/L
		女		40~200U/L
肌酸激酶同工酶		CK-BB		阴性或微量
		CK-MB		＜0.05（5%）
		CK-MM		0.94~0.96（94%~96%）
		CK-MT		阴性或微量

五、血清学检查

指标	标本类型	参考区间
甲胎蛋白（AFP，αFP）	血清	＜25ng/ml（25μg/L）
小儿（3周~6个月）		＜39ng/ml（39μg/L）
包囊虫病补体结合试验		阴性
嗜异性凝集反应		（0~1）：7
布鲁斯凝集试验		（0~1）：40
冷凝集素试验		（0~1）：10
梅毒补体结合反应		阴性

指标		标本类型	参考区间
补体	总补体活性（CH50）（试管法）	血浆	50~100kU/L
补体经典途径成分	C1q（ELISA 法）	血清	0.18~0.19g/L
	C3（成人）		0.8~1.5g/L
	C4（成人）		0.2~0.6g/L
免疫球蛋白	成人		700~3500mg/L
IgD（ELISA 法）	成人		0.6~1.2mg/L
IgE（ELISA 法）			0.1~0.9mg/L
IgG	成人		7~16.6g/L
IgG/ 白蛋白比值			0.3~0.7
IgG/ 合成率			-9.9~3.3mg/24h
IgM	成人		500~2600mg/L
E- 玫瑰花环形成率		淋巴细胞	0.40~0.70
EAC- 玫瑰花环形成率			0.15~0.30
红斑狼疮细胞（LEC）		全血	阴性
类风湿因子（RF）（乳胶凝集法或浊度分析法）		血清	< 20U/ml
外斐反应	OX19		低于 1：160
Widal 反应（直接凝集法）	O		低于 1：80
	H		低于 1：160
	A		低于 1：80
	B		低于 1：80
	C		低于 1：80
结核抗体（TB-G）			阴性
抗酸性核蛋白抗体和抗核糖核蛋白抗体			阴性
抗干燥综合征 A 抗体和抗干燥综合征 B 抗体			阴性
甲状腺胶体和微粒体胶原自身抗体			阴性
骨骼肌自身抗体（ASA）			阴性
乙型肝炎病毒表面抗原（HBsAg）			阴性
乙型肝炎病毒表面抗体（HBsAb）			阴性
乙型肝炎病毒核心抗原（HBcAg）			阴性

指标	标本类型	参考区间
乙型肝炎病毒 e 抗原（HBeAg）	血清	阴性
乙型肝炎病毒 e 抗体（HBeAb）		阴性
免疫扩散法		阴性
植物血凝素皮内试验（PHA）		阴性
平滑肌自身抗体（SMA）		阴性
结核菌素皮内试验（PPD）		阴性

六、骨髓细胞的正常值

指标		标本类型	参考区间
增生程度		骨髓	增生活跃（即成熟红细胞与有核细胞之比约为 20∶1）
粒系细胞分类	原始粒细胞		0~1.8%
	早幼粒细胞		0.4%~3.9%
	中性中幼粒细胞		2.2%~12.2%
	中性晚幼粒细胞		3.5%~13.2%
	中性杆状核粒细胞		16.4%~32.1%
	中性分叶核粒细胞		4.2%~21.2%
	嗜酸性中幼粒细胞		0~1.4%
	嗜酸性晚幼粒细胞		0~1.8%
	嗜酸性杆状核粒细胞		0.2%~3.9%
	嗜酸性分叶核粒细胞		0~4.2%
	嗜碱性中幼粒细胞		0~0.2%
	嗜碱性晚幼粒细胞		0~0.3%
	嗜碱性杆状核粒细胞		0~0.4%
	嗜碱性分叶核粒细胞		0~0.2%
红细胞分类	原始红细胞		0~1.9%
	早幼红细胞		0.2%~2.6%
	中幼红细胞		2.6%~10.7%
	晚幼红细胞		5.2%~17.5%

指标		标本类型	参考区间
淋巴细胞分类	原始淋巴细胞	骨髓	0~0.4%
	幼稚淋巴细胞		0~2.1%
	淋巴细胞		10.7%~43.1%
单核细胞分类	原始单核细胞		0~0.3%
	幼稚单核细胞		0~0.6%
	单核细胞		0~6.2%
浆细胞分类	原始浆细胞		0~0.1%
	幼稚浆细胞		0~0.7%
	浆细胞		0~2.1%
其他细胞	巨核细胞		0~0.3%
	网状细胞		0~1.0%
	内皮细胞		0~0.4%
	吞噬细胞		0~0.4%
	组织嗜碱细胞		0~0.5%
	组织嗜酸细胞		0~0.2%
	脂肪细胞		0~0.1%
分类不明细胞			0~0.1%

七、血小板功能检查

指标		标本类型	参考区间
血小板聚集试验（PAgT）	连续稀释法	血浆	第五管及以上凝聚
	简易法		10~15s 内出现大聚集颗粒
血小板黏附试验（PAdT）	转动法	全血	58%~75%
	玻璃珠法		53.9%~71.1%
血小板第 3 因子		血浆	33~57s

八、凝血机制检查

指标		标本类型	参考区间
凝血活酶生成试验		全血	9~14s
简易凝血活酶生成试验（STGT）			10~14s
凝血酶时间延长的纠正试验		血浆	加甲苯胺蓝后，延长的凝血时间恢复正常或缩短 5s 以上
凝血酶原时间（PT）		全血	30~42s
凝血酶原消耗时间（PCT）	儿童		＞35s
	成人		＞20s
出血时间（BT）		刺皮血	（6.9±2.1）min，超过 9min 为异常
凝血时间（CT）	毛细管法（室温）	全血	3~7min
	玻璃试管法（室温）		4~12min
	塑料管法		10~19min
	硅试管法（37℃）		15~32min
纤维蛋白原（FIB）		血浆	2~4g/L
纤维蛋白原降解产物（PDP）（乳胶凝聚法）			0~5mg/L
活化部分凝血活酶时间（APTT）			30~42s

九、溶血性贫血的检查

指标		标本类型	参考区间
酸化溶血试验（Ham 试验）		全血	阴性
蔗糖水试验			阴性
抗人球蛋白试验（Coombs 试验）	直接法	血清	阴性
	间接法		阴性
游离血红蛋白			＜0.05g/L
红细胞脆性试验	开始溶血	全血	4.2~4.6g/L NaCl 溶液
	完全溶血		2.8~3.4g/L NaCl 溶液
热变性试验（HIT）		Hb 液	＜0.005
异丙醇沉淀试验		全血	30min 内不沉淀
自身溶血试验			阴性
高铁血红蛋白（MetHb）			0.3~1.3g/L
血红蛋白溶解度试验			0.88~1.02

十、其他检查

指标		标本类型	参考区间
溶菌酶（lysozyme）		血清	0~2mg/L
铁（Fe）	男（成人）		10.6~36.7μmol/L
	女（成人）		7.8~32.2μmol/L
铁蛋白（FER）	男（成人）		15~200μg/L
	女（成人）		12~150μg/L
淀粉酶（AMY）（麦芽七糖法）			35~135U/L
		尿	80~300U/L
尿卟啉		24h 尿	0~36nmol/24h
维生素 B$_{12}$（VitB$_{12}$）		血清	180~914pmol/L
叶酸（FOL）			5.21~20ng/ml

十一、尿液检查

指标			标本类型	参考区间
比重（SG）			尿	1.015~1.025
蛋白定性	磺基水杨酸			阴性
	加热乙酸法			阴性
蛋白定量（PRO）	儿童		24h 尿	< 40mg/24h
	成人			0~80mg/24h
尿沉渣检查	白细胞（LEU）		尿	< 5 个 /HP
	红细胞（RBC）			0~3 个 /HP
	扁平或大圆上皮细胞（EC）			少量 /HP
	透明管型（CAST）			偶见 /HP
尿沉渣 3h 计数	白细胞（WBC）	男	3h 尿	< 7 万 /h
		女		< 14 万 /h
	红细胞（RBC）	男		< 3 万 /h
		女		< 4 万 /h
	管型			0/h

指标			标本类型	参考区间
尿沉渣 12h 计数	白细胞及上皮细胞		12h 尿	< 100 万
	红细胞（RBC）			< 50 万
	透明管型（CAST）			< 5 千
	酸度（pH）			4.5~8.0
中段尿细菌培养计数			尿	< 10^6 菌落 /L
尿胆红素定性				阴性
尿胆素定性				阴性
尿胆原定性（UBG）				阴性或弱阳性
尿胆原定量			24h 尿	0.84~4.2μmol/（L · 24h）
肌酐（CREA）	成人	男		7~18mmol/24h
		女		5.3~16mmol/24h
肌酸（creatine）	成人	男		0~304μmol/24h
		女		0~456μmol/24h
尿素氮（BUN）				357~535mmol/24h
尿酸（UA）				2.4~5.9 mmol/24h
氯化物（Cl）	成人	以 Cl^- 计		170~255mmol/24h
		以 NaCl 计		170~255mmol/24h
钾（K）	成人			51~102mmol/24h
钠（Na）	成人			130~260mmol/24h
钙（Ca）	成人			2.5~7.5mmol/24h
磷（P）	成人			22~48mmol/24h
氨氮				20~70mmol/24h
淀粉酶（Somogyi 法）			尿	< 1000U/L

十二、肾功能检查

指标			标本类型	参考区间
尿素（UREA）			血清	1.7~8.3mmol/L
尿酸（UA）（成人酶法）	成人	男		150~416μmol/L
		女		89~357μmol/L

指标			标本类型	参考区间
肌酐（CREA）	成人	男	血清	53~106μmol/L
		女		44~97μmol/L
浓缩试验	成人		尿	禁止饮水 12h 内每次尿量 20~25ml，尿比重迅速增至 1.026~1.035
	儿童			至少有一次比重在 1.018 或以上
稀释试验				4h 排出所饮水量的 0.8~1.0，而尿的比重降至 1.003 或以下
尿比重 3 小时试验			尿	最高尿比重应达 1.025 或以上，最低比重达 1.003，白天尿量占 24 小时总尿量的 2/3~3/4
昼夜尿比重试验				最高比重＞ 1.018，最高与最低比重差≥ 0.009，夜尿量＜ 750ml，日尿量与夜尿量之比为（3~4）∶1
酚磺肽（酚红）试验（FH 试验）	静脉滴注法			15min 排出量＞ 0.25
				120min 排出量＞ 0.55
	肌内注射法			15min 排出量＞ 0.25
				120min 排出量＞ 0.05
内生肌酐清除率（Ccr）	成人		24h 尿	80~120ml/min
	新生儿			40~65ml/min

十三、妇产科妊娠检查

指标			标本类型	参考区间
绒毛膜促性腺激素（hCG）			尿或血清	阴性
绒毛膜促性腺激素（HCG STAT）（快速法）	男（成人）		血清，血浆	无发现
	女（成人）	妊娠 3 周		5.4~7.2IU/L
		妊娠 4 周		10.2~708IU/L
		妊娠 7 周		4059~153767IU/L
		妊娠 10 周		44186~170409IU/L
		妊娠 12 周		27107~201615IU/L
		妊娠 14 月		24302~93646IU/L
		妊娠 15 周		12540~69747IU/L
		妊娠 16 周		8904~55332IU/L
		妊娠 17 周		8240~51793IU/L
		妊娠 18 周		9649~55271IU/L

十四、粪便检查

指标	标本类型	参考区间
胆红素（IBL）	粪便	阴性
氮总量		< 1.7g/24h
蛋白质定量（PRO）		极少
粪胆素		阳性
粪胆原定量	粪便	68~473μmol/24h
粪重量		100~300g/24h
细胞		上皮细胞或白细胞偶见 /HP
潜血		阴性

十五、胃液分析

指标		标本类型	参考区间
胃液分泌总量（空腹）		胃液	1.5~2.5L/24h
胃液酸度（pH）			0.9~1.8
五肽胃泌素胃液分析	空腹胃液量		0.01~0.10L
	空腹排酸量		0~5mmol/h
	最大排酸量		3~23mmol/L
细胞			白细胞和上皮细胞少量
细菌			阴性
性状			清晰无色，有轻度酸味含少量黏液
潜血			阴性
乳酸（LACT）			阴性

十六、脑脊液检查

指标		标本类型	参考区间
压力（卧位）	成人	脑脊液	80~180mmH$_2$O
	儿童		40~100mmH$_2$O
性状			无色或淡黄色
细胞计数			（0~8）×10^6/L（成人）
葡萄糖（GLU）			2.5~4.4mmol/L
蛋白定性（PRO）			阴性

指标			标本类型	参考区间
蛋白定量（腰椎穿刺）			脑脊液	0.2~0.4g/L
氯化物（以氯化钠计）	成人			120~130mmol/L
	儿童			111~123mmol/L
细菌				阴性

十七、内分泌腺体功能检查

指标			标本类型	参考区间
血促甲状腺激素（TSH）（放免法）			血清	2~10mU/L
促甲状腺激素释放激素（TRH）				14~168pmol/L
促卵泡成熟激素（FSH）	男			3~25mU/L
	女	卵泡期	24h尿	5~20IU/24h
		排卵期		15~16IU/24h
		黄体期		5~15IU/24h
		月经期		50~100IU/24h
促卵泡成熟激素（FSH）	男			1.27~19.26IU/L
	女	卵泡期	血清	3.85~8.78IU/L
		排卵期		4.54~22.51IU/L
		黄体期		1.79~5.12IU/L
		绝经期		16.74~113.59IU/L
促肾上腺皮质激素（ACTH）	上午8:00		血浆	25~100ng/L
	下午18:00			10~80ng/L
催乳激素（PRL）	男			2.64~13.13μg/L
	女	绝经前（＜50岁）		3.34~26.72μg/L
		黄体期（＞50岁）		2.74~19.64μg/L
黄体生成素（LH）	男		血清	1.24~8.62IU/L
	女	卵泡期		2.12~10.89IU/L
		排卵期		19.18~103.03IU/L
		黄体期		1.2~12.86IU/L
		绝经期		10.87~58.64IU/L

指标			标本类型	参考区间
抗利尿激素（ADH）（放免）			血浆	1.4~5.6pmol/L
生长激素（GH）（放免法）	成人	男	血清	＜2.0μg/L
		女		＜10.0μg/L
	儿童			＜20.0μg/L
反三碘甲腺原氨酸（rT₃）（放免法）				0.2~0.8nmol/L
基础代谢率（BMR）			—	-0.10~+0.10（-10%~+10%）
甲状旁腺激素（PTH）（免疫化学发光法）			血浆	12~88ng/L
甲状腺 ¹³¹I 吸收率	3h ¹³¹I 吸收率		—	5.7%~24.5%
	24h ¹³¹I 吸收率		—	15.1%~47.1%
总三碘甲腺原氨酸（TT₃）			血清	1.6~3.0nmol/L
血游离三碘甲腺原氨酸（FT₃）				6.0~11.4pmol/L
总甲状腺素（TT₄）				65~155nmol/L
游离甲状腺素（FT₄）（放免法）				10.3~25.7pmol/L
儿茶酚胺总量			24h 尿	71.0~229.5nmol/24h
香草扁桃酸	成人			5~45μmol/24h
游离儿茶酚胺	多巴胺		血浆	血浆中很少被检测到
	去甲肾上腺素（NE）			0.177~2.36pmol/L
	肾上腺素（AD）			0.164~0.546pmol/L
血皮质醇总量	上午 8:00			140~630nmol/L
	下午 16:00			80~410nmol/L
5- 羟吲哚乙酸（5-HIAA）	定性		新鲜尿	阴性
	定量		24h 尿	10.5~42μmol/24h
尿醛固酮（ALD）				普通饮食：9.4~35.2nmol/24h
血醛固酮（ALD）	普通饮食（早6时）	卧位	血浆	（238.6±104.0）pmol/L
		立位		（418.9±245.0）pmol/L
	低钠饮食	卧位		（646.6±333.4）pmol/L
		立位		（945.6±491.0）pmol/L
肾小管磷重吸收率			血清 / 尿	0.84~0.96
肾素	普通饮食	立位	血浆	0.30~1.90ng/（ml·h）
		卧位		0.05~0.79ng/（ml·h）
	低钠饮食	卧位		1.14~6.13ng/（ml·h）

指标			标本类型	参考区间
17- 生酮类固醇	成人	男	24h 尿	34.7~69.4μmol/24h
		女		17.5~52.5μmol/24h
17- 酮类固醇总量（17-KS）	成人	男		34.7~69.4μmol/24h
		女		17.5~52.5μmol/24h
血管紧张素Ⅱ（AT-Ⅱ）		立位	血浆	10~99ng/L
		卧位		9~39ng/L
血清素（5- 羟色胺）（5-HT）			血清	0.22~2.06μmol/L
游离皮质醇			尿	36~137μg/24h
（肠）促胰液素			血清、血浆	（4.4±0.38）mg/L
胰高血糖素	空腹		血浆	空腹：17.2~31.6pmol/L
葡萄糖耐量试验（OGTT）	口服法	空腹	血清	3.9~6.1mmol/L
		60min		7.8~9.0mmol/L
		120min		＜7.8mmol/L
		180min		3.9~6.1mmol/L
C 肽（C-P）	空腹			1.1~5.0ng/ml
胃泌素			血浆空腹	15~105ng/L

十八、肺功能

指标		参考区间
潮气量（TC）	成人	500ml
深吸气量（IC）	男性	2600ml
	女性	1900ml
补呼气容积（ERV）	男性	910ml
	女性	560ml
肺活量（VC）	男性	3470ml
	女性	2440ml
功能残气量（FRC）	男性	（2270±809）ml
	女性	（1858±552）ml
残气容积（RV）	男性	（1380±631）ml
	女性	（1301±486）ml

指标		参考区间
静息通气量（VE）	男性	（6663±200）ml/min
	女性	（4217±160）ml/min
最大通气量（MVV）	男性	（104±2.71）L/min
	女性	（82.5±2.17）L/min
肺泡通气量（VA）		4L/min
肺血流量		5L/min
通气/血流（V/Q）比值		0.8
无效腔气/潮气容积（VD/VT）		0.3~0.4
弥散功能（CO吸入法）		198.5~276.9ml/（kPa·min）
气道阻力		1~3cmH$_2$O/（L·s）

十九、前列腺液及前列腺素

指标			标本类型	参考区间
性状				淡乳白色，半透明，稀薄液状
细胞	白细胞（WBC）			＜10个/HP
	红细胞（RBC）		前列腺液	＜5个/HP
	上皮细胞			少量
淀粉样小体				老年人易见到，约为白细胞的10倍
卵磷脂小体				多量，或可布满视野
量				数滴至1ml
前列腺素（PG）（放射免疫法）	PGA	男		13.3±2.8nmol/L
		女		11.5±2.1nmol/L
	PGE	男	血清	4.0±0.77nmol/L
		女		3.3±0.38nmol/L
	PGF	男		0.8±0.16nmol/L
		女		1.6±0.36nmol/L

二十、精液

指标	标本类型	参考区间
白细胞	精液	< 5 个 /HP
活动精子百分率		射精后 30~60min 内精子活动率为 80%~90%，至少 > 60%
精子数		39×10^6/ 次
正常形态精子		> 4%
量		每次 1.5~6.0ml
黏稠度		呈胶冻状，30min 后完全液化呈半透明状
色		灰白色或乳白色，久未排精液者可为淡黄色
酸碱度（pH）		7.2~8.0

《当代中医专科专病诊疗大系》
参 编 单 位

总主编单位

开封市中医院　　　　　　　　　　广州中医药大学第一附属医院

海南省中医院　　　　　　　　　　广东省中医院

河南中医药大学　　　　　　　　　四川省第二中医医院

执行总主编单位

首都医科大学附属北京中医医院　　北京中医药大学深圳医院（龙岗）

中国中医科学院广安门医院　　　　北京中医药大学

安阳职业技术学院　　　　　　　　云南省中医医院

常务副总主编单位

中国中医科学院西苑医院　　　　　沈阳药科大学

吉林省辽源市中医院　　　　　　　中国中医科学院望京医院

江苏省中西医结合医院　　　　　　河南中医药大学第一附属医院

中国中医科学院眼科医院　　　　　山东中医药大学第二附属医院

北京中医药大学东方医院　　　　　四川省中医药科学院中医研究所

山西省中医院　　　　　　　　　　北京中医药大学厦门医院

副总主编单位

辽宁中医药大学附属第二医院　　　包头市蒙医中医医院

河南大学中医院　　　　　　　　　重庆中医药学院

浙江中医药大学附属第三医院　　　天水市中医医院

新疆哈密市中医院（维吾尔医医院）中国中医科学院西苑医院济宁医院

河南省中医糖尿病医院　　　　　　黄冈市中医医院

贵州中医药大学

广西中医药大学第一附属医院

辽宁中医药大学第一附属医院

南京中医药大学

三亚市中医院

辽宁中医药大学

辽宁省中医药科学院

青海大学

黑龙江省中医药科学院

湖北中医药大学附属医院

湖北省中医院

安徽中医药大学第一附属医院

汝州市中西医结合医院

湖南中医药大学附属醴陵医院

湖南医药学院

湖南中医药大学

咸宁市中医医院

中国中医科学院

南阳理工学院张仲景国医国药学院

长垣中西医结合医院

成都中医药大学附属医院

成都中医药大学第二附属医院

兰州市中医医院

扬州市中医院

高安市中医医院

馆陶县中医医院

江西中医药大学

辽宁中医药大学附属第三医院

盐城市中医院

河南省人民医院

云南中医药大学

常务编委单位
（按首字拼音排序）

安钢职工总医院

安徽中医药大学第二附属医院

安阳市中西医结合医院

安阳市中医院

安阳市肿瘤医院

百色市中医医院

北海市中医医院

北京市昌平区中西医结合医院

北京市平谷区中医医院

北京中医药大学第三附属医院

澄迈县中医院

赤水市中医医院

重庆市北碚区中医院

重庆市中医院

重庆医科大学中医药学院

重庆医药高等专科学校

重庆中医药学院第一临床学院

德江县民族中医医院

防城港市中医医院

福建中医药大学附属康复医院

广西中医药大学

广西中医药大学第一附属医院（仙葫院区）

广元市中医医院

桂林市中医医院

海口市中医医院

河南省骨科医院

河南省洛阳正骨医院

河南省中西医结合儿童医院

河南省中医药研究院

河南省中医院

河南中医药大学第二附属医院

河南中医药大学第三附属医院

南昌市洪都中医院

南京市中医院

黑龙江省中医医院

湖北省妇幼保健院

湖北省中医院

湖南中医药大学第一附属医院

黄河科技学院附属医院

江苏省中西医结合医院

焦作市中医院

开封市第二中医院

开封市儿童医院

开封市光明医院

开封市中心医院

来宾市中医医院

兰州市西固区中医院

梨树县中医院

辽宁省肛肠医院

聊城市中医医院

洛阳市中医院

南京市溧水区中医院

南京中医药大学苏州附属医院

南阳市骨科医院

南阳张仲景健康养生研究院

南阳仲景书院

内蒙古医科大学

宁波市中医院

宁夏回族自治区中医医院暨中医研究院

宁夏医科大学附属银川市中医医院

平顶山市第二人民医院

平顶山市中医医院

钦州市中医医院

青海大学医学院

山西中医药大学

陕西省中医药研究院

陕西省中医医院

陕西中医药大学第二附属医院

上海市浦东新区光明中医医院

上海中医药大学附属岳阳中西医结合医院

上海中医药大学附属上海市中西医结合医院

上海中医药大学针灸推拿学院

深圳市中医院

沈阳市第二中医医院

苏州市中西医结合医院

天津市中医药研究院附属医院

天津武清泉达医院

天津医科大学总医院

田东县中医医院

温州市中西医结合医院

梧州市中医医院

武穴市中医医院

徐州市中医院

义乌市中医医院

银川市中医医院

英山县人民医院

张家港市中医医院

长春中医药大学附属医院

浙江省中医药研究院基础研究所

镇江市中医院

郑州大学第二附属医院

郑州大学第三附属医院

郑州大学第一附属医院

郑州市中医院

中国疾病预防控制中心传染病预防控制所

中国中医科学院针灸研究所

编委单位
（按首字拼音排序）

安阳市人民医院

鞍山市中医院

白城中医院

北海市人民医院

北京市海淀区医疗资源统筹服务中心

重庆两江新区中医院

重庆市江津区中医院

东港市中医院

福建省立医院

福建中医药大学附属第三人民医院

福建中医药大学附属人民医院

福建中医药大学国医堂

福建中医药大学中医学院

广西中医药大学第一附属医院仁爱分院

广西中医药大学附属国际壮医医院

贵州省第二人民医院

合浦县中医医院

河南科技大学第一附属医院

河南省立眼科医院

河南省眼科研究所

河南省职业病医院

河南医药健康技师学院

鹤壁职业技术学院医学院

滑县中医院

滑县第三人民医院

焦作市儿童医院

焦作市妇女儿童医院

焦作市妇幼保健院

开封市妇幼保健院

开封市苹果园卫生服务中心

开封市中医肛肠病医院

林州市中医院

灵山县中医医院

隆安县中医医院

那坡县中医医院

南乐县中医院

南乐益民医院

南乐中医肛肠医院

南宁市武鸣区中医医院

南阳名仁中医院

南阳市中医院

宁夏回族自治区中医医院

平顶山市第一人民医院

平南县中医医院

濮阳市第五人民医院

濮阳市中医医院

日照市中医医院

融安县中医医院

三门峡市中医院　　　　　　　　邢台市中医院

厦门市中医院　　　　　　　　　兴安界首骨伤医院

陕西省中医药研究院　　　　　　兴化市人民医院

商水县中医院　　　　　　　　　沂源县中医医院

上海仁爱医院　　　　　　　　　长治市上党区中医院

石家庄市中医院　　　　　　　　昭通市中医医院

天门市中医医院　　　　　　　　郑州大学第五附属医院

尉氏县中医院　　　　　　　　　郑州市金水区总医院

温县中医院　　　　　　　　　　郑州澍青医学高等专科学校

温州市中医院　　　　　　　　　中国人民解放军陆军第83集团军医院

湘潭市中医医院　　　　　　　　中国中医科学院中医临床基础医学研究所

新乡市中医院　　　　　　　　　珠海市中西医结合医院

新乡医学院第三附属医院